JN439006

임상 한의사를 위한 요통치료

- 장요근 처치법을 중심으로 -

임상 한의사를 위한 요통치료

- 장요근 처치법을 중심으로 -

김 종 인 지음

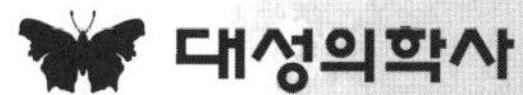

요통에 관한 임상서적을 쓰려는 동기

제가 한의대를 졸업한 지가 십수 년이 되었고, 한의대도 전국적으로 생겨서 우수한 많은 학생들이 공부하고 있습니다. 여러 분야에서 다양한 이론이 나오고 발전을 하였지만, 동통 분야의 치료에 있어서 양방에 갈수록 밀리고만 있다는 생각이 저만의 생각은 아닐 것입니다.

임상침구치료는 한의계의 근간이라고 생각합니다. 값비싼 보약보다는 저렴하면서도 의료보험도 적용되어 국민들이 손쉽게 이용하고 있습니다. 치료효과가 탁월하지만 돈이 안 되고 힘들다는 이유로 침구치료를 등한시하는 풍조가 만연한 것이 사실입니다. 하지만 양방을 보십시오. 내과, 소아과, 이비인후과, 정형외과 등 환자를 많이 보는 과들이 양방치료의 근간이 되고 국민들에게 호응을 받고 있습니다. 한의사가 돈 되는 특정 질환만 고집하여 치료한다면 민족의학인 한의학의 근간은 흔들릴 수밖에 없을 것입니다. 이런 시기에 임상침구에 도움이 되고 한의계에 보탬이 될 방안을 저 나름대로 모색해 보았습니다.

한의사가 임상에서 가장 많이 접하는 질환이 요통입니다. 가장 많이 보는 질환이면서도 또 가장 어렵게 생각하는 것이 또한 요통입니다.

다음은 요통에 관한 임상서적을 쓰려는 저의 구체적인 동기에 대해 말씀드립니다.

첫째, 한의사를 위한 요통에 관한 임상서적이 많지 않습니다.

제가 오픈하고 허리에 관심을 가졌을 때, 요통에 관한 책들을 찾아보면 양방 관련 책들은 대체로 있었지만, 한의서는 거의 전무하다시피 하였고, 지금도 조금씩 출판이 되고 있기는 하지만 여전히 요통에 관한 전문서적들을 찾아보기 힘들고, 내용도 양방의 내용을 베끼는 수준 정도의 책들이 많아, 임상에서 제대로 적용을 하기가 힘들었습니다.

특히 치료방법의 통일성, 객관화 문제와 침을 맞았을 때의 예후나 요통치료 후의 평가방법들에 대해서는 언급된 책들을 찾아보기 힘들었습니다. 제가 쓰려고 하는 책은 임상에서 진단, 치료, 예후, 주의사항 등 각 허리치료에 대한 각 방면에서 한의사에게 도움이 될 수 있는 내용 위주로 제 경험과 기존의 좋은 치료법을 아우르는 내용으로 한의사들에게 알리고 싶었습니다.

둘째, 기존 침구서적의 문제점이 많습니다.

임상 한의사라면 다들 느끼는 문제점이지만, 침구서적을 읽어보면 다음과 같은 문제점이 있습니다.

① 치료방법의 통일성, 객관성이 없습니다.

② 치료에서 원인, 진단, 예후, 사후평가가 없습니다.

③ 나열식으로 침구 혈명(穴名)만을 언급해 놓았습니다.

④ 어떤 경우는 되고, 어떤 경우는 되지 않는 치료의 재현성이 떨어지는 치료법들이 많습니다.

이런 문제점을 지적하면서, 각종 허리, 하지 질환의 원인을 찾아보고, 진단을 세밀히 하여, 예후를 평가하고, 치료 후 치료의 평가방법에 대해 이 책에서 말하고자 합니다. 특히 치료법에 있어서 장요근 처치법을 중심으로 통일화되고 정형화된 치료방법을 제시하고, 치료 후 객관적인 평가방법에 대해서도 말씀드리겠습니다.

셋째, 검사장비에 의존하지 않고 이학적 검진을 시행할 수 있는 방법을 고민했습니다.

많은 환자분들이 수십만 원이나 하는 고가의 진단을 받고자 내원하지만 소수의 환자 외에는 이런 검사가 필요가 없는 경우가 대부분입니다. 검사 사진에만 의존하다 보면 검사상 문제가 없는데, 실제로 환자는 통증을 호소거나 다른 양상으로 나타나는 경우가 대단히 많습니다. 제가 소개하는 테스트 방법이 특별하다고는 생각하지 않습니다. 다만 좀 더 세밀하게 테스트 하는 방법과 테스트를 어떻게 적용할지 방법들을 제시하였습니다. 또 디스크나 협착증 등 허리의 중증질환을 어떻게 진단해야 하고 치료해야 하고 후유증이 남는지를 제 경험을 토대로 제시하였습니다.

넷째, 장요근의 진단, 치료가치에 대한 재평가가 필요합니다.

15년 전 『Myofacial Pain Syndrome』이라는 책을 접하고 공부하면서 장요근의 문제를 해결하면 허리 문제의 키(key)가 될 것이라고 확신하고 장요근의 진단 및 치료방법을 연구하였습니다. 추나요법을 공부하다가 신준식 원장님의 집안에서 내려오는 침법을 소개하는 비디오를 보았는데, 여기서 양측 曲池와 百會를 사용하여 급성요통을 치료하는 것을 보고, 여기에 살을 보태서 장요근 처치법을 저 나름대로 고안을 하였습니다. 장요근은 일반 의사나 한의사가 잘 모르는 경우가 많습니다. 하지만 허리를 제대로 치료하기 위해서는 반드시 알아야 하는 근육입니다. 만성요통, 디스크, 좌골신경통, 디스크 수술 후유증, 척추관협착증, 척추전방전위증 등 요통이 중증(重症)인 분들의 요통에서 장요근의 처치법은 대단한 위력을 발휘합니다. 또한 퇴행성 슬관절염, 만성 발목통증, 하지무력증, 중풍으로 인한 하반신 마비 등에도 이 치료방법이 병행되어 허리가 치료되었을 때 치료효과가 대단히 높아지는 것을 수년간의 임상에서 확인하였습니다.

다섯째, 양방의 척추전문 병원들의 문제점을 제기하고, 임상 한의사들의 나아갈 방향을 제시해 봅니다.

양방의 척추전문 병원들이 난립하여 수술이 필요 없는 요통에도 수술을 유도하여 수

백만 원의 치료비를 들게 하고, 수술도 깨끗이 되지 않아 부작용이 생겨 다시 내원하는 경우를 수없이 많이 보아왔습니다. 디스크 수술 비율이 일본의 6배가 된다는 TV 뉴스의 이야기는 우리나라에 불필요한 허리수술이 너무 많다는 것을 말하는 것이지 않겠습니까?

한방에서도 예전에 비해서는 치료가 나아졌다고는 하지만 치료에 불만이 있는 경우가 많습니다. 그래서 많은 환자들이 아직도 검증되지 않은 민간요법들에 치료를 의지하는 경우를 많이 봅니다.

최근 들어 경기가 좋지 않아서 한의원도 많이 힘든 시기입니다.

보약은 홈쇼핑이나 인터넷쇼핑, 건강기능식품 등으로 한의원이 많은 타격을 입고 있습니다. 좀 더 치료 쪽에 집중할 시기라고 말할 수 있을 것입니다. 만성통증 환자는 아직도 많고, 블루오션(Blue Ocean)이라고 말씀드릴 수 있습니다. 허리치료에 대해서 세밀하게 배워 본다면 한의원 경영에도 많은 도움이 될 것입니다.

제가 쓴 책이 이러한 요구에 조금이라도 부합이 된다면 제가 목표했던 목적은 달성된다고 말씀드립니다.

이 책이 내용상 부족한 부분이 많습니다만, 한의사들이 임상하는 데 조금이나마 도움이 되기를 바랍니다.

임상 한의사가 책을 한 권 쓴다는 것은 생각했던 것보다 상당한 어려움이 많았습니다. 이 책의 출판에 도움을 주신 대성의학사 사장님과 편집장님께 먼저 감사를 드립니다. 또한, 부모님과 아빠인 제게 힘을 보태준 한수, 윤수, 준수와 처 우미영에게 감사의 마음을 전합니다.

2012년 2월 초

김 종 인

01 ▸▸ 왜 허리통증에 장요근이 중요한가?

척추에 대해서 공부를 하신 분들 중에서도 장요근의 존재에 대해서 잘 모르거나, 알더라도 진단이나 치료에 잘 이용하지 못하는 경우를 많이 보았다. 요통치료에서 장요근을 진단, 치료, 예후에 이용한다면 기존에 알고 있던 요통에 대한 식견보다 업그레이드된 식견을 얻게 될 것이다. 필자는 장요근 연구를 통해서 허리통증에 대한 나름의 식견을 얻게 되었다.

장요근은 허리치료의 중요한 진단 부위이다

일반적으로 허리가 아프면 굴신을 시켜보고, 다리를 들어서 SLR 테스트를 해보고, 아픈 곳을 눌러보는 정도의 검사를 한다. 하지만 장요근을 확인하는 것을 빠뜨리면 안 된다. 왜냐하면 장요근의 통증이 남아 있는 경우에는 어떤 치료를 받아도 허리가 어느 정도까지만 좋아지고 더 이상은 치료되지 않는다. 장요근은 허리통증의 온도계 같은 존재이다. 나는 10년 이상 장요근의 압통을 확인해 왔는데, 이제는 장요근의 압통점을 눌러만 봐도 통증이 얼마나 나았는지, 심해졌는지 알 수 있다. 즉 약간만 눌러도 아픈 경우, 중간 정도로 눌러야 아픈 경우, 깊숙이 눌러야 아픈 경우로 나눠서 병의 경중(輕重)이 결정되는 것이다. 거기에 SLR 테스트를 같이 해보면 병의 상황을 거의 파악할 수 있다. 만성요통, 디스크, 좌골신경통, 척추관협착증, 전방전위증, 척추 고정핀 수술을 받은 경우 등등 모든 허리 환자는 장요근의 경중에 따른 반응이 나타난다. 이것을 체크하지 않고 허리를 치료하는 것은 어떤 치료도 반쪽 치료밖에 되지 않는다.

장요근은 허리치료의 중요한 치료 부위이다

장요근 통증의 특징적인 양상을 먼저 살펴보겠다. 허리를 굽혔다 폈다할 때 아픈 것은 장요근이 아니다. 이것은 뒤편 허리 주변 근육이나 인대의 통증 양상이다. 앉았다가 일어날 때 허리를 펼 수 없게 만들고 묵직하게 아픈 양상을 나타낸다. 또 아침에 자고 일어날 때 무겁고 뻐근한 양상의 통증을 나타낸다.

이러한 특징적인 양상들은 특히 만성화된 허리통증을 가진 환자분들의 경우 가장 잘 나타난다. 장요근을 치료해 보면 우선 아침에 자고 일어날 때 허리통증이 좋아진다고 한다. 그리고 허리통증도 많이 좋아지지만 특히 무겁게 느껴지던 허리가 가볍게 느껴진다고 한다.

장요근이 치료되지 않은 허리통증 환자들이 많이 내원한다. 한결같이 이야기하는 것이 활동할 때는 모르겠는데, 아침에 일어날 때 아프고, 앉았다가 일어날 때 아프다는 것이다.

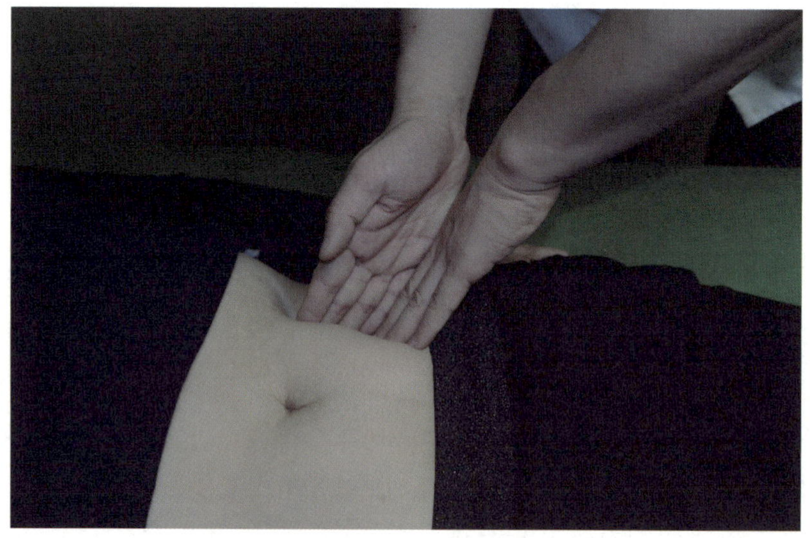

그림 1.1 장요근 테스트

장요근은 허리에 숨어 있는 조커(Joker)이다

허리는 해부학적으로 봤을 때, 허리의 뒤쪽에서 요방형근, 척추기립근, 다열근 등의 근육들과 극돌기 사이, 횡돌기와 사이의 인대들로 구성된다. 장요근은 허리의 앞쪽에서 허리를 지지해 주는 역할을 하기 때문에 급성으로 가볍게 다쳤을 때는 바로 문제가 되지는 않는다.

장요근은 요추의 정상적인 범위를 유지하도록 하는 조절자로서의 역할을 담당한다. 허리의 굴신(屈伸), 측굴(側屈) 등에 크게 움직이며 작용하는 근육이 아니다. 요추가 신전된 상태로 만곡(彎曲)을 유지하도록 조절근의 역할을 한다. 그래서 가벼운 문제에서는 특별히 이상이 생기지 않지만, 허리에서 큰 문제로 발전할 때 문제가 발생한다. 또 이러한 문제를 푸는 키(key) 역할을 한다.

그래서 『근막동통증후군』의 저자 트레벨(Travel)은 장요근의 닉네임을 '숨어 있는 조커(Joker)' 라고 말했다.

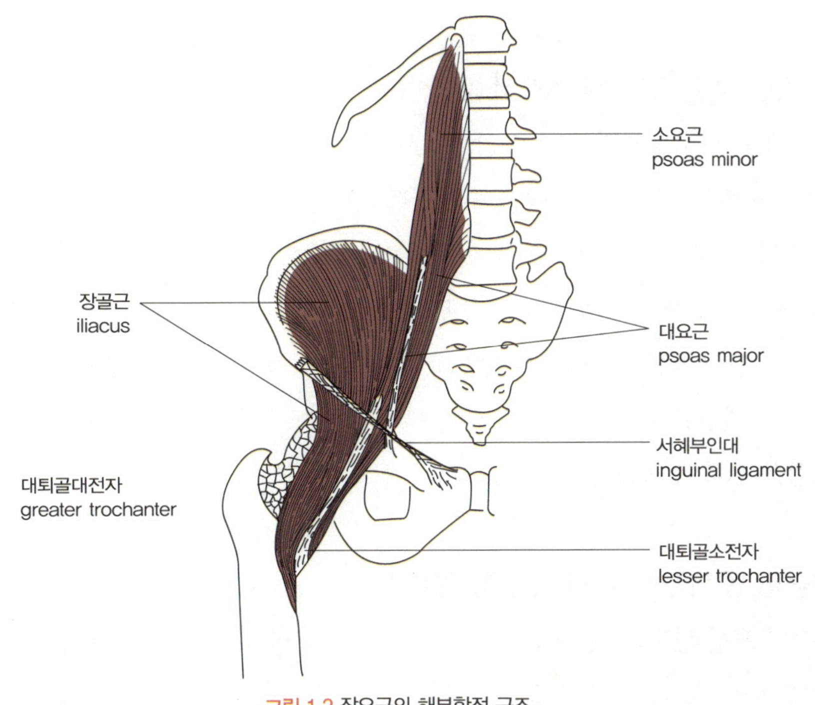

그림 1.2 장요근의 해부학적 구조

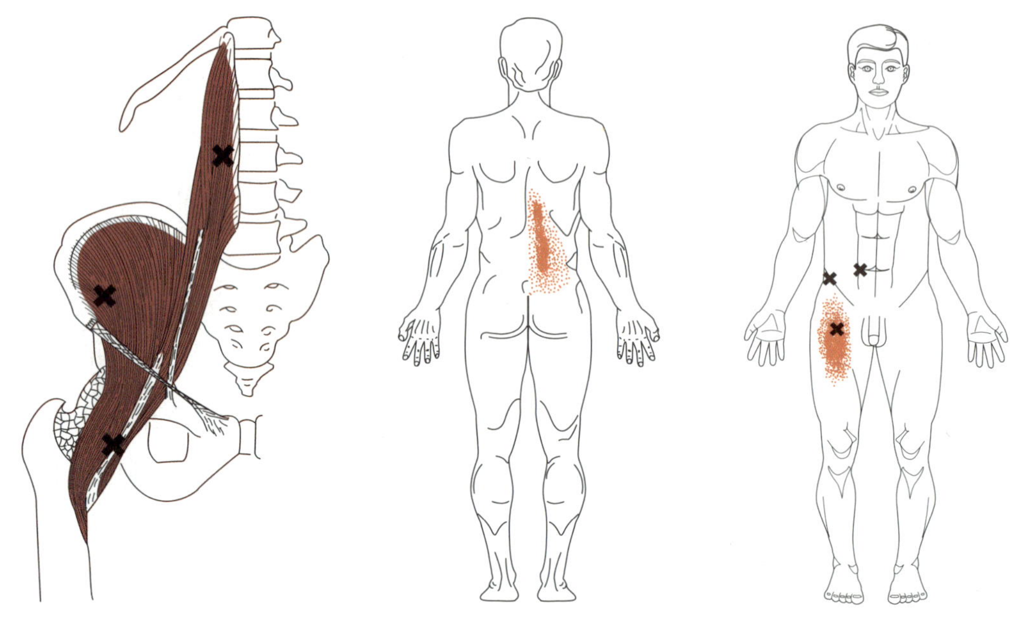

그림 1.3 장요근의 발통점

장요근은 척추 속의 경막에 영향을 준다

장요근에 문제가 생기면 척추를 앞쪽에서 지지해 주는 힘이 떨어져 척추가 한쪽으로 휘게 되어 요추의 디스크가 한쪽으로 눌린다. 골반은 틀어진 쪽으로 중심을 잡기 위해 후하방 변위(Posterior-Interior, PI) 상태로 돌아간다. 틀어진 요추는 척수경막(Spinal dura mater)을 자극하게 되고 이것이 뇌로 전달되어 허리에 통증을 느낀다. 경막의 자극 정도에 따라서 가벼운 요통과 심한 요통으로 나눠진다. 장요근의 이상 정도에 따라 경막의 자극 정도가 결정된다. 즉 장요근의 압통에 비례하여 경막의 자극 정도가 심해지고, 따라서 통증을 심하게 느끼는 것이다(그림 1.4 참조).

장요근에 문제가 생기면 골반이 틀어진다

대부분의 요통 환자는 골반이 틀어진다. 다만 정도의 차이가 있을 뿐이다. 골반이 틀어지는 데 사용되는 근육은 장요근, 이상근, 소둔근 등이 있는데, 이 중에서 가장 중요

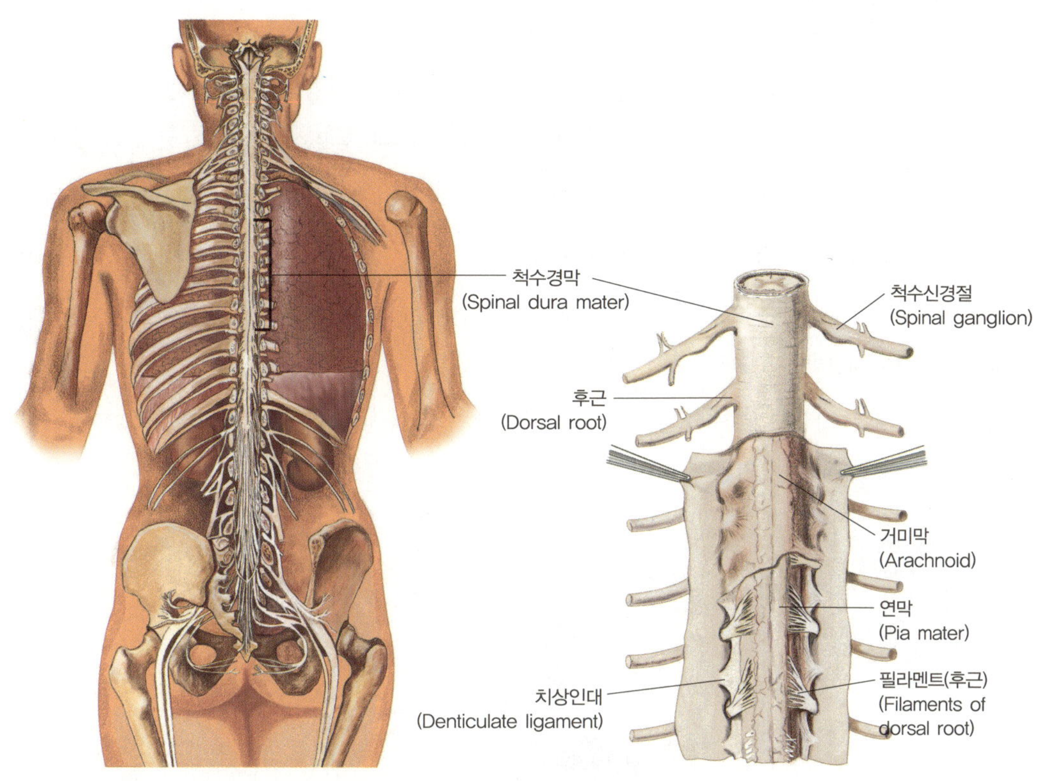
척수경막
(Spinal dura mater)
척수신경절
(Spinal ganglion)
후근
(Dorsal root)
거미막
(Arachnoid)
연막
(Pia mater)
치상인대
(Denticulate ligament)
필라멘트(후근)
(Filaments of dorsal root)

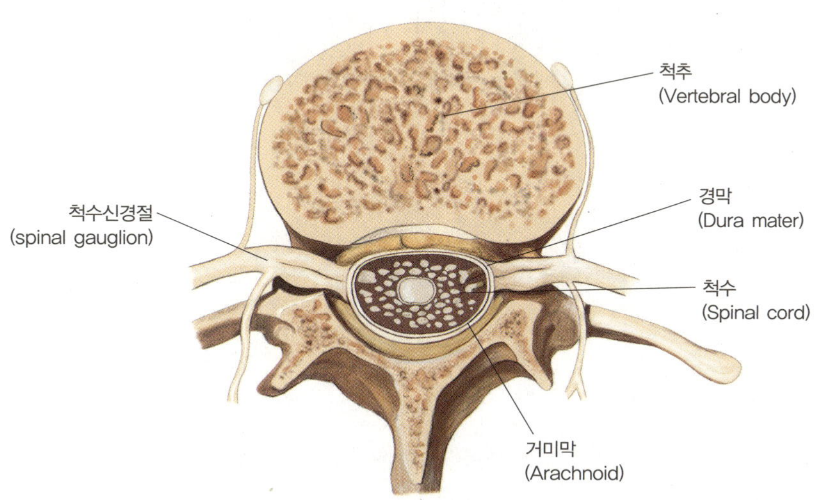
척추
(Vertebral body)
경막
(Dura mater)
척수신경절
(spinal gauglion)
척수
(Spinal cord)
거미막
(Arachnoid)

그림 1.4 경막의 구조

한 근육이 장요근이다.

장요근만 정상화되면, 골반이 정상으로 돌아오는 데 반 이상의 작용을 한다.

골반이 틀어지면 처음에 허리 가운데 협척혈 부위에 통증이 있던 것이 후상장골극(PSIS)이나 요방형근으로 옮겨가고, 그것이 더 심해지면 엉치 쪽으로 옮겨간다. 엉치에서 더 심해지면 다리가 저리고 당겨온다.

그래서 만성화되고, 급성기를 지난 환자들의 요통은 협척혈 부위보다 후상장골극 주위나 엉치 주위의 통증으로 나타나는 것이다.

그래서 임상에서 허리치료를 해보면, 장요근이 좋아지고 나면 아래나 옆으로 내려갔던 통증이 원래 아픈 허리 중앙부, 협척혈 부위로 다시 나타나는 것이다.

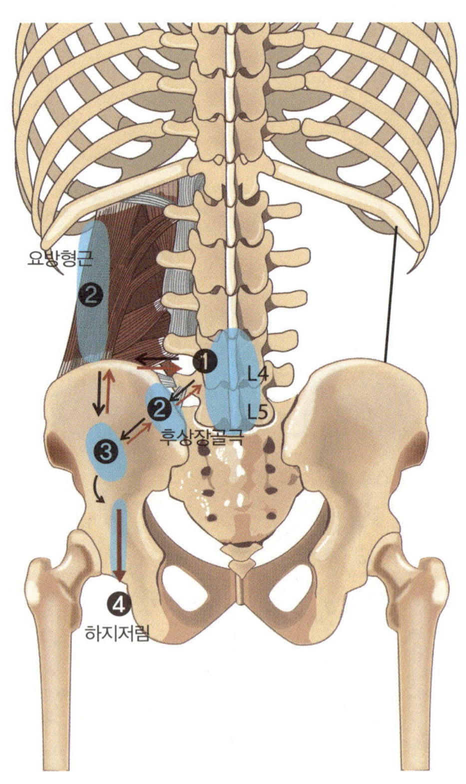

그림 1.5 요통의 진행과정

(1) 악화과정: ❶ 극돌기통증 → ❷ 후상장골극, 요방형근 통증 → ❸ 엉치 통증 → ❹ 하지저림
(2) 호전과정: ❹ 하지저림 → ❸ 엉치 통증 → ❷ 후상장골극, 요방형근 통증 → ❶ 극돌기 통증

❶ 요추의 횡돌기 사이의 간격이 좁아진다.
❷ 골반이 후하방변위(PI)로 틀어지며, 좌골결절이 반대편에 비해 높아진다.
❸ 대퇴골이 외반되면서 위로 올라가서 단족(短足)이 된다.
❹ 천추뼈도 같은 쪽으로 틀어진다.

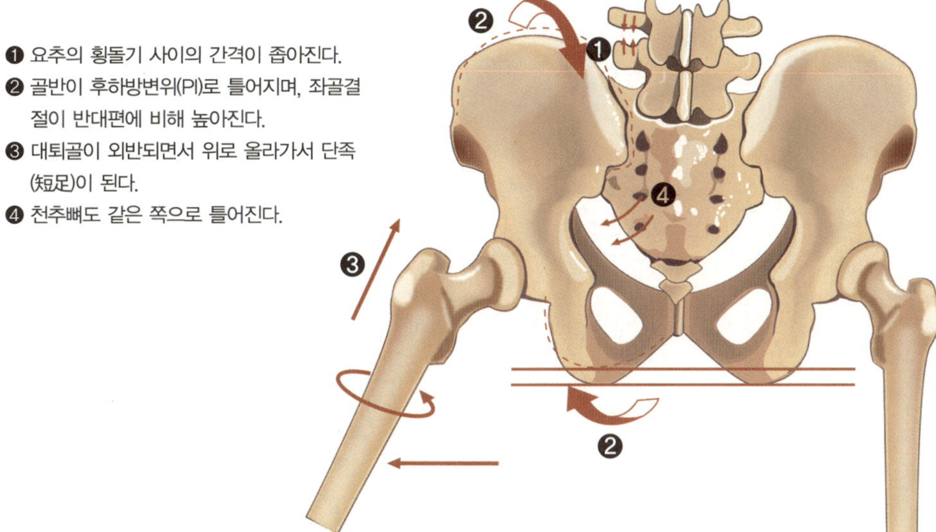

그림 1.6 요통의 진행과정(후면도)

❶ 횡돌기 사이의 간격이 좁아진다.
❷ 골반이 후하방변위(PI)로 틀어지며, 좌골이 들린다.
❸ 요추의 극돌기와 추체가 뒤쪽으로 후만(後彎)된다.
❹ 대퇴골이 외반되면서 위로 올라가서 단족(短足)이 된다.

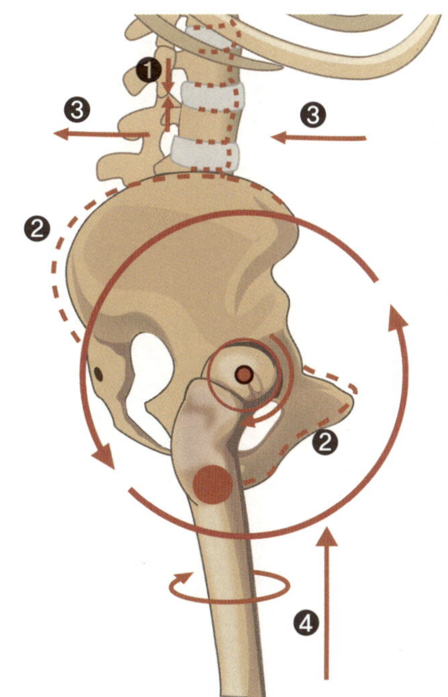

그림 1.7 요통의 진행과정(측면도)

02.▸▸ 일상생활에서 흔히 보는 요통 양상

다음은 우리가 일상생활에서 흔히 보게 되는 요통의 양상에 대해 설명한다. 아래의 양상들이 장요근 문제와 연관이 있는 양상들이다.

① 아침에 일어나면 허리가 펴지지 않고 뻐근하게 아픈데, 활동하면 조금씩 덜해지는 경우

② 오래 앉아 있다가 일어서면 허리가 펴지지 않으면서 아픈 경우

③ 평소에는 견딜 만하다가 생리 때가 되면 아파오는 경우

④ 출산 후 허리가 아프고 골반이 아파오는 경우

⑤ 짧은 거리나 긴 거리 할 것 없이 운전하거나 차만 타면 아파오는 요통이 있는 경우

⑥ 힘든 일을 하지 않아도 일 년에 몇 번씩 재발하는 요통의 경우

⑦ 어떤 치료를 받아도 그 다음날 되면 허리가 항상 개운하지 않고 뻐근하게 아픈 경우

⑧ 자다가 보면 다리가 저려오고 쥐가 나서 잠이 깨게 되는 경우

⑨ 허리는 별로 아프지 않지만, 엉덩이부터 허벅지 종아리가 저려오고 당기고 시린 경우

⑩ 허리가 아프면서 엄지발가락이나 다리 전체로 힘이 없고, 몸이 한쪽으로 기울어지

는 경우

⑪ 허리디스크 수술을 받은 후에도 허리통증이 계속되고, 특히 허리에 고정핀이 박혀 있는 데도 허리가 아프고 다리가 계속 저려오는 경우

⑫ 살이 많이 쪄서 배와 엉덩이가 나오면서 허리가 아픈 경우

⑬ CT나 MRI 같은 사진을 찍었지만 디스크는 아니라고 하고, 수년을 계속해서 아픈 경우

⑭ 자궁근종 등으로 자궁 적출 수술을 받은 후 허리가 아픈 경우

⑮ 어디에 가서든지 앉아만 있으면 허리가 아파서 모임 자리에 가기가 겁이 나는 경우

이런 경우 이것은 허리뿐만 아니라 장요근, 이상근, 소둔근 등의 이상에 의한 골반의 틀어짐 때문에 요통이 더욱 심해지는 경우이다. 이것은 일반적인 허리치료(약물치료, 약침치료, 물리치료, 침구치료, 수기치료)만으로는 그 통증이 없어지지 않는 경우가 많다. 반드시 골반의 이상을 치료하여야만 그 증상이 개선된다. 그래서 일반적인 요통치료를 받은 사람의 상당수가 치료를 받으면 좀 덜 아프다가 치료를 하지 않으면 다시 아픈 양상을 반복하여 스스로 치료가 되지 않는다고 절망을 하고 치료를 포기하는 경우가 많다.

이 글에서 소개하는 장요근 처치법을 위시하여 이상근, 소둔근 처치법 등을 공부해 본다면 일반 한의원에서 흔히 많이 보는 질환 중에서 요통에 관한 부분은 어느 정도 쉽게 접근할 수 있지 않을까 생각된다.

03▸▸ 요통 이야기(1)

허리 환자를 집중적으로 본 지가 10년 정도 되어 가고 있는데, 가볍게 다쳐서 쉽게 고칠 수 있는 요통부터 구조적으로 문제가 생겨서 치료가 어려운 요통까지 원인이나 상태에 따라 다양하여, 요통도 갈수록 치료가 어렵다는 것을 느낀다.

다음은 대략적으로 크게 요통의 분류를 하여 보았다.

허리 염좌상

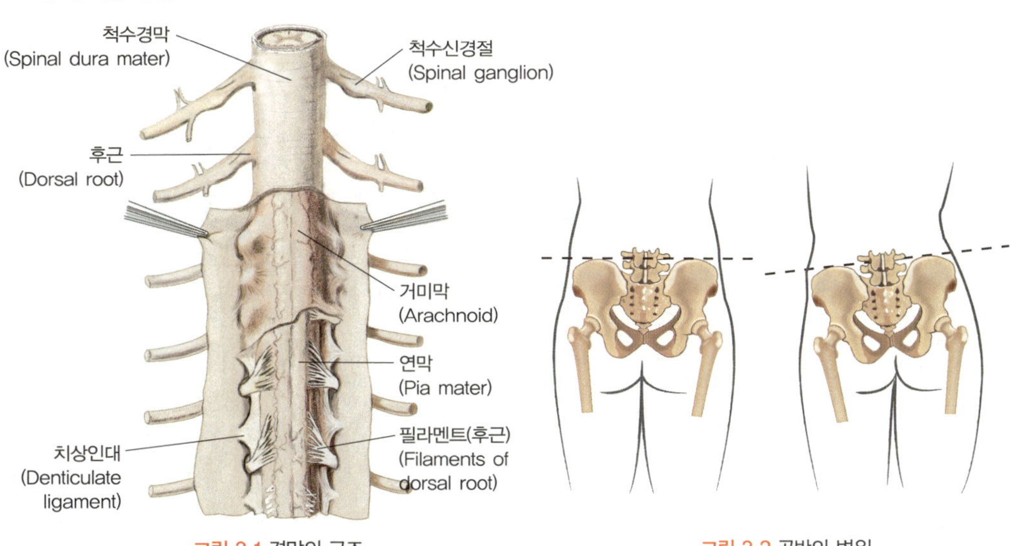

그림 3.1 경막의 구조

그림 3.2 골반의 변위

무거운 물건을 들다가, 또는 오래 앉았다가 일어서다가 주로 허리를 삐끗하는 경우에 해당하며 이것은 허리 인대손상이 주로 문제가 되는데 여기에 골반이 약간 비틀린다면 조금 더 문제가 생긴다.

허리 인대 근육만 손상이라면 아시혈에 자침하고 부항하는 것이 치료에 도움이 되지만, 골반이 비틀렸다면 문제는 간단하지 않다. 이때는 허리의 경막(Dura)에 문제가 동반되기 때문에 인대손상만 오는 분들이랑 양상이 달라진다. 즉 장요근의 압통이 느껴지면서 허리통증이 오기 때문에 허리가 굴신의 문제뿐만 아니라, 무겁게 느껴지는 중압감이 같이 오게 된다.

일반 임상 한의사들은 주로 요추부, 골반부의 압통점 위주로 자침을 하고 부항을 해주는 경우가 대부분인데, 당장은 좀 덜 아픈 것 같으나 그 다음날 일어나 보면 통증이 더 심해지는 경우가 많다. 이것은 장요근의 뭉침에 의해서 골반의 후하방변위(Posterior-Interior, PI) 상태로 틀어지고 이것 때문에 요추의 경막(Dura)에 자극이 가해져서 나타나는 경우이다.

한의원이나 정형외과에서 며칠을 치료했지만 통증이 없어지지 않고 계속 아파서 저희 한의원에 다시 내원하는 환자들을 심심찮게 본다. 이 경우 위의 사례가 거의 대부분의 원인이 된 것을 볼 수 있다. 환자에게 주의사항을 알려 줄 때도 장시간(1~2시간 이상) 한자세로 앉아 있지 말도록 하는 것이 중요하다. 왜냐하면 오래 앉아 있을수록 골반이 더 틀어져서 다시 요통이 심해지기 때문이다.

요통 환자를 집중적으로 치료하기 수년 동안, 이러한 장요근에 의한 골반의 틀어짐에 의해 치료가 잘 안 되어서 허리가 악화되어 내원하는 경우를 많이 보아왔다. 허리병은 염좌상을 시작으로 골반이 틀어지고, 다리가 저리거나 당겨오고 다리가 힘이 없어지면서 점점 디스크 양상으로 발전하는 것이다.

장요근만 잘 확인하고 같이 치료를 한다면 한층 더 업그레이드 된 허리치료법을 가지게 될 것이다.

허리디스크

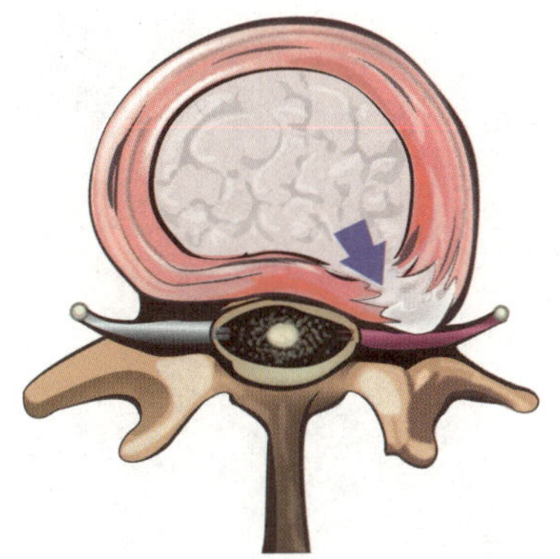

그림 3.3 디스크 그림

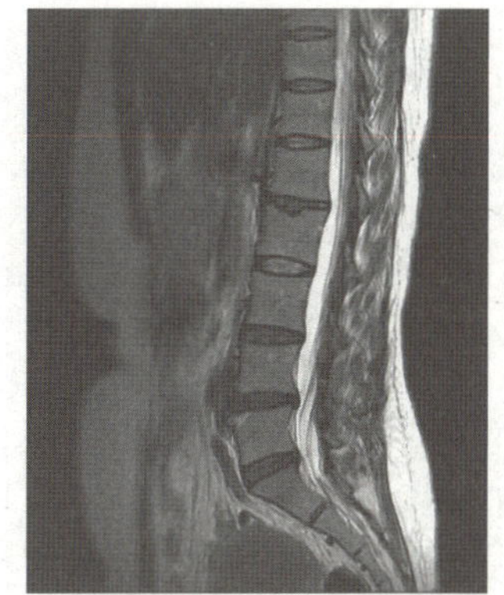

그림 3.4 디스크 MRI

디스크를 판정받고 오는 경우가 요즘은 흔해졌다. 고가의 장비로 진단을 받고 비싼 치료비를 내고 나서도 치료가 잘 되지 않아 한방으로 다시 오는 경우가 많다.

正證의 디스크는 CT나 MRI를 찍지 않고, 이학적 검진만으로도 확인해 볼 수 있는 방법이 이미 여러 책에서 많이 나온다. 다만 이것을 다루는 한의사가 제대로 활용하지 않아서 문제이다.

正證의 디스크는 우선, 허리통증이 있을 수도 있고 없을 수도 있다. 오히려 엉치통증이 심한 경우가 훨씬 많다. 또한 SLR 테스트(하지거상 테스트)시에 다리를 60도 이상 올리기가 힘들다. 그 이상 다리를 올리면 극심한 통증을 호소하거나, 아예 다리 자체가 굳어진 것처럼 다리가 더 올라가지 않으며, 통증 때문에 무릎을 구부려 버린다.

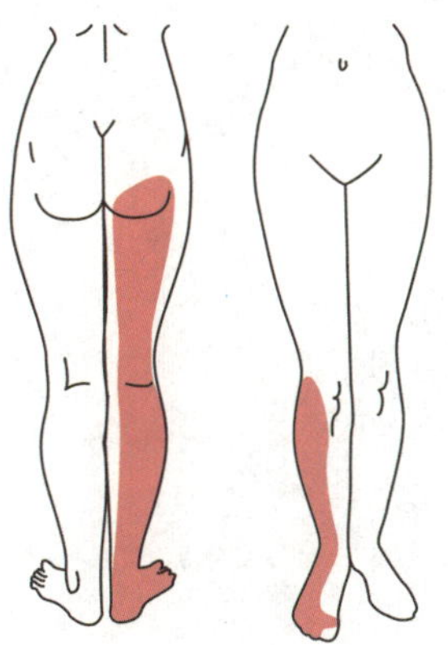

그림 3.5 하지저림의 양상

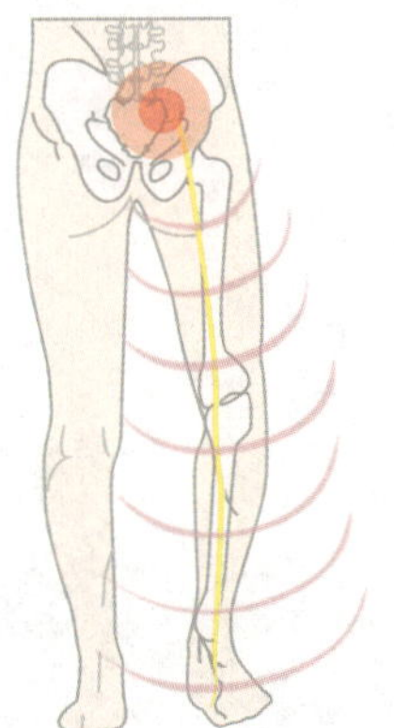

그림 3.6 좌골신경통 양상

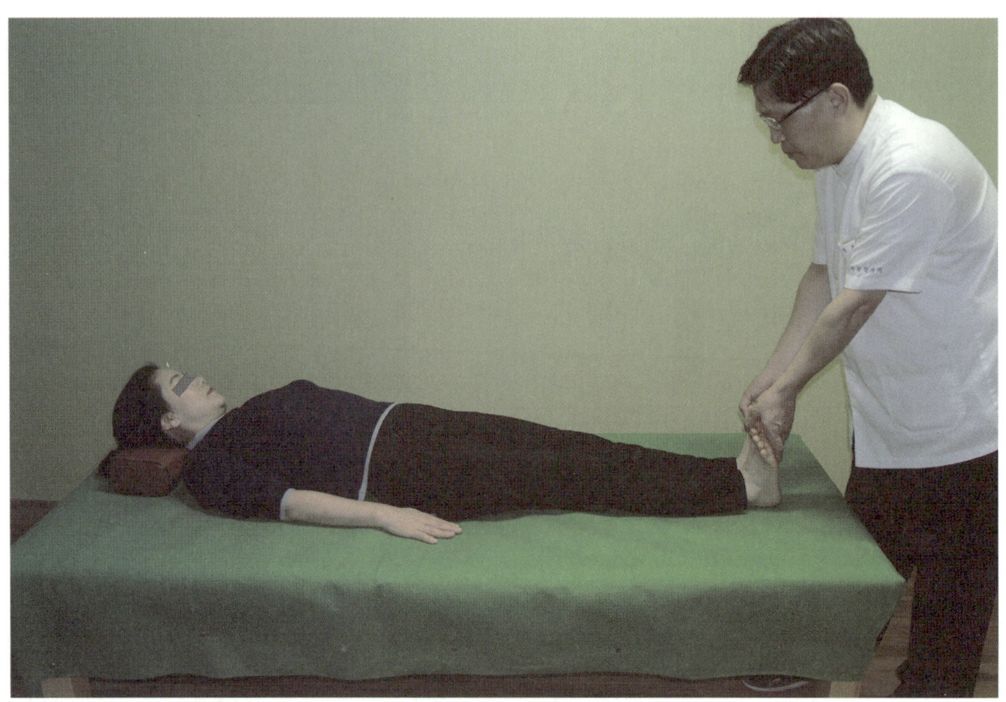

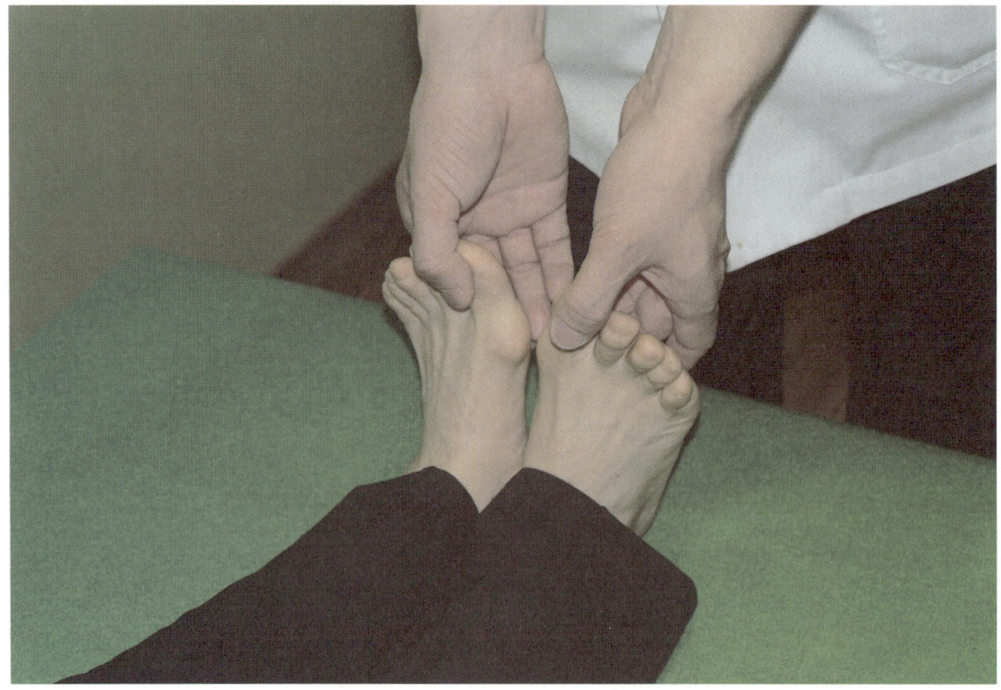

그림 3.7 엄지발가락 근력테스트

둘째, 허리통증 자체는 있을 수도 있고 없을 수도 있으나, 그보다 엉치를 포함하여 다리의 통증과 저리고 시리고 따가운 증상이 심한 경우가 대부분이다. 이때 다리의 저린 증상이 통증보다 견디기 훨씬 힘들며 특히 야간에 심하여 잠을 이루기 힘들다.

셋째, 다리의 힘이 빠진다. 디스크가 튀어나오는 쪽의 다리에 힘을 쓸 수가 없다. 이것은 엄지발가락의 근력테스트로 확인해 볼 수 있다. 환자를 위로 보고 바로 눕힌 상태에서 양측 엄지발가락을 머리 방향으로 힘껏 당기게 하고, 의사는 반대 방향으로 당겨보면 디스크가 온 쪽의 엄지발가락의 힘이 확연히 빠지는 것을 볼 수 있다. 만약 60% 이상의 힘이 빠진다면 디스크가 상당히 진행된 경우로, 반드시 정밀검사를 의뢰하는 것이 좋다. 임상에서 이런 경우는 침구치료로는 치료가 힘든 경우도 많다.

대개의 경우는 10~20% 정도 힘이 빠지는데 디스크 경증 정도로 판정할 수 있으며 1달 정도의 치료로 치유될 수 있다.

디스크 수술 후유장애

최근에 많은 디스크 전문 병원들이 생겨서 과거보다 디스크를 수술하는 경우가 훨씬 많아졌다. 2011년 통계에 따르면 일본보다 수술하는 경우가 6배라고 하니 그렇게 볼 수 있겠다. 이것은 좋은 면도 있지만, 그렇지 않은 면이 훨씬 더 많다. 즉 병원에서는 깨끗하게 수술이 되었다고 판정했지만, 환자는 그렇지 않게 느끼는 것이다. 환자의 생각이 상당 부분 맞는 경우가 많다.

첫째, 수술 후에도 다리가 여전히 저린 경우가 제일 많다. 수술하기 전보다 풀리기는 했지만 여전히 다리가 저리다는 분들이 많다. 다리만 저린 분들은 비교적 가벼운 후유증으로 치료하기 쉽다. 한 달 정도 치료를 받는다면 치료는 비교적 잘 되는 편이다.

둘째, 허리통증이 남아 있는 경우이다. 이 경우도 꾸준히 치료를 한다면 한방치료의 강점을 살려 치유되게 할 수 있다.

셋째, 하지무력증과 마목(痲木) 증상이 남는 경우이다. 이것은 수술 후유증이 남아서 신경이 유착된 경우로 한방치료를 꾸준히 받는다 해도 후유증이 남을 가능성이 높고 치료도 여러 달 걸릴 것이다. 제일 주의해야 하는 경우이다. 함부로 치료된다고 했다가는 낭패를 당할 수 있는 경우이다. 수술병원에서는 수술이 깨끗이 되었고 6개월 이상 지나면 저절로 낫는다고 말하는 경우가 많다. 하지만 많은 환자들에게서 증상의 호전이 없는 경우가 많다. 거의 대부분 환자들은 원래 상태로 돌아오지 않는다.

넷째, 허리에 핀을 박은 경우이다. 허리에 핀을 박아 놓은 사람들은 허리는 아프지 않다. 그러나 엉치와 옆구리통증, 하지저림은 올 수 있다. 이 경우 일반적인 견인치료나 수기치료를 받기 곤란한 경우가 많다. 왜냐하면 허리 핀에 영향을 줄 수 있기 때문이다. 허리 가운데는 통증이 없이 옆구리 부위와 엉치 부위에서 통증이 오며, 골반이 틀어지면서 다리가 당기고 저려온다. 장요근 처치법의 위력이 크게 발휘될 수 있는 경우이다. 한 달에서 두 달 정도 꾸준히 침구치료를 받는다면 충분히 치료될 수 있다.

척추관협착증

협착증은 노인성으로 많이 오기 때문에 불치병으로 생각해 왔다. 수술을 해도 문제가 다시 발생되는 경우가 아주 많다. 그래서 많은 의사 분들이 협착증이 치료가 어렵다고 생각하는 것 같다. 나도 동의하지만 반 수 이상의 환자들에서 치료의 가능성을 보고 있다. 또한 6개월 이상 경과되지 않은 협착증은 충분히 치료 가능성이 높다. 포기하지 말고 치료해 보라. 그렇게 말하는 근거에는 협착증 환자 중 반 이상이 협착증과 디스크가 겸해서 나타난다. 즉 순수 협착증은 하지거상테스트(SLR)에서 하지저림이 나타나지 않는다. 협착증과 디스크가 겸해 있는 경우에는 양성으로 나타난다. 디스크 수준에서 치료를 해도 협착증도 좋아진다는 것이다.

협착증은 증상 표현이 디스크와 반대인 경우가 많다. 즉 앉아 있으면 통증이 덜해지고 걸어 다니면 통증이 심해진다. 버스 한 정거장 정도를 걷지 못하는 경우가 많다. 심한 분들은 100m를 못 걸어가고 쉬어야 한다. 또한 협착증은 허리를 펼 때 더 아프고 구부리면 통증이 덜해진다. 그래서 허리 아픈 할머니들이 꼬부랑 할머니가 되는 것이다.

디스크도 무거운 물건을 들면 더 심해지지만 협착증은 물건을 들 때 훨씬 심해진다. 또한 걷는 모습이 무릎이 벌어지고 허리가 구부러지며 다리가 팔자걸음이 된다.

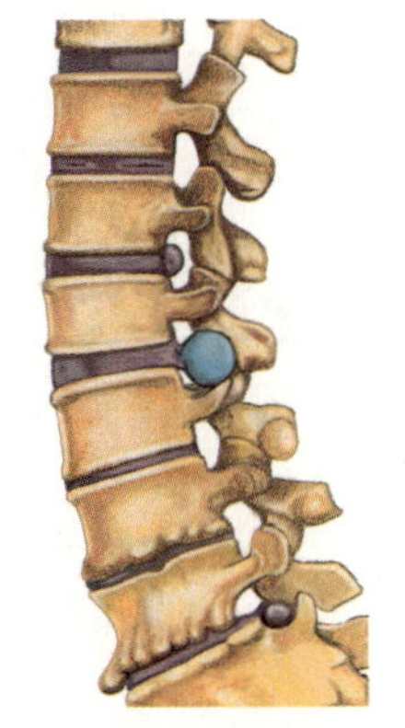

그림 3.8 척추관협착증 그림

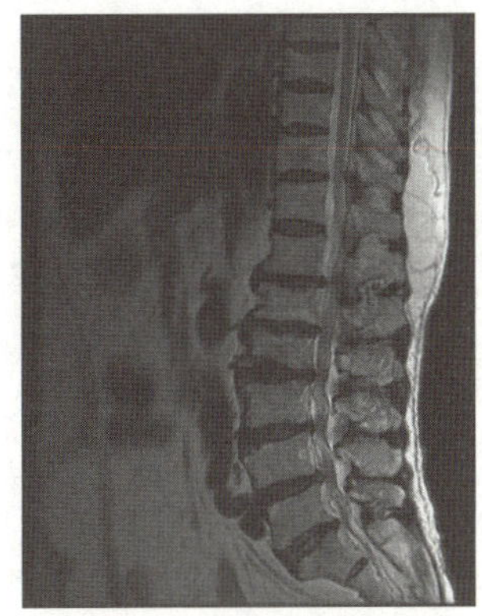

그림 3.9 척추관협착증(MRI)

디스크와 같이 다리의 힘이 빠지는데 다리가 벌어지면서 하지에 힘이 없어져서 양측성으로 하지저림을 호소하는 경우가 많다. 또한 더 심해지면 무릎통증, 발목통증을 겸하는 경우가 많다. 이것은 하지에 힘이 없어지면서 무릎과 발목을 다치게 되고 이것이 관절염 증상으로 발전되는 것이다.

한쪽으로 하지저림이 나타나는 협착증은 치료가 용이하고, 양측으로 하지저림이 나타나는 경우는 치료가 더 어렵다.

대체로 많은 슬관절염 환자들 중에서 SLR 테스트를 해보면 양성으로 나타나서 좌골신경통을 겸한 경우가 많은데, 허리를 같이 치료해 보면 슬관절염 치료가 쉬운 경우가 대단히 많다.

협착증에 겸하여 골다공증이 심한 경우는 임상에서 많이 보는데, 이 경우 일반 협착증보다 치료가 길어질 수 있다.

04▸▸ 요통 이야기(2)

골반이 틀어진 것을 무엇으로 알 수 있나?

◉ 장요근의 압통과 하지외반 형태로 확인 방법

골반이 틀어진 분들은 걸어오는 모습을 보면 틀어진 쪽 다리가 외반의 되면서 엉덩이가 옆으로 뒤로 삐딱하게 돌아가 걷게 된다. 즉 골반이 후하방 변위(Posterior-Interior: PI)로 바뀌는 것이다. 가볍게 아픈 경우는 걷는 모습만으로는 알 수 없고, 장요근의 압통과 이상근의 압통, 바로 누웠을 때 발이 외반(外反)된 모습을 통해 알 수 있으며, 이때 틀어진 쪽의 다리가 단족(短足)이 된다.

자세히 보려면, 환자를 앙와위(仰臥位)로 바로 눕게 하고 다리를 펴서 눕게 한다. 그런 다음 배꼽과 옆구리 사이에서 내후측으로 지긋이 눌러보면 장요근이 잡힌다. 장요근이 더 아픈 쪽이 골반이 틀어진 쪽이다. 환자가 압통을 심하게 느끼는 경우가 많으므로 환자의 상태를 보면서 지긋이 눌러야 한다(그림 4.1과 4.2 참조).

◉ 12늑골과 장골능 사이 간격으로 확인 방법

틀어진 쪽 늑골과 장골능 사이의 간격을 보면, 정상인이라면 손가락 4마디가 들어가지만 틀어진 분들은 간격이 좁아져서 3마디 이하로 들어간다. 좀 더 자세히 보자면 손가

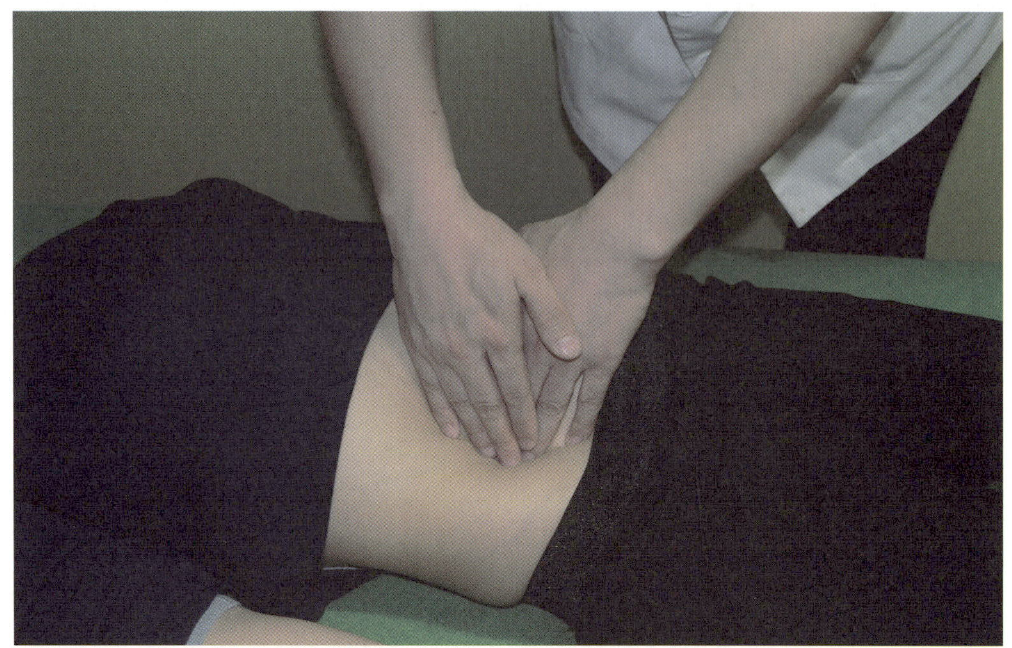

그림 4.1 우측 장요근 테스트

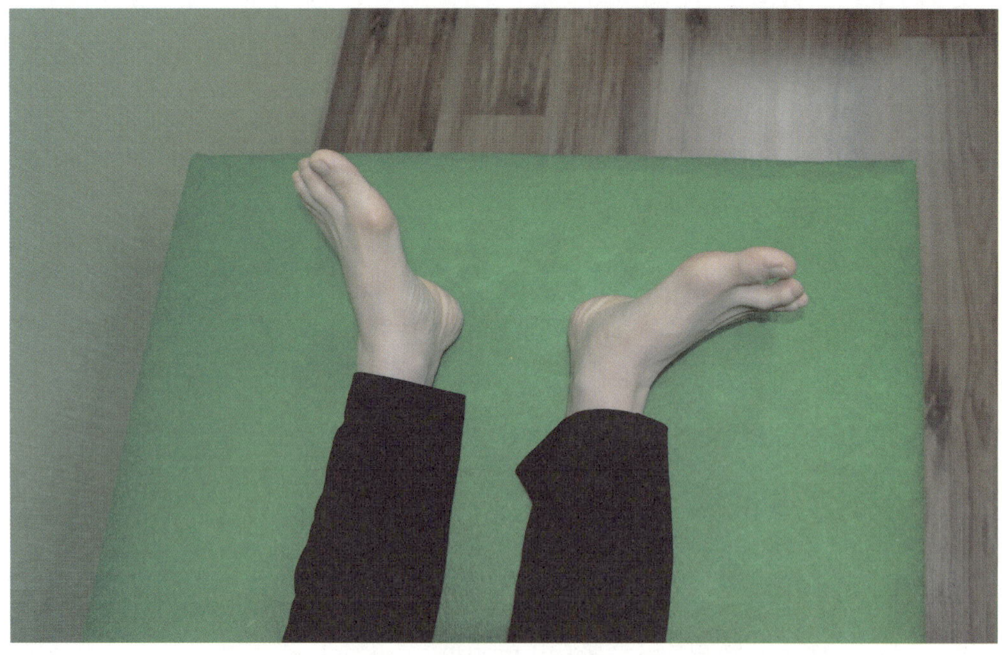

그림 4.2 우측 골반의 후하방변위(PI)로 우측 하지가 외반된 경우

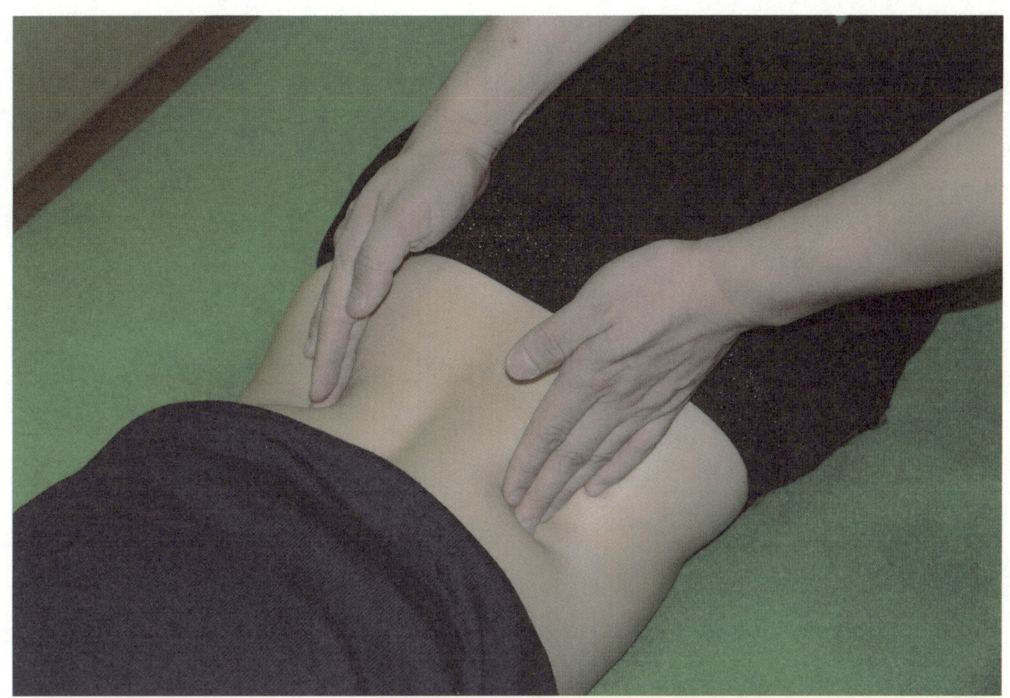

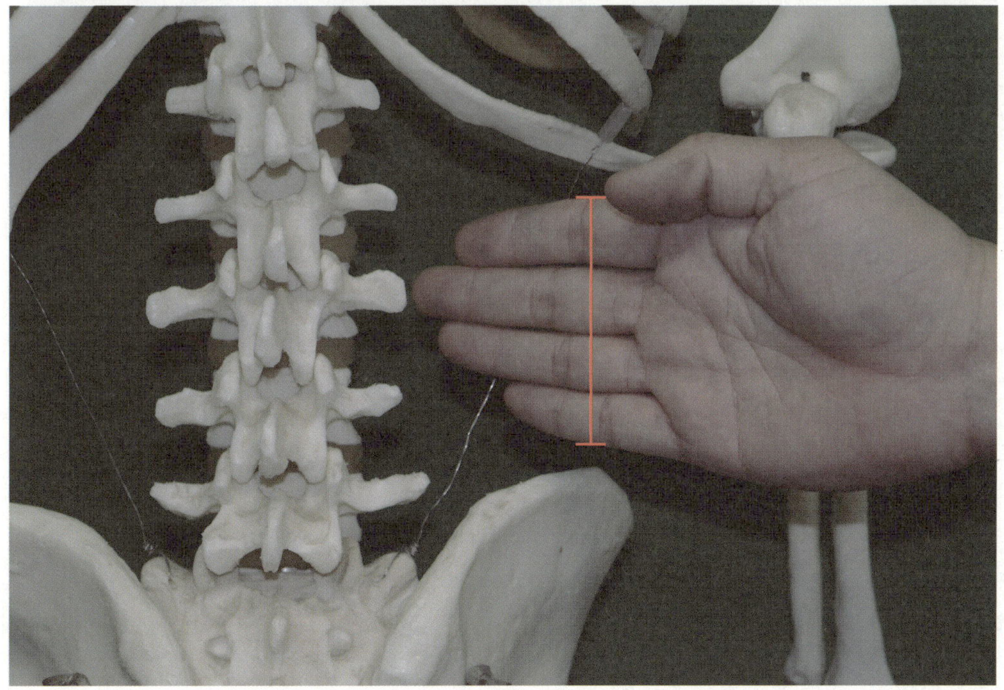

그림 4.3 늑골과 장골능 간격 검사. 4횡지가 들어가야 정상이다.

락 2지에서 5지의 2번째 마디 사이의 간격을 보는데, 12늑골 끝과 장골능 사이의 간격을 환자를 엎드리게 한 상태에서 손가락을 대보면 한쪽은 좁아져 있고 반대쪽은 더 넓어져 있는 것을 볼 수 있다. 환자의 골반이 PI 상태가 되기 때문에 틀어진 쪽 골반이 위로 올라가서 늑골과 장골능 사이가 좁아지게 되는 것이다(그림 4.3 참조).

하지거상(SLR)테스트로 확인 방법

가벼운 요통에서는 발견이 안 되는 경우도 있으나, 진행이 된 요통의 경우 하지거상검사(SLR)를 해보면 틀어진 쪽 다리가 심하게 당기면서 저려온다. 즉, SLR 양성이 되는 것이다. 장요근의 압통이 심한 쪽으로 골반이 틀어져 있고 틀어지다보면 좌골신경을 압박하여 하지거상검사에서 양성이 나타나는 것이다. 이때 검사를 정밀하게 하기 위한 몇 가지 팁이 있다. 환자를 바로 눕힌 상태에서 무릎은 최대한 펴게 해야 한다. 또한 엄지발가락을 머리 방향으로 배굴시킨 상태에서 테스트를 할 때 만족한 결과를 얻을 수 있다. 또 바로 눕힌 자세에서 머리를 살짝 들게 하면 좀 더 확연히 알 수 있다(그림 4.4 참조).

경추 교정 후 확인 방법

골반이 틀어진 쪽의 경추를 통해서도 알 수 있다. 즉 오른쪽 골반이 틀어졌다면 오른쪽의 목의 이상이 또 생긴다.

L5–C1, L4–C2, L3–C3가 서로 같은 방향으로 연계되어 틀어지기 때문이다. 이것을 로벳 반응계(Lovett Reactor)의 원리[1]라 한다. 이 원리는 머리끝부터 발끝까지 상체와 하체의 움직임이나 좌우의 움직임이 상호보완적이면서 길항적으로 움직임을 갖는다는 것을 증명해 보이는 이론이 되고 있다.

그래서 바로 누운 자세에서 경추의 횡돌기를 만져 보면 반대편에 비해서 훨씬 압통이 나타난다. 그래서 많은 환자들에서 같은 쪽의 허리디스크가 같은 쪽의 경추디스크로 이어지는 경우를 볼 수 있다. 특히 오래 앉아서 일하는 직업의 경우 많이 볼 수 있다. 버스

1) 데이비드 월터: 응용근신경학, 서울, 대성의학사, 2003, pp114~115.

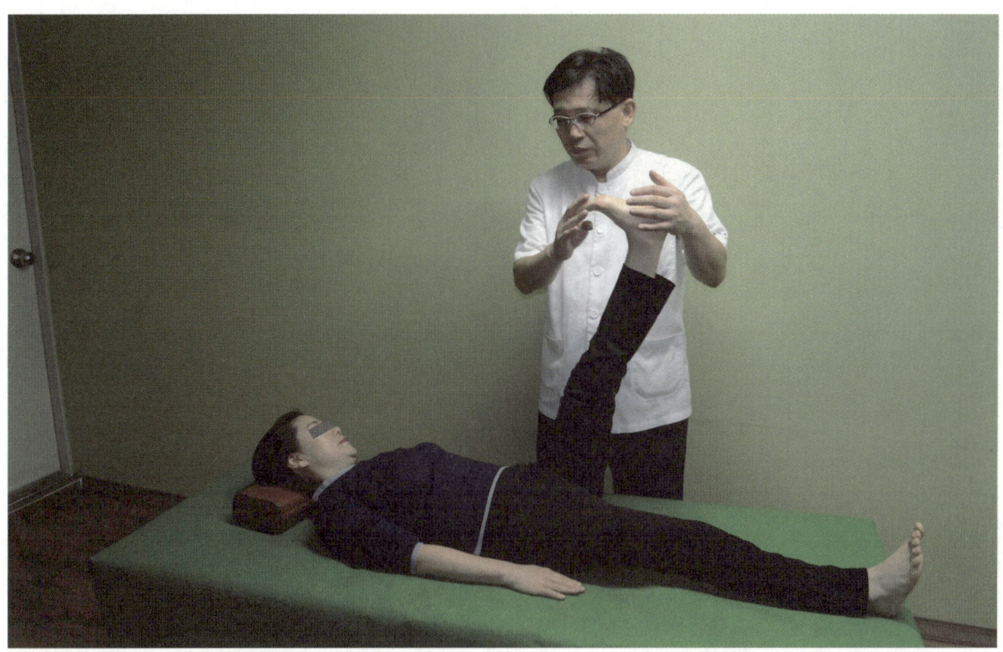

(a) 엄지발가락을 최대한 배굴시키고 무릎을 펴게 한다.

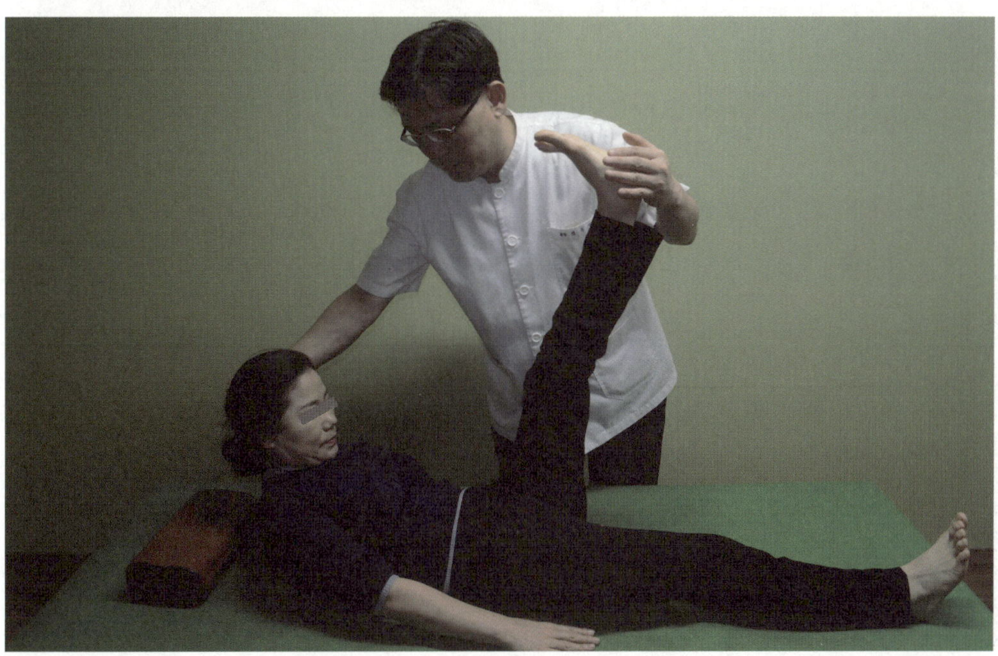

(b) 환자의 머리를 들게 하면 좀 더 정밀하게 테스트 할 수 있다.

그림 4.4 하지거상테스트

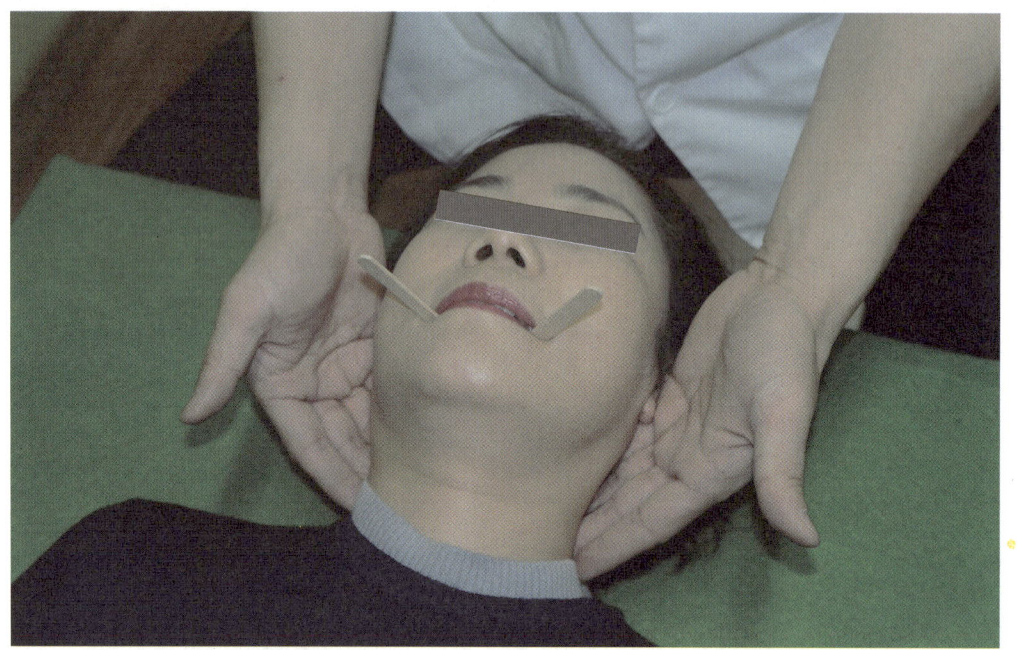

(a) 1mm 두께의 설압자를 물리면 경추의 교정을 쉽게 할 수 있다.

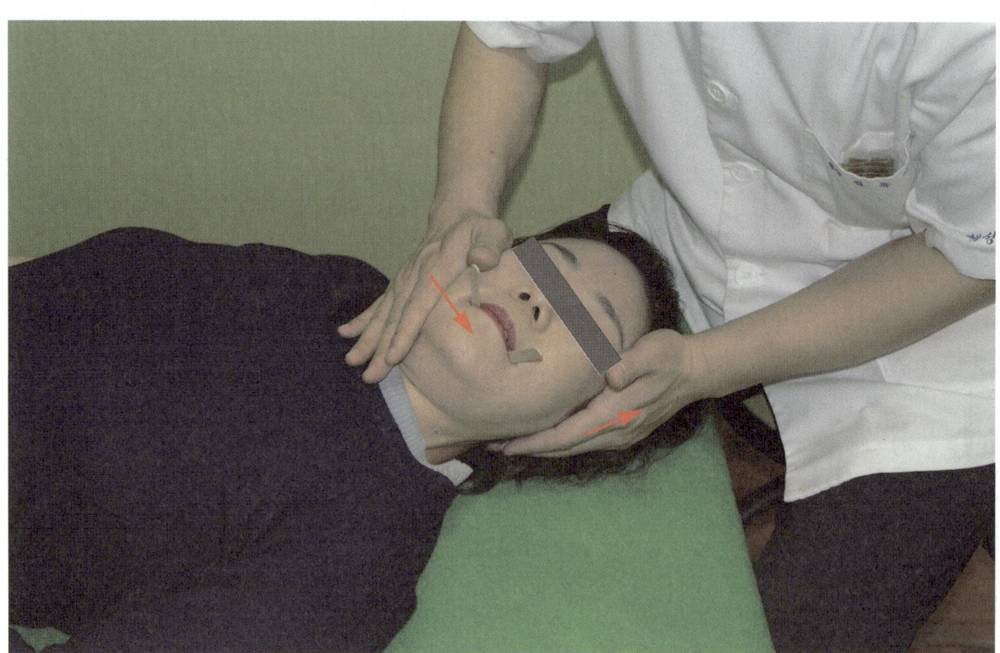

(b) 한쪽 손은 환자의 뺨에 대고 한쪽 손은 환자의 유양돌기에 대고 교정한다. (이 교정 방법은 이영준 원장님의 FCST 요법에서 나온 것입니다)

그림 4.5 설압자를 물리고 C1,C2 교정

택시 기사, 컴퓨터 작업자, 학생 등에서 많이 볼 수 있다.

실제 치료에 있어서도 1mm 두께의 설압자를 환자의 어금니에 물리고 C1, C2와 나머지 경추를 교정해 보면, 그 자리에서 환자의 장요근의 압통이 감소되고 허리의 통증이 감소되는 것을 볼 수 있다(그림 4.5 참조).

05▸▸ 요통 이야기(3)

좌골신경통에 관하여

허리에서 엉덩이, 하지의 후 · 측면, 발가락, 발바닥으로 통증과 저림이 퍼져 나가는 증상을 좌골신경통(sciatica, sciatic neuralgia)이라고 한다. 좌골신경(Sciatic nerve)에 발생한 압박, 손상, 염증 등으로 인해 좌골신경과 관련된 부위(대퇴부, 종아리, 발)를 따라 통증과 저림이 발생한다.

여러 신경통 중 가장 흔하게 발생하며, 병명이 아닌 다리 쪽의 통증과 저림을 일컫는 일종의 증상명이다.

좌골신경은 허리 및 골반부의 척추신경 분지인 제4, 5요추, 제1, 2, 3 천추의 척추신경이 모여서 요천추 신경총을 만든 후 시작되어, 양측 엉덩이의 좌골공(Sciatic foramen)을 통해 양쪽 다리로 내려와 무릎 부위에서 다른 신경으로 이어져 발끝까지 내려가 분포하게 된다. 좌골신경은 우리 몸의 가장 크고 굵은 신경 중의 하나로 굵기는 손가락 굵기 정도이고, 발끝까지 내려가면서 계속 분지신경을 내면서 점차 얇아지게 되고, 하지의 후면과 무릎 아래의 신경 기능을 주로 담당하고 있다.

증상은 좌골신경통의 관련 부위인 대퇴부, 종아리, 발등을 따라 통증, 저린 증상, 시리고 당기는 증상이 발생하며, 심한 경우에는 발과 발가락까지도 통증이 나타날 수 있고, 감각 마비 증상과 근력저하를 동반한다.

좌골신경통은 평생 유병률이 13~40% 정도 되는 것으로 보고되고 있고, 발생은 남녀 간에는 차이가 없다고 알려져 있고, 나이가 많을수록 발병률이 증가하는 것으로 알려져 있다.

좌골신경통의 원인 중 대다수를 차지하는 것은 척추질환이며, 대표적인 것이 추간판탈출증(디스크), 척추관협착증, 척추전방전위증이다. 그 외의 원인으로 동맥경화증, 감염, 종양, 당뇨병 등이 있다.

단순히 엉덩이 부분이나 대퇴부 뒤쪽이 아픈 경우는 고관절의 외회전 근육인 이상근의 단축, 수축, 외상 등에 의해 이상근의 문제가 생겨서 좌골신경통이 유발되기도 한다.

주로 허리통증에 기인하여 증상이 오지만, 허리통증 없이 오는 경우도 있다.

임상에서는 주로 하지 통증과 저림 증상을 좌골신경통이라고 하며, 많은 환자분들이 중풍의 전조 증상, 혈액순환 장애로 오인하는 경우가 많다. 추간판탈출증이나 협착증의 초기에 나타나는 좌골신경통은 치료가 어렵지 않아서 양방적인 신경차단술이나 수술이 아니어도 침만으로도 대단히 치료가 잘 된다.

증상의 경중에 따라 다음의 경우로 나누어 설명하겠다.

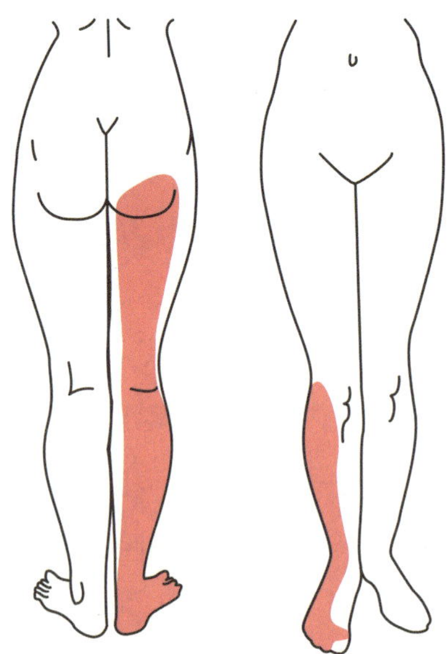

그림 5.1 좌골신경통의 양상. 일반적인 좌골신경통의 양상은 허벅지 뒤쪽, 종아리 바깥쪽으로 주로 당기거나 저려온다.

◎ 좌골신경통이 가벼운 경우

환자분들이 평소에 좌골신경통을 인지하지 못하는 경우가 많다. 이때 몇 가지 물어보는 테크닉이 있는데, 밤에 잘 때 한쪽으로만 다리에 쥐가 잘 나는지 확인해 본다. 일반적으로 낮에는 허리통증 정도만 느끼다가 밤에 쥐가 나고 저려오는 경우가 많다. 또 양반다리를 잘 할 수 있는가를 물어본다. 좌골신경통을 가지고 있는 사람들은 양반다리나 의자에 앉아서 30분 이상만 있으면 한쪽 다리가 저려서 앉아 있지를 못하는 경우가 많다.

허리는 아픈 사람도 있고 아프지 않은 사람도 있다. 하지만 저린 증상이 좋아지고 나서야 요통을 느끼는 경우가 많으므로 주의를 요한다.

치료는 장요근 처치법으로 1~2주 정도 소요되며, 특별히 무리하지 않는 한 예후는 좋다.

◎ 좌골신경통이 순환장애 또는 다른 질환과 혼돈되는 경우

임상에서 환자분들이 한쪽 혹은 양쪽으로 다리만 저리다거나, 한쪽 혹은 양쪽으로 발바닥만 저리다거나, 종아리가 저리면서 아픈 경우, 다리가 시린 경우, 한쪽 다리에 경련이 오는 경우 등, 많은 경우가 좌골신경통에 기인한다. 이때 허리통증은 전혀 없는 경우도 많다. 만약 좌골신경통에서 병이 왔다면 하지 증상이 치료된 후에는 대체로 없던 허리통증이 다시 나타나기 때문에 환자분들에게 미리 이야기를 해두어야 한다. 그러지 않으면 치료를 해주고도 환자에게 없던 요통이 생겼다고 원망을 들을 수 있다.

1~2달 이내로 증상이 온 경우는 1~2주 정도면 증상이 좋아진다. 다만 요통이 나타나면 요통치료에 1~2주 더 소요될 수 있다.

6개월 이상 경과되어 온 경우는 하지 증상을 없애는 데 2~3주 정도 소요가 되고, 요통이 나타나면 요통치료에 2~4주 정도 더 걸릴 수 있다. 대체로 치료가 4주~6주 정도 소요된다.

◎ 좌골신경통이 심한 경우

正證의 요추간판탈출증(디스크)은 좌골신경통이 심하면서 하지거상테스트(SLR)를 해

보면 다리를 60도 이상 들어올리기가 힘들다. 즉 다리를 60도 정도 이상 들면 무릎을 굽혀버리거나 심한 허리, 엉덩이통증을 호소한다. 또한 엄지발가락을 머리 방향으로 당겨 올리게 하고 의사가 반대로 당겼을 때 발가락의 힘이 빠진다. 60% 이상 힘이 빠진다면 디스크가 심한 경우로 반드시 상세한 검사(CT, MRI)를 요한다. 치료에 주의를 요하는 경우로 함부로 침을 놓거나 자극이 강한 물리치료 후에는 오히려 더 아플 수가 있다.

이런 분들의 경우 일주일 정도를 매일 내원케 하여 침을 놓는데 매일 놓을수록 효과가 나타나는 분들은 계속 치료해 보면 디스크를 치료할 수 있다. 환자에게 미리 설명만 잘 드리고 일주일 정도만 집중적으로 치료해 보자고 하면 환자분들은 웬만하면 치료를 원한다.

실제로 디스크 수술 날짜를 잡아놓은 분들을 장요근 처치법의 치료로 수술을 하지 않아도 되게 만들어 드린 경우가 많았다.

일주일 정도 치료해서 SLR이 좋아지고, 요통이 덜해지는 경우는 6~8주 정도면 치료할 수 있다.

척추관협착증은 디스크의 퇴행성 변화로 인해 척추신경이 나오는 추간공 자체가 좁아져서 척추신경을 압박하는 경우이다. 척추관이 좁아지는 이유는 일반적으로 나이가 들면서 척추관 주변의 황색인대 등이 퇴행성 변화를 겪으며 두꺼워져 신경을 누르게 되는 것이 주원인이다. 주로 50대 이상 노년층에서 발생되며, 일상생활에서 요통, 하지의 저림, 근력 약화, 통증 등을 나타낸다.

임상에서 보면 디스크와 협착증이 혼재되어 있는 경우가 많다. 즉 앉아 있어도 아프고, 걸어 다녀도 아프다.

정증의 협착증은 SLR 테스트에서 반응이 없거나 있더라도 약간 정도의 반응만 보인다. 디스크와 협착증이 같이 와 있는 경우는 SLR 테스트에서 양성으로 나타난다. 이것은 디스크가 진행되면 해당 부위의 척추관을 좁게 만들어 척추관협착증이 발생할 수 있고, 반대로 척추관협착증이 있는 경우에는 공간이 좁으므로 디스크도 문제를 일으키기 때문이다.

경증의 협착증이라도 디스크보다는 1.5~2배 이상 치료경과가 더 걸릴 수 있다. 통상 협착증 진단을 병원에서 받고 오는 경우에 증상이 가벼운 경우의 협착증은 기본 1달에서 2달 정도 치료를 요하고, 심해서 온 협착증의 경우는 3달 정도의 치료를 요한다.

◎ 디스크 수술 후의 좌골신경통

수술이 잘되면 좋겠지만, 수술 후에도 다리가 저리고 시리고 마목감을 호소하는 경우가 많다. 수술 후유증이 남아서 신경이 유착된 경우이다. 특히 마목감은 환자분들이 남의 살같이 느껴지고, 이감각증을 호소하는데 치료가 어려운 경우가 많아서 주의를 요한다. 저림 증상은 치료가 비교적 쉽게 되지만 시린 증상과 마목증은 쉽게 치료가 되지 않고 끝까지 남는 경우가 많다.

이런 경우의 환자분들은 치료에 신중해야 한다. 함부로 치료가 가능하다고 얘기했다가는 낭패를 보기가 십상이다. 최소 1~2달 이상의 경과를 잡고 50% 이상을 치료 목표로 치료해 보는 것이 좋을 것이다. 저의 경우 두 달 정도를 꾸준히 치료해서 시린 증상, 마목증을 50~70% 정도 없앤 경우가 대단히 많다. 하지만 100%를 목표로 하면 치료가 어려운 경우가 많다. 50%만 증상을 경감시켜도 환자의 만족도는 대단히 높다.

치료는 기본 2달 이상 잡는 것이 좋다. 일주일 정도 매일 오게 하여 집중 치료를 해보면 10~20% 이상의 효과가 나타는 경우가 많다.

테스트 방법

다음의 두 가지 테스트를 장요근 처치법으로 자침 후 바로 테스트를 해보는 것이 좋다. 자침 후 효과가 바로 보이면 치료효과도 대단히 좋다.

◎ 하지거상(SLR) 테스트

좌골신경통이 가벼운 경우에는 가볍게 다리를 들어 올려서는 하지 저림이나 당기는 증상을 재현하기 어려운 경우가 많다. 이때는 무릎은 반드시 펴게 하고, 엄지발가락을 발등 쪽으로 당기게 하고, 머리를 바닥에서 들게 하여 다리를 들어 보면 하지 저림이나 당기는 증상이 나타난다.

正症의 디스크로 진행된 경우는 환자의 다리가 60도 이상 올라가지 않는다. 또한 엄지발가락 근력테스트를 해보면 엄지발가락의 힘도 50% 이상 빠지는 경우이다.

◎ 장요근 테스트

배꼽과 평행된 선상에서 복직근의 경계선, 大橫穴 정도에서 내측으로 요추추체(Vertebral body)를 향하여 눌러서 압통을 확인한다. 좌우를 비교해 보면 문제가 있는 쪽의 장요근 압통이 확연히 심하다.

치료방법

장요근 압통이 있을 때는 장요근 처치법(양측의 曲池 百會, 건측의 靈骨 大白 叉二 叉三 中白 下白, 兼하여 承漿, 환측의 太衝)을 자침하고, 하지저림이 있을 때는 건측의 膽正格[通谷 俠谿(補), 商陽 竅陰(瀉)]과 少澤(膀胱經上으로 저릴 때) 혹은 關衝(膽經上으로 저릴 때)을 자침한다. 자침 후 SLR 테스트와 장요근 테스트를 해서 통증과 저림이 경감되었는지 확인해 보는 것이 좋다.

자침 후에도 허리, 엉덩이통증이 남아 있다면 엎드리게 하여 요추의 夾脊穴, 요방형근, 이상근, 소둔근 등에 압통점을 찾아서 자침한다.

(자세한 내용은 '11. 요통 관련 혈자리 취혈법' 참조)

06▸▸ 요통이야기(4)

생리통과 장요근의 관계

생리시에 통증을 호소하는 여자 분들이 많다. 주위에서도 흔히들 볼 수 있는데, 이 경우 좀 더 엄밀하게 확인해야 할 것들이 있다. 생리 때 아랫배만 아픈지, 허리통증이 같이 오는지, 또한 허리통증이 같이 온다면 매달 허리통증이 오는지, 격달로 아픈지 확인해 볼 필요가 있다.

임상에서 확인해 보면 허리가 같이 아픈 경우가 훨씬 많다. 이것은 평소 허리가 좋지 않은 경우로 디스크 내지는 만성요통을 가지고 있는 경우가 많다.

특히 격달로 생리시에 허리통증이 오는 경우는 그쪽 골반이 틀어진 경우이다. 즉 틀어진 쪽 골반으로 말미암아 허리통증 및 생리통이 심해진 경우이므로, 배란이 틀어진 쪽에서 이루어진다. 이것을 이용하면 불임치료에도 유리한데 배란이 골반이 틀어진 골반 쪽에서 이루어지면 생리통도 심하고, 따라서 임신이 될 가능성도 떨어진다고 말할 수 있다. 따라서 생리통이 덜 심한 쪽에서 배란이 될 때 임신이 유도되도록 약을 쓰거나 침 치료를 한다면 임신의 확률은 높아질 것이다.

생리통도 마찬가지로 여러 가지 방법으로 생리통 치료를 했지만, 실패하는 것은 틀어진 쪽 골반이 계속 문제를 일으키는 경우가 많다. 이때는 허리를 같이 치료해서 먼저 골반의 틀어짐을 고쳐 놓는다면 생리통 문제가 쉽게 풀릴 것이다.

이렇듯 장요근의 문제는 골반의 틀어짐을 야기시켜서 여자들의 생리통, 불임에 문제를 일으키는 경우가 많은 것을 임상에서 쉽게 확인할 수 있다.

여자 분들은 평소 활동이 적고 오래 앉아 있는 경우가 많아서 골반이나 허리에 문제가 생기며, 이것이 자궁에도 영향을 미쳐서 생리통, 생리불순, 불임 등의 문제를 일으키는 경우가 많다. 하루에 30분~1시간 정도는 걷는 운동을 하는 것이 이러한 문제를 막을 수 있다고 생각한다.

생리통 치료 경혈

① 근위취혈 – 關元 中極 氣海 中脘 등

② 원위취혈 – 三陰交, 血海, 合谷, 太衝 / 婦科, 還巢, 木婦, 鳳巢(董氏鍼) 등

③ 장요근 처치법 – 曲池 百會 靈骨 大白 叉二 叉三 中白 下白 水金 水通 承漿

생리통이 심한 분들 중에서 50% 이상에서 장요근의 압통을 확인할 수 있다. 이런 분들의 경우 기존의 ① 근위취혈(關元 中極 氣海 中脘), ② 원위취혈(三陰交, 血海, 合谷, 太衝, 婦科, 還巢, 木婦, 鳳巢)만으로는 치료가 되는 분도 있고 안 되는 분도 있는 경우가 많다. ③ 장요근 처치법(曲池 百會 靈骨 大白 叉二 叉三 中白 下白 水金 水通 承漿)이 더해진 경우에 치료효과가 훨씬 더 높았다.

왜냐하면 장요근은 위치상 자궁 바로 옆에 위치하여 자궁의 문제가 생길 때 같이 문제가 생기고, 또 장요근에 문제가 생기면 자궁에도 영향을 주기 때문이다.

특이한 것은 장요근의 압통이 심한 쪽에서 생리를 할 때 생리통도 훨씬 심하다. 결달로 생리통이 심한 분들의 경우 특히 장요근의 문제를 반드시 확인해 보는 것이 좋다.

07. 아시혈 자침에 대한 소견

환자가 아파하는 痛處에 자침하는 것을 아시혈 자침이라고 한다. 한의원에서 흔히 많이 놓는 방법으로 환자도 아픈 부위에 침 맞기를 원하고 의사도 싫은 소리 듣기도 싫고, 병을 복잡하게 생각하기 싫어서 아픈 부위에만 침을 놓고 부항을 하고 뜸을 뜨는 경우가 일반화되어 있다. 필자도 아시혈 자침을 많이 하는 부류에 속하는데, 아시혈에 자침하는 것이 꼭 나쁜 것만은 아니라고 생각한다. 다만 다음의 몇 가지 주의해야 할 사항을 꼭 숙지하는 것이 보다 아시혈 자침의 효과를 높일 수 있다.

자침 후 留鍼시 근육 부위에 침이 물려 있는 것은 더 큰 통증을 유발한다

허리통증의 경우 요방형근, 이상근, 극돌기 주변 근육(극간근, 다열근, 회선근), 소둔근, 중둔근 등에 침을 놓을 때, 근육 속으로 자침은 할 수 있지만, 근육 속에 물려서 留鍼을 하게 되면 오히려 침을 맞기 전보다 더 아플 수 있다.

요방형근에 자침을 한다면 요방형근은 생각보다 深部에 있기 때문에 비교적 깊이 침이 들어간다. 이때 침을 요방형근 속으로 살짝 넣었다가 근막에 걸쳐 있는 정도의 깊이로 留鍼을 시키는 것이 가장 효과가 좋다. 더 깊이 들어가 요방형근 속에 침이 물려 있으면 환자는 留鍼시에도 통증을 호소하며, 拔鍼 후에도 더 아파한다. 자침 후 침을 살짝 넣었다가 뺐다가를 해보면 침이 물려 있는지 당장 알 수 있으니까, 침이 물려 있으면 살짝 빼주는 것이 좋다.

이상근은 대둔근과 중둔근 아래로 침이 들어가야 나타나는 심부 근육이다. 천부의 중둔근과 대둔근을 지나 이상근에 침이 닿으면 뭔가 걸리는 듯한 느낌의 이상근에 도달하게 된다. 이때 침을 이상근으로 살짝 넣었다가 다시 빼서 이상근의 근막 정도에 살짝 닿아 있는 정도로 자침하는 것이 효과가 가장 좋다. 침을 살짝 넣었다 뺐다를 해보면 물려 있지 않아야 한다.

극돌기 주변 근육에서도 마찬가지로 V자형의 夾脊穴에 자침시 침이 근육 속으로 들어가 물려 있으면 환자가 굉장히 아파한다. 근막 정도에 걸쳐져 있는 정도로 자침하는 것이 좋다.

근막동통 증후군에서 Trigger Point의 원래 자침은 留鍼이 아닌 短刺法이라는 것을 유념해야 한다.

◎ 통증의 유발 부위(발통점)와 발현 부위(방사통)가 다를 수 있다

유발 부위가 아닌 발현 부위에 자침을 하거나 부항, 뜸을 하는 것은 통증을 없애는 데 별 도움이 되지 못한다.

근막통증 증후군에서 보면 발통점(Trigger Point)과 방사통(Refferred Pain)은 같은 경우도 있지만 다른 경우가 훨씬 많다. 발통점과 다른 부위의 방사통을 아시혈로 잡는 것은 통증 치료에 도움이 되지 않는다.

허리의 경우에도 몇 가지 이러한 경우가 있는데, 후상장골극의 통증을 호소하는 경우와 좌골신경통으로 나타나는 하지저림을 호소하는 부위가 여기에 해당한다.

허리의 통증은 처음에는 극돌기나 요방형근 부위에서 발현하여 점차 후상장골극(PSIS)으로 내려가고 그 다음 골반 부위로 내려간다. 일반적으로 아시혈로 자침시 이 부위에 침을 놓고 부항을 하는 경우를 많이 본다. 이것은 발통점이 아니라 방사통 부위이다. 자침에 신중하는 것이 좋다. 후상장골극에 통증이 나타나는 것은 골반이 틀어져서 오는 통증으로 이때는 후상장골극에 자침하기보다는 요방형근, 협척혈 부위, 이상근에 자침하는 것이 보다 효과적이다. 이 3개의 근육은 후상장골극을 중심으로 선을 그어 보면 삼각

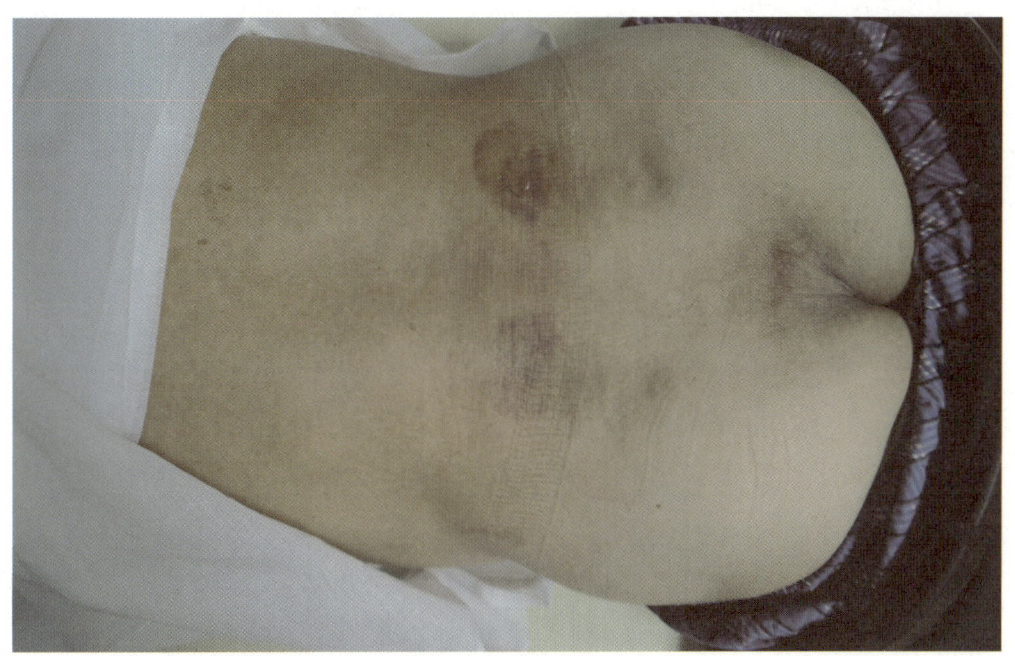

그림 7.1 일반적인 부항자극. 통상적으로 한의원에서 부항을 할 때 척주기립근 부위에 부항을 많이 한다.

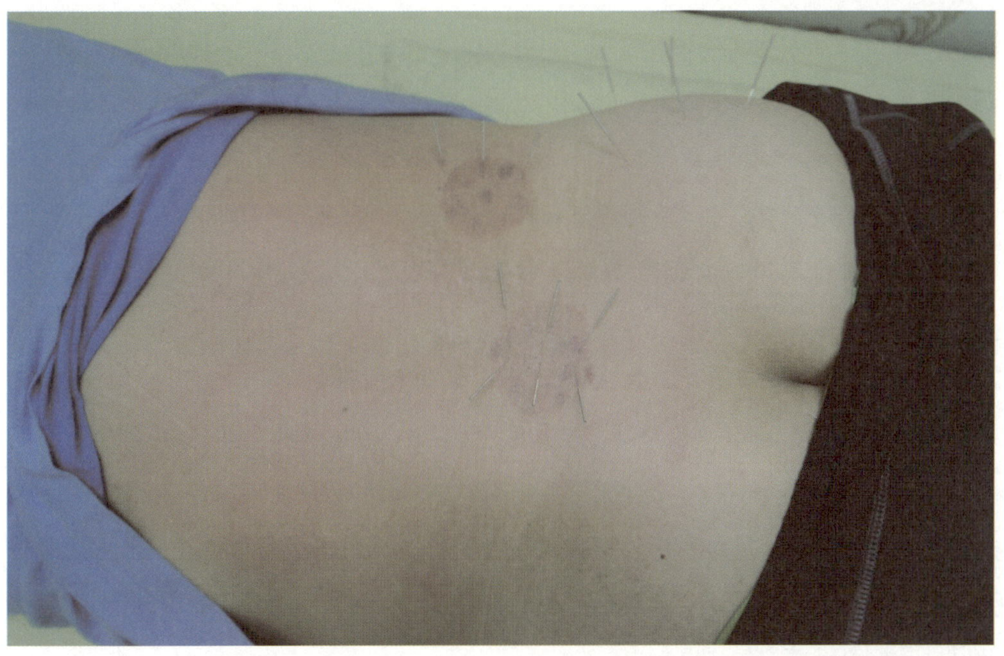

그림 7.2 극돌기 부위와 요방형근의 부항자극. 극돌기 부위와 요방형근에 자침과 부항을 해야 요통의 치료효과가 더 낫다.

형의 형태가 된다. 이 삼각형의 꼭짓점에 해당하는 발통점에서 통증을 유발한다.

좌골신경통으로 나타나는 하지저림은 허벅지 뒤쪽이나 옆쪽을 타고 종아리 바깥쪽이나 뒤쪽으로 내려간다. 여기서 발통점은 일차적으로 이상근이나 소둔근이 되고, 방사통은 허벅지와 종아리 부위가 된다. 따라서 방사통으로 저림과 통증이 나타나는 허벅지 부위에 자침하고 사혈하는 것은 원칙적으로 무의미하다. 물론 2차적 문제가 생긴 경우도 있기는 하지만 대체로 허벅지와 종아리에 자침하는 것은 통증을 제거하는 데 크게 도움이 되지 않는다.

經穴이 아닌 아시혈에 자침시에는 沿皮刺가 근육 속으로 자침하는 것보다 더 나을 수 있다

백남한의원 박용진 원장님은 테니스 엘보우 환자에게 患部 아시혈에 沿皮刺가 좋다고 일찍이 이야기했다. 이때 방법은 피부 밑으로 2~3개 정도 침을 포를 뜨듯이 沿皮刺하여 반대편으로 透刺하여 침 끝이 나오도록 하는 것이다. 直刺하는 것보다 아프지도 않고 효과도 좋다.

다른 痛處의 아시혈에도 응용해 볼 수 있는데, 꼭 透刺는 아니어도 痛處 皮下로 沿皮刺하여 자침하면 直刺나 斜刺보다 효과가 좋다. 요통에 응용하면 극돌기 부위의 통증에 사용할 수 있다.

즉 夾脊穴을 V자형으로 좌우에서 斜刺하는데 근육 속으로 자침하는 것보다 근막에 걸치듯이 橫刺에 가까운 斜刺를 해보면 극돌기 주변의 통증을 제거하는 데 더 효과가 좋다.

落枕이나 교통사고 후유증으로 오는 項强痛, 肩背痛에도 아시혈에 자침할 때 직접 근육 속으로 直刺나 斜刺하는 것보다 沿皮刺로 橫刺하는 것이 효과가 대단히 좋다.

두통에도 많이 응용하는데 偏頭痛이나 前頭痛에 아픈 부위에 피하를 따라서 沿皮刺를 하면 두통에 대단히 효과가 좋다. 偏頭痛의 경우 太陽穴을 중심으로 2~3개를 沿皮刺로 후두골을 향해 橫刺하고, 前頭痛의 경우 神庭, 上星, 百會穴에서 후두골을 향해서 沿皮刺로 橫刺하면 효과를 볼 수 있다.

발목 염좌의 경우도 아픈 부위에 直刺하는 것보다 沿皮刺로 橫刺하여 아픈 아시혈에 2~3개 정도씩 자침하는 것이 좀 더 효과가 좋다.

08▸▸ 통증의 속성

통증의 속성을 이해하면 환자의 증상이 어떻게 변하는지 이해할 수 있다. 환자가 아무리 심하게 아파도 치료를 했을 때 어떻게 변할지 알기 때문에 당황하지 않을 수 있다. 신체의 어느 부위가 아프든지 통증은 특정한 양상을 띠며 나타난다.

◎ 통증에는 원발성(原發性)통증과 속발성(續發性)통증이 있다

원래 다친 부위의 통증은 원발성이다. 속발성은 원발성통증으로 인해서 다른 부위에서 생기는 통증이다.

예를 들어 허리를 삐끗해서 요통이 생겼다면 이것은 원발성이다. 아픈 허리 부위의 요통만 치료하면 치료는 끝난다. 다른 부위를 볼 필요가 없다.

그러나 원발성의 반대 개념으로 다른 원인 때문에 통증이 나타났다면 이것은 속발성통증이 되는 것이다.

요통의 경우 만성으로 진행될수록 원래 다친 부위인 요추 극돌기 부위는 통증이 없어지거나 약해지고, 엉덩이 쪽으로 통증이 옮겨 간다.

이 경우 엉덩이통증은 속발성통증이다. 엉덩이통증을 없애고 나면 반드시 원래 통증 부위인 요추 극돌기 부위의 통증이 나타난다.

엉덩이만 치료했다고 치료가 끝나는 것은 아니다. 이것을 환자에게 미리 설명한 후

치료하는 것이 여러모로 좋다.

두통으로 내원한 환자분의 경우, 원인이 소화장애로 기인하여 두통이 왔다면 이것은 속발성통증이다. 이 경우 두통을 치료해도 소화장애를 치료하지 않으면 두통은 재발할 수 있으며, 두통 치료 후에 소화장애 증상이 두드러지는 경우가 많다. 이럴 때 환자분에게 소화장애로 두통이 왔기 때문에 두통을 치료하고 나면, 소화장애 증상이 나타날 것이라고 미리 말해 준다면 환자에게 훨씬 믿음을 줄 수 있을 것이다.

생리통으로 고생하시는 분들 중에서 많은 분들이 평소 허리가 안 좋은 경우가 많다. 이 경우 요통을 원발성으로, 생리통을 속발성으로 볼 수 있다. 생리통만 치료해서는 자주 재발이 잘 될 수 있다. 허리를 같이 치료한다면 환자의 만족도는 더 클 것이다.

통증은 2차성 통증, 위성(衛性) 통증이 있다

① **2차성 통증**: 일종의 보상작용으로 생기는 통증이다. 오른쪽 허리가 아픈데(1차성 통증) 왼쪽으로 많이 사용하다 보면 왼쪽마저 아프다면 보상기전에 의한 통증이 발생한다. 이것이 2차성 통증이다.

예를 들면 고관절이 아프면 이 통증을 피하려고 고관절이 아닌 허리로 다리를 드는 방법을 취하는데 이것으로 허리통증이 나타난다.

오른쪽 발목이 아픈데 이것 때문에 왼쪽 발목을 많이 써서 왼쪽 발목 또한 통증이 생기는 경우가 많은데 이 또한 2차성 통증이다.

이 경우 2차성 통증을 없애고 나면 원래의 통증이 다시 나타나는 경우가 많다. 처음 내원했을 때 자세히 진단을 해보는 것이 좋다.

만성통증 양상에서 이런 경우를 많이 보는데, 통증이 퍼지는 이런 양상을 이해한다면 치료에도 많은 도움이 될 것이다.

② **위성(衛性)통증**: 원발성통증으로 발생되는 방사통이나 통증이 방사되는 영역(zone)에 병리가 생겨서 새로운 통증이 생기는 것이다.

예를 들면 목통증의 방사통이 어깨로 나타나고, 이것이 어깨통증으로 이어지는 경우, 어깨통증의 방사통이 팔로 나타나고 이것이 팔통증으로 이어지는 경우이다.

종아리가 아파서 내원하는 분들 중에서 많은 분들이 허리통증에 기인된 경우가 많다. 즉 요통이 생긴 후 하지저림이 생겨서 이 요통의 방사통 범위 내에서 종아리에 문제가 생긴 경우이다. 즉 좌골신경통의 방사통, 저림 범위 안에 또 다른 문제가 생긴 것이다. 이런 위성통증은 이것만 치료한다고 되는 것이 아니라 위성통증을 일으킨 원래의 통증을 같이 치료해야만 위성통증도 확실히 없앨 수 있다.

이 경우 미리 환자에게 종아리통증이 덜해지면 허리통증이 나타날 것이라고 미리 말해 준다면 환자는 처음에는 반신반의 하다가 정말로 그렇게 되면 의사를 믿고 따를 것이다.

통증에는 순위에 따라 가장 아픈 통증만 느낀다

어떤 환자분이 허리, 어깨, 무릎이 모두 아프다면, 이 중에서 가장 아픈 통증(1순위 통증)만 느끼고 다른 통증들은 느끼지 못하다가, 가장 아픈 통증이 덜해지면 그 다음으로 아픈 통증(2순위 통증)이 나타나는 것이다. 가장 아픈 요통이 있을 때는 덜 아픈 어깨나 무릎통증은 별로 나타나지 않다가, 요통을 덜해지면 어깨통증이 나타나고, 어깨통증이 다시 덜해지면 무릎통증이 나타나는 것이다.

임상에서 많이 보는 경우는 허리통증이 심해서 치료를 하고 나면, 그 다음날 와서 목이 더 아프다고 환자가 얘기하는 경우이다. 치료도 하지 않은 목통증이 다시 나타나는 것은 허리통증이 심할 때는 별로 느끼지 못하다가, 허리가 덜해지니까 목통증이 나타나는 것이다. 이것을 활동성 통증과 잠재성 통증이라고도 한다.

이런 증상은 처음 진찰할 때 꼼꼼히 볼 필요가 있다. 처음 진료할 때, 환자에게 미리 나타날 수 있는 가능성을 말해 준다면 환자는 의사를 진심으로 믿고 치료를 받을 것이다.

몸이 붓는 경우 통증과 저림은 심해진다

어디가 아파서 내원한 환자든지, 몸이 붓는 사람은 치료에 상관없이 그 통증과 저림이 심해진다. 그 이유는 소화장애가 오고 몸이 붓는 분들은 이러한 몸의 부종이 신경이나 혈관 등을 자극하여 통증이나 저림이 심해지는 것이다.

치료를 적절하게 잘했다고 생각했는데, 그 다음날 내원하여 통증이 더 오고, 손발이 더 저린다고 이야기하는 경우는 이러한 경우가 아닌가를 의심해 보아야 한다.

잘 붓는 분들은 초진에서 미리 확인하고, 증상이 심해질 수 있다고 미리 이야기를 해 주는 것이 좋다. 그리고 이런 분들은 부종에 대한 치료와 원래 증상 치료를 병행하는 것이 좋다.

환부의 천부근육의 통증보다 심부근육의 통증을 우선 치료하는 것이 치료효과를 높인다

이것은 심부의 통증이 제거되지 않은 상태에서 천부의 통증만을 제거하면 심부에서 다시 통증을 야기한다. 반대로 천부의 통증을 제거시키지 않고, 심부의 통증을 먼저 제거시키면 천부의 통증은 가벼워지거나 저절로 없어지는 경우가 많다. 또 심부의 근육통은 무겁게 짓누르고 주변부로 퍼지는 통증의 양상을 띠고, 천부의 근육통은 보다 가볍고 구체적으로 드러나는 통증의 양상을 띤다.

허리통증에 있어서 천부의 척추기립근의 통증을 푸는 것보다 심부의 요방형근과 다열근, 극간근을 푸는 것이 통증을 효과적으로 제어할 수 있다. 일반적으로 많은 한의원에서 환자가 호소하는 통증 부위에 주로 자침이나 부항을 하는데 이 부위가 주로 腎兪 氣海兪 大腸兪 부위 즉 척추기립근 부위에 자침을 하고 부항을 많이 한다. 그러나 이것보다는 요방형근과 요추 극돌기 부위에 자침하고 부항을 하는 것이 보다 통증 치료에 효과적이라고 생각한다(그림 7.1, 7.2 참조).

어깨통증에 있어서도 마찬가지이다. 낙침(落枕)이나 교통사고 등으로 어깨의 천층 근육인 승모근 부위에 통증을 호소하는 경우를 임상에서 많이 본다. 그래서 이 승모근 부위에 자침과 부항을 하는 경우가 많다. 하지만 심층 근육인 견갑내측 근육군, 즉 견갑거근, 능형근, 상후거근 부위에 자침하고 부항을 하는 것이 어깨의 통증 치료에 훨씬 효과적이다. 승모근에 자침하고 부항하는 경우는 당장은 통증이 덜해지지만 다음날 오면 환자는 다시 아프다고 호소하는 경우를 많이 본다(그림 46.9 참조).

엉덩이통증에 있어서도 마찬가지로 천부의 근육인 대둔근, 중둔근의 통증 치료보다는 심부의 이상근과 소둔근을 치료하는 것이 통증제어에 보다 효과적이다.

종아리통증에 있어서도 천부의 근육인 비복근의 치료보다 심부의 가자미근 통증을 치료하는 것이 통증을 없애는 데 보다 효과적이다.

09▸▸ 척추에서 중요한 이론(가설) 4가지

요추에서 장요근 이론

장요근 이론의 개요

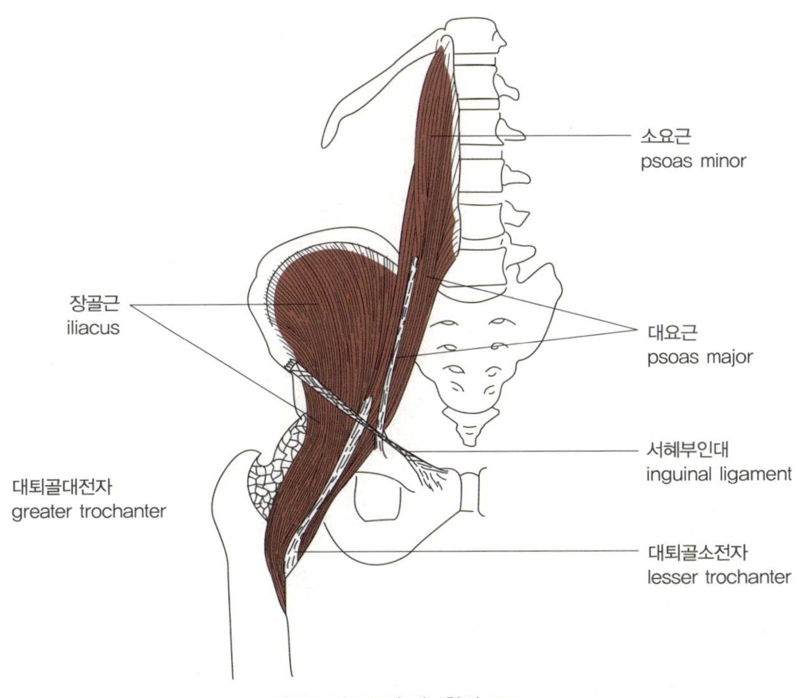

그림 9.1 장요근의 해부학적 구조

장요근은 요추 횡돌기에서 사선으로 장골과 대퇴골을 잇는 근육으로 허리의 안정화에 주로 기여하는 근육군(대요근, 소요근, 장골근)이다.

허리를 다치게 되면 요추는 통증을 방어하기 위해 한쪽으로 기울어지면서 척추의 균형이 무너지게 된다. 이 균형을 맞추기 위해서는 골반이 후하방변위(Posterior-Interior: PI) 상태로 회전해서 무너진 전체의 균형을 맞추려고 한다. 여기에서 한쪽으로 기울어진 요추는 경막(Dura)을 자극하여 허리통증을 야기하게 된다. 또한 장요근의 경결 자체도 근막통을 야기하여 허리통증을 야기한다.

경막에 주는 자극은 허리를 굽혔다 폈다 할 때, 비교적 날카로운 양상의 요통을 나타내고, 장요근 문제에 의한 근막통은 아침에 일어나거나, 앉았다 일어설 때 비교적 무거운 양상의 통증으로 나타난다.

여기에서 만성요통이나 디스크, 협착증, 수술 후유증 등의 문제에서 장요근이 통증을 푸는 키 역할을 하게 되는 것이다. 급성 통증에서도 장요근이 문제가 되는 경우가 많지만, 만성화되고 기질적인 문제가 발생되었을 때는 장요근의 문제가 해결이 되어야 요통의 실마리가 풀린다고 봐야 할 것이다. 그래서 장요근의 진단, 치료, 예후 판정에서 가장 중요한 역할을 하는 근육이다.

경락상으로는 주로 大腸經, 肝經, 腎經을 지나가므로 대장이나 자궁 등의 문제가 발생했을 때도 장요근의 문제와 연관될 수 있다.

장요근 처치법의 침구 혈위

장요근 처치법은 바로 누운 자세(仰臥位)에서 주요혈로 양측의 曲池, 百會, 건측의 靈骨, 大白, 叉二, 叉三, 中白, 下白, 水金, 水通을 자침한다. 承漿, 환측의 太衝, 건측의 肺心을 겸할 수 있다.

여기에 건측에 舍岩鍼法의 膽正格[通谷 俠谿(補), 商陽 竅陰(瀉)]과, 少澤(膀胱經上), 關衝(膽經上)을 겸하여 좌골신경통 양상, 즉 하지의 저림, 시림, 통증, 무력증 등을 없앨 목적으로 사용한다.

만성화된 무릎통증과 발목통증도 하지저림의 양상을 겸하고 있으면 이 치료방법을 같이 사용한다.

경추에서 사각근 이론

사각근 이론의 개요

사각근은 경추 횡돌기에서 늑골1, 2번을 잇는 사선의 근육이다. 주로 경추의 안정화에 기여하는 근육군(전,중,후 사각근)이다.

목뼈를 다치게 되면 양측의 사각근은 한쪽은 단축되고 한쪽은 늘어나서 단축된 쪽에서 먼저 문제가 발생하게 된다. 사각근 사이에서는 팔로 내려가는 신경이 지나가므로 이 신경을 捕着(Entrap)시켜서 팔을 저리게 하고, 상지의 힘을 빠지게 만들고, 어깨나 가슴에 통증을 야기한다.

경추는 문제가 발생되었을 때, 좌우 측면으로 아탈구되어 통증을 야기하고 신경을 압박시킨다. 이때 사각근은 조절자로서의 역할을 잃고 같이 문제가 생긴다. 따라서 사각근의 문제를 해결하면 경추디스크와 경추의 여러 가지 이상을 같이 치료할 수 있다.

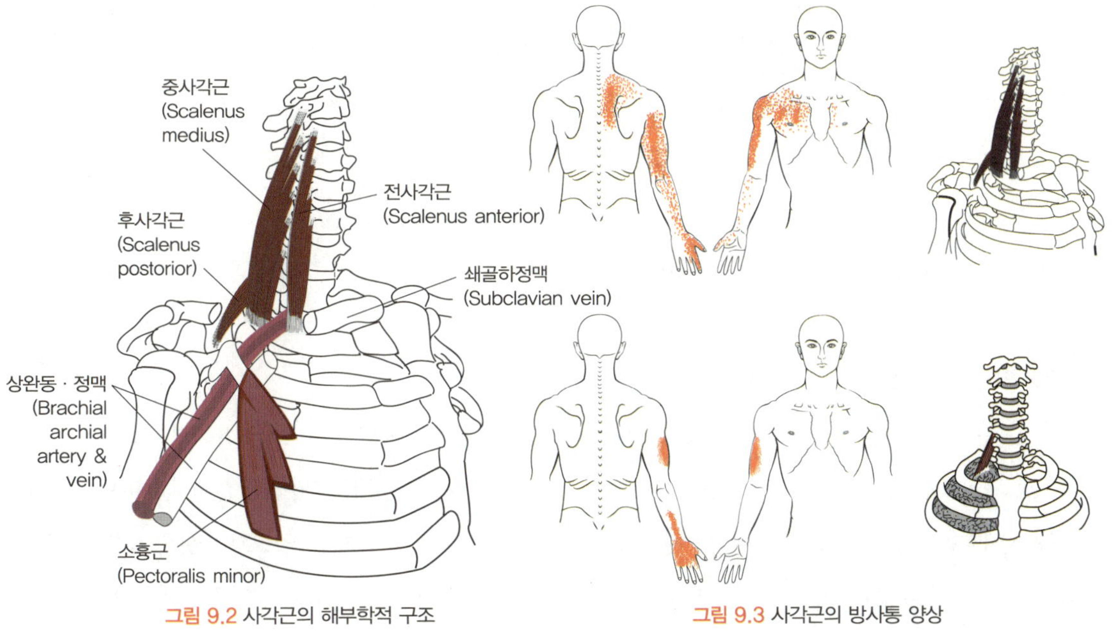

그림 9.2 사각근의 해부학적 구조

그림 9.3 사각근의 방사통 양상

여기서 1차적으로 사각근에 협동작용으로 같이 문제를 일으키는 근육이 있는데, 견갑골 내측 심부 근육군(견갑거근, 상후거근, 능형근)이다.

이 근육군은 경추를 뒤로 잡아당기는 역할을 하기 때문에 모든 낙침(落枕) 환자는 견갑골 내측 심부 근육군(견갑거근, 상후거근, 능형근)부터 문제가 생긴다. 경추를 치료할 때 사각근과 함께 가장 먼저 문제를 발생시키므로 사각근과 이 근육군을 먼저 치료하는 것이 좋다.

경락상 경추 자체의 문제는 督脈經, 膀胱經상의 문제지만, 사각근의 문제는 三焦經, 膽經, 大腸經, 小腸經, 胃經상의 문제점이 발생된 것이므로 침구 혈위 취혈에 있어서 전혀 다른 문제이다. 임상에서 목디스크, 경추 염좌, 견비통, 오십견 등의 병이 왔을 때 사각근의 문제를 해결해야 경추 및 어깨 부위 병변을 해결할 수 있다.

사각근 처치법의 침구 혈위

견갑내측 심부 근육들은 압통을 찾기 쉽고 먼저 정리가 필요하므로 습부항이나 아시혈(TP) 자침으로 먼저 풀어 준다.

그런 다음 앉은 자세로 다리를 펴게 하고, 양측의 後鷄, 束骨, 側三里, 側下三里, 曲池, 太衝 承漿(透刺) 등을 자침하고 동기침법(動氣鍼法)으로 목을 움직이게 한다. 상지저림에는 건측의 三焦正格[臨泣, 中渚(補), 通谷, 液門(瀉)]이나, 膽正格[通谷, 俠谿(補), 商陽, 竅陰(瀉)], 厲兌 등을 겸한다.

어깨에서 회전근개(견갑하근) 이론

회전근개(견갑하근) 이론의 개요

임상에서 일반적인 어깨질환이 왔을 때, 인대통증나 근육통증은 어깨의 ROM(Range of Motion)을 통해서 확인할 수 있다. 회전근개는 천부와 심부에서 어깨관절을 감싸는 근육군(극상근, 극하근, 소원근, 견갑하근)으로 삼각근 내부에 위치하고 있으며, 상완골에 부착되어 어깨관절의 회전운동을 담당한다. 이 중에서도 특히 견갑하근은 견관절과 견

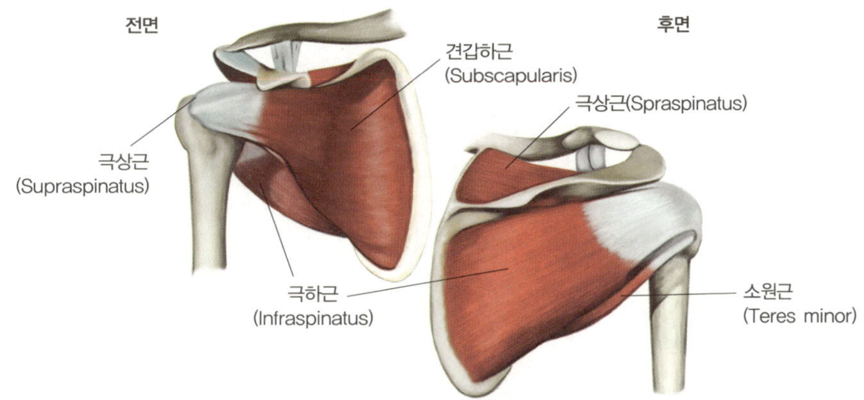

그림 9.4 회전근개의 해부학적 구조

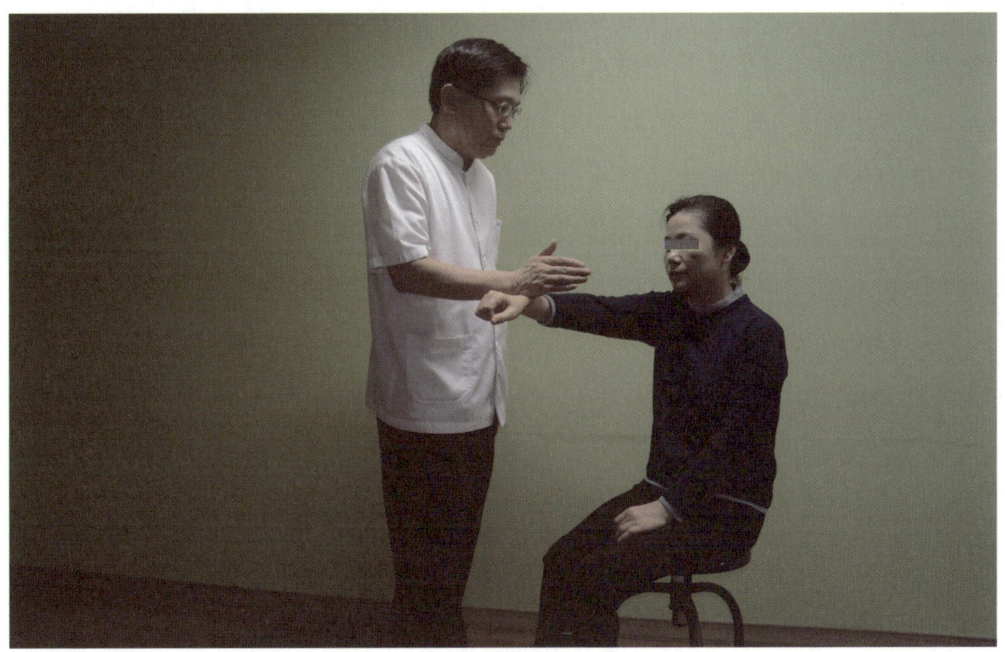

그림 9.5 회전근개 손상을 확인하는 테스트

갑관절의 운동에 가장 중요한 역할을 담당하며, 어깨의 병변이 생겼을 때 중요한 key 역할을 담당한다. 환자의 팔을 머리 위로 올리게 한 상태에서 견갑골 하각에서 내측을 따라 아래에서 위의 액와 방향으로 따라가다 보면 촉지할 수 있다.

또한 환자의 어깨를 위로 들어 올리게 하고 의사가 위에서 아래로 눌러보면 힘이 빠지고 통증이 오는데 이것으로도 견갑하근의 이상을 알 수 있다(그림 9.5 참조).

견갑하근은 어깨관절을 보호하는 역할을 할 뿐만 아니라, 어깨 운동의 조절자로서의 작용을 하며, 특히 어깨 운동에서 제일 마지막 동작에 중요한 작용을 한다.

오십견, 만성 견비통, 회전근개 손상 등의 질환에서 견갑하근의 염증이 제어되어야만 어깨통증의 주요(Main) 통증이 먼저 제거될 수 있다. 많은 어깨통증에서 주동적인 역할을 담당하고 있다.

어깨는 경락상 小腸經, 大腸經, 三焦經, 肺經, 膽經이 지나고 있다. 견갑하근은 겨드랑이 내측이므로 心經, 心包經, 小腸經이 지나가고 있어서 침구 경혈 취혈에서 다르다는 것을 볼 수 있다. 따라서 어깨의 주요 질환에서 견갑하근이 제대로 치료되지 않고는 어깨질환이 제대로 치료될 수 없다는 것을 알 수 있다.

회전근개 처치법의 침구 혈위

앉은 자세로 다리를 펴게 하고 健側의 髀關, 側三里, 側下三里, 上巨墟, 下巨墟, 淸溪, 尺松, 通谷, 後谿 등을 자침하고 동기침법(動氣鍼法)으로 목을 움직이게 한다. 통증에 따라 건측의 小腸正格[臨泣 後谿(補), 通谷 前谷(瀉)], 또는 三焦正格[臨泣, 中渚(補), 通谷, 液門(瀉)]을 겸하여 자침한다.

무릎에서 내측 인대 및 슬와근 이론

내측인대와 슬와근 이론의 개요

슬관절 질환에서 내측 측부 인대 손상과 비복근 내측 골두부위의 슬와근(Popliteus muscle) 손상 유무의 확인은 흔히 간과하기 쉬운 경우가 많아서, 무릎질환 치료를 실패하는 경우가 많다. 만성화된 슬관절염의 경우 대부분이 여기에서부터 문제가 발생하기 때문에 두 부분을 확인하는 것이 중요하다.

무릎은 문제가 발생하면 대부분의 경우 바깥쪽으로 외반이 되어 문제가 생긴다. 무릎

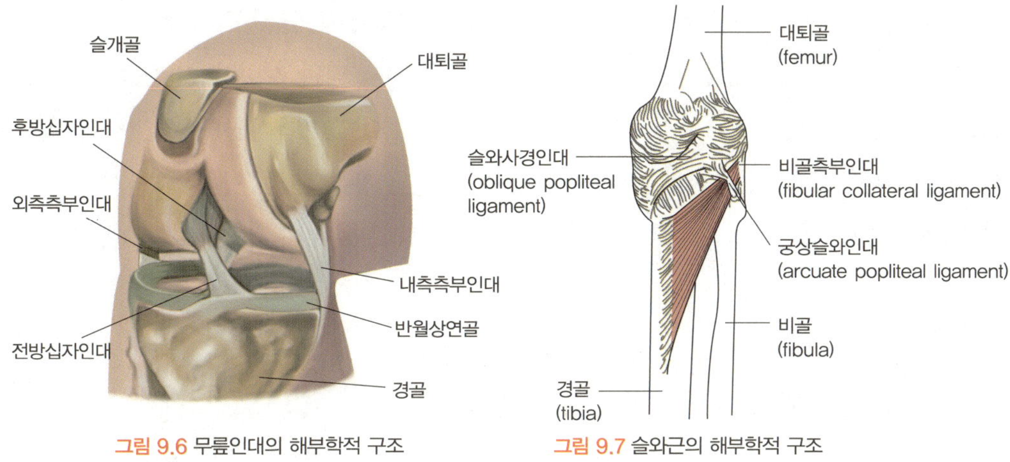

그림 9.6 무릎인대의 해부학적 구조

그림 9.7 슬와근의 해부학적 구조

이 외반이 되면 먼저 무릎 안쪽의 내측측부인대가 먼저 문제가 생기고 그 다음이 비복근 내측골두 부분 하방의 슬와근(Popliteus muscle)의 손상을 동반하게 된다.

일반적으로 임상에서 침을 놓을 때 슬안혈을 중심으로 앞쪽 부분만을 중심으로 자침을 하고 치료를 하는 경우가 많다. 그러나 위의 설명대로 무릎 뒤쪽과 안쪽을 우선하여 치료하고 앞쪽을 치료하는 것이 치료효과를 훨씬 증대시킬 것이다.

또한 오래된 무릎질환은 동측의 좌골신경통을 동반하는 경우가 많은데, 좌골신경통 내지는 디스크, 협착증으로 인한 하지저림은 다리의 근력을 약화시키고, 다리를 외측으로 변형시켜 외반증을 만들게 된다.

그래서 노인성 슬관절염의 경우, 걷는 모습을 보면 팔자걸음으로 걷게 되고 무릎 사이가 벌어지게 되는 것이다.

다리가 외반될 때 가장 먼저 손상을 받는 것이 내측측부인대와 비복근 내측 골두부위의 슬와근이다.

만성적으로 문제가 생긴 슬관절염은 대부분이 좌골신경통 증상과 슬관절염이 동반되어 있고, 치료시에도 허리와 무릎을 같이 치료해야 치료율을 높일 수 있을 것이다.

발목손상에서도 마찬가지이다. 오래된 발목질환은 대부분이 좌골신경통을 동반하여 나타난다. 다리가 외반이 되고 하지의 근력이 떨어지면서 병이 진행하기 때문에, 반드시 좌골신경통과 발목손상을 같이 치료해야 치료효과를 높일 수 있다.

무릎은 경락상 胃經, 脾經, 肝經, 膽經, 膀胱經, 腎經이 지나고 있다. 내측측부인대와 슬와근은 무릎의 내측이므로 脾經, 肝經, 腎經이 지나가고 있어서 침구 경혈 취혈에서 膝蓋痛을 주로 치료하는 胃經 위주의 취혈과 다르다는 것을 볼 수 있다. 따라서 무릎의 주요 질환에서 내측측부인대와 슬와근이 제대로 치료되지 않고는 무릎질환이 제대로 치료될 수 없다는 것을 알 수 있다.

슬내측인대와 슬와근 처치법의 침구 혈위

무릎 내측측부인대와 후측의 내후측 비복근 골두부위 하방 슬와근 부위에 습부항을 한 다음, 健側에 脾正格[少府 大都(補), 大敦 隱白(瀉)] 또는 肝正格[陰谷 曲泉(補), 經渠 中封(瀉)]에 少擇(火膝), 心膝, 膝點(面鍼療法), 踝靈 등에 자침하고 아시혈에 沿皮刺로 자침한다.

10▸▸ 장요근 처치법의 적응증

장요근은 임상에서 다양한 질환에 응용할 수 있는데 특히 다음의 질환에 응용하면 좋은 효과를 볼 수 있다.

급 · 만성 요통

급성 요추 염좌상, 근육통, 만성요통, 만성 둔부통증, 교통사고 후유증 등에 다양하게 응용 가능하다. 장요근 처치법, 협척혈, 이상근, 소둔근, 요방형근을 같이 처치하여 치료한다.

디스크, 좌골신경통

추간판탈출증, 급 · 만성 좌골신경통 등에 사용하며 위의 치료법에 膽正格, 少擇, 關衝, 太衝 등을 병용하여 사용한다(그림 10.1과 10.2 참조).

척추관협착증

척추관협착증, 퇴행성 요추관절증 등에 사용하며, 장요근 처치법에 膽正格, 少擇, 關衝, 太衝 등과 腎正格, 肝正格 등을 병용하여 사용한다(그림 10.3 참조).

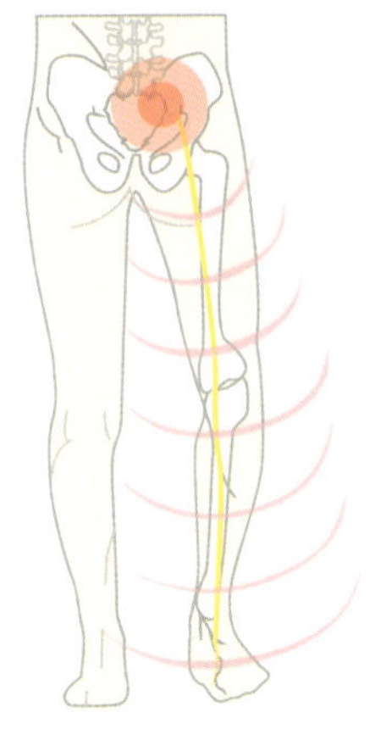
그림 10.1 좌골신경통의 양상

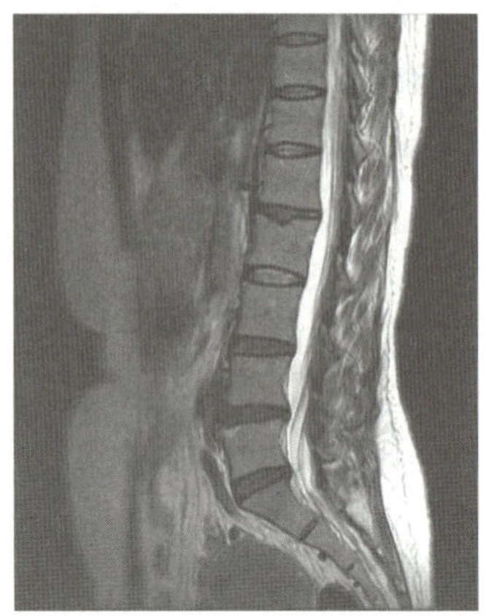
그림 10.2 디스크의 MRI 사진

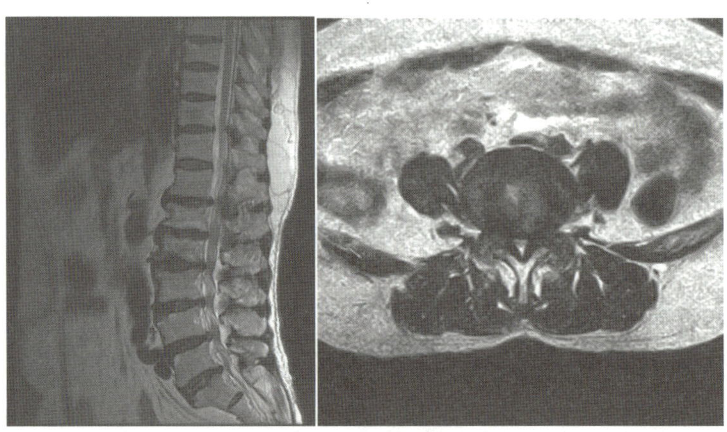
그림 10.3 척추관협착증의 MRI 사진

척추분리증, 척추전방전위증

협착증, 디스크에 준하여 장요근 처치법을 사용하면 좋다. 기본적인 처치법은 크게 다르지 않다. 왜냐하면 SLR 테스트나 장요근 테스트 등에서 반응이 같기 때문이다. 치료도 거기에 준해서 해보면 효과가 좋다. 다만 치료가 좀 길어질 뿐이다(그림 4.4과 4.5 참조).

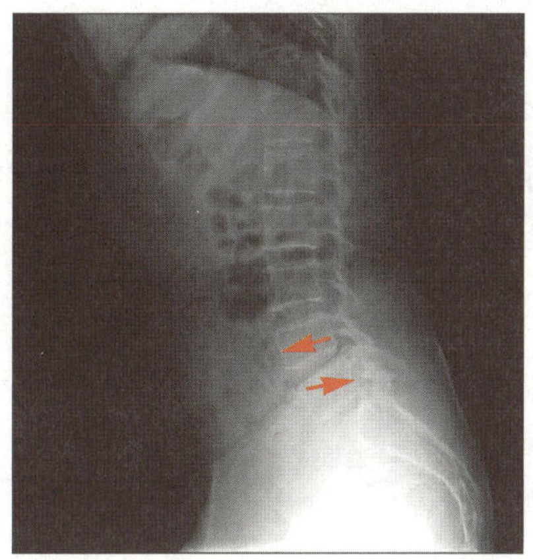

그림 10.4 척추전방전위증의 X-ray 사진

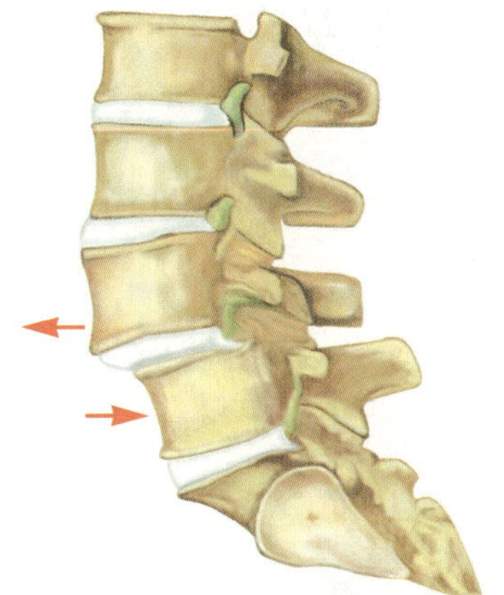

그림 10.5 척추전반전위증의 그림

허리에 고정핀 박힌 경우

장요근 처치법의 위력이 가장 잘 발휘되는 부분으로 좌골신경통, 디스크 처방에 준하여 사용한다. 핀 박힌 부위는 아프지 않다. 하지만 SLR 테스트나 장요근 테스트를 해보면 양성으로 나타난다. 장요근이 치료되지 않고는 고정핀이 박힌 분들의 요통과 둔통, 하지저림은 치료되기 힘들다.

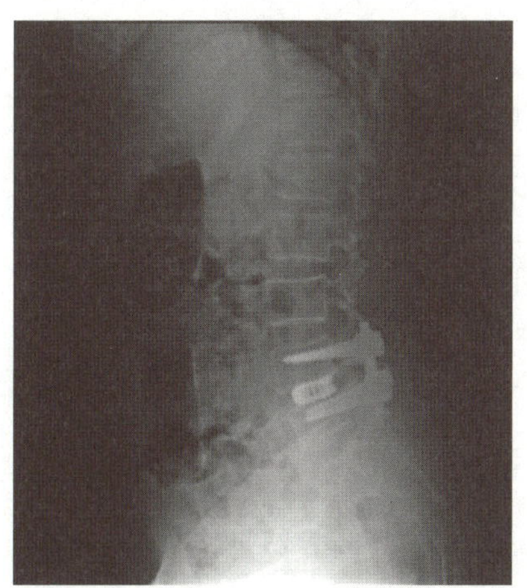

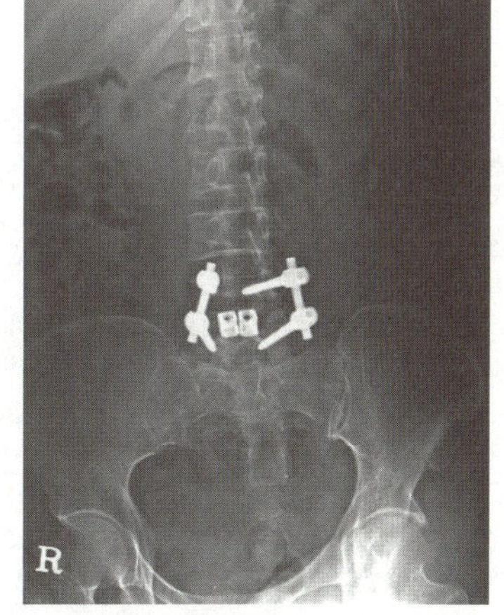

그림 10.6 허리에 고정핀이 박힌 사진

디스크 수술 후유증

위의 경우와 비슷하게 허리통증 중 가장 효과를 발휘할 수 있다. 요통, 둔통, 하지저림, 하지마목 등의 증상이 나타나는데, 요통, 둔통, 하지저림은 치료가 비교적 잘되고 하지마목증상은 상당히 오래가거나, 후유증으로 남을 수 있다. 1달~2달 이상 꾸준히 치료해야 하는 경우이다.

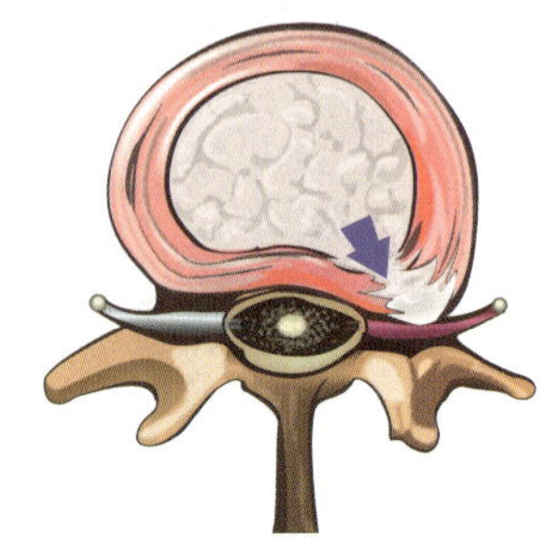

그림 10.7 추간판탈출증의 그림

하지불안증후군

이 질환의 기본 증상에서 요통과 좌골신경통 양상을 띠는 경우가 많으므로 장요근 처치법, 이상근 소둔근 처치법, 膽正格 등과 心火症의 치료혈을 응용하면 많은 치료효과를 볼 수 있다.

생리통

생리할 때 배만 아픈지, 허리통증도 같이 있는지 확인하는 것이 중요하다. 허리통증이 동반되었을 때 장요근을 압진해 보면 한쪽의 장요근이 통증이 더 심할 것이다. 이때 장요근 처치법과 생리통의 침구혈을 병용하면 치료율을 높일 수 있다.

중풍후유증(하지마비증)

중풍으로 인한 하지의 반신불수 증상을 가진 분들은 SLR 테스트에서 양성을 보이는 경우가 많다. 또한 장요근 압진시에도 양성을 보이는 경우가 많다. 이것을 응용하여 장요근 처치법과 중풍 치료혈을 응용하면 하지마비 증상을 개선시킬 수 있다.

불임

불임으로 고생하는 많은 여성분들 중에서 장요근 압진시 한쪽의 장요근 통증이 심한 경우를 확인하는 경우가 많다. 특히 이런 분들은 격월(隔月)로 생리통을 호소하는 경우가 많다. 장요근의 압통이 덜한 쪽에서 배란이 될 때 임신을 유도하면 임신의 확률을 높일 수 있다. 또한 불임 치료혈에 장요근 처치법을 병행하여 치료하면 임신 가능성을 높일 수 있다.

목디스크

목디스크가 만성화되고 심한 분들은 허리디스크를 겸하고 있는 경우가 많다. 그래서 치료가 잘 되지 않는 경우가 많다. 목디스크 치료하면서 장요근 처치법을 이용하여 허리통증을 같이 치료해 보면 목디스크의 치료율을 높일 수 있다. 한쪽의 허리통증은 같은 쪽의 목통증을 야기하고 배가시킨다. 같은 쪽으로 영향을 미치는 경우가 대부분이고 반대쪽으로 가는 경우는 드물다. 이것을 로벳반응계의 원리라고 한다.

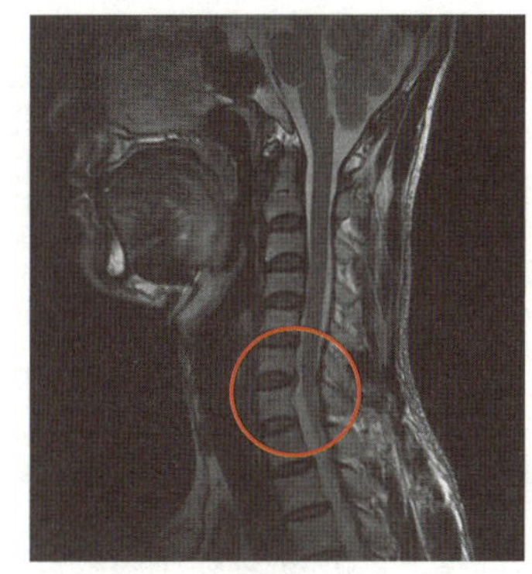

그림 10.8 목디스크 사진

고관절질환

고관절의 통증이 있는 분들은 엉덩이 관절에도 통증이 있다. 이것은 요통에서 기인했기 때문이다. 따라서 고관절을 치료할 때 장요근 처치법, 이상근 소둔근 처치법을 이용하여 요통을 치료하면서 고관절을 치료해 보면 치료효과가 훨씬 좋다.

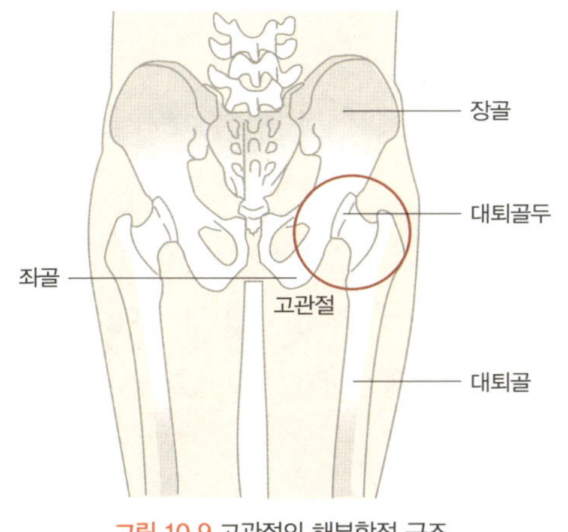

그림 10.9 고관절의 해부학적 구조

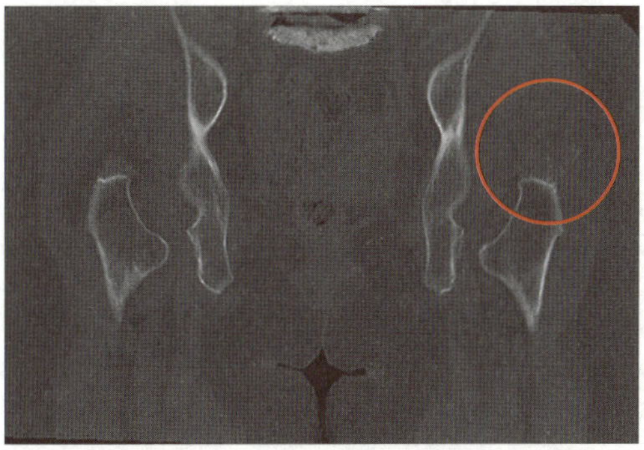

그림 10.10 고관절 대퇴골두 석회화(CT)

◎ 슬관절 및 발목관절질환

무릎이나 발목의 통증이 오래되신 분들의 경우 자체의 문제보다 허리에 기인된 경우가 대단히 많다. 무릎이나 발목만 치료를 아무리 해봐야 별 호전을 보이지 않는 경우가 많은데, 이때 SLR 테스트, 장요근 테스트 등을 해보고 요통과 하지저림이 있는지 확인해서, 이것을 같이 치료하면 무릎과 발목 통증을 훨씬 효과적으로 치료할 수 있다.

◎ 하지 말초신경염

당뇨병이나 만성 내상질환이 있는 분들 중에서 말초신경염을 진단받고 오는 환자들이 많다. 혈액순환 장애가 심해져서 그런 경우지만, 이 경우도 허리 테스트를 통해 하지저림과 요통을 확인해 보면 의외로 많은 환자분들이 허리에 문제가 있는 경우가 많다. 이럴 때 이 병과 관련된 치료혈에 장요근 처치법을 사용해 보면 치료효과가 좋은 경우가 많다.

◎ 하지무력증

노인 환자분들이 다리에 힘이 없다고 내원한다. 그 환자분들 중에 다수가 허리통증과 그에 기인한 좌골신경통, 오래된 협착증 때문에 하지무력증이 오는 경우가 많다.

이런 경우 장요근 처치법을 같이 써보면 치료율을 높일 수 있다.

◎ 파킨슨병

뇌의 이상으로 오는 파킨슨병은 한쪽 손발을 심하게 떨고, 상하지의 무력증이 생기는 병이다.

이 경우도 SLR 테스트, 장요근 테스트 등을 해보면 양성으로 나타나는 경우가 많다. 파킨슨병 치료혈에 겸하여 장요근 처치법을 병용하여 치료율을 훨씬 높일 수 있다.

완치되는 개념은 아니지만, 발을 떨고 힘이 없는 증상을 개선시키는 데 일정 부분 개선 효과를 볼 수 있다.

척추측만증

척추 측만증의 시작과 끝은 경추와 골반이다.

측만증 환자 중 많은 분들이 요통과 둔통을 호소한다. 이것을 장요근 처치법으로 치료해 보면 요통과 둔통이 좋아지는 것은 물론, 척추측만증을 개선시킬 수 있다.

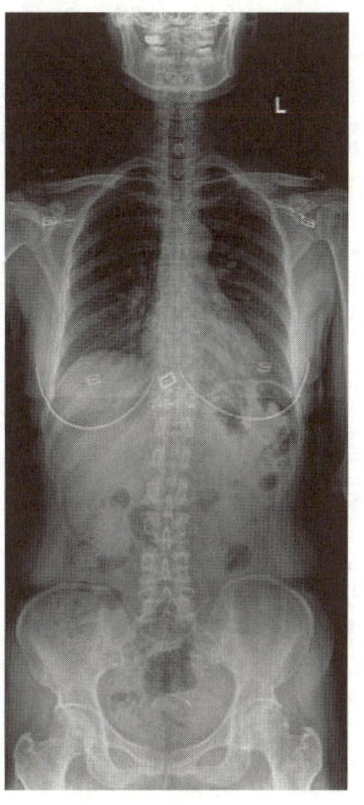

그림 10.11 척추 측만증

한의서적에 나오는 요통 관련병

腰脚痛, 腰眼痛, 經行腰痛, 挫閃腰痛, 尾骨痛, 大腿痛, 大腿冷痛, 坐骨神經痛, 鼠蹊部痛, 股關節痛, 脇痛, 小腿脹痛, 下肢痲木, 脊椎骨痛, 腰酸痛 등등, 허리와 관련된 너무나 많은 병명들이 각종 한의서적에 나온다.

대개 요추 염좌상, 디스크, 협착증, 좌골신경통 등을 표현하는 병명들이다. 위의 다양한 허리병에서 장요근 처치법을 사용할 수 있다.

11▸▸ 요통에 관련된 혈자리 취혈법

장요근 처치법 관련 혈자리 취혈법

장요근 처치법은 바로 누운 자세(仰臥位)에서 주요 혈로 양측의 曲池, 百會, 건측의 靈骨, 大白, 叉二, 叉三, 中白, 下白, 水金, 水通을 자침한다. 承漿, 환측의 太衝, 건측의 肺心을 겸할 수 있다.

留鍼은 20분 정도 하면서 환자에게 동기침법으로 무릎을 구부리고 좌우로 천천히 움직이게 하면 효과가 더 좋다. 요통이 극심한 환자는 30분 정도로 留鍼의 시간을 늘리는 것이 좋다.

자침 후 침의 효과가 있는지 확인하기 위해서 장요근의 압통을 반드시 확인해 보는 것이 좋다. SLR 테스트와 엉덩이를 위로 들어 보게 하는 테스트도 좋다.

◎ 曲池(經穴)

- **위치:** 肘關節을 굽혀 橈側 肘窩橫文頭의 陷中. 手陽明胃經의 合血.
- **해부:** 腕橈骨筋, 橈骨神經, 外側前腕皮神經, 橈側反回動脈 등이 분포되어 있다.
- **취혈:** 일반적인 소견은 肘關節을 굽혀 手掌을 가슴에 대고 肘關節의 橫紋頭에 取穴한다.

또 다른 소견은 上腕骨 外側上顆와 橈骨頭와의 사이이며, 前腕을 굽혔을 때 생기는

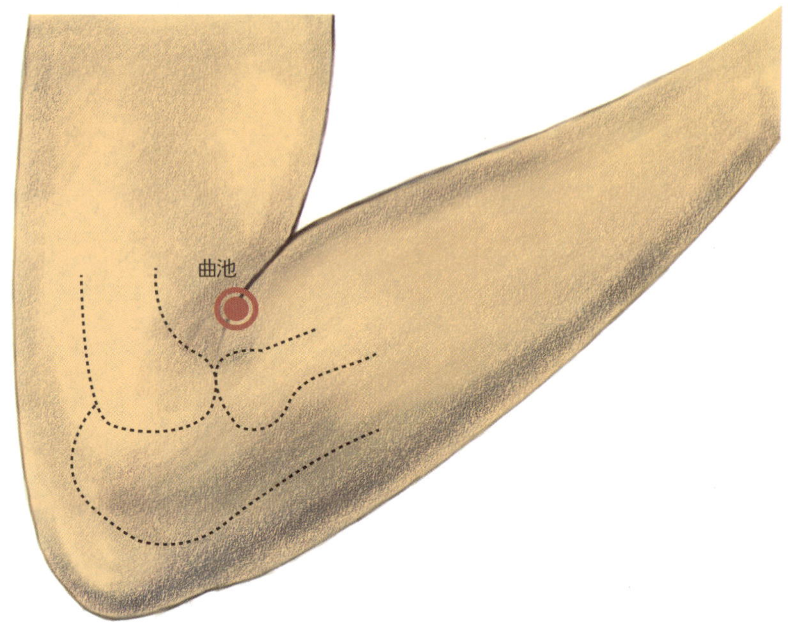

그림 11.1 곡지의 혈위

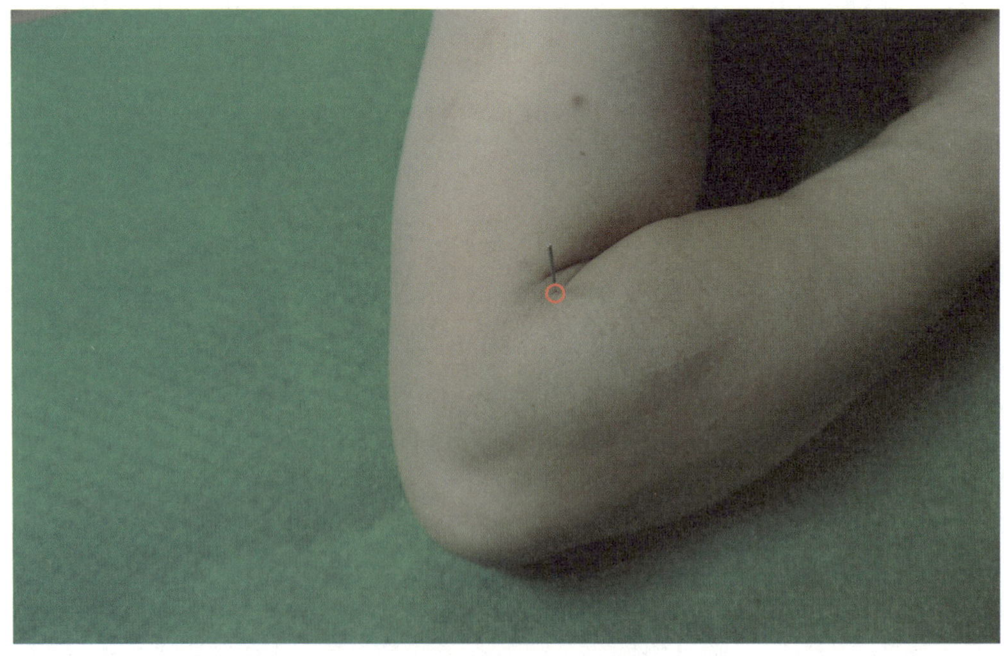

그림 11.2 곡지의 자침 사진

오목한 곳. 임상상으로 肘의 拇指 쪽을 만지면 外側上顆가 있다. 이곳을 누르면 압통이 拇指와 示指방향으로 일어난다. 여기를 취혈한다. 肘를 약간 굴곡하여 취혈한다. 橈骨頭의 外上緣에서 橫紋에 沿하여 內方 1cm인 곳에 취혈한다(그림 11.1과 11.2 참조).

- **혈성:** 祛風通絡, 瀉陽明熱, 寧心安神, 調理腸胃.
- **주치:** 頭痛, 高血壓, 顔面神經痲痺, 齒痛, 半身不遂, 片痲痺, 月經不調, 咳嗽, 耳聾, 胸滿, 吐瀉, 腹痛, 痢疾, 便秘, 皮膚濕疹, 消渴, 丹毒, 上枝關節痛, 神經衰弱, 小兒痲痺後遺症 등.
- **취혈 주의점:** 양쪽 팔을 가슴 쪽으로 구부린 상태에서 취혈한다. 주관절 부위, 가장 볼록 튀어나오는 근육부에서 내측으로 1~2cm정도 안쪽에서 취혈하여 자침한다. 直刺해서 침이 들어갔을 때, 걸리는 것이 없어야 한다. 걸리면 다시 약간 빼서 옆쪽으로 틀어서 자침한다. 40mm 침을 3/4 정도 자입하는 것이 좋다. 九六補瀉로 9×3회를 捻轉하여 補한다. 다른 혈과 달리 曲池는 양측으로 자침한다.

百會(經穴)

- **위치:** 頭頂正中線과 兩耳尖을 이은 선의 교차점. 前頂後 1.5寸. 手足의 三陽經과 督脈의 交會穴.
- **해부:** 帽狀腱膜 中이며, 좌우에 頭頂孔이 있다. 천층에는 淺側頭動 · 靜脈, 後頭動 · 靜脈管網이 있고, 심층에는 導出血管이 있다. 大後頭神經과 前頭神經의 分枝가 분포되어 있다.
- **취혈:** 仰臥位 혹은 앉은 자세에서 兩側 耳尖을 直上으로 연결하는 선과 頭部를 지나가는 督脈經의 正中線이 교차되는 頭頂의 中央部에서 取穴한다(그림 11.3과 11.4 참조).
- **혈성:** 開竅寧神, 平肝息風, 回陽固脫, 淸神志 .
- **주치:** 頭痛, 眩暈, 耳鳴, 目眩, 鼻塞, 痔疾, 便秘, 中風, 昏迷, 高血壓, 不眠, 癲癇, 脫肛, 角弓反張, 心煩, 子宮出血 등.
- **취혈 주의점:** 인체의 정중선과 양측 耳尖이 만나는 지점에서 취혈한다. 정중선을 따

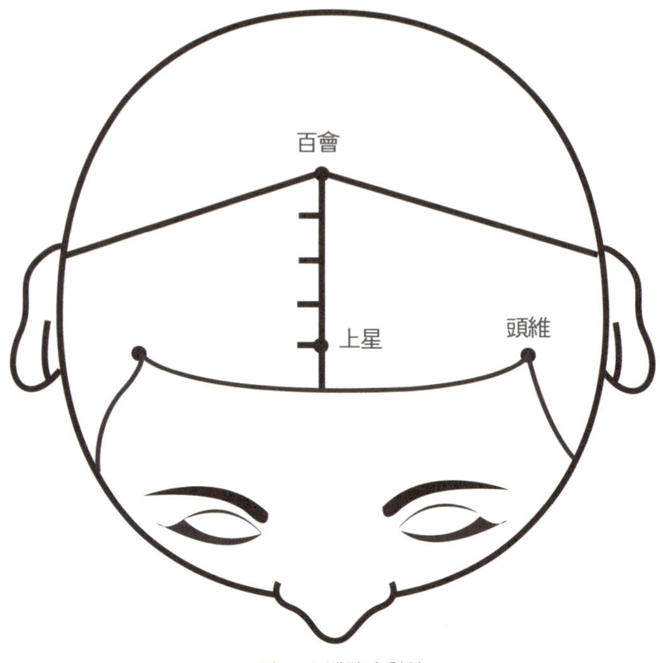

그림 11.3 백회의 혈위

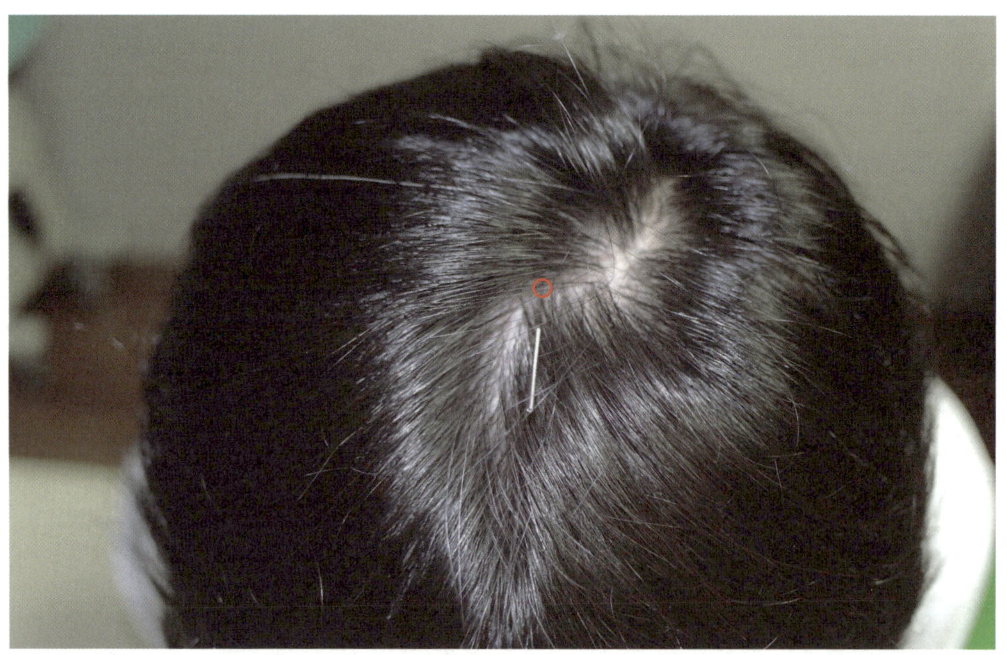

그림 11.4 백회의 자침 사진

라 눌러보면 혈자리 부위가 약간 융기되어 있다.

인체의 앞쪽에서 뒤쪽 후두골 쪽으로 沿皮刺로 자입한다. 40mm 침을 1/3 이상 자입한다. 뼈에 걸리면 환자가 아파하고 효과도 떨어진다. 뼈에 걸리지 않도록 피하를 따라 앞쪽에서 뒤쪽으로(百會 → 後頂 방향) 자입한다. 九六補瀉로 9×3회를 捻轉하여 補한다.

靈骨(董氏鍼)

- **위치:** 手背側에서 第1指와 第2指 사이의 교차하는 骨間으로, 第1掌骨과 第2掌骨이 接合하는 곳으로 重仙穴과 上通한다.
- **해부:** 第1指手背側骨間筋이 있고 橈骨動脈, 橈骨神經, 肺枝神經이 분포해 있다.
- **취혈:** 손을 펴고 취혈하는데 手背側에서 第1指와 第2指 사이의 교차하는 骨間으로써, 第1掌骨과 第2掌骨이 接合하는 곳으로, 大白穴과 1寸2分 떨어져 있고 重仙穴과 相通한다(그림 11.5와 11.6 참조).
- **주치:** 肺機能不全으로 인한 坐骨神經痛, 腰痛, 脚痛, 顔面神經麻痺, 半身不遂, 骨骼脹大, 婦人의 月經不調, 經閉, 難産, 背痛, 耳鳴, 耳聾, 偏頭痛, 經痛, 腸痛, 頭昏腦脹, 肺炎, 肺氣腫, 肺癌, 狹心症, 不整脈, 胃十二指腸潰瘍, 腎盂炎, 大小腸炎 등.
- **취혈 주의점:** 1指와 2指 사이 만나는 함요처이다. 直刺하면 아프고 효과도 떨어진다. 2指의 中手骨 하방으로 넣는 기분으로 60도 정도로 약간 斜刺하는 것이 좋다. 40mm 침을 1/3 정도 자입한다. 침이 물려 있으면 오랫동안 통증이 심하다. 물리지 않도록 자입 후 살짝만 빼주는 것이 요령이다. 捻轉은 하지 않는 것이 좋다.

大白(董氏鍼)

- **위치:** 第1掌骨과 第2掌骨의 사이, 合谷穴에서 手指側으로 1寸로 骨邊下 陷中에 위치한다. 즉 手2指 本節後 內側(橈側) 陷中이다. 靈骨穴과 1寸. 重子穴과 透刺할 수 있다.
- **해부:** 이곳은 第1指 手背側骨間筋이 있고 橈骨動脈과 橈骨神經 및 肺枝神經이 있다.

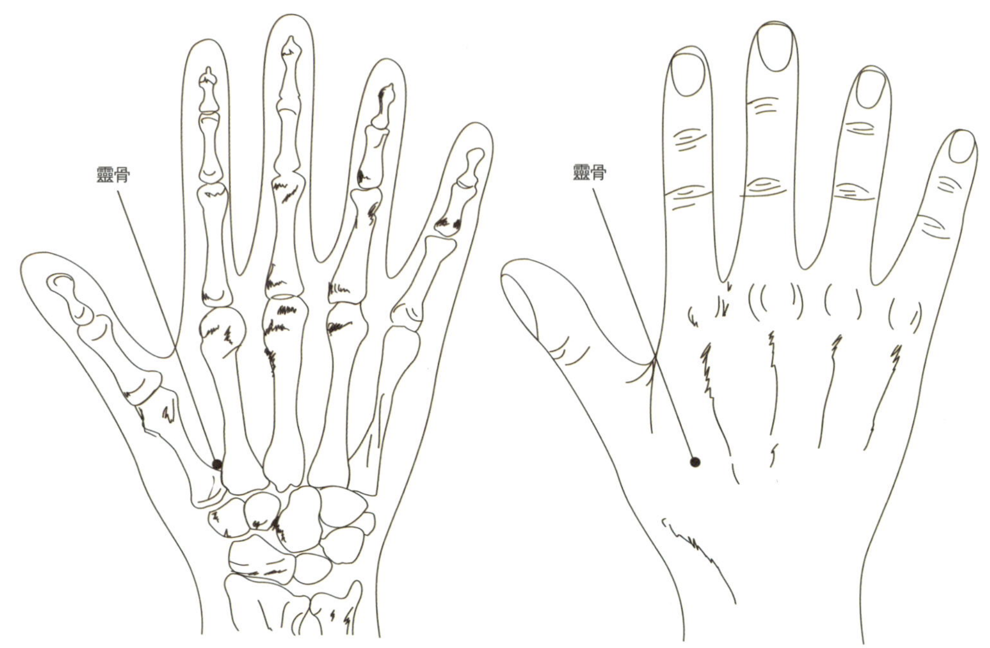

그림 11.5 영골의 혈위

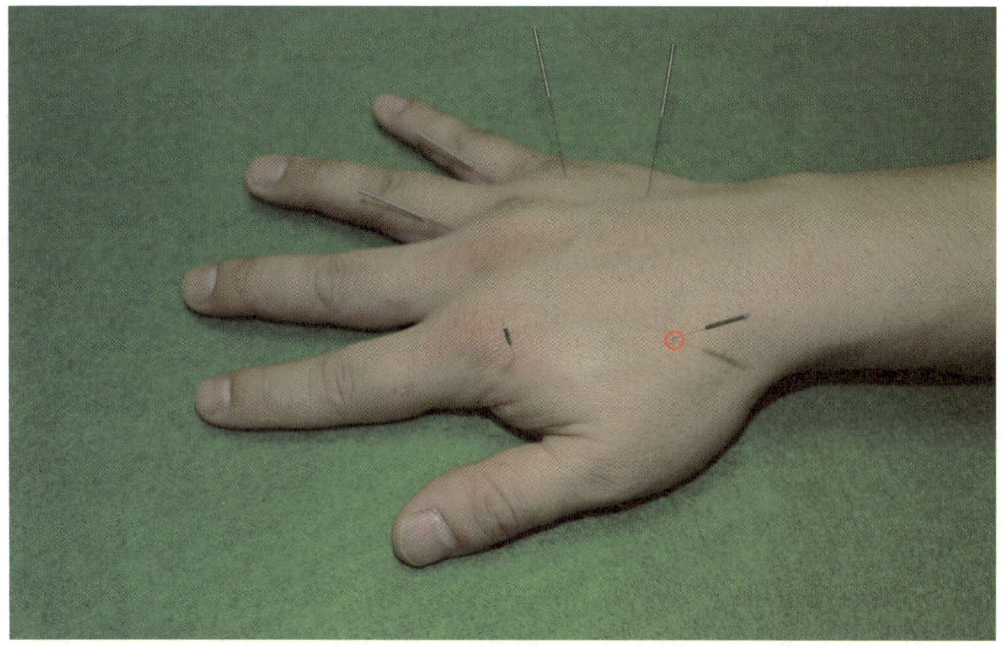

그림 11.6 영골의 자침 사진

• **취혈:** 주먹을 쥐고(第1指를 구부려서 第2指 第1節에 닿도록 주먹을 쥔다) 취혈하는데, 마땅히 虎口 아래에서 外側으로 5分 떨어진 지점을 취혈한다. 重子穴과 透刺할 수 있다(그림 11.7과 11.8 참조).
• **혈성:** 發汗解表, 淸肺寬胸, 理氣化瘀.
• **주치:** 小兒氣喘, 高熱(特效), 肺機能不全으로 인한 坐骨神經痛, 腰痛, 背痛, 頭痛, 偏頭痛, 肺炎, 肺癌, 肺氣腫 등.
• **취혈 주의점:** 2指 中手骨의 骨頭下方과 근육 사이에 자침한다.

直刺하면 아프고 효과도 떨어진다. 中手骨 밑으로 넣는 기분으로 60도 정도로 약간만 斜刺하는 것이 좋다. 40mm 침을 1/3 정도 자입한다. 이 혈자리도 침이 물리면 대단히 아프다. 捻轉은 하지 않는다.

靈骨과 大白은 같이 자침하는 경우가 많은데, 협동작용으로 치료효과를 증가시킨다. 자침했을 때 두 혈자리가 나란히 약간 기울어져 있으면서 평행상태를 유지하는 것이 침을 잘 놓은 것이다.

叉二(혹은 三叉二穴)(董氏鍼)

• **위치:** 中指와 無名指의 叉口(體鍼의 八邪穴에 해당됨)의 正中央點에 위치한다. 줄여서 三叉二穴이라고도 부른다.
• **해부:** 尺骨神經 手背枝, 脾之神經, 肝分枝神經.
• **취혈:** 2寸 直刺. 손가락을 펴고 叉口를 따라 進鍼하여 兩掌骨의 骨縫上椽에 이르도록 한다(그림 11.9와 11.10 참조).
• **혈성:** 健脾活絡, 理解祛瘀.
• **주치:** 脾腫大, 膵臟炎, 半身不隨(特效), 坐骨神經痛, 手脚痲痺(特效)
• **취혈 주의점:** 手 3指와 4指 사이 陷凹處이다. 손바닥과 손등을 이은 선에서 중간에 자침한다. 손바닥과 평형하게 40mm 침을 2/3 이상 深刺해야 한다. 깊이 찌르다보면 뼈에 걸리는 경우가 많다. 걸리지 않고 깊이 넣는 것이 효과도 좋고, 침 통증도 없다. 直刺로 넣는 것보다는 陽池穴 방향으로 약간만 斜刺해서 넣으면 잘 들어간다.

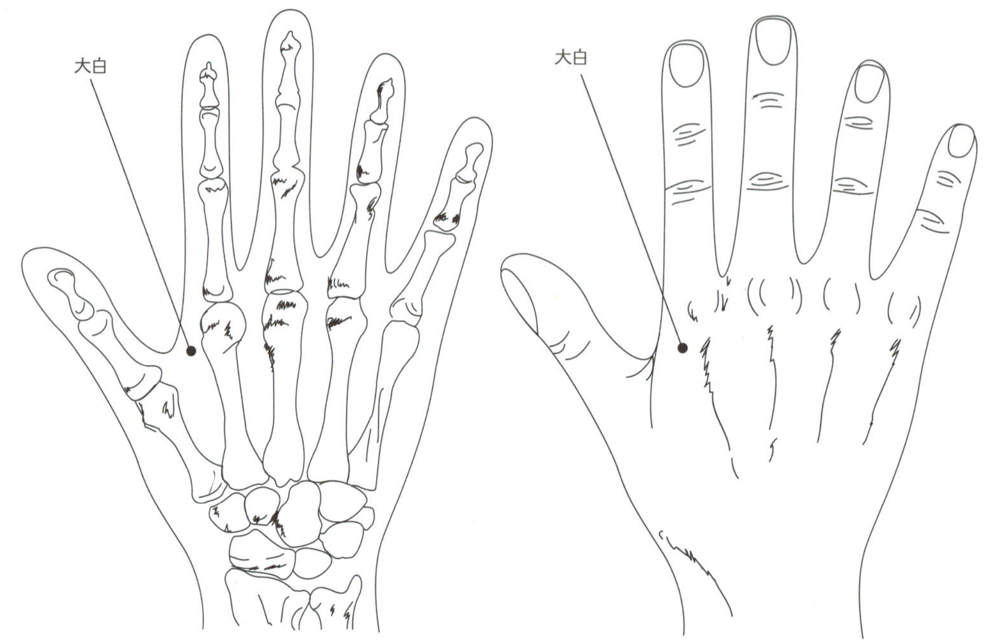

그림 11.7 대백의 혈위

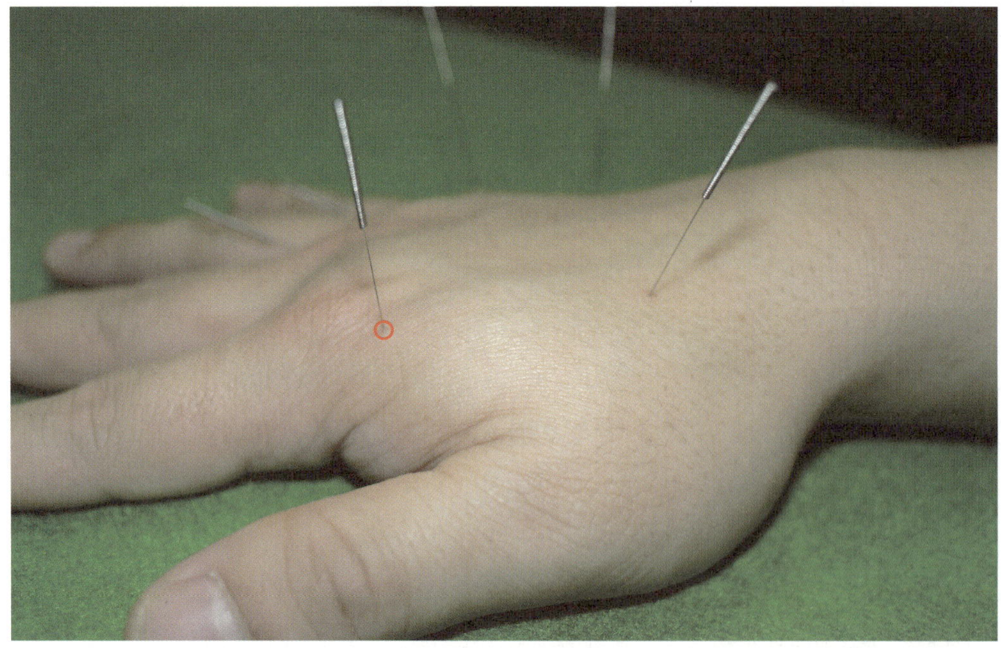
그림 11.8 대백의 자침 사진

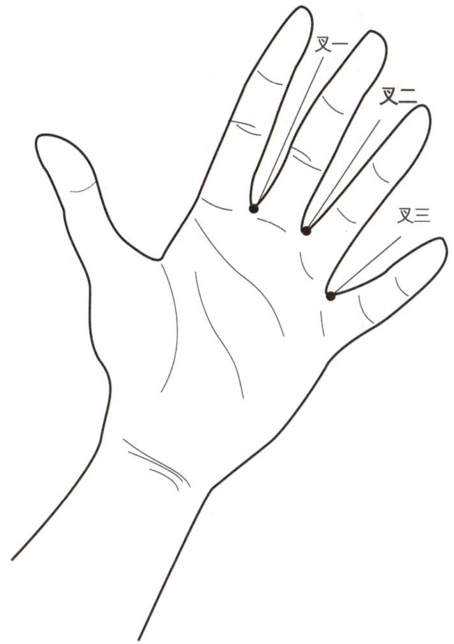

그림 11.9 차이의 혈위

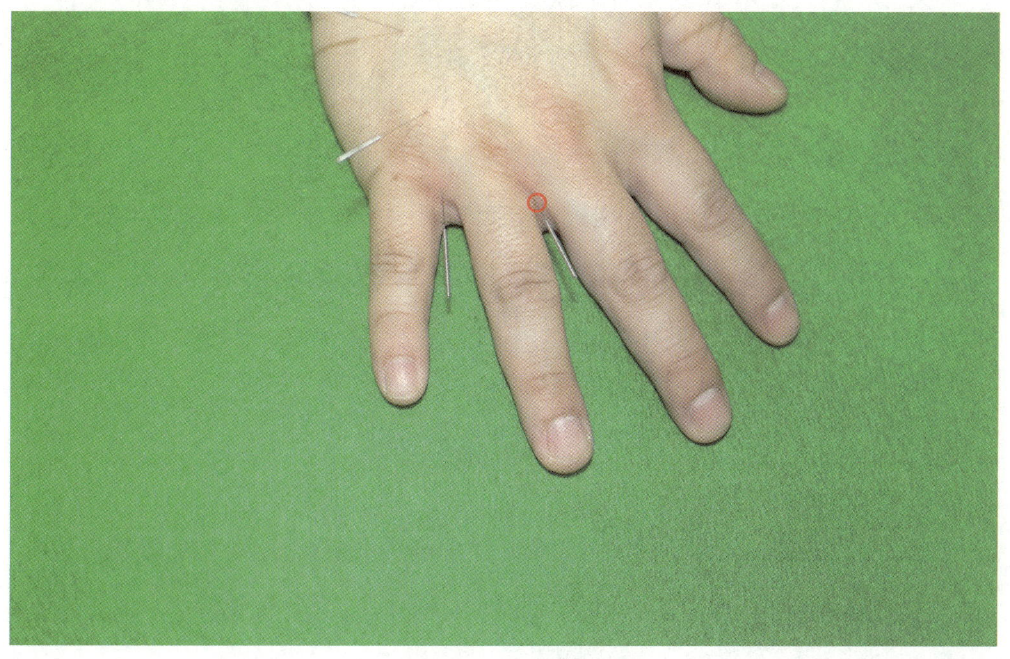

그림 11.10 차이의 자침사진

叉三(혹은 三叉三穴)(董氏鍼)

• **위치:** 無名指와 小指의 叉口(體鍼의 八邪穴에 해당됨)의 正中央點에 위치한다. 줄여서 三叉三穴이라고도 부른다.

• **해부:** 尺骨神經 手背枝, 腎之神經.

• **취혈:** 2寸 直刺. 주먹을 쥐고 叉口를 따라 進鍼하여 手掌骨 上椽까지 자침하여 掌骨 上緣에 이르도록 한다(그림 11.11과 11.12 참조).

• **혈성:** 滋腎鎭痛, 益腎利尿.

• **주치:** 重感冒, 頭暈頭昏(特效), 坐骨神經痛(特效), 長骨刺(特效), 腰酸, 腰痛(奇效), 腎盂炎, 腎臟病, 水腫(特效).

• **취혈 주의점:** 手 4指와 5指 사이 陷凹處이다. 손바닥과 손등을 이은 선에서 중간에 자침한다. 손바닥과 평행하게 40mm 침을 2/3 이상 深刺해야 한다. 깊이 찌르다보면 뼈에 걸리는 경우가 많다. 걸리지 않고 깊이 넣는 것이 효과도 좋고, 침 통증도 없다. 直刺로 넣는 것보다는 陽池穴 방향으로 약간만 斜刺해서 넣으면 잘 들어간다. 三叉二穴과 三叉三穴도 협동작용이 강하다. 心包經과 三焦經에 같이 작용하는 것이다. 자침했을 때 서로 평행해 있어야 효과가 좋다.

中白(董氏鍼)

• **위치:** 第4手掌骨과 第5手掌骨 사이의 骨間으로, 指骨과 掌骨의 連接處에서 上(손목쪽) 5分 되는 곳에 위치한다. 일명 鬼門穴이라고도 하며, 體鍼의 中渚穴에 해당한다.

• **해부:** 手背靜脈網, 尺骨神經動脈, 手背分枝神經, 腎分枝神經(또한 機動神經).

• **취혈:** 주먹을 쥔 상태에서 拳頭를 세우고, 第4, 5手骨 사이 指關節上方 5分 되는 곳에서 取穴한다. 5分 直刺한다(그림 11.13과 11.14 참조).

• **혈성:** 疏經活絡, 利水消腫, 利導下焦.

• **주치:** 急慢性腎盂(腎)炎, 膀胱炎, 腎虛性 坐骨神經痛(奇效), 骨刺(奇效), 腰酸, 腰痛, 背痛, 頭暈, 眼散光, 腎虛耳鳴, 腦鳴, 重聽, 四肢浮腫, 偏頭痛, 脊椎炎, 退行性關節炎, 小腿痛, 閃腰岔氣(特效), 足外踝痛 등.

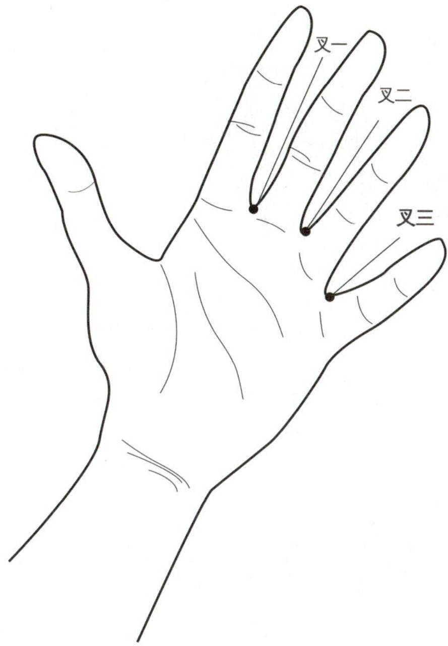

그림 11.11 차삼의 혈위

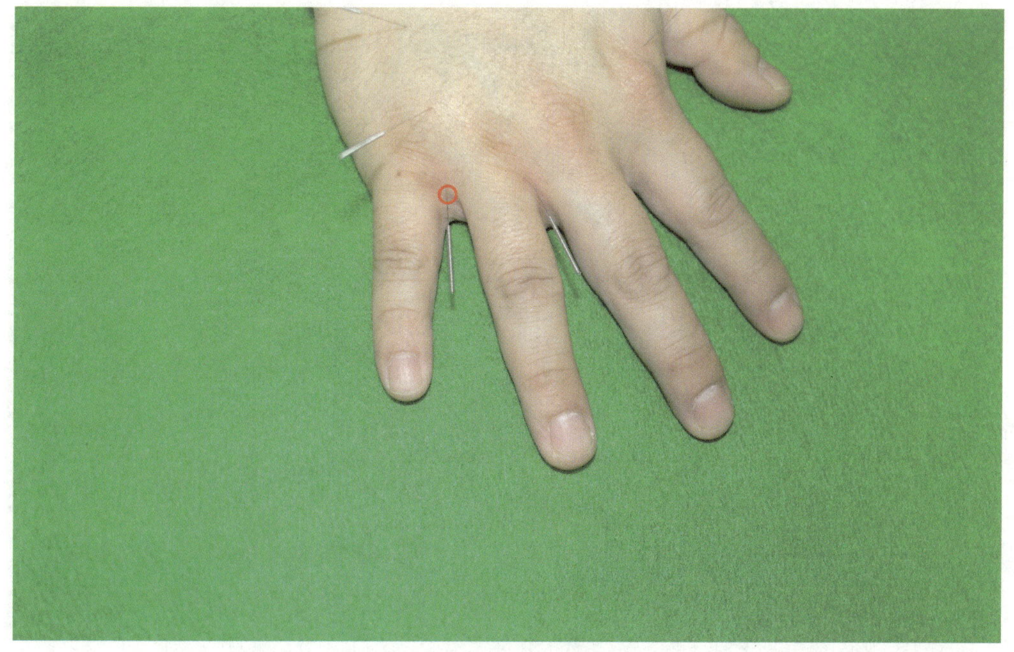

그림 11.12 차삼의 자침사진

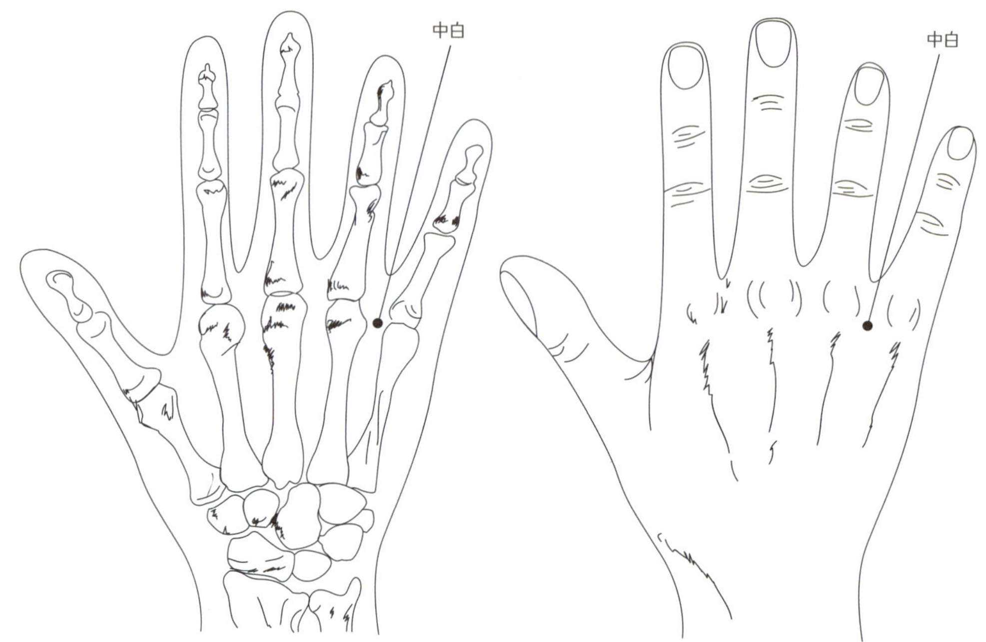

그림 11.13 중백의 혈위

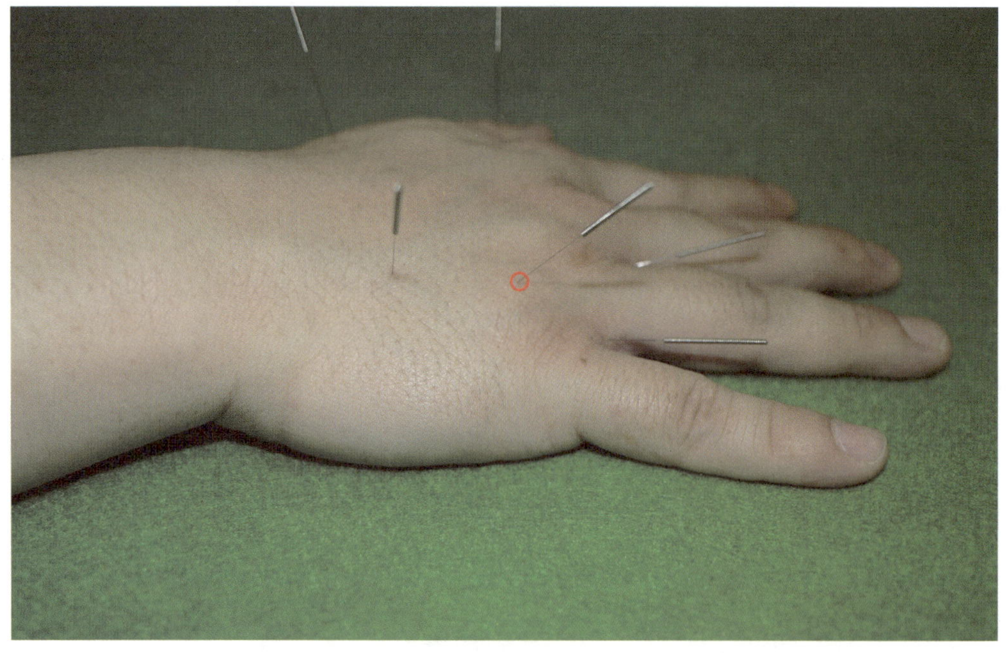

그림 11.14 중백의 자침사진

• **취혈 주의점**: 中手骨 3指와 4指 사이에서 손가락 쪽의 함요처이다. 直刺하면 뼈에 걸린다. 내측 방향으로 약간 斜刺하는 것이 좋다. 氣感이 강하여 깊이 자침하면 많이 아프다. 4mm 침을 1/4 정도 자입하는 것이 좋다. 뼈에 걸리지 않도록 하는 것이 덜 아프고, 침 효과도 좋다.

下白(董氏鍼)

• **위치**: 第4手掌骨과 第5手掌骨의 사이 손등면의 指骨과 掌骨의 連接處에서 上(손목 쪽) 1.5寸 되는 곳에 위치한다.

• **해부**: 手背靜脈網, 尺骨神經動脈의 手背分枝, 肝腎交叉神經.

• **취혈**: 주먹을 쥐고 取穴한다. 第5指(小指) 掌骨과 第4指(無名指) 掌骨의 사이 指骨 縫合處에서 上 1.5寸 되는 곳에서 取穴한다. 즉 中白穴上 1寸이고, 少陽經의 液門穴 下 5分에서 取穴한다. 經外奇穴인 腰腿點(2穴)과 같은 혈자리이다(그림 11.15와 11.16 참조).

• **혈성**: 疏經活絡, 利水消腫, 利導下焦.

• **주치**: 急慢性腎盂(腎)炎, 膀胱炎, 坐骨神經痛(奇效), 骨刺(奇效), 腰酸, 腰痛, 背痛, 頭暈, 眼散光, 腎虛耳鳴, 腦鳴, 重聽, 四肢浮腫, 偏頭痛, 脊椎炎, 退行性關節炎, 小腿痛, 閃腰岔氣(特效) 肝脹痛, 牙齒酸 등.

• **취혈 주의점**: 中手骨 3指와 4指 사이에서 손목 쪽의 함요처이다. 經外奇穴인 腰腿點 2穴 중 尺側의 혈과 같은 혈이다.

直刺하면 뼈에 걸리므로, 내측 방향으로 약간 斜刺하는 것이 좋다. 氣感이 강하여 깊이 자침하면 많이 아프다. 4mm 침을 1/4 정도 자입하는 것이 좋다. 뼈에 걸리지 않도록 하는 것이 덜 아프고, 침 효과도 좋다.

中白과 下白은 서로 협동작용으로 같이 놓았을 때 침 효과를 높인다.

두 혈자리는 침을 놓았을 때 약간 내측 방향으로 斜刺되어 서로 평행을 이루는 것이 효과가 좋다.

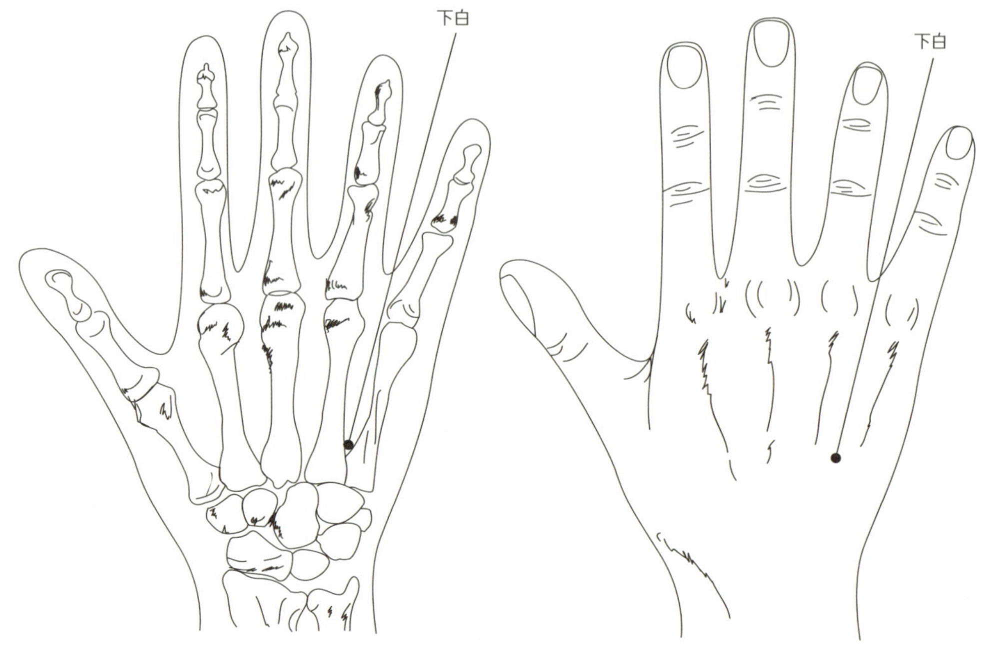

그림 11.15 하백의 혈위

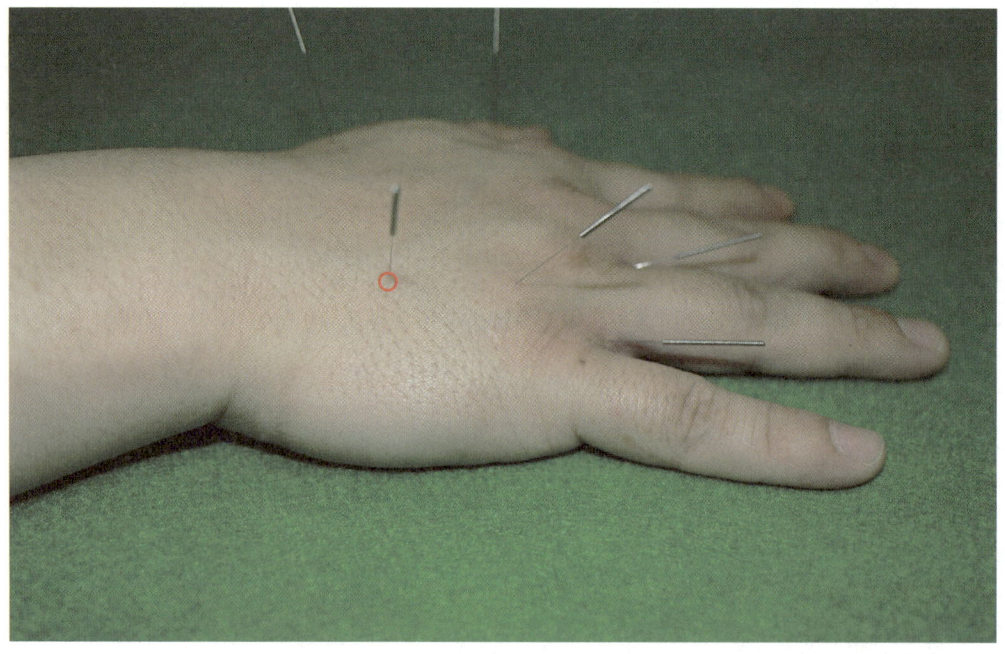

그림 11.16 하백의 자침사진

水通(董氏鍼)

- **위치**: 口角下 5分에 위치한다.
- **해부**: 腎神經이 있다.
- **취혈**: 口角下 5分되는 곳에서 取穴한다(그림 11.17과 11.18 참조).
- **혈성**: 調和脾胃, 培腎固本.
- **주치**: 腎臟性風濕病, 腎氣能不足으로 인한 疲勞, 頭暈, 眼花, 腎虛 腰痛, 閃腰岔氣, 背痛, 口乾, 胃潰瘍(特效), 十二指腸潰瘍, 腹脹氣 등.
- **취혈 주의점**: 입술 끝에서 밑으로 5分 밑에 있다. 입술 밑의 파진 홈에 침을 놓는다. 直刺보다는 耳垂을 향해 横刺하는 것이 좋다. 40mm 침을 1/3~1/2 정도 자입한다. 멍이 잘 들 수 있는 부위이다. 얼굴 부위에서 신중히 자침해야 하며, 미리 멍들 수 있다고 설명해 주는 것이 좋다. 다른 책에 直刺하라고 되어 있는 경우도 있으나, 귓불을 향해 横刺하는 것이 좋다.

水金(董氏鍼)

- **위치**: 水通穴에서 內側 5分에 위치한다.
- **해부**: 腎神經이 있다.
- **취혈**: 水通穴에서 內側으로 수평하게 5分 떨어진 地點이다(그림 11.19와 11.20 참조).
- **혈성**: 健脾益腎, 溫經通絡.
- **주치**: 腎臟性風濕病, 腎氣能不足으로 인한 疲勞, 頭暈, 眼花, 腎虛 腰痛, 閃腰岔氣, 背痛, 口乾, 胃潰瘍(特效), 十二指腸潰瘍, 腹脹氣 등.
- **취혈 주의점**: 입술 끝에서 밑으로 5分, 안쪽으로 5分 가면 된다. 水通과 承漿에 평행선을 그어서 그 선상 내측 5分에서 취혈한다. 입술 밑의 파진 홈에 침을 놓는다. 直刺보다는 耳垂을 향해 横刺하는 것이 좋다. 40mm 침을 1/3~1/2 정도 刺入한다. 멍이 잘 들 수 있는 부위이다. 얼굴 부위이기 때문에 신중히 자침해야 하며, 미리 멍들 수 있다고 설명해 주는 것이 좋다. 다른 책에 直刺하라고 되어 있는 경우도 있으나, 귓불을 향해 横刺하는 것이 좋다. 水金과 水通은 같이 놓아야 좋다.

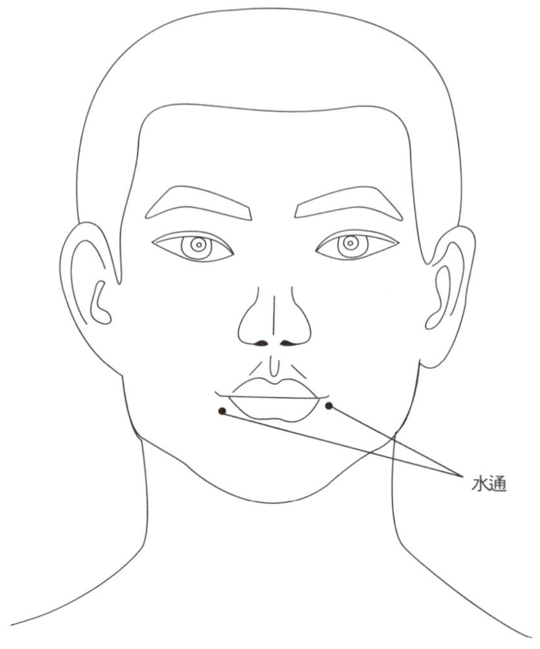

그림 11.17 수통의 혈위

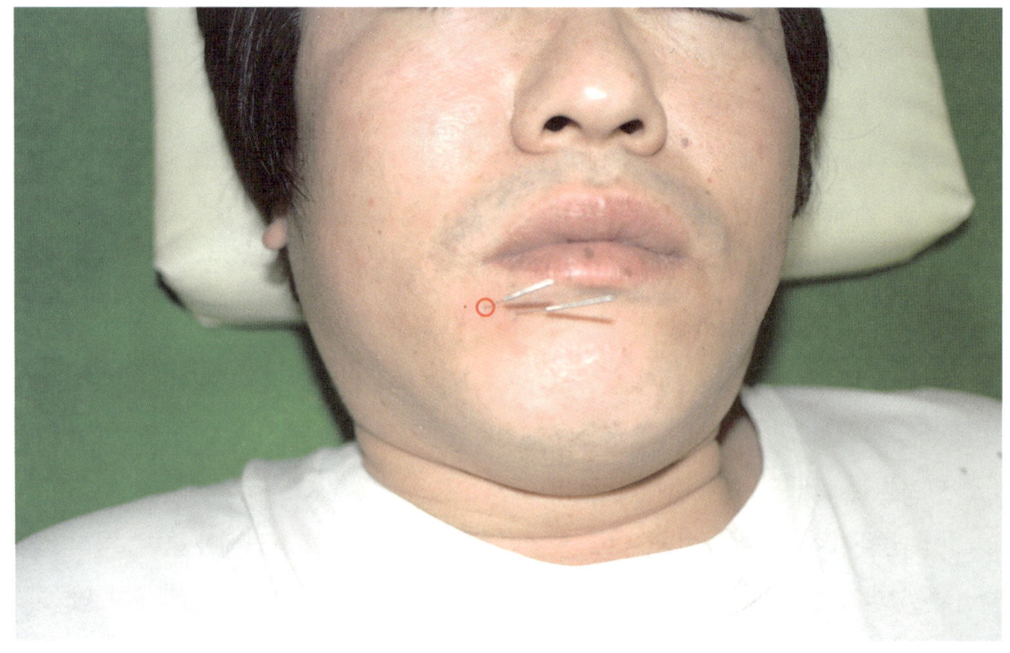

그림 11.18 수통의 자침사진

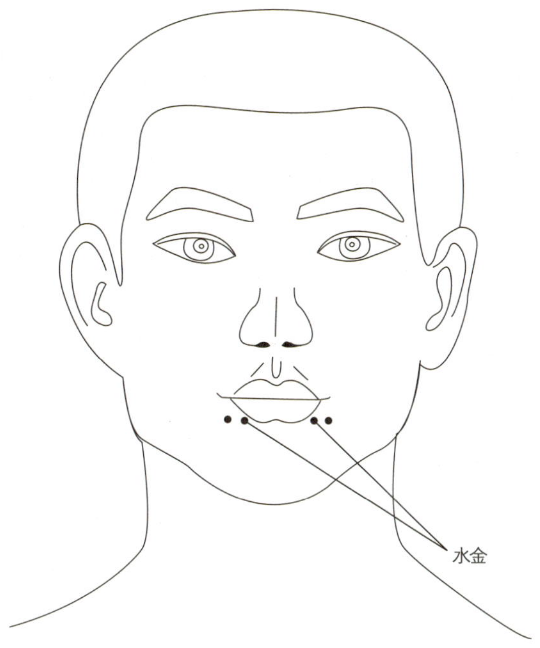

그림 11.19 수금의 혈위

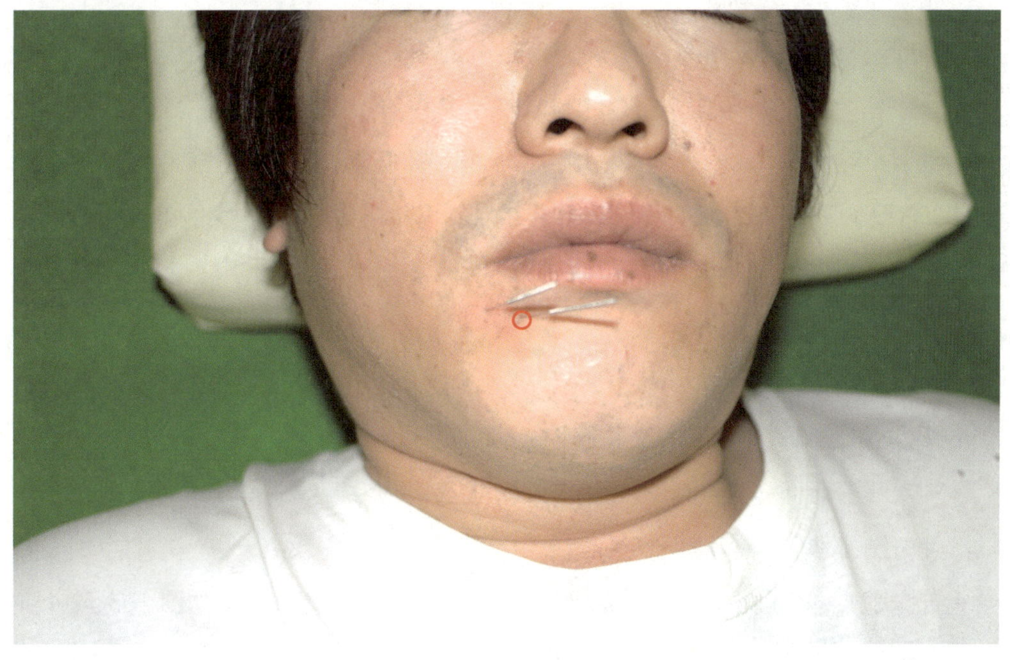

그림 11.20 수금의 자침사진

承漿(經穴)

- **위치:** 下顎의 正中線上에 있다. 下脣緣 下方의 陷凹處. 手足陽明, 督脈, 任脈의 交會穴.
- **해부:** 口輪筋과 頤筋 사이, 下脣動 · 靜脈의 分枝가 있고, 顔面神經, 頤神經의 分枝가 분포되어 있다.
- **취혈:** 仰臥位로 取穴한다. 前正中線上이고 下脣의 赤脣緣의 下方直下에 깊은 陷要(턱의 脣溝)中에 손을 대고 살피면서 가장 깊이 느껴지는 곳에서 承漿을 取穴한다(그림 11.21와 11.22 참조).
- **혈성:** 回陽救逆, 祛風通絡.
- **주치:** 顔面神經麻痺, 腦卒中으로 片痲痺, 齒痛, 潰瘍性 口內炎, 流涎症, 齦腫, 脣疱疹, 面腫, 小兒口瘡, 頭項强痛, 牙關緊急, 卒倒, 癲狂, 精神障碍, 言語障碍, 半身不遂, 救急穴.
- **취혈 주의점:** 透刺를 해야 효과가 좋다. 아래쪽 廉泉穴을 향해서 자입 후 턱뼈를 따라서 내려가면 透刺할 수 있다. 생각보다 아프지 않으며 효과가 극대화 된다. 督脈經上으로 나타나는 腰痛, 項强痛, 背痛, 下腹痛 등에 탁월하다. 다만 멍이 잘 들 수 있는 부위이다. 부드럽게 천천히 넣으면 멍이 들지 않는다. 承漿에 刺針 후 턱의 살을 엄지와 식지로 가로로 집어서 천천히 廉泉穴 방향으로 透刺한다. 천천히 자입해 보면 透刺가 잘 되고, 그 즉시로 아픈 부위를 움직여 보면 통증이 풀리는 것을 확인할 수 있다.

太衝(經穴)

- **위치:** 第1趾와 第2趾의 接合部에서 1.5~2寸 上方.
- **해부:** 長拇趾伸筋腱의 外緣, 足背靜脈網과 第1背側中足動脈이 있으며, 深腓骨神經의 背側趾神經이 분포되어 있다.
- **취혈:** 第1 · 第2趾間을 手指頭로 足背部를 따라서 後上方으로 가볍게 擦過하면 足背가 약간 높아지는 바로 앞에서 兩骨의 間隙이 소실되고 指頭가 멈춘다. 이곳이

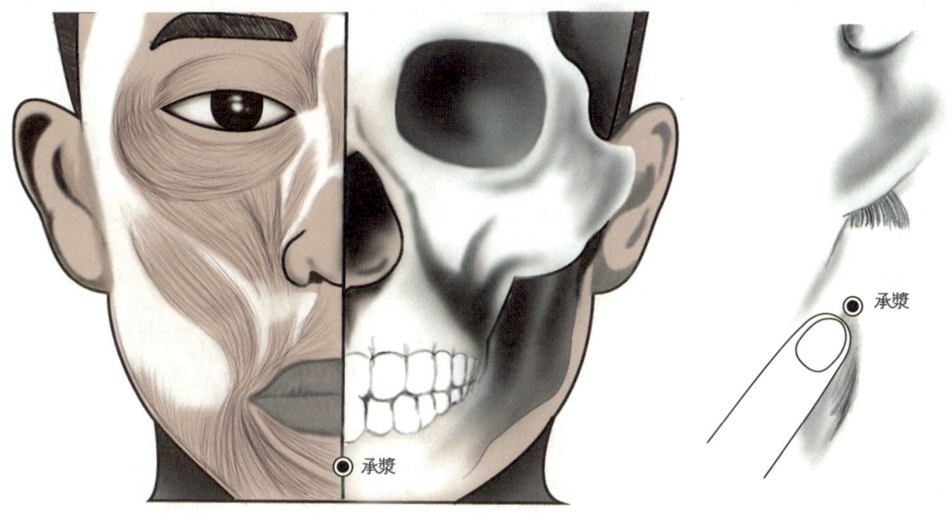

그림 11.21 승장의 혈위

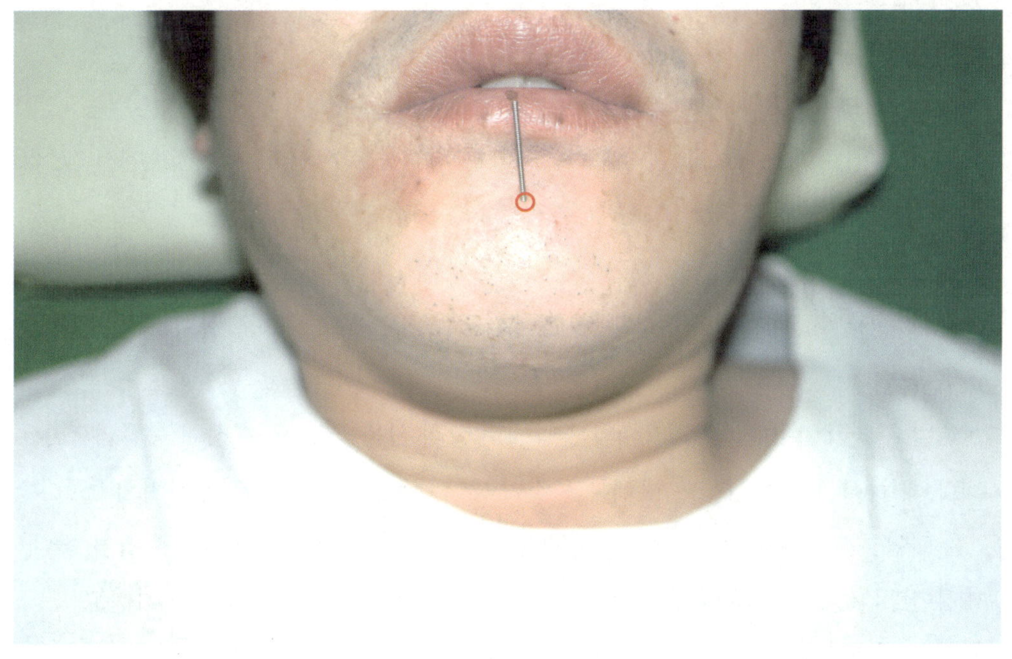

그림 11.22 승장(透刺)의 자침사진

第1 · 第2中足骨底가 左右에서 접근하여 만드는 關節部이며 骨底의 前緣에 해당된다. 이 兩骨底前緣(骨底間)에서 太衝을 取穴한다. 行間 上 2寸이다(그림 11.23와 11.24 참조).

- **혈성:** 平肝, 利血, 通絡.
- **주치:** 肝機能障碍, 黃疸, 腹脹, 消化不良, 腸炎, 咽喉痛, 頭痛, 眩暈, 高血壓, 不眠, 鼻炎, 鼻塞, 耳鳴, 肝炎, 乳腺炎, 月經不調, 子宮出血, 血小板減少症, 四肢關節의 酸痛, 足底痛, 腰痛引小腹, 小兒驚風 등
- **취혈 주의점:** 太衝은 健側보다 患側에 取穴하는 것이 좋다. 자입 깊이는 40mm 침을 1/2 정도 자침한다. 요통과 내상질환에는 行間 쪽으로 약간 아래쪽에 자침하는 것이 좋고, 견비통에는 衝陽 쪽으로 약간 위쪽에 자침하는 것이 좋다.

  引經 효과가 특히 강한 穴이다. 허리통증 중에서도 양측의 근육통에 효과적인 穴이다. 捻轉하면 효과가 더 좋다.

肺心(董氏鍼)

- **위치:** 手中指 手背面 第2節 中央線上의 나란히 2穴이다.
- **해부:** 正中神經, 心臟과 肺分枝神經이 있다.
- **취혈:** 中指 手背面 第2節 中央線에 해당하는 지점을 취하여 上下의 橫紋에서 1/3씩 나누어 각각의 2穴이 있다(그림 11.25와 11.26 참조).
- **혈성:** 宣通氣血, 通絡止痛.
- **주치:** 脊椎骨疼痛, 項强痛, 小腿脹痛, 眉稜骨酸痛, 眼痛, 腰痛, 鼻骨酸痛, 閃腰岔氣 등.
- **취혈 주의점:** 手中指 1節과 2節의 중앙에 가상의 선을 긋고 3등분하여 중앙의 2穴이다. 刺針시 小指를 향하여 橫刺하는 것이 좋다. 두 穴을 나란히 자침하여 平衡을 이루어야 한다. 주로 요추 중앙 부위(夾脊穴 부위)에서 나타나는 요통에 효과가 좋다. 강한 得氣를 위해 捻轉補瀉를 해도 좋다. 다른 책에 손목을 향해 橫刺하라고 되어 있는 경우도 있다.

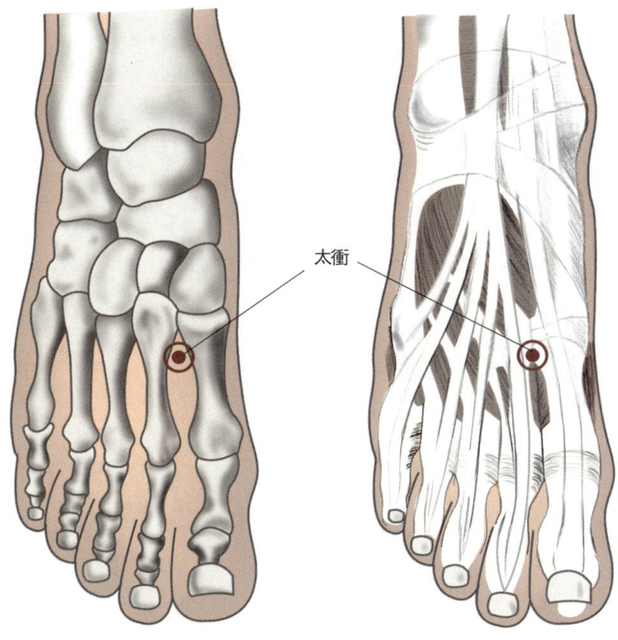

그림 11.23 태충의 혈위

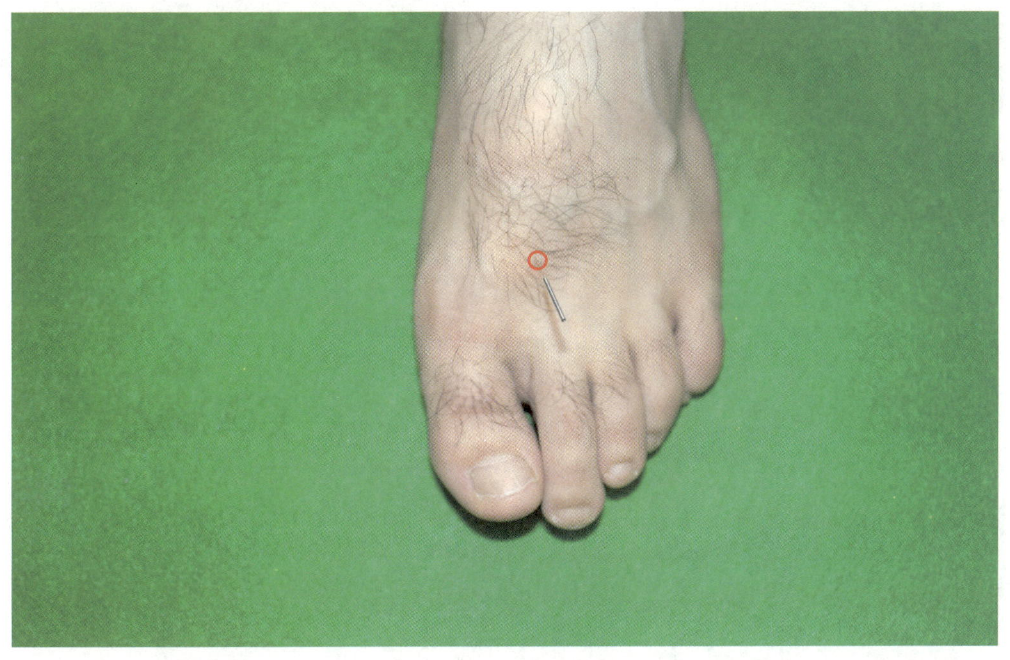

그림 11.24 태충의 자침사진

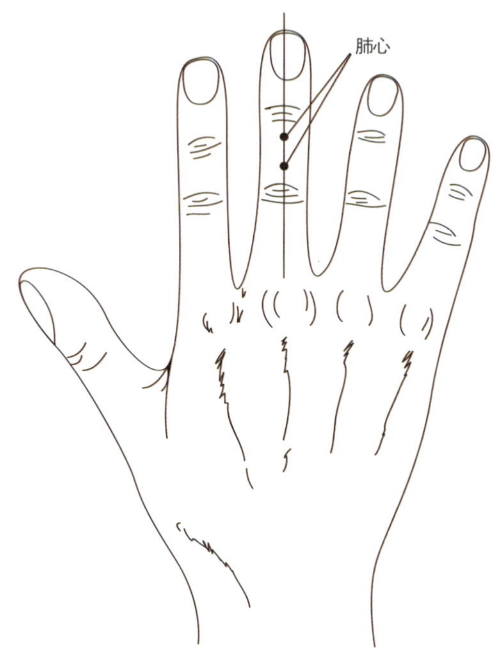

그림 11.25 폐심의 혈위

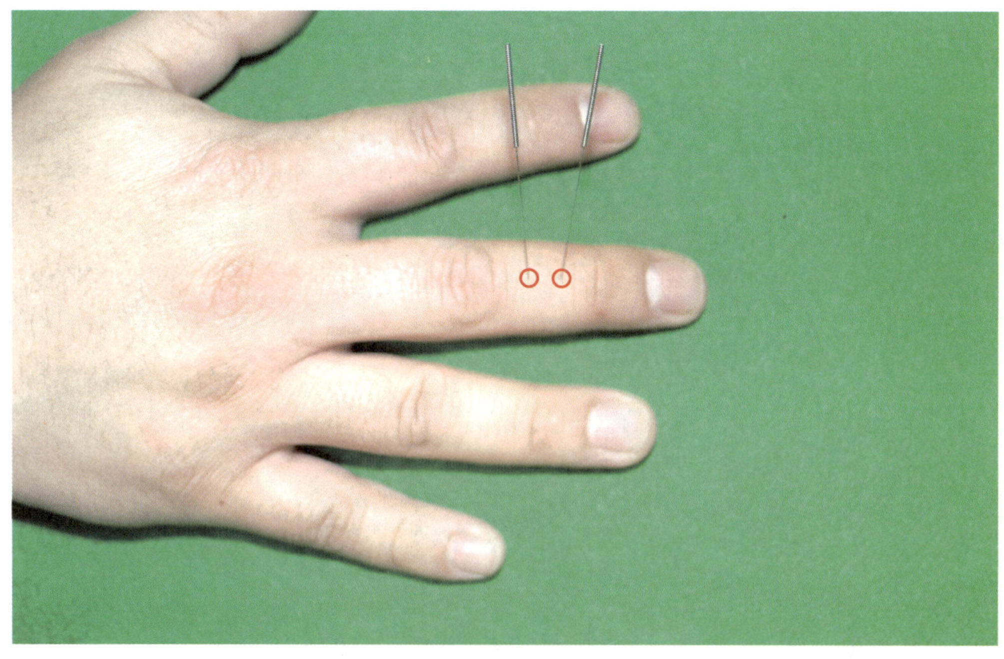

그림 11.26 폐심의 자침사진

좌골신경통 관련 혈자리 취혈법

주로 舍岩鍼法의 膽正格[通谷 俠谿(補), 商陽 竅陰(瀉)]과, 少擇, 關衝을 사용하여 좌골신경통 양상, 즉 하지의 저림, 시림, 통증, 무력증 등을 없앨 목적으로 사용하는 혈자리이다.

少澤(經穴)

- **위치**: 手小指의 尺側 爪甲角에서 1分 부위.
- **해부**: 深指屈筋, 尺骨神經, 固有掌側指神經, 固有掌側指動脈, 背側指動 · 靜脈이 분포되어 있다.
- **취혈**: 小指의 외측 손톱 가장자리에서 1分이 떨어진 오목한 곳에 있다. 第 5指를 펴고 取穴한다(그림 11.27와 11.28 참조).
- **혈성**: 醒腦開竅, 淸瀉火熱, 通乳汁.
- **주치**: 口內炎, 咽喉炎, 扁桃腺炎, 頭痛, 乳腺炎, 乳汁分泌不足, 舌强, 耳聾, 不眠, 乳腫, 心煩, 胃炎, 目翳, 項急, 乳房痛, 鼻出血, 氣管支炎, 上腕神經痛, 胸悶, 翼狀努肉 등.
- **취혈 주의점**: 手 5指 尺側 손톱 각진 부위에서 1分處이다. 少澤은 手太陽小腸經의 井穴로, 足太陽膀胱經上으로 나타나는 통증 및 저림 등의 증상에 효과적인 혈자리이다. 이것은 經洛 別通(手**太陽**-足太陽 **相通**)의 개념으로 치료를 하는 것이다. 자침할 때 直刺하는 것보다 바깥쪽에서 안쪽 뼈 밑으로 橫刺에 가까운 斜刺하는 것이 효과가 좋다. 九六補瀉로 9회 捻轉 하여 補한다.

關衝(經穴)

- **위치**: 第4指 尺側端, 爪甲角에서 1分 부위.
- **해부**: 總指伸筋腱, 背側指神經, 背側指動 · 靜脈
- **취혈**: 手背를 위로 하여 取穴한다. 第4指의 小指側(尺側)의 爪甲角에서 1分 外方에서 取穴한다(그림 11.29와 11.30 참조).

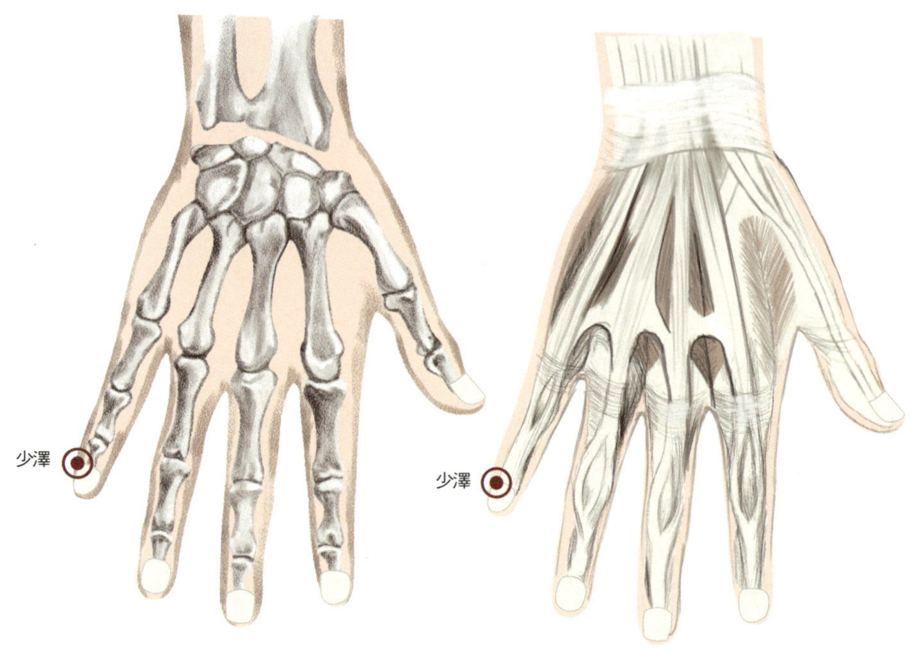

그림 11.27 소택의 혈위

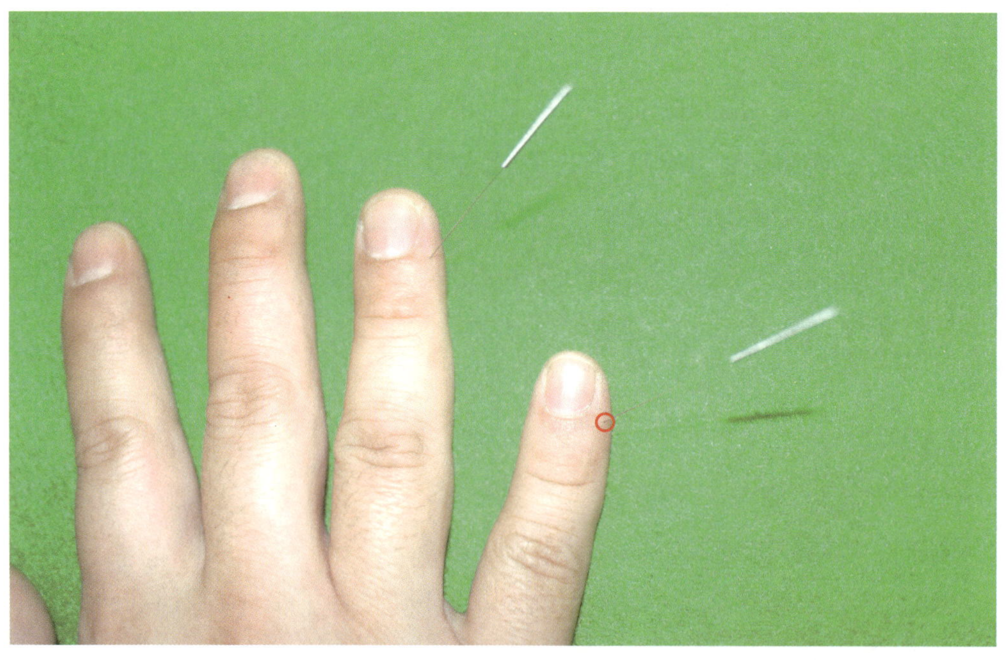

그림 11.28 소택의 자침사진

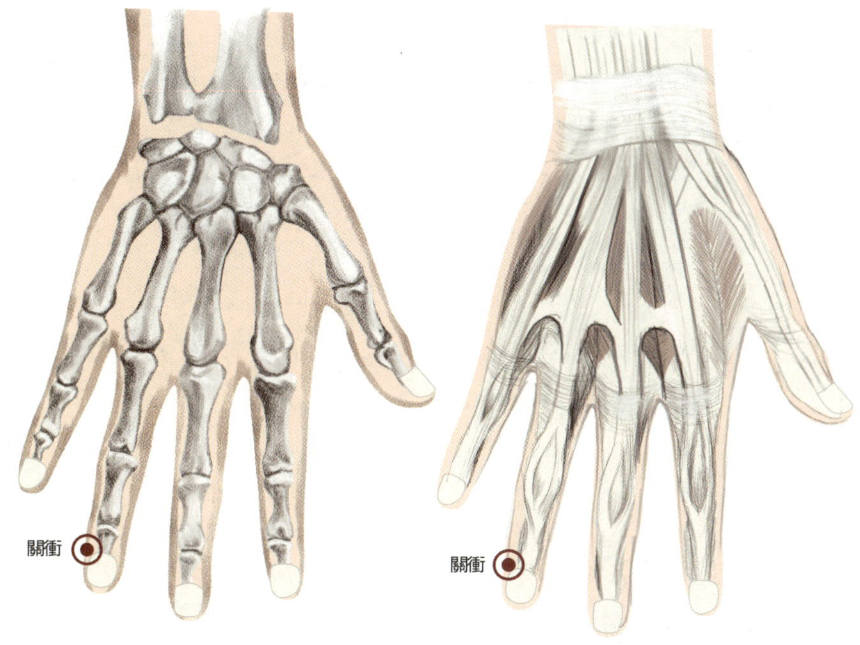

그림 11.29 관충의 혈위

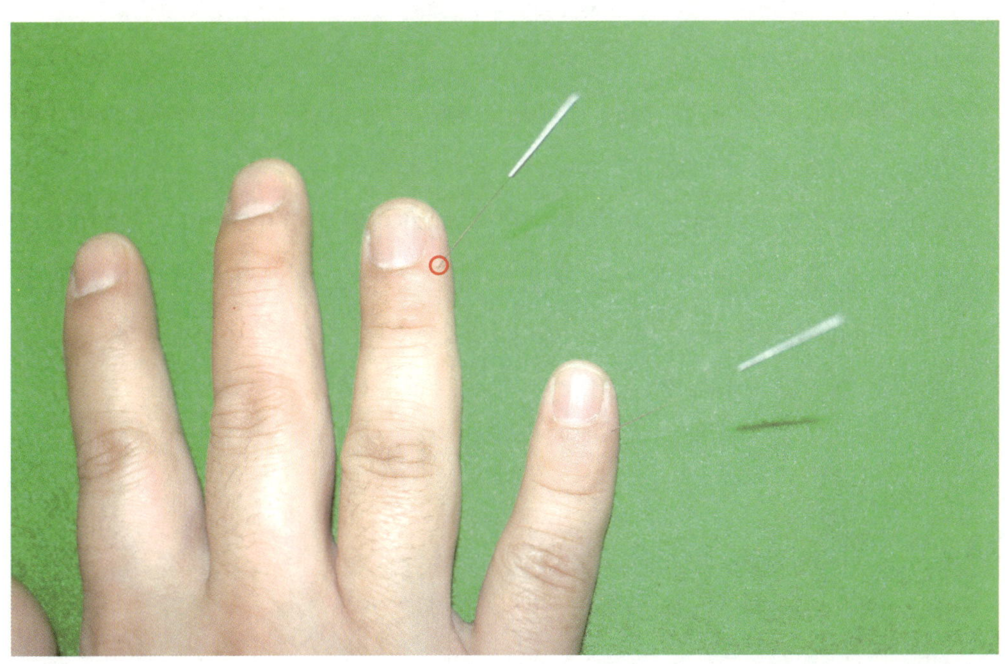

그림 11.30 관충의 자침사진

• **혈성:** 疏經絡氣火, 解三焦鬱熱.

• **주치:** 熱性疾患, 喉頭炎, 結膜炎, 頭痛, 暑病, 狹心症, 眼痛, 耳鳴, 嘔吐, 惡心, 目生翳膜, 上腕痛, 肩痛, 舌乾, 發熱, 救急穴 등.

• **취혈 주의점:** 手 4指 尺側 손톱 각진 부위에서 1分處이다. 關衝은 手少陽三焦經의 井穴로, 足少陽膽經上으로 나타나는 통증 및 저림 등의 증상에 효과적인 혈자리이다. 이것은 經洛 別通(手**少陽**-足**少陽** 相通)의 개념으로 치료를 하는 것이다.
九六補瀉로 9회 捻轉하여 補한다. 자침할 때 直刺하는 것보다 바깥쪽에서 안쪽 뼈 밑으로 斜刺하는 것이 효과가 좋다.

通谷(經穴)

• **위치:** 第5趾 外側 本節前 陷凹處.

• **해부:** 長短指伸筋, 腓側足背皮神經, 外側足五趾背動脈, 外側趾動靜脈

• **취혈:** 仰臥位로 발을 內轉하여 取穴한다. 足小趾 外側으로 第5中足骨과 第5趾의 本節前에서 取穴한다(그림 11.31과 11.32 참조).

• **혈성:** 疎導經氣.

• **주치:** 頭項痛, 瘧疾, 目翳, 鼻衄, 食不化, 口苦, 胃炎, 易驚, 不安, 癲癎, 精神科疾患 등.

• **취혈 주의점:** 침 맞을 때는 많이 아프지만, 효과가 탁월한 혈자리이다. 침 놓는 요령은 平刺에 가까운 斜刺로 발가락 뼈 밑을 훑는 기분으로 刺針하는 것이다. 자침 깊이는 40mm 침으로 1/3 정도 자입한다. 생각보다 깊게 찌르는 것이 좋다. 膽正格 사용시 9회 捻轉하여 補한다. 捻轉하는 것이 좋다.

俠谿(經穴)

• **위치:** 足 第4,5趾 岐骨間 本節前 陷凹處.

• **해부:** 背側骨間筋腱, 足背側趾神經, 背側中足動脈, 背側趾靜脈.

• **취혈:** 足 第4趾와 第5趾 岐骨間으로 第4 · 5基節骨間 陷凹處에 取穴한다. 地五會穴

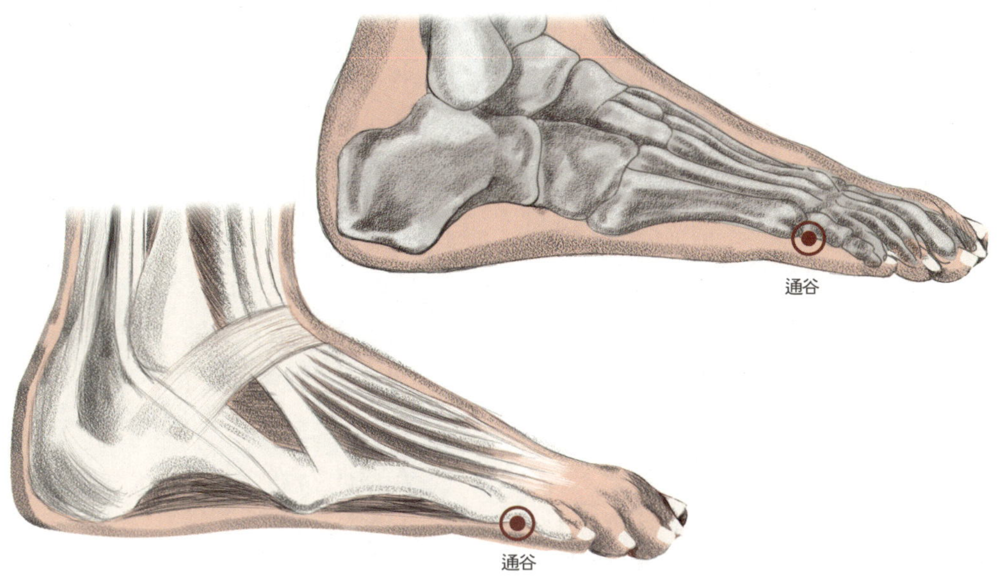

그림 11.31 통곡의 혈위

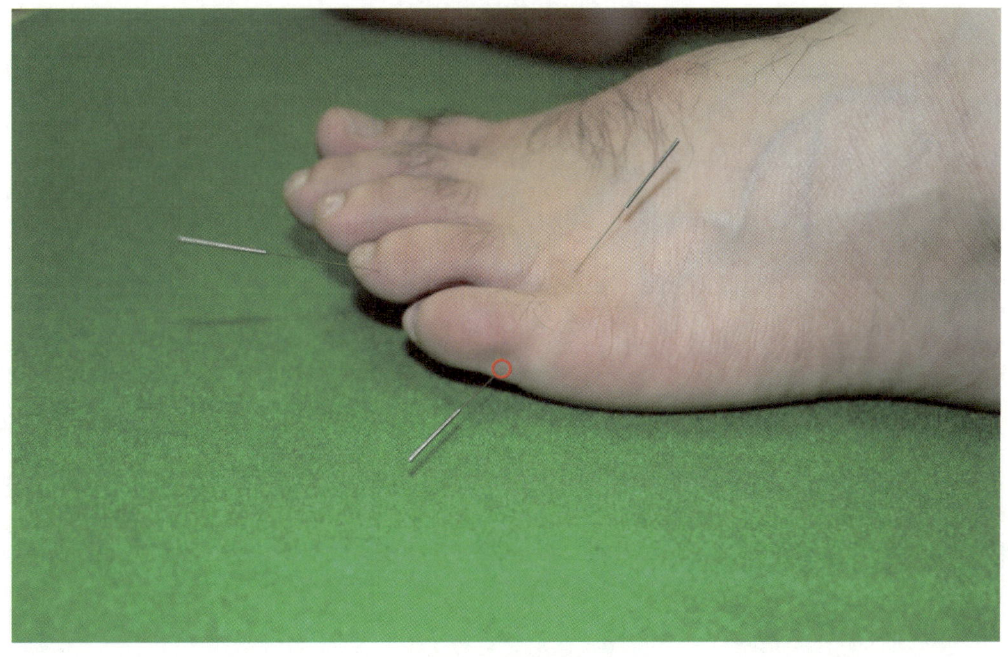

그림 11.32 통곡의 자침사진

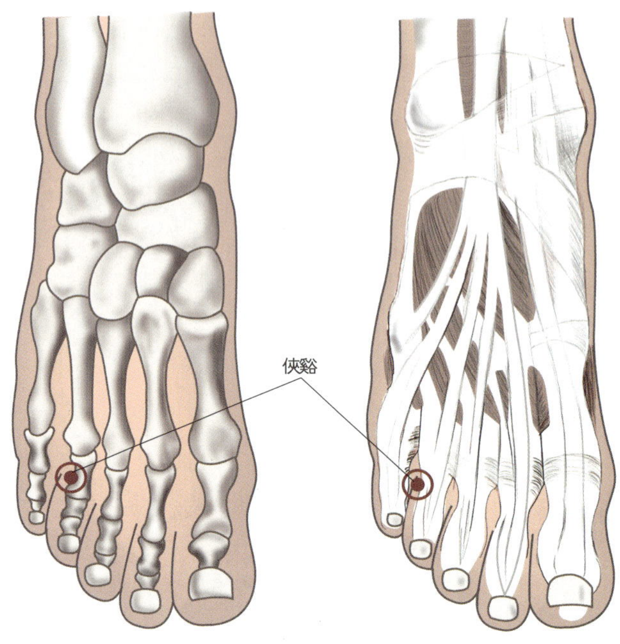

그림 11.33 협계의 혈위

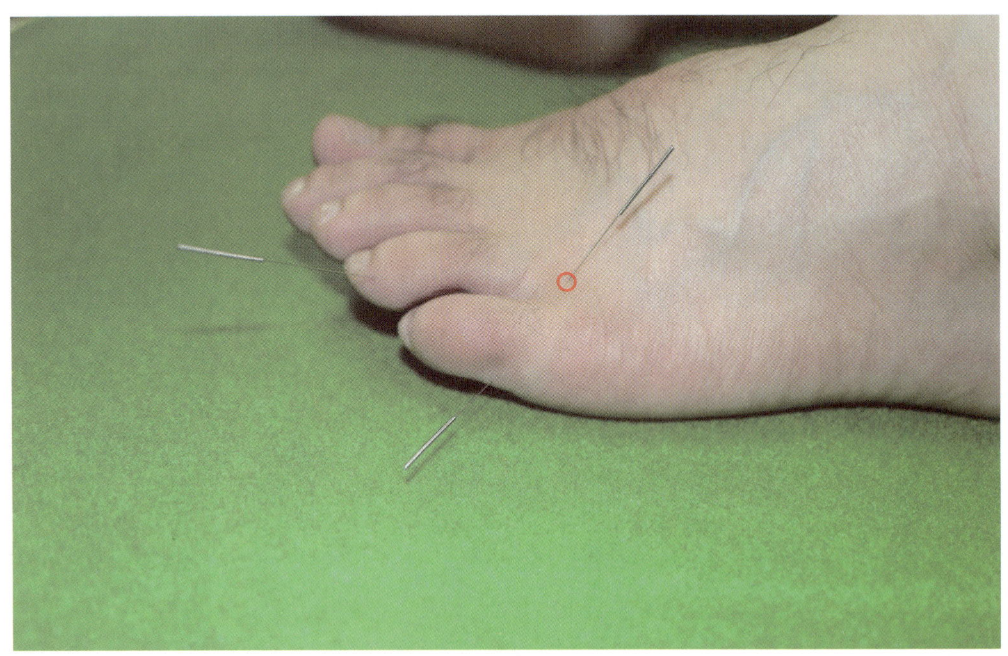

그림 11.34 협계의 자침사진

下 1寸(그림 11.33과 11.34 참조).

- **혈성:** 淸熱, 熄風, 止痛.
- **주치:** 耳鳴, 耳聾, 難聽, 目眩, 目不欲開, 目外眥紅腫, 肋間神經痛, 胸脇痛, 足背痛 或浮腫, 傷寒發熱, 五趾痙攣, 四肢腫脹, 足心熱, 高血壓, 痛無常處.
- **취혈 주의점:** 발가락 本節前 사이에서 자침한다. 迎隨補瀉를 할 경우 補法에 해당하여 本節 사이에서 발바닥 쪽으로 자침한다.

  자침 깊이는 40mm 침으로 1/3 정도 刺入 한다. 생각보다 깊게 찌르는 것이 좋다. 橫刺에 가까운 斜刺를 하는 것이 침감이 좋다. 膽正格 사용시 9회 捻轉하여 補한다. 捻轉하는 것이 좋다.

竅陰(經穴)

- **위치:** 足 第4趾 外側 爪甲角 1分 部位.
- **해부:** 背側趾腱膜, 背側趾神經, 背側中足動脈, 背側趾靜脈.
- **취혈:** 足 第4趾 末節骨端 外側로 外側趾甲角과 趾腹外側緣間의 中點處에 取穴(그림 11.35과 11.36 참조).
- **혈성:** 熄風陽, 淸肝膽, 消氣火.
- **주치:** 神經性頭痛, 偏頭痛, 目痛, 耳聾, 心煩, 腦充血, 卒倒, 多夢, 肋間神經痛, 咳逆, 熱病, 足痙攣, 足趾痛, 高血壓, 舌强, 手足煩熱, 救急穴.
- **취혈 주의점:** 足 4趾 爪甲角에서 외측 1分에 있다. 膽正格에서 瀉法을 쓰며, 자침 깊이는 40mm 침으로 1/5 정도 자입한다. 아래에서 위로 많이 斜刺하여 발가락뼈 밑으로 자입한다. 膽正格 사용시 6회 捻轉하여 瀉한다. 捻轉하는 것이 좋다.

商陽(經穴)

- **위치:** 手 第2指內側(橈側) 爪甲角에서 1分處.
- **해부:** 總指伸筋腱, 固有示指伸筋腱, 固有掌側指神經, 固有掌側指動脈, 指骨弓이 분포한다.

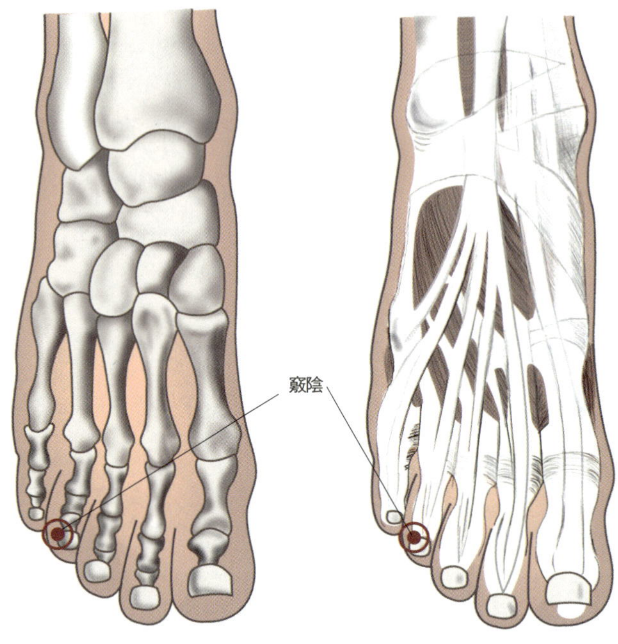

그림 11.35 규음의 혈위

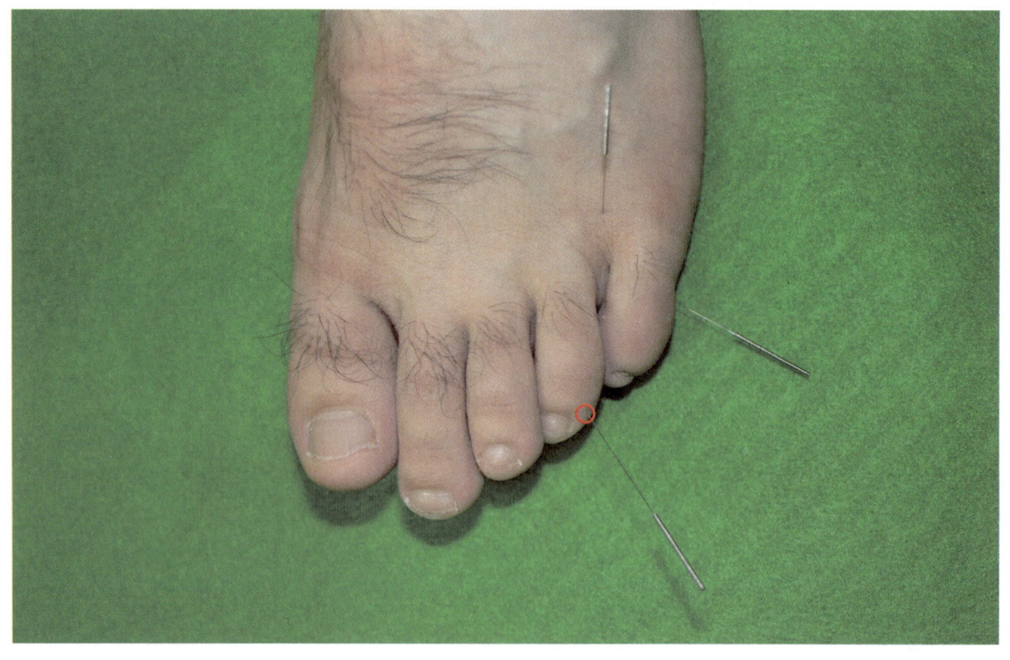

그림 11.36 규음의 자침사진

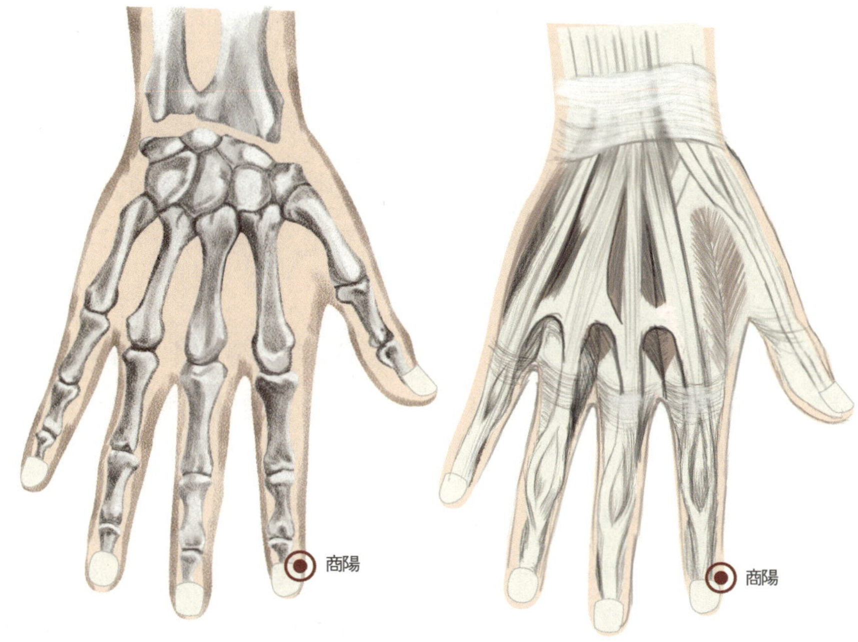

그림 11.37 상양의 혈위

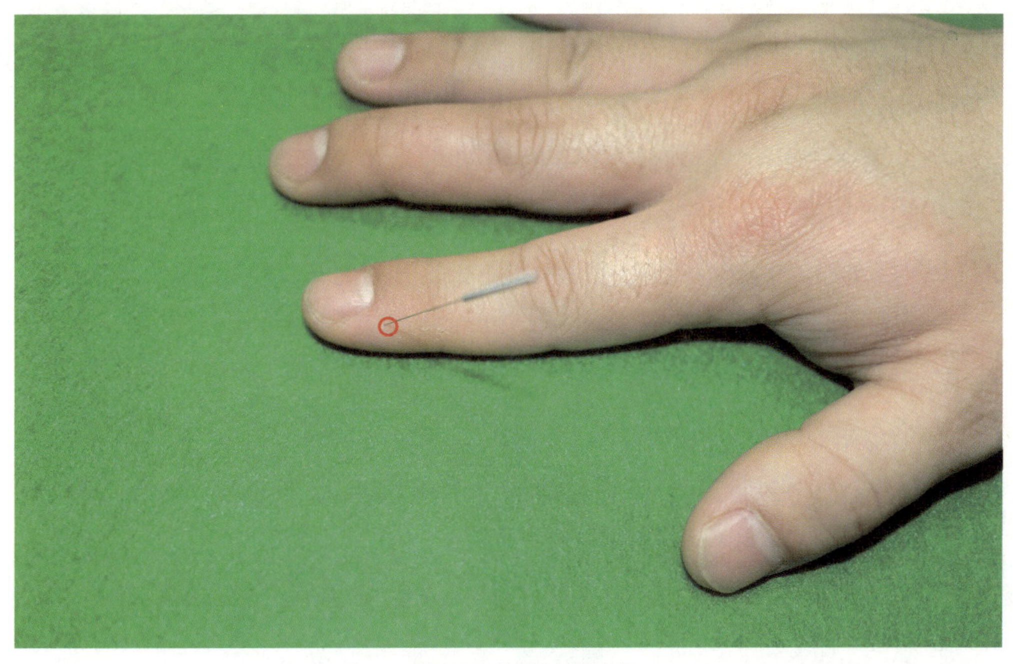
그림 11.38 상양의 자침사진

- **취혈:** 手食指端 爪甲筋角에서 橈側 赤白肉際 1分處. 食指端의 橈側指甲角과 指腹橈側緣間의 中點處(그림 11.37과 11.38 참조).
- **혈성:** 解表退熱, 淸肺利咽, 泄熱消腫.
- **주치:** 頭痛, 扁桃腺炎, 口腔炎, 耳鳴, 目眩, 白內障, 氣管支炎, 咳嗽, 下顎骨痛, 手指痲木, 齒痛, 口脣疱疹, 肩背痛, 狹心症, 熱病汗不出, 胃炎, 吐瀉, 四肢背痛, 中風, 昏迷, 救急穴.
- **취혈 주의점:** 手 2指 爪甲角에서 외측 1分에 있다. 膽正格에서 補法으로, 40mm 침을 1/5 정도 자입한다. 膽正格 사용시 6회 捻轉하여 瀉한다. 捻轉하는 것이 좋다.

아시혈 관련 혈자리 취혈법

허리 주변의 아픈 부위 위주의 취혈법으로 요추 중앙의 극돌기 부위, 측면의 요방형근 부위, 엉덩이 부위(대 · 중 · 소둔근, 이상근)의 痛處를 풀기 위해 사용하는 혈자리이다.

夾脊穴(또는 華陀夾脊穴)(經外奇穴)

- **위치:** 제1경추에서 제5요추까지 각 棘突起의 兩方 0.5~1寸, 좌우 합해서 48穴(제1천추에서 제4천추까지의 夾脊穴은 八髎穴로 대용함).
- **해부:** 棘突起와 橫突起 사이의 근육 속에 있다. 穴位의 부위가 다르므로 근육도 다르다. 보통 3층으로 이루어져 있으며, 淺層에는 승모근, 광배근, 능형근이, 中層에는 상후거근, 하후거근이, 深層에는 척추기립근, 다열근, 회선근 등이 있다. 어느 穴이나 椎骨의 下方에는 脊髓神經 後枝의 內側枝가 나와 있으며, 그에 따른 動 · 靜脈이 있다.
- **취혈:** (그림 11.39와 11.40 참조)

  直刺 – 신경근을 刺할 때는 약간 內側으로 향해 頸椎, 胸椎에서는 1.5寸, 腰椎에서는 2.5寸을 刺入한다.

  斜刺 – 脊椎關節炎에는 棘間인대를 향해 1~1.5寸 刺入한다. 혹은 橫刺로 下向하여 2~3寸 透刺한다.

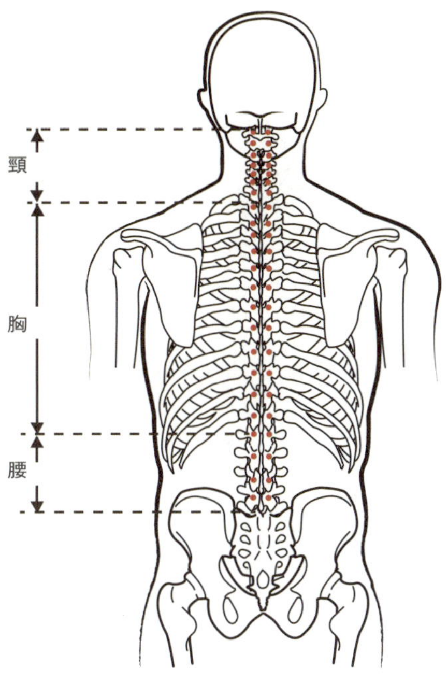

그림 11.39 협척의 혈위

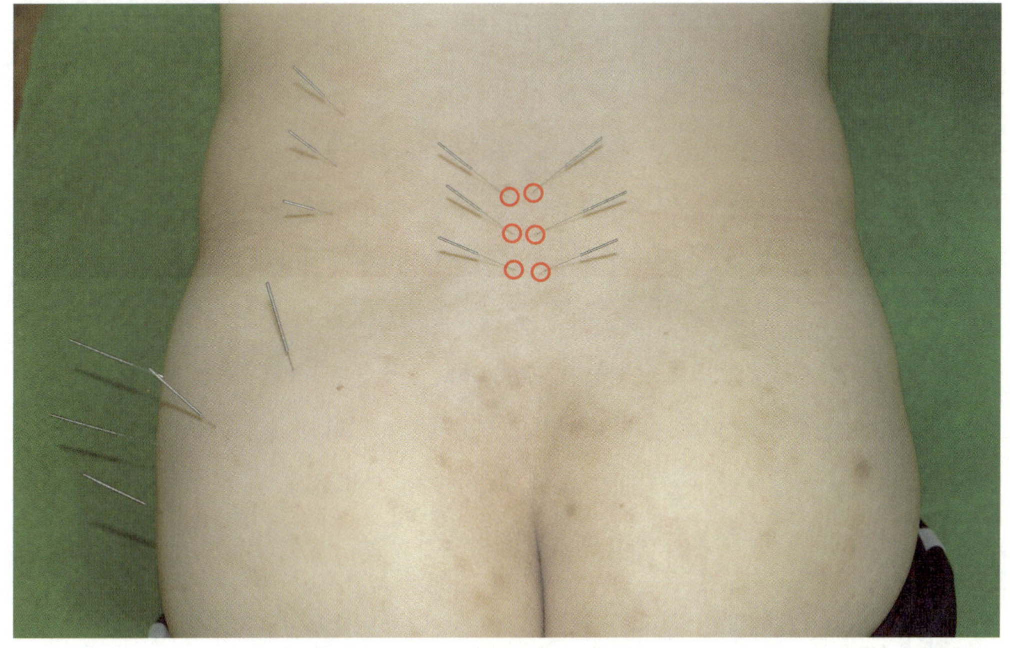

그림 11.40 협척의 자침사진

• 주치: 頭痛, 項强痛, 胸痛, 背痛, 腰痛, 坐骨神經痛, 骨盤痛, 下肢痲木 등.

• 취혈 주의점: 요추 극돌기 사이에서 양방 5分~1寸이다. 주로 요추 3, 4, 5번 같은 압통이 있는 부위에 눌러보고 취혈하며, 극돌기 양측를 향해 V자 모양으로 좌우에서 자침한다. 천추 부위 압통은 薦椎孔으로 자입한다.

요방형근(Quadratus Lumbarum muscle)

• 위치: 장골능의 후면과 장요인대에서 기시하여 제12늑골의 내측 1/2과 요추의 횡돌기(L1,2,3 혹은 L4)에 부착한다.

• 해부: 제12흉신경과 제1요신경의 分枝

• 기능: lengthening contraction으로 측굴 운동을 조절한다. 골반 위에서 요추의 안정성을 돕는다. 흡기와 호기 시에 마지막 늑골을 고정시킨다. 양측으로 수축하면서 요추를 신전시킨다.

• 취혈: 腎俞, 大腸俞와 위치가 비슷하나, 12늑골의 끝과 장골능의 중간점을 이은 선에 해당하며, 淺部에 척추기립근 아래에 위치하여 자침시 直刺하지 말고, 요추를 향하여 斜刺해야 한다. 압통을 확인하고 斜刺로 3~4개를 나란히 자입한다. 요방형근의 근막에만 침 끝이 닿는 느낌으로 留鍼한다. 자침 후 근육에 물리면 발침 후에도 더 아프다(그림 11.41과 11.42 참조).

환자를 엎드리게 한 다음, 제 12늑골단의 내측에서 이 근육의 기시부를 확인하고, 장골능의 1/2지점 가장 융기되는 부위에서 종지부를 확인하여 가상의 선을 긋는다. 위에서 아래로 내려가면서 압통점을 확인할 수 있으며, 이때 이 선을 1/3씩 나누어서 각 1穴씩 총 3穴 정도를 내측방(內側方)으로 사자(斜刺)하면 된다. 직자(直刺)를 하면 요방형근에 닿을 수 없기 때문에 배꼽을 향해 사자(斜刺)해야 한다.

요방형근 문제를 가진 분들은 압진(押診)했을 때 압통도 강하다.

침은 0.25×40mm를 사용하는 것이 제일 좋다.

자침 깊이는 침 길이의 1/2~1/3 정도를 자입해야 한다.

침을 자입 후 침이 근육에 물려 있으면 발침 후에도 뻐근하게 아플 수 있다. 자침 후

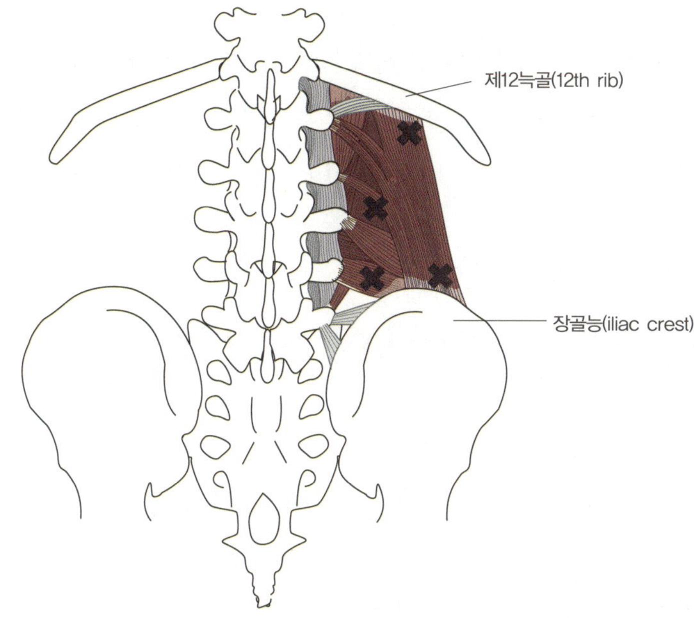

그림 11.41 요방형근의 압통점

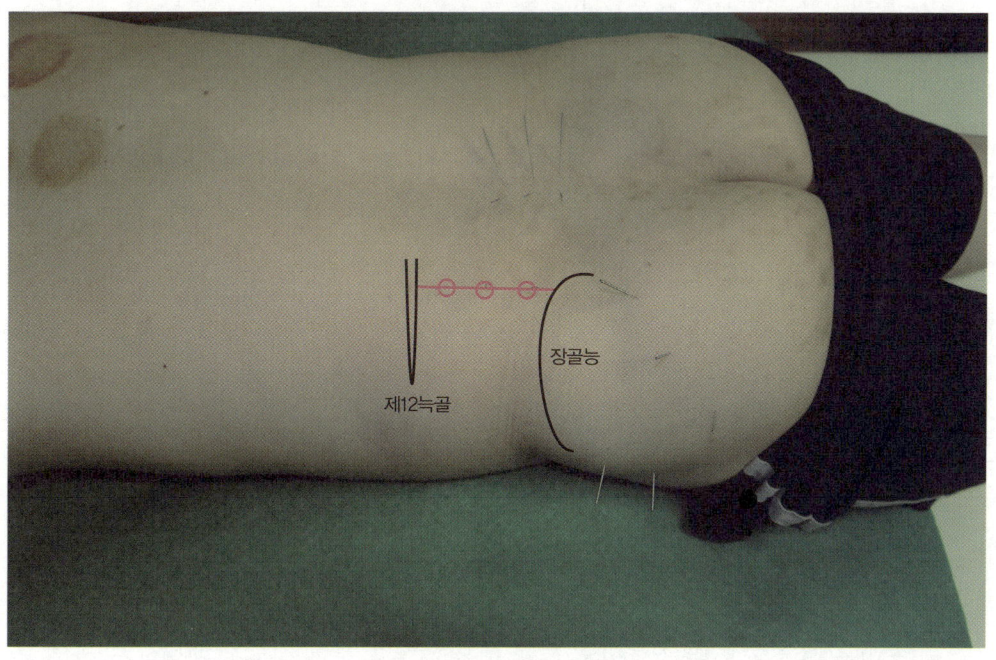

그림 11.42 요방형근의 자침사진

에는 물려 있는지 확인하고, 물려 있으면 살짝만 빼주면 된다.

허리통증이 심한 분들의 경우 옆으로 누워서 자침하는 방법도 있다. 환자를 옆으로 눕게 한 다음, 밑에 다리는 펴게 하고 위의 다리는 밑의 다리의 오금 부위에 발목 부위를 대게 하여 눕힌다. 이때도 제12늑골단 내측과 장골능을 잇는 가상의 선을 만들어 위와 같은 요령으로 자침하면 된다. 다만 옆으로 침을 맞을 때는 엎드려 맞을 때보다 더 뻐근하고 아프다. 그래서 엎드려 침을 맞기 곤란한 경우나, 엎드려서 침을 맞아도 효과가 떨어지는 분에게만 자침하는 것이 좋다.

이상근(Piriformis muscle)

- **위치**: 천골의 전면에 기시하여 대전자의 상부의 내측면에 부착한다.
- **해부**: 제1,2천추신경.
- **기능**: 체중 지탱시 대퇴의 내회전을 억제하고 몸무게를 지탱한다.

고관절을 고정시키고, 고관절을 안정시켜 대퇴골두를 관절와 내에 위치하도록 한다. 대퇴부의 외회전을 담당한다. 고관절이 90도로 굴곡시에는 대퇴부를 수평외전시키고, 고관절이 완전히 굴곡되었을 때는 대퇴를 내측 회전시킨다.

- **취혈**: 천추의 측부조면(側部 粗面)과 대전자를 이은 선상에 사선으로 위치하며, 대둔근과 중둔근 아래에 위치한다. 아래에는 좌골신경이 지나가므로, 요통과 좌골신경통에서 대단히 중요한 근육이다. 압통점는 2~3개 정도 존재하며, 반드시 75mm 정도의 장침(長針)으로 자침해야 근육에 도달할 수 있다(그림 11.43과 11.44 참조).

환자를 엎드리게 한 다음, 후상장골극(PSIS)과 대전자를 잇는 가상의 선을 만든다. 이때 이 선을 1/3씩 나누어서 각 1穴씩 총 3穴 내하방(內下方)으로 자침하면 된다. 직자(直刺)를 하면 좌골신경에 바로 닿을 수가 있다. 좌골신경을 건드리면 환자는 다리 쪽으로 찌릿함을 호소한다. 따라서 꼬리뼈를 향해서 내하방(內下方)으로 자침하는 것이 좋다.

엉치통증을 가지고 있는 분들은 압진(押診)했을 때 압통도 강하다.

조금 마른 분들은 엉덩이에 힘을 주게 했을 때 중둔근과 대둔근 사이에서 함몰 부

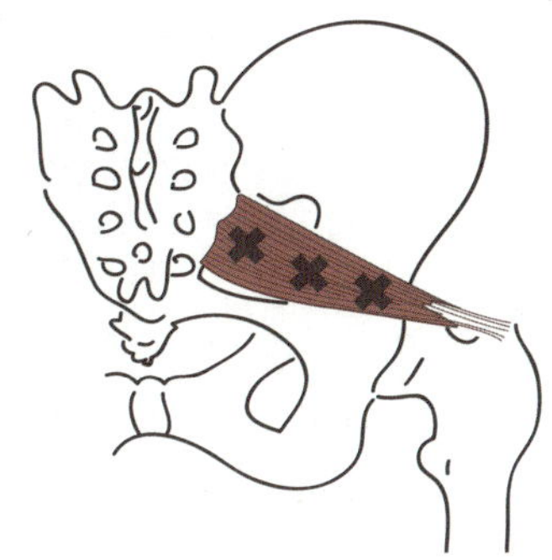

그림 11.43 이상근의 압통점

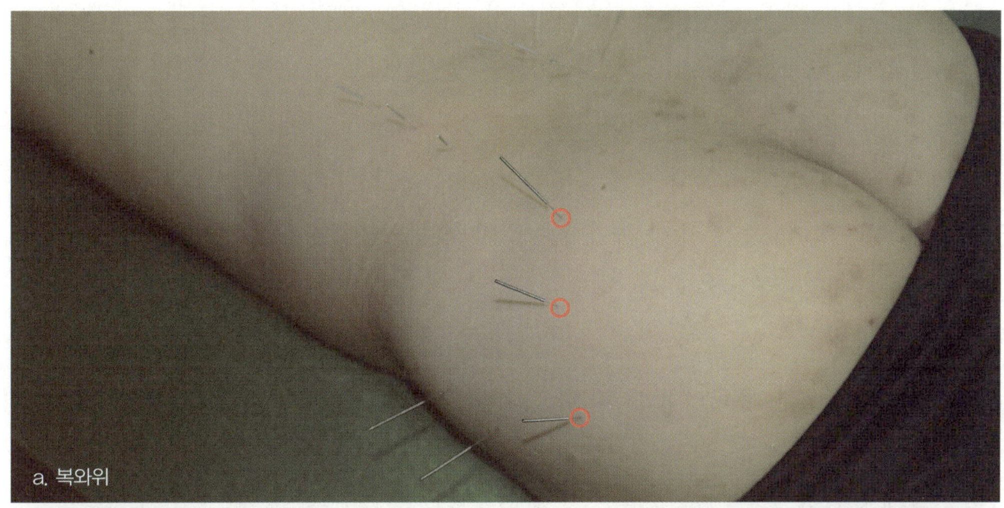

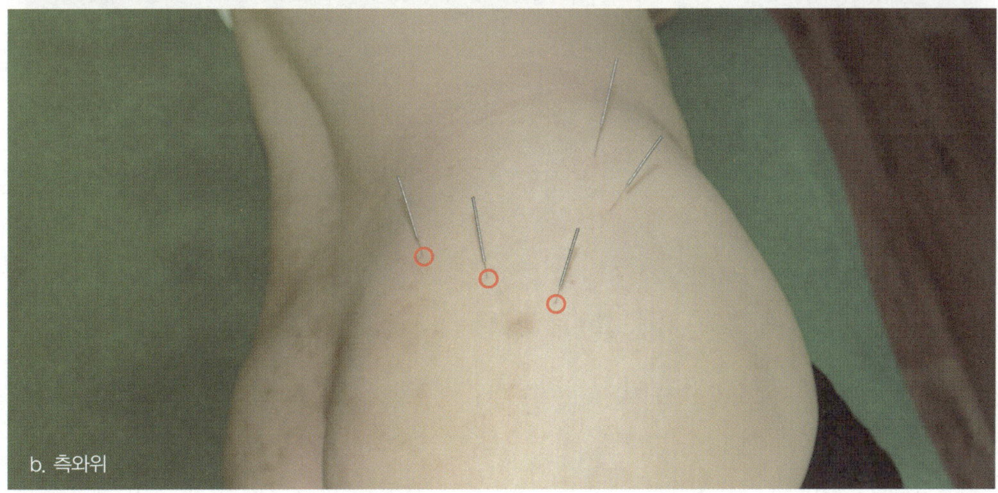

그림 11.44 이상근의 자침사진(상세 그림은 그림 28.1, 28.2 참조)

위가 나타나는데 이 부위를 깊이 눌러 보면 이것이 이상근의 이상 부위로 압통도 강하다.

침은 0.35×75mm를 사용하는 것이 제일 좋다.

자침 깊이는 침 길이의 3/4 정도를 자입해야 한다.

침을 자입 후 침이 근육에 물려 있으면 발침 후에도 뻐근하게 아플 수 있다. 자침 후에는 물려 있는지 확인하고, 물려 있으면 1~2cm 정도 살짝만 빼주는 것이 좋다.

엉치통증이 심한 분들의 경우 옆으로 누워서 자침하는 방법도 있다. 환자를 옆으로 눕게 한 다음, 밑의 다리는 펴게 하고 위의 다리는 밑의 다리의 오금 부위에 발목 부위를 대게 하여 눕힌다. 이때도 대전자와 후상장골극을 잇는 가상의 선을 만들어 위와 같은 요령으로 자침하면 된다. 다만 옆으로 침을 맞을 때는 엎드려 맞을 때보다 더 뻐근하고 아프다. 그래서 엎드려 침을 맞기 곤란한 경우나, 엎드려서 침을 맞아도 효과가 떨어지는 분에게 자침하는 것이 좋다. 이 방법은 엎드려서 맞는 것보다 확실히 엉치통증에는 효과가 좋다.

소둔근(Gluteus Minimus muscle)

- **위치:** 전둔부선과 하둔부선 사이의 장골의 외측면에서 기시하여 대전자의 전면 최상부에 부착한다.
- **해부:** 상둔신경.
- **기능:** 대퇴부를 외전시키며, 소둔근의 전반부는 대퇴부를 내회전시키고, 후반부는 대퇴부를 외회전시킨다. 보행시 골반의 수평을 유지하며 안정화시킨다.
- **취혈:** 인체의 측면 정중선에서 장골능과 대전자 사이에 위치한다. 천부(淺部)에는 중둔근이 위치하며, 서 있을 때 골반의 조절자 역할을 한다. 디스크나 좌골신경통의 양상 중, 측면으로의 통증이나 저릴 때 중요한 역할을 한다. 압통점은 2~3개 정도 존재하며, 반드시 75mm 정도의 환도침(環跳鍼)으로 자침해야 근육에 도달할 수 있다. 환자를 엎드리게 한 다음, 인체의 측면 정중 선상에서 장골능과 대전자를 잇는 가상의 선을 그린 다음, 그 선을 3등분하여 상하로 2穴을 잡고 거기에 자침한다(그림

11.45와 11.46 참조).

침은 0.35×75mm를 사용하는 것이 제일 좋다. 자침 깊이는 침 길이의 2/3 정도를 자입해야 한다.

침을 자입 후 침이 근육에 물려 있으면 발침 후에도 뻐근하게 아플 수 있다. 자침 후에는 물려 있는지 확인하고, 물려 있으면 살짝만 빼주면 된다. 이상근보다는 침을 맞았을 때, 뻐근한 느낌이 더 강하다.

소둔근은 이상근 압통이 나타날 때 겸해서 압통이 나타나며 단독으로 압통이 생기는 경우는 드물다. 즉 이상근 압통이 있는 경우 소둔근의 압통이 있는 경우도 있고, 없는 경우도 있다. 이상근의 압통은 있으나 소둔근의 압통은 없는 경우도 있으므로, 압통 유무를 확인 후 자침하는 것이 좋다.

또한 옆으로 누워 자침할 때도 이상근을 자침하면서 소둔근을 자침한다. 이때도 장골능과 대전자를 잇는 가상의 선을 그려서 자침하면 되며, 이상근만큼 뻐근한 느낌은 덜 든다.

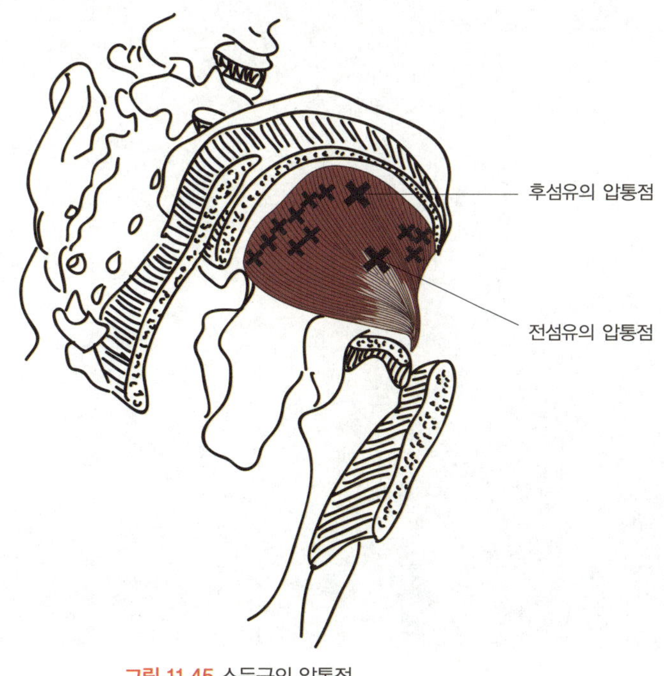

그림 11.45 소둔근의 압통점

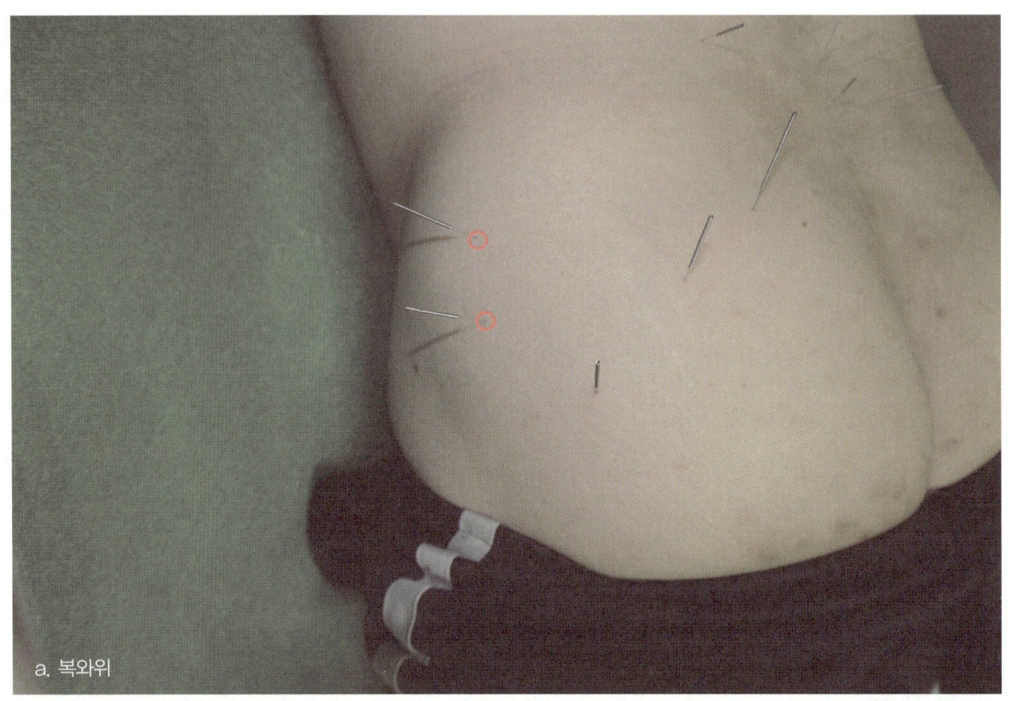

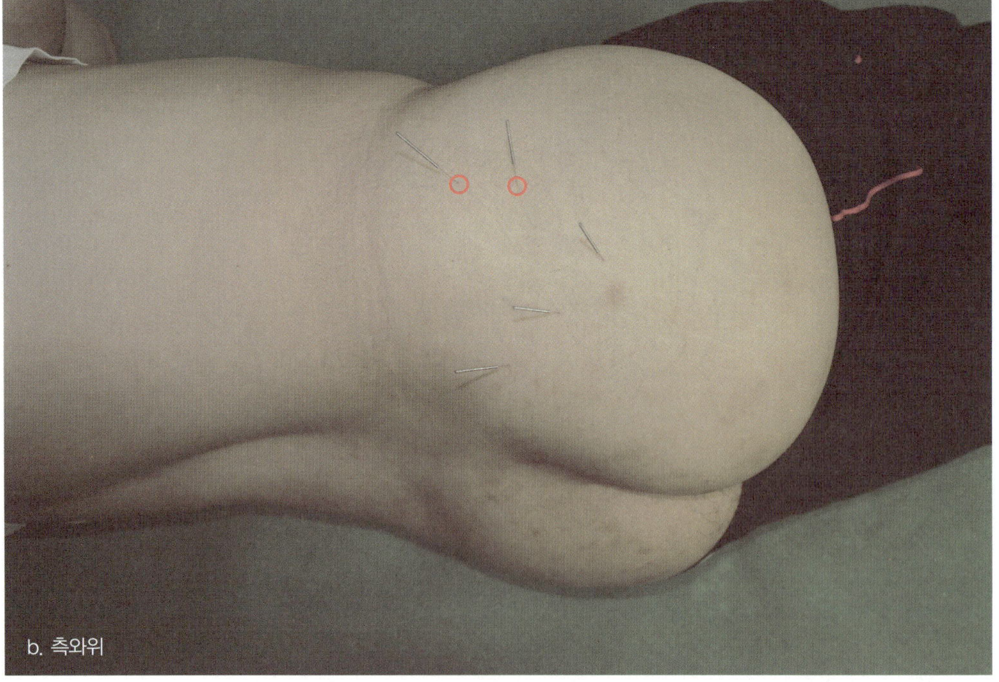

그림 11.46 소둔근의 자침사진

대체로 좌골신경통 양상이 담경상(膽經上)으로 나타날 때는 소둔근의 압통이 강한 경우가 많다.

중둔근(Gluteus Medius muscle)

- **위치**: 장골의 외측면과 둔근의 건막에서 기시하여 대전자의 후상각과 외측면에 부착한다.
- **해부**: 상둔신경.
- **기능**: 고관절의 외전을 담담하고, 서 있을 때 골반을 안정화시킨다.
  유각기(遊脚期)시에 반대측 골반이 기울어지는 것을 막는다.
- **취혈**: 소둔근의 천부(淺部)에 위치하며, 서 있을 때 조절자 역할을 소둔근과 함께 담당한다. 오래 서 있는 환자분의 경우 문제가 생긴다.
  소둔근만큼 중요하지 않지만, 소둔근과 함께 문제를 일으키는 경우가 간혹 있다.
  장골능의 바로 아래를 따라서 압통을 확인하고 거기에 자침하는데, 자침시 뼈에 잘 걸리므로 뼈에 붙지 않게 자침한다. 압통점에 따라 2~3개를 자침한다.

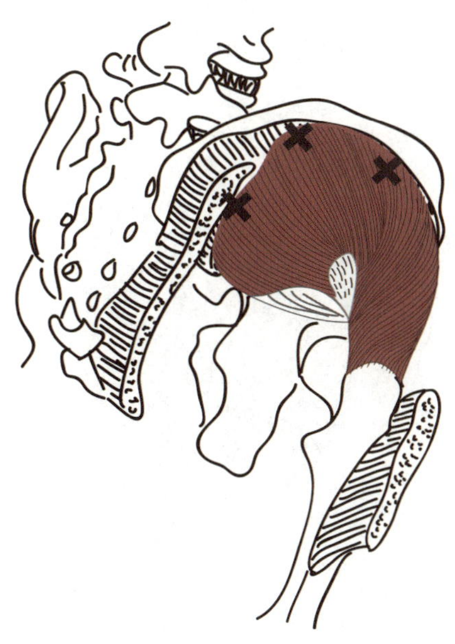

그림 11.47 중둔근의 압통점

대둔근(Gluteus Meximus muscle)

• **위치**: 장골 후연, 장골능의 후연, 천골의 후외측연, 미골의 외측면, 척추기립근의 건막, 천추결절인대의 전길이, 중둔근의 근막에서 기시하여 대퇴골의 건양건막증과 대퇴골의 둔근조면에 부착한다.

• **해부**: 상둔신경.

• **기능**: 상체를 숙이는 동작, 서 있다가 앉는 동작, 계단을 내려가는 동작시에 이완 수축을 통해 동작을 조절한다. 발의 앞쪽으로 몸무게가 이동하도록 하고 골반의 안정화를 돕는다. 대퇴부의 신전과 외회전을 보조한다. 앉았다가 일어설 때, 계단을 오를 때 하지를 고정하고 골반을 잡아당겨 몸을 신전시키는 역할을 한다. 갑작스러운 전굴운동을 조절하는 역할을 하고, 골반을 후굴시키는 역할도 한다.

• **취혈**: 엉덩이에서 가장 큰 근육이다. 요통이나 좌골신경통에 잘 나타나는 경우는 드물다. 무리한 등산이나 수영 등에서 문제가 생길 수 있다. 소둔근, 이상근과 함께 문제를 일으키는 경우가 있다. 특히 꼬리뼈 쪽의 통증을 나타낼 때는 대둔근의 문제가 발생된 경우에는 반드시 자침하는 것이 좋다.

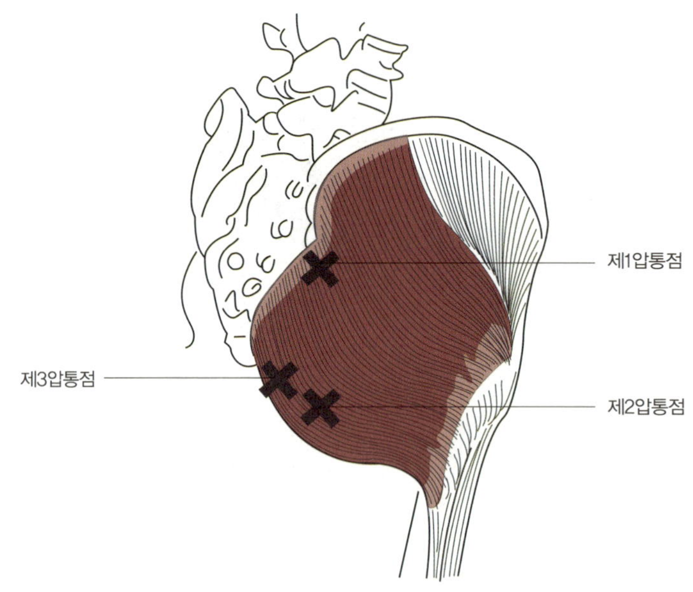

그림 11.48 대둔근의 압통점

엎드린 상태에서 좌골의 위치를 먼저 확인하고 그 상부를 따라 압통점을 확인할 수 있으며, 자침시 직자(直刺)보다는 천골과 평행으로 향상자(向上刺)하는 것이 좋다.
압통 확인 후, 0.35×75mm 침을 2개 정도 자입한다.

12 ▸▸ 요통과 관련된 근육들

흉요추부 기립근(Thoracolumbar paraspinal muscles)

◉ 기초해부학

⊙ 척추기립근(Erector spinae muscles)

- 흉최장근(Longissimus thoracis): 기시부는 요추의 횡돌기와 요배근막의 전층(anterior layer)이며, 정지부는 모든 흉추의 횡돌기에 인접한 1번 늑골에서 9번, 혹은 10번 늑골까지 이다. 기시부에서 장늑근(iliocostalis)과 극근(spinalis)이 섞인다.
- 흉장늑근(Iliocostalis thoracis): 기시부는 하부 6개의 늑골각(angles of the lower six ribs)이며, 정지부는 제7번 경추횡돌기와 상부 6개의 늑골각(transverse process of C7 and angles of upper six ribs)과 요장늑근(iliocostalis lumborum)이다.

  또 하나의 기시부는 천추(sacrum)의 배면과 장골능(iliac crest)이며, 이것의 정지부는 하부 6개의 늑골각(angles of lower six ribs)이다.

⊙ 심부척주근(Deep paraspinal muscles)

- 반극근(semispinalis): 기시부는 경추 흉추의 횡돌기이며, 정지부는 경추 흉추의 극돌기와 후두골이다.

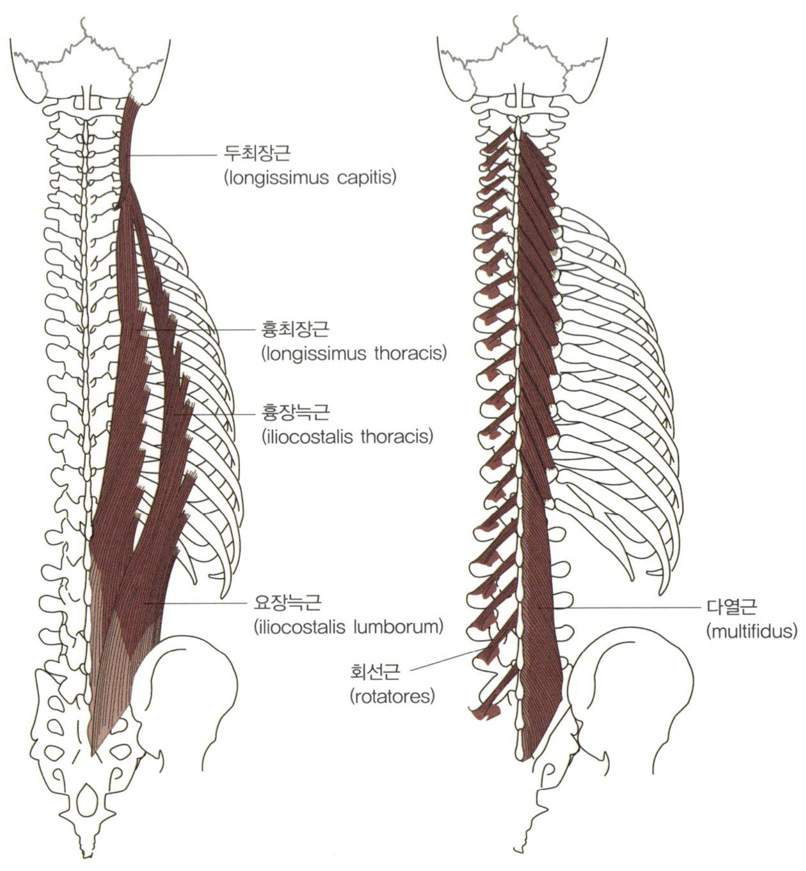

그림 12.1 척주기립근의 해부학적 구조

- 다열근(multifidus): 기시부는 천골, 장골극 후면 상부, 모든 척추의 횡돌기이며, 정지부는 모든 척추의 극돌기(기시하는 추골에서 위의 2~4개 추골의 극돌기)이다.
- 회선근(rotatores): 기시부는 모든 척추의 횡돌기이며, 정지부는 바로 상부 척추의 극돌기이다.

기능 및 작용

⊙ 척주기립근(Erect spinae muscles)

- 한쪽으로 수축 시에는 측굴운동과 반대편으로 회전운동(같은 쪽 어깨가 뒤쪽으로 회

전운동)을 하고, 양측으로 수축 시에는 신전운동을 한다.

- 척주가 굴곡된 자세로 앞으로 숙일 때 그 속도와 각도를 제어하여 조절하는 역할을 하며, 45° 까지는 전굴운동에서 수축력이 점점 증가하다가, 이 각도를 지나면 인대의 긴장력이 이 힘을 대신하게 된다.
- 앉은 자세에서는 요추부의 기립근보다 흉추부의 기립근이 주로 작용한다.
- 장늑근(Ilio-costalis)은 호흡에 관여하는데 늑골을 끌어내려 호기를 떠받친다.

⊙ 심부척주근(Deep paraspinal muscles)

- 양측 같이 수축 시는 신전운동을 한다.
- 한쪽만 수축 시는 같은 쪽 어깨가 앞으로 가도록 회전운동을 한다.

근육기능단위

- 척주신전(spinal extension) 시에는 협력근(agonist)으로 후하거근(serratus posterior inferior), 요방형근(quadratus lumborum)이 같이 작용하고, 길항근(antagonist)으로는 복직근(rectus abdominis), 복사근(abdominal oblique)이 있다.
- 척추의 회전운동(rotation) 시에는 일차적으로 복사근(oblique abdominal)의 역할로 일어나고 이차적으로 심부척주근(deep paraspinal muscles)에 의해 회전운동하고 흉요추부(thoracolumbar region)의 경우는 후하거근(serratus posterior inferior)과 요방형근(quadratus lumborum)의 심부대각섬유(deep diagonal fibers)가 보조한다.

증상

- 주증상은 배부의 통증인데 경우에 따라서는 둔부와 복부의 통증도 호소한다.
- 이러한 통증은 현저하게 환자의 척추운동과 일상 활동을 제한하게 된다.
- 최장근의 양쪽, 주로 제1번 요추 부위인데, 이 근육을 침범하면 환자는 의자에 앉았다가 일어나거나, 계단을 오르거나, 얼굴을 앞으로 드는 것도 힘들 때가 있다. 그러므로 일상생활이 현저하게 위축되는 경향을 보인다. 특히 일어나서 허리를 앞으로 굽히는 것이 심하게 제한되어 있다.

• 심부척주근(deep paraspinal muscle)이 침범한 경우의 증상은 주로 요통으로 나타나는 데 대부분 일측성이고, 극단적으로 척추의 깊은 곳에 참을 수 없는 통증이 나타나게 되고 점점 양측성이 된다. 환자는 요부의 긴 근육 중에서 한 쪽이 부어 있는 곳을 지적하게 된다. 환자는 자세를 바꿔도 통증이 별로 감소되지 않고 통증의 원인이 근육에 있지 않고 뼈에 있다고 생각하게 된다.

⦿ 척주기립근(Erect spinae muscles)

• 흉장늑근(iliocostalis thoracis)은 주로 통증이 상부로 향하고, 요장늑근(iliocostalis lumborum)과 흉최장근(longissimus thoracis)는 통증이 주로 아래로 향하는 경향이 있다.

• 중흉추부에 있는 장늑근(iliocostalis)의 압통점은 상부로 향하여 어깨와 옆쪽으로 흉부 전부면까지 관련통이 발생한다.

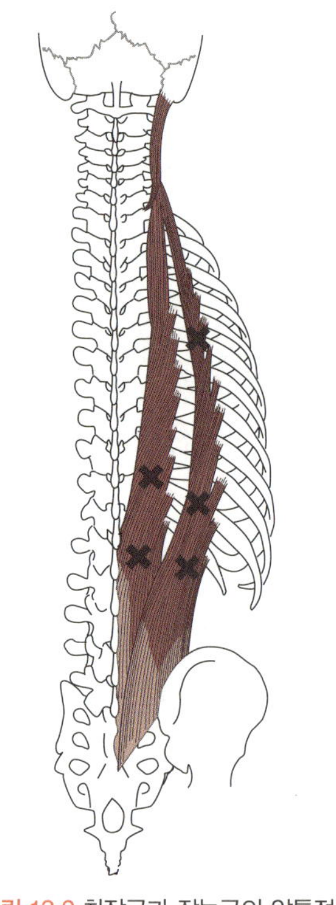

그림 12.2 최장근과 장늑근의 압통점

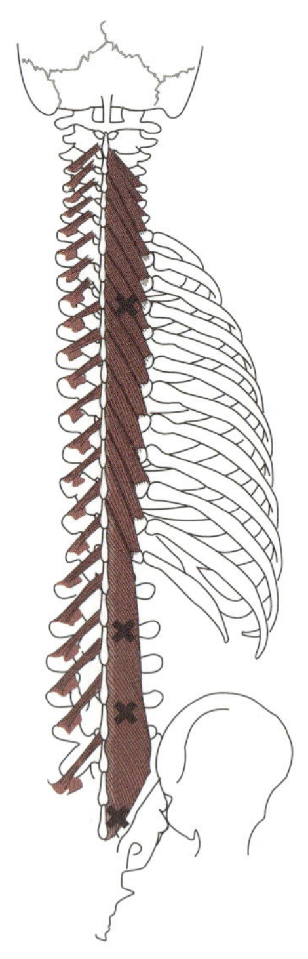

그림 12.3 다열근의 압통점

- 하흉추부에 있는 장늑근(iliocostalis)의 압통점은 압통점에서 견갑골을 가로지르는 통증과 복부의 통증을 호소하고 아래로는 요부까지 통증이 확산된다.
- 상요추부의 장늑근(iliocostalis)의 압통점은 통증이 강하게 아래로 내려가 중둔부(mid-buttock)에 집중되고 일측 고관절통증의 빈번한 원인이 된다.
- 흉최장근(longissimus thoracis)의 하부흉추부에 있는 압통점은 둔부 아래로 방사통이 발생하고 상부요추부에 있는 압통점은 그 통증이 몇 분절 아래에 위치하여 요추부 내에 존재한다.

⊙ 심부척주근(Deep paraspinal muscles)

- 심부척주근(deep paraspinal muscle group)으로 부터의 심한 골성통증(bone pain)은 지속적이고, 환자를 걱정스럽게 하고, 일상생활이 불가능하게 만든다.
- 다열근(multifidus)은 압통점 주변의 방사통이 강하고 제1번 요추에서 5번 요추까지는 복부로 방사통이 발생하기도 한다. 천추 1번 위치에 있는 압통점은 미골(coccyx)로 방사통이 내려가 압박에 과민하게 만든다.
- 회선근(rotatores)은 중앙부 통증(midline pain)을 호소하게 되고 압통점 인접의 극돌기를 가볍게 두드리면 관련 압통을 느낀다. 심부 압박만이 어느 쪽이 중앙부 통증의 원인인지 감별이 된다.

압통점 활성화 요인

- 갑작스럽게 허리에 무게를 주었을 때 활성화된다.
- 지속적으로 근육이 수축되어 있는 상태에서 활성화된다.
- 근육이 피로하거나 찬데 노출되어 있을 때 갑작스럽게 허리를 굽히면서 비트는 경우에 활성화된다.
- 편평족(flat feet) 및 하지길이 불일치(leg and pelvic asymmetry)에서도 활성화된다.
- Whipplash injury에서 활성화된다.
- 장기간 움직이지 않은 경우에도 활성화된다.

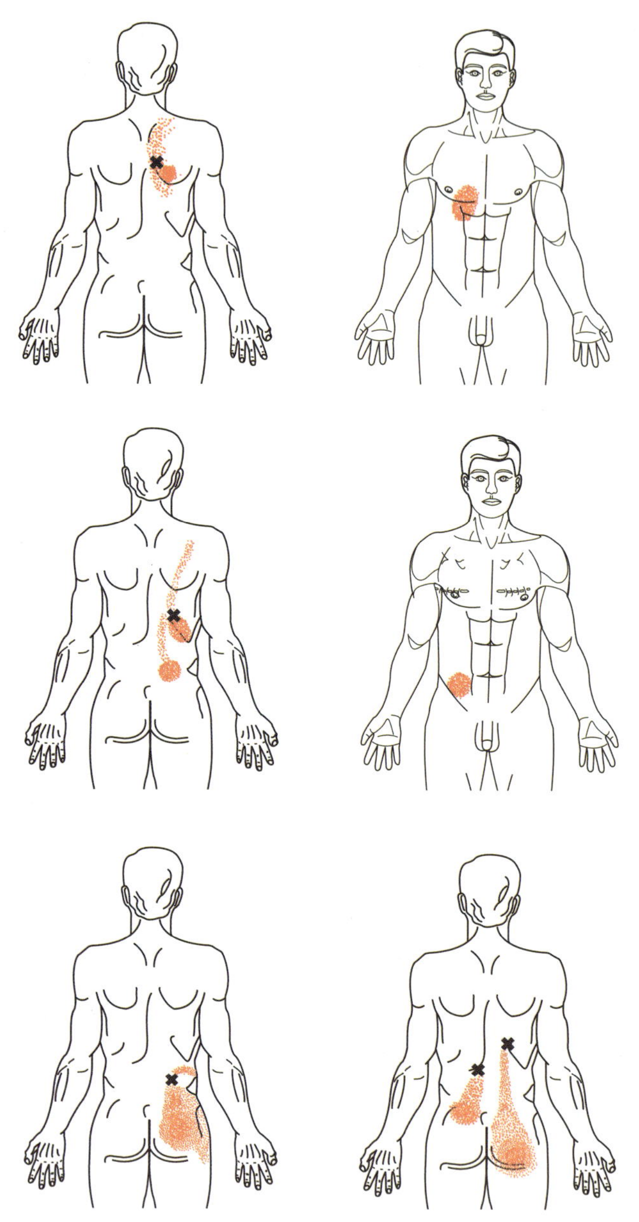

그림 12.4 척주기립근의 압통점과 방사통

(a) 중흉추부 장늑근: 통증이 상부로 향하여 어깨의 앞쪽과 흉부전면에 호소한다.
(b) 하흉추부 장늑근: 견갑골을 가로지르는 통증과 복부의 통증, 아래로는 요통을 호소한다.
(c) 상요추부 장늑근: 통증이 강하게 아래로 내려가 중둔부에 집중되고 일측 고관절 통증이 주원인이 된다.
(d) 흉최장근 하부흉추부: 둔부 아래에 방사통이 존재한다.
(e) 흉최장근 상부요추부: 몇 분절 아래의 요추부에 통증이 존재한다.

환자의 특징 및 검사

척주기립근(Erector spinae muscles)

- 서 있는 상태에서는 몇도 이하로 몸통을 전굴 할 수 없다.
- 또한 서 있는 경우는 근육의 긴장도가 증가하기 때문에 촉진하기가 비효율적이다.
- 앉아서 앞으로 숙이고 팔을 양 다리 사이로 넣고 다른 근육을 이완시키면 침범된 한쪽의 요최장근이 로프 줄처럼 두드러진다.
- 검사를 가장 정확히 하기 위해서는 환자를 옆으로 눕혀서 무릎을 가슴에 붙인 상태로 검사하는 것이 좋다.
- 한쪽의 척추기립근의 문제가 해결되고 나면 긴장이 완화되어 반대편의 똑같은 위치에 근육의 문제가 발현되어 통증을 야기한다.

심부척주근(Deep paraspinal muscle)

- 심부척주근의 활동성압통점은 몸을 움직이지 않으려 하게 만들고, 측굴운동, 회전운동, 과신전운동을 제한하게 된다.
- 전굴운동 시 곡선이 부드럽게 연결되어야 하지만 압통점 주변에서는 곡선이 끊기거나 편평하게 된다.

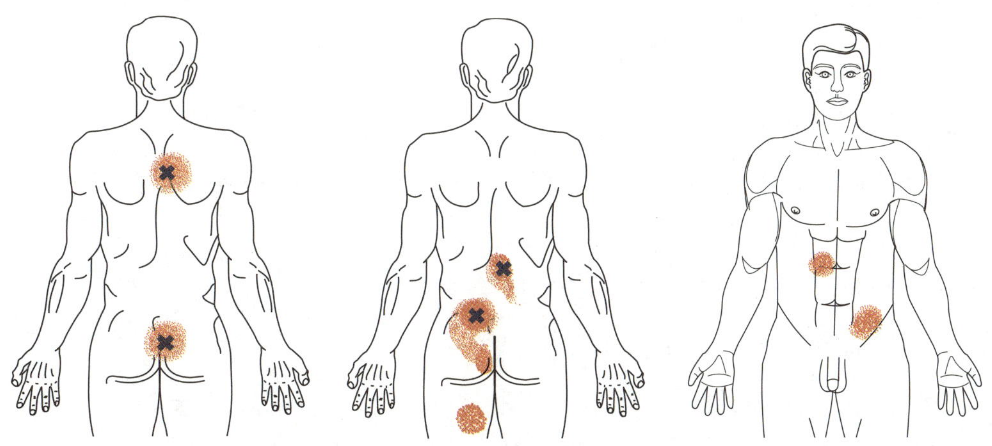

그림 12.5 다열근 및 반극근의 압통점 및 방사통

(a) 다열근: 압통점 주변에 방사통이 나타난다. (b) 회선근: 압통점 위치의 척추 중앙에 통증이 나타난다.

• 어느 한쪽의 다열근(multifidus)이나 회선근(rotatores)이 침범하면 중앙부에 압통이 유발된다.

요방형근(Quadratus lumborum muscles)

기초해부학

⦿ 수직의 장늑간섬유(Vertical iliocostal fibers)

기시부는 장골능 후반부의 정점(uppermost posterior crest of ilium)과 장골요추인대(iliolumbar ligament) 부위이며, 정지부는 제12번 늑골의 내측 1/2(medial half of the short R12) 부위이다.

⦿ 대각선의 장골요추간섬유(Diagonal iliolumbar fibers)

기시부는 장골능(crest of ilium)과 장골요추인대(iliolumbar ligament) 부위이며, 정지부는 제1, 2, 3, 혹은 4번 요추의 횡돌기(lumbar transverse process) 부위이다.

⦿ 대각선의 요추늑골간섬유(Diagonal lumbocostal fibers)

기시부는 대부분의 요추의 횡돌기(most or all lumbar transverse process) 부위이며, 정지부는 늑골 12번 부위이다.

기능 및 작용

• Lengthening contraction을 통하여 반대편으로의 측굴운동을 조절하는 기능을 한다.

• 골반 위에 요추가 안정되도록 하는 역할을 한다.

• 흡기와 강한 호기 시 마지막 늑골을 고정하는 역할을 한다.

• 한쪽만 수축하고 골반을 고정했을 때는 척추가 같은 방향으로 측굴운동을 하도록 하고(수축방향으로 오목해짐), 반대로 척추를 고정하면 수축한 방향의 골반이 위로 당겨져 올라오게 한다.

• 양쪽으로 수축하면 요추를 신전시킨다.
• 정적인 기능은 걷거나 앉아 있을 때 뿐 아니라 누워 있을 때에도 척주의 측방 안정성(lateral stability)을 유지하고, 반대쪽으로 척주가 측굴 시에 측굴의 정도를 제어한다.

근육기능단위

• 같은 방향으로 측굴운동을 할 때는 내외복사근(external and internal obliques), 장요근(iliopsoas), 척주기립근(erector spinae), 복직근(rectus abdomins), 회선근(rotatores), 광배근(latissimus dorsi)이 협력하여 움직인다.
• 신전운동 시에는 척주기립근(erector spinae), 다열근(multifidi), 회선근(rotatores), 후하거근(serratus posterior inferior)이 협력하여 움직인다.
• 반대방향으로의 회전운동 할 때는 외복사근(external obliques)과 협력하여 움직인다.

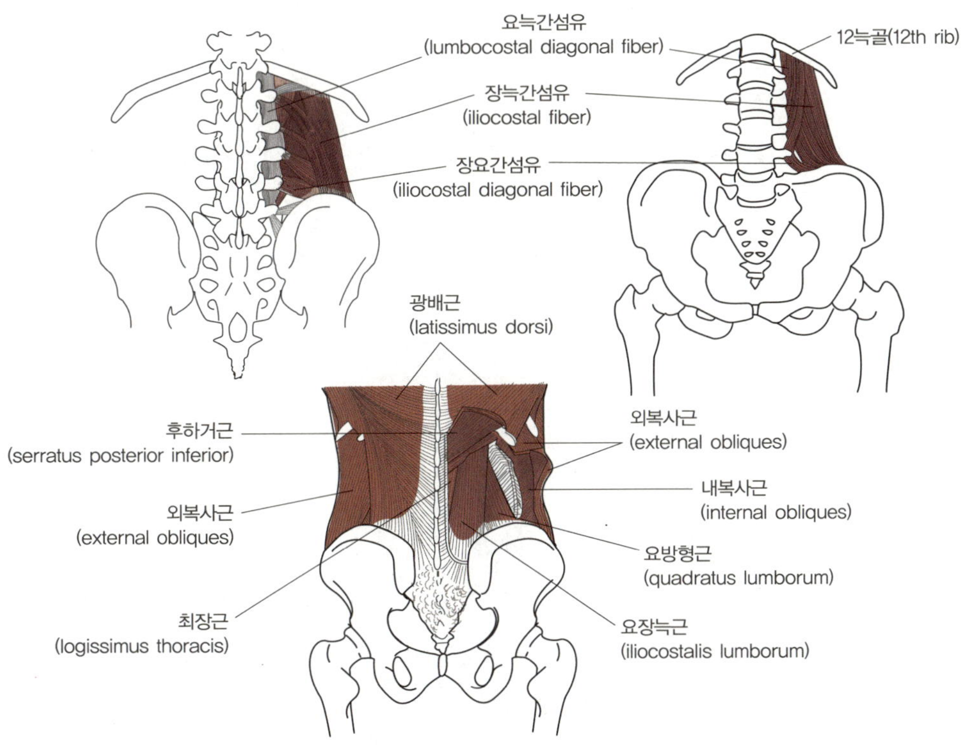

그림 12.6 요방형근의 해부학적 구조

증상

- 요통의 흔한 원인이지만 간과되기 쉽다.
- 안정 시에도 지속적이고 격심한 심부통을 느낀다.
- 어떠한 자세에서도 심한 통증을 느끼지만 몸무게가 가해지거나 요추를 고정해야 하는 자세에서 앉아 있거나 서 있을 때 아무것도 지지하지 않고 바로 직립한 자세를 취할 때 아주 격심해진다.
- 조금만 허리를 움직여도 칼로 자르는 듯한 예리한 통증이 발현된다.
- 이러한 통증은 전굴운동을 제한하게 된다.
- 환자는 몸을 돌리거나 반대방향으로 기대는 것조차 힘들어 계단을 오르내리기도 힘들다.
- 앙와위에서 양쪽으로 돌아눕는 것도 통증이 유발되어 불가능해진다.
- 기침을 하거나 재채기를 해도 통증이 악화된다.
- 앙와위에서 일어나거나 앉았다 일어나는 것도 힘들어 상지를 이용하여 겨우 움직인다.
- 요통과 더불어 방사통이 서혜부, 고환 및 음낭 부위, 좌골신경지배 부위에서 느껴진다.
- 둔부가 무겁고 장딴지에 경련이 자주 일어나고 하지와 발에 작열감을 느끼는 경우도 있다.
- 통증을 피하기 위해 환자는 앙와위로 누워 있거나 측와위로 누워 있으려고 하고 환자 스스로가 요추에 부담을 주지 않기 위해 고관절을 굴곡시키거나 신전시켜 적당한 각도를 찾게 된다.
- 심한 경우는 사지로 기어서 통증을 피하려고 한다.
- 앉았다 일어날 때는 상지로 의자의 팔걸이를 밀고 허리를 밀어서 통증을 피하려고 하고, 또는 손으로 골반 위나 요방현근 위의 피부에 압박을 주거나, 집게촉지 하듯이 피부를 말아 잡고 일시적인 통증완화를 얻는다(pressure-relief technique).

① **두측천층압통점**: 장골능, 인접한 하복부 1/4, 서혜부 외측상방으로 방사통이 확산

② **미측전층압통점**: 대전자부, 상부대퇴부 외측의 방사통. 대전자부의 통증은 심해서, 같은 쪽을 아래로 누울 수가 없고, 침범된 쪽으로 몸무게를 줄 수가 없다.

③ **두측심층압통점**: 천장관절 양측으로 상부천골부를 가로질러 방사통이 발생할 수도 있다.

④ **미측심층압통점**: 하둔부로 방사통이 방사. 이러한 관련 부위는 압통이 유발될 수 있는데, 특히 천장관절과 대전자부 위에 현저하다. 경우에 따라서는 심부요방형근 압통점 부위에서 전상장골극에서 상부슬개골의 외측으로 연결되는 대퇴부의 전면까지 전기에 감전되는 듯한 통증이 지나가는 경우가 있다.

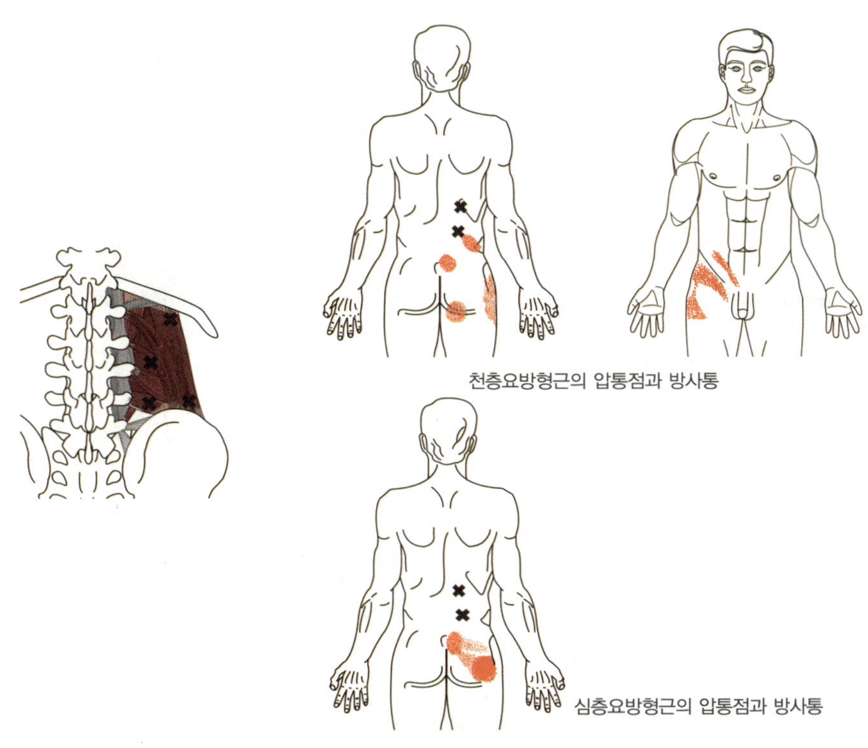

그림 12.7 요방형근의 압통점과 방사통

(a) 두측천증압통점의 방사통: 장골능과 인접한 하복부 1/4 부위, 서혜부의 외측상방으로 나타난다.

(b) 미측천층압통점의 방사통: 대전자 부위와 상부대퇴부의 외측 부위로 나타난다.

(c) 두측심층압통점의 방사통: 천장관절과 양측의 상부 천골부를 가로질러 존재한다.

(d) 미측심층압통점의 방사통: 하둔부로 통증이 나타난다.

가성 추간판탈출증 증후군(Pseudo-disk syndrome)

제1 천추신경통(S1 rediculopathy)과 비슷하며 소둔근에 생기는 위성압통점(satellite gluteus minmus trigger point)으로 인해 발생한다.

1. 요방형근이나 소둔근의 압통점을 압박하면 환자의 좌골신경 분포지역의 통증이 재현된다.

2. 요방형근의 치료 없이 소둔근의 압통점을 치료하면 좌골신경통이 곧 없어지지만 얼마 지나지 않아 재발된다.

3. 요방형근의 압통점을 치료하면 요통과 좌골신경통이 곧 소실된다.

압통점의 활성화 및 만성화 요인

⊙ 활성화 요인

- 물건을 들 때 상체를 구부린 자세나 갑작스러운 외상에서 활성화된다.
- 심하고, 지속적이고, 반복적인, 근육의 무리(strain [microtrauma])로 인해서 활성화된다.
- Walking cast로 하지의 길이가 1/2인치 이상 갑자기 길어졌을 때 활성화된다.
- 피로(fatigue), 예방접종(immunization), 주사(medicinal injection), 상부기도감염 URI, 몸을 비트는 운동(twisting movement of the torso)에서 활성화된다.

⊙ 만성화 요인

- 하지길이 불일치(lower limb-length inequality)에서 만성화된다.
- 한쪽 골반이 작을 때(small hemi-pelvis) 만성화된다.
- 상지가 짧을 때(short upper arm) 만성화된다.
- Soft bed with hammock-like sag에서 만성화된다.
- 책상위에 팔꿈치를 지지하지 못하고 앞으로 구부릴 때(leaning forward with poor elbow support over a desk) 만성화된다.
- 싱크대나 작업대가 너무 낮아 구부린 자세에서 서서 일을 할 때(standing and

leaning over a low sink or work surface) 만성화된다.

• 복근이 비정상화 되어 약할 때(deconditioned or weak abdominal muscles) 만성화 된다.
• 뒷주머니에 물건을 넣어 압박되어 좌골신경통이 올 때(back-pocket sciatica)도 만성화된다.
• 비타민이나 다른 영양분이 모자랄 때(vitamin and other nutritional deficiency) 만성화 된다.
• 대사이상(mutabolic disorder), 만성감염증(chronic infection and infestation), 정서적인 스트레스(emotional stress), 몸이 추위에 노출 될 때(chilling of body) 만성화된다.

환자의 특징 및 검사

• 움직일 때 천추와 요추 사이에 근육의 guarding을 보인다.
• 기침을 하면 전형적인 통증이 유발된다.
• 환자가 바로 서면 침범한 반대편의 골반이 하강한 것 같이 보인다.
• 기능적 측만증을 보이는 경우도 있다.
• 요방형근은 신전근이지만 요추의 회전운동 때문에 요추의 전만도가 감소하여 일자 모양으로 보인다.
• 요추의 전굴이나 후굴이 제한된다.
• 측굴은 보통 환측의 반대편으로 움직이는 게 제한되어 있으나 양쪽 다 제한되어 있는 경우도 있다.
• 장늑간근섬유가 침범되어 있으면 환측으로 흉요추를 회전하는 것이 보통 제한되어 있다.
• 활동성압통점이 환자가 엎드리면 팽팽해진 근육 때문에 환측의 골반을 위로 상승시킨다.
• Hip-hiking strength test
• 만약 활동성압통점 때문에 기능 및 작용이 약해져 있거나 억제되어 있으면 압통점

위의 피부를 집음으로 인해서 일시적으로 기능을 정상화할 수도 있다.

장요근(Iliopsoas muscle)

기초해부학

⊙ 대요근(Psoas major)

기시부는 12번 흉추와 모든 요추의 추간판을 포함한 추체와 요추의 횡돌기 전면과 하연, 정지부는 대퇴골의 후내측면의 소결절 부위이다. 신경지배는 척수신경, L2, L3, L4 이다.

⊙ 소요근(Psoas minor)

기시부는 12번 흉추와 1번 혹은 2번 요추의 전외측면이며, 정지부는 치골 상지의 치골즐선(pectineal line on the superior ramus of the pubic bone)과 치골즐결절 그리고 장근막(pectineal eminence and iliac fascia) 부위이다.

⊙ 장골근(Iliacus)

기시부는 내측장골와의 상부 2/3 부위이며, 정지부는 대요근의 주건(major tendon)과 융합한다. 신경지배는 대퇴신경(femoral nerve), L2, 3이다.

기능 및 작용

- 고관절을 굴곡시킨다.
- 대요근(psoas major)은 직립한 자세에서는 요추가 신전된 상태로 만곡을 유지하도록 하여 요추전만(lumbar lordosis)의 유지에 관여하여 자세유지근으로 작용한다.
- 요추를 전굴할 때는 굴곡운동을 보조한다.
- 고관절의 외전과 외회전을 보조한다.

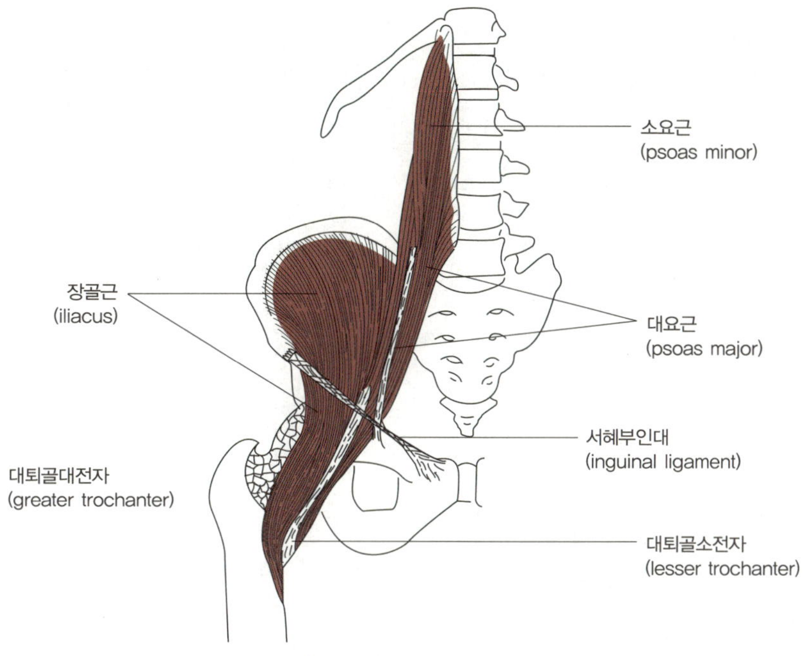

그림 12.8 장요근의 해부학

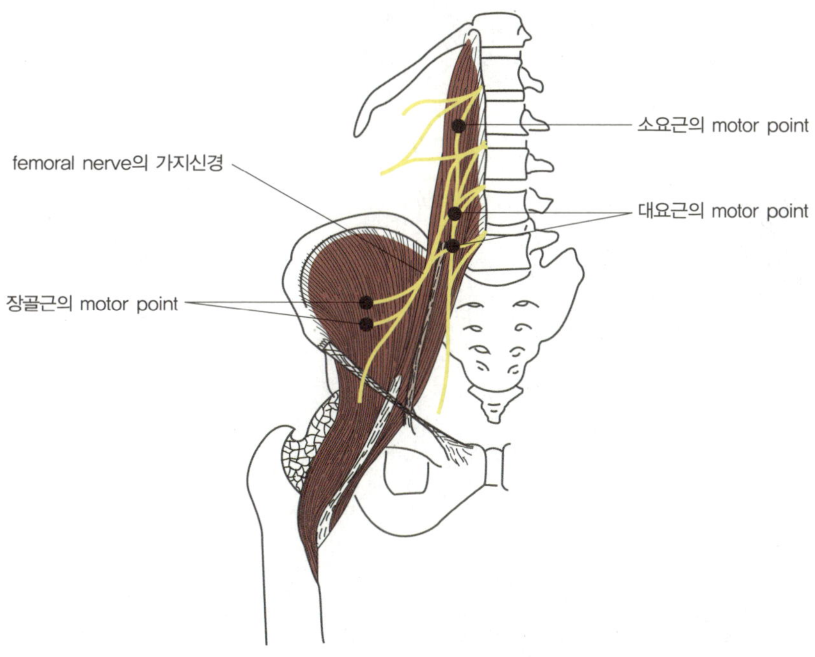

그림 12.9 장요근의 신경지배 및 motor point

근육기능단위

- 고관절굴곡 시에는 대퇴직근(rectus femoris), 치골근(pectineus), 봉공근(sartorius), 대퇴근막장근(tensor fascia latae), 박근(gracillis), 3 내전근(adductors [longus, brevis, middle part of magnus])이 협동하여 움직인다.
- 길항근은 대둔근(gluteus maximus), 슬근(hamstring), 대내전근의 후반부(posterior part of adductor magnus)이다.

증상

- 요통의 양상은 척추를 따라 위아래 방향으로 통증을 느낀다.
- 양쪽에 같이 침범하면 하부요추부를 가로질러 통증을 느낀다.
- 환자가 똑바로 서면 통증을 더 심하게 느끼고 누워서도 약간의 둔통을 느낀다.
- 대퇴부 전면의 통증을 자주 호소한다.

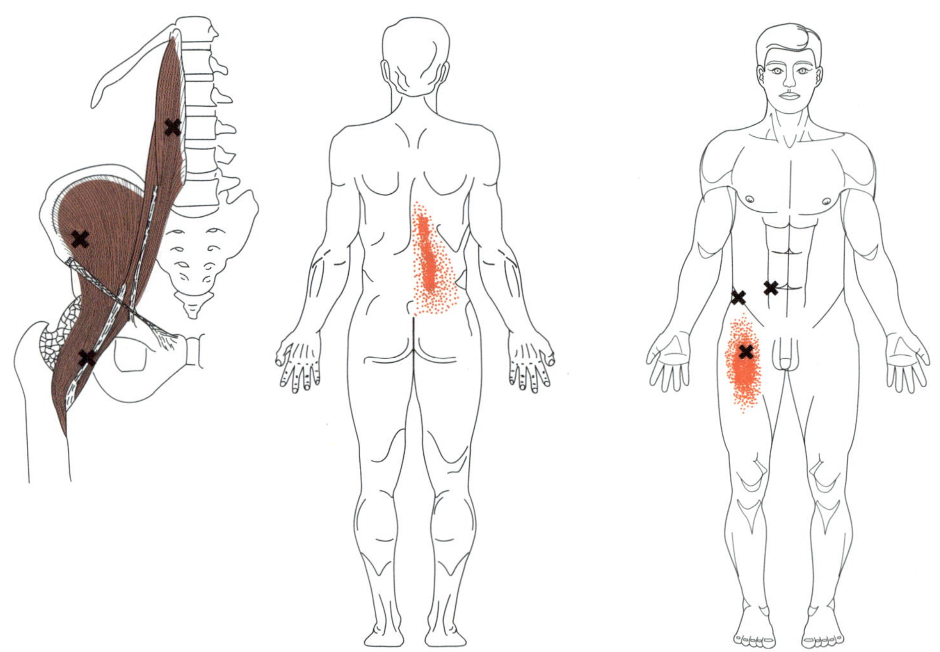

그림 12.10 장요근의 압통점과 방사통. 방사통은 동측의 요추부를 연해서 생기고, 천장관절 및 천골과 근위내측둔부에 방사한다.

- 깊숙한 의자에 앉아 있다가 일어나기가 힘들고 심한 경우는 전혀 일어날 수가 없어서 기어 다닐 수 밖에 없다.
- 환자가 변비가 심한 경우는 딱딱한 내용물이 압통점 부근을 지날 때는 전형적인 방사통을 느끼는 경우도 있다.
- 장요근은 통증이 누우면 덜해지는데, 가장 편한 자세는 태위(fetal position)로 측와위로 눕든지 앙와위로 무릎과 고관절을 굽히고 눕는 것이다. 허리를 쭉 펴고 일어선 자세를 취하거나 의자에 깊이 앉은 상태에서 일어날 때에 심해지는데, 때로는 네 발로 기지 않고는 움직이지 못할 정도로 요통이 심해지는 경우도 있다.
- 기침을 하여도 통증이 심해지지는 않는다.
- 방사통은 동측의 요추를 따라 생기고 아래로 천장관절지역을 내려가 천골과 근위 내측둔부에 퍼진다.
- 동측의 서혜부와 대퇴부의 전내측상부에도 방사통이 존재한다.

압통점의 활성화 및 만성화 요인

⊙ 활성화 요인

- 최근의 추간판탈출증에서 활성화된다.
- 기능적으로 관련 있는 근육의 압통점의 이차적인 결과로 활성화된다.
- 고관절이 예각인 상태로 오랫동안 앉아 있는 경우 활성화된다.
- 태아자세로 수면을 취한 경우 활성화된다.
- 흉요추부(10번 흉추에서 1번 요추까지)의 관절기능 이상으로 활성화된다.
- 장골근(iliacus)은 요추천골관절의 기능이상으로 활성화되는 경우가 있다.
- 임신, 통증이 있는 여성 내부 장기의 기능이상, Sway-back posture, 복근이 약한 것을 보상하기 위하여 활성화된다.

⊙ 만성화 요인

반복적으로 강한 동심성 수축(repetitive vigorous concentric contraction), 대퇴직근의

긴장(tightness of rectus femoris), 하지길이의 불일치(lower limb-length inequality), 한쪽 골반이 작은 경우(small hemipelvis) 만성화된다.

환자의 특징 및 검사

- 장요근이 침범된 환자의 경우는 몸무게를 침범되지 않은 쪽으로 두고 침범된 쪽의 발은 앞으로 내밀고 무릎을 굽혀 장요근으로 가는 긴장도를 떨어지게 하는 자세를 취한다.
- 환자에게 선 자세로 앞으로 굽히라고 하면 처음 약 20° 정도에서는 환측으로 몸이 더 많이 기울고 계속 굽히면 몸이 중심으로 돌아온다.
- 환자는 몸을 앞으로 구부린 구부정한 자세에서 보행을 하게 되며 골반이 전방으로 기울어지는(forward tilt) 경향을 보이며 요추의 만곡도가 증가하여 과도하게 전만(hyperlordosis) 되는 경향을 보인다.
- Psoatic limp(gait): 환측에 몸무게가 덜 가도록 하며 대퇴부를 굴곡, 외전, 외회전을 하고 보행을 하게 된다.
- 고관절의 신전가동범위검사(test of hip for extension range of motion): 먼저 환자를 앙와위로 눕힌 다음 양쪽 대퇴부를 가슴으로 끌어당겨 요추부를 편평하게 만들고 골반을 안정시킨다. 다음으로 건측의 대퇴부는 계속 잡고 있고 환측의 대퇴부를 테이블 쪽으로 내려 신전 정도를 검사한다. cf) rectus femoris and TFL
- 복직근과 조화를 이루어 기능을 하는데 복직근이 약해지면 보상을 하려다가 장요근에 문제가 발생하는 경향이 있다.
- 장요근이 짧으면 보행의 고관절 신전 시 골반의 장골이 전방으로 torsion 되는 경향이 있다.

대둔근(Gluteus maximus muscle)

기초해부학

기시부는 장골의 후연, 장골능의 후연, 천골의 후외측면, 미골의 측면, 척주기립근의 건막, 천추결절인대(sacrotuberous ligament)의 길이 전체, 중둔근을 덮고 있는 근막에서 기시한다. 정지부는 상부 3/4은 대전자를 가로지르는 두꺼운 건막과 그 연결되는 긴장막의 장경막 부위에서 정지하고, 심하부섬유는 대퇴골의 둔결절(gluteal tuberosity of femur) 부위에서 정지한다. 신경지배는 상둔신경(superior gluteal nerve) 이다.

기능 및 작용

- 앞으로 굽히는 동작, 서 있다가 앉는 자세, 계단을 내려가는 동작을 조절하는 기능을 한다.
- 보행 중에는 heel–strike 후에 고관절굴곡을 제한하는 역할을 한다.
- 발의 앞쪽에 몸무게가 이동하도록 하고 골반을 안정시키는 데 도움을 준다.
- 대퇴부의 신전과 외회전을 보조한다.
- 상부근섬유는 외전에 일차적으로 작용하고, 하부근섬유는 대퇴부를 굴곡한 상태에서 강한 저항에 반하여 외전하는 기능을 한다.
- 앉은 자세에서 일어나거나 계단을 오르거나 경사를 오를 때 하지를 고정하고 골반을 잡아당김으로서 몸을 신전시키는 역할을 한다.
- 갑작스러운 전굴운동을 조절하는 역할을 한다.
- 골반을 후굴시키는 역할을 한다.

근육기능단위

- 상체의 신전(extension of trunk) 시에는 광배근(longissimus), 장늑근(iliocostalis), 슬근(hamstrings), 대둔근(gluteus maximus)과 협력하여 움직인다.
- 고관절에서의 대퇴부 신전(extension of thigh at hip joint) 시에는 슬근(hamstrings),

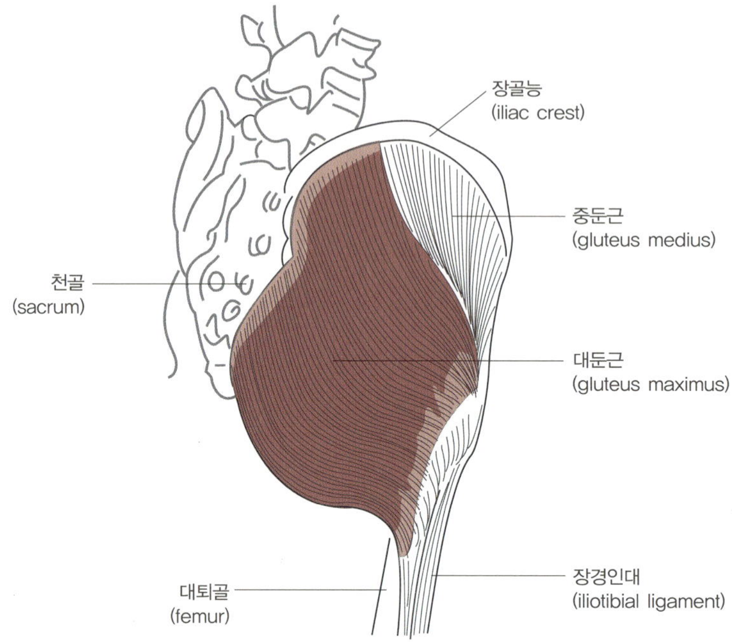

그림 12.11 대둔근의 해부학

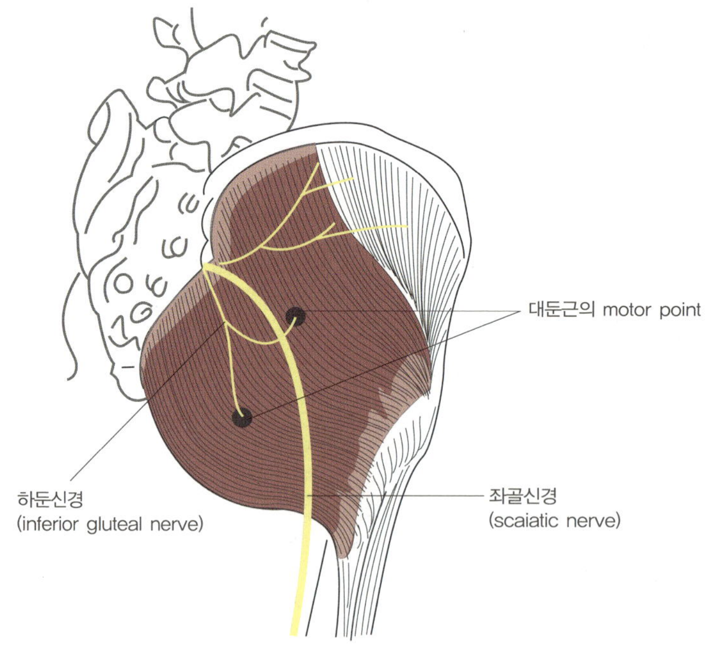

그림 12.12 대둔근의 신경지배 및 motor point

중둔근과 소둔근의 후부섬유(posterior portion of gluteus medius and minimus), 대둔근(gluteus maximus)과 협력하여 움직인다.

- 대퇴부의 외회전(lateral rotation of thigh) 시에는 이상근(piriformis), 대둔근(gluteus maximus)과 협력하여 움직인다.

증상

- 경사진 곳을 올라갈 때 특히 전굴자세에서 더욱 통증이 심해진다.
- 자유형에서와 같이 근육이 짧아진 상태에서 강한 수축을 할 때 통증이 더욱 심해지고 근경련이 온다.
- 앉아 있을 때 불편하고 통증이 심해지고, 미골통(coccygodynia)도 있다.

◉ 제1압통점

- 천장관절의 외측에 압통점이 위치하고 방사통은 둔부주름(gluteal cleft)에 통증과 압통이 반달모양으로 생기고 천장관절 쪽에도 방사통이 생긴다.
- 천장관절 쪽의 통증은 요통을 유발하기도 하고 대둔근의 기시부 근처의 장골능 내측에 있는 myogelosis도 요통을 유발하기도 한다.

◉ 제2압통점

- 좌골결절(ischial tuberosity) 약간 위에 있는 데가 가장 흔한 대둔근의 압통점이다.
- 전체 둔부로 방사되고 더 깊은 둔근이 침범되었다고 오해하기가 쉽다.
- 하부천골전체, 장골능 하부에 방사되나 항문주위부나 미골 부위는 방사되지 않는다.

◉ 제3압통점

- 미골 부근에 위치해 있어서 미골통(coccydynia)을 야기한다.
- 환자는 미골이 자꾸 바닥에 닿는다고 표현하나 해부학적으로 불가능하다. 이런 경우는 제3압통점을 의심해야한다.

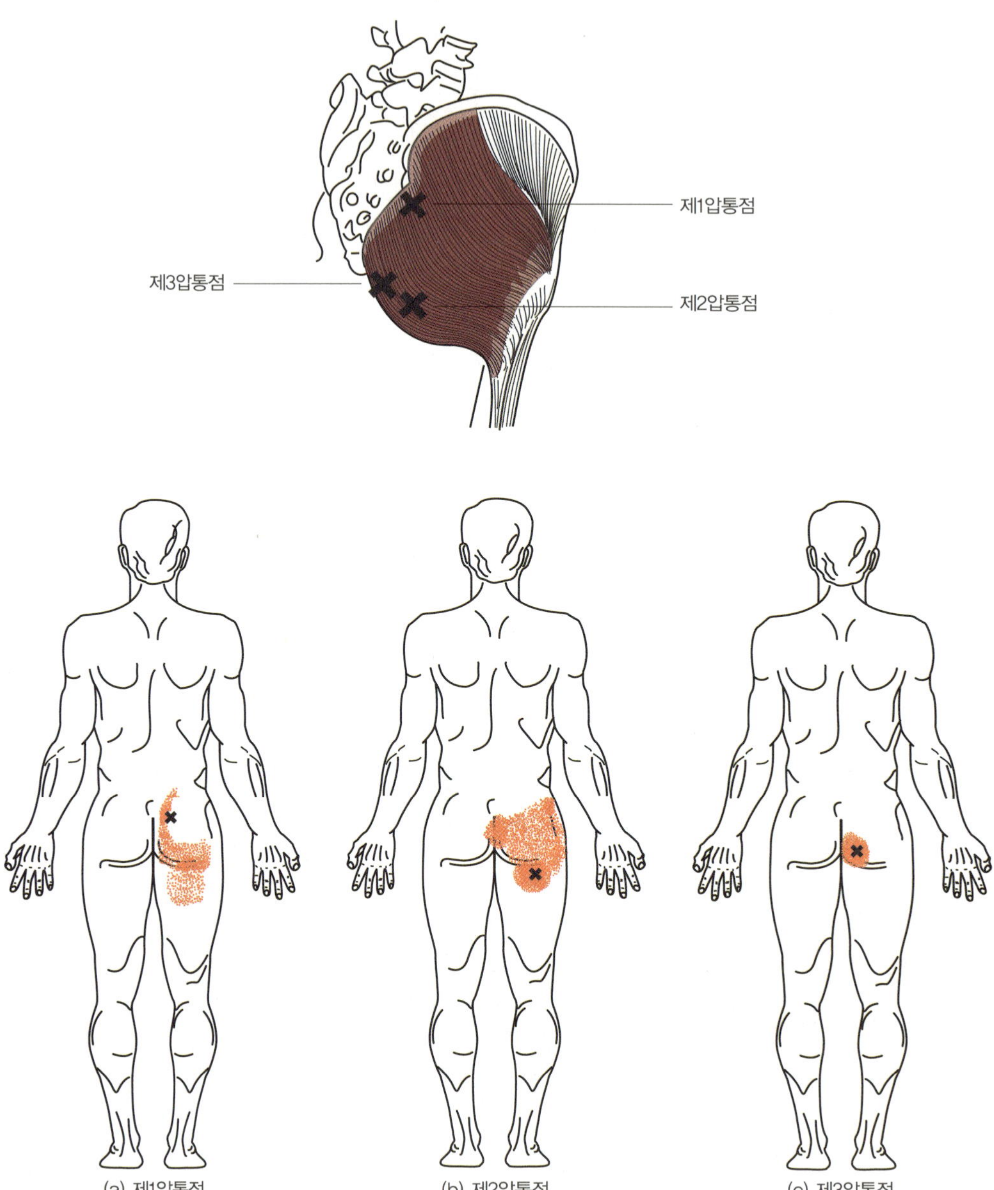

그림 12.13 대둔근의 압통점과 방사통

(a) 제1압통점과 방사통: 둔부주름과 천장관절 부위이다.
(b) 제2압통점과 방사통: 전체둔부, 천골하부, 장골능 하부 부위이다.
(c) 제3압통점과 방사통: 미골통을 야기한다.

압통점의 활성화 및 만성화 요인

⊙ 활성화 요인

낮은 곳으로 떨어진다든지 떨어지려고 할 때 중심을 잡기 위해 근육에 갑자기 힘을 많이 줄 때, 둔부에 직접적으로 가해지는 외상, 앞으로 구부린 자세에서 오랫동안 오르막길을 걸어갈 때, 근육이 과도하게 스트레칭 되도록 한쪽으로 누워 잘 때, 자극성이 강한 약물 근육주사 시에 활성화된다.

⊙ 만성화 요인

- 수영(swimming with crawl stroke), 반복적으로 대둔근에 무리를 줄 수 있는 작업, 한 자세로 너무 오래 앉아 있는 경우에 만성화된다.
- 흉추후만과 머리가 앞으로 돌출된 자세(head-forward position with thoracic kyphosis), 제1번 중곡골이 짧은 경우〔Morton 족부구조(short 1st metatarsal bone [Morton foot structure])〕만성화된다.
- 뒷주머니에 지갑 등 물건을 집어넣어 압박될 때(back pocket sciatica), 한쪽의 골반이 작을 때(small hemipelvis) 만성화된다.

환자의 특징 및 검사

- 보행 중에는 통증을 피하기 위해 환측의 single-limb phase(반대편 swing phase)를 가능하면 짧게 수행한다.
- 앉아 있을 때 환자는 압통점에 가해지는 압력을 줄이기 위해 자세를 자주 바꾼다.
- 앙와위에서 환자의 무릎을 굽혀 반대편 어깨 쪽으로 가져가면서 대퇴부를 내회전시키면 정상에서는 거의 가슴에 붙으나 이상이 있는 경우는 35° 정도 감소된다.
- 대둔근의 기시부 부근의 장골능 아래의 건근접합부의 압통은 지속적으로 압통점 때문에 생긴 긴장도 혹은 관련압통으로 인한 것이다.
- 앞굽히기 검사(finger-to-touch-ground test)에서 제한을 보일 수 있다. 슬근과의 감별은 의자에 앉아 무릎을 굽히고도 제한이 있으면 대둔근의 이상이다.

• 근력 검사(strength test)에서 비연속적인 약화(inconsistent [ratchety] weakness)의 양상을 보인다(근육기능의 억제[inhibition] 때문이다).

중둔근(Gluteus medius muscle)

기초해부학

기시부는 장골능의 앞 2/3를 따라서 장골의 외측면과 근육의 전외측 2/3를 덮고 있는 둔부건막(gluteal aponeurosis) 부위에서 기시하며, 정지부는 대전자의 후상각과 외측면 부위이다. 신경지배는 상둔신경(superior gluteal nerve)이다.

기능 및 작용

• 고관절의 외전시키고, 서 있을 때 골반을 안정화시킨다.

• 보행 중에는 바닥에 발이 붙어 있는 쪽의 골반을 고정시켜 반대편 골반이 아래로 심하게 떨어지는 것을 방지(single-limb stance phase)한다.

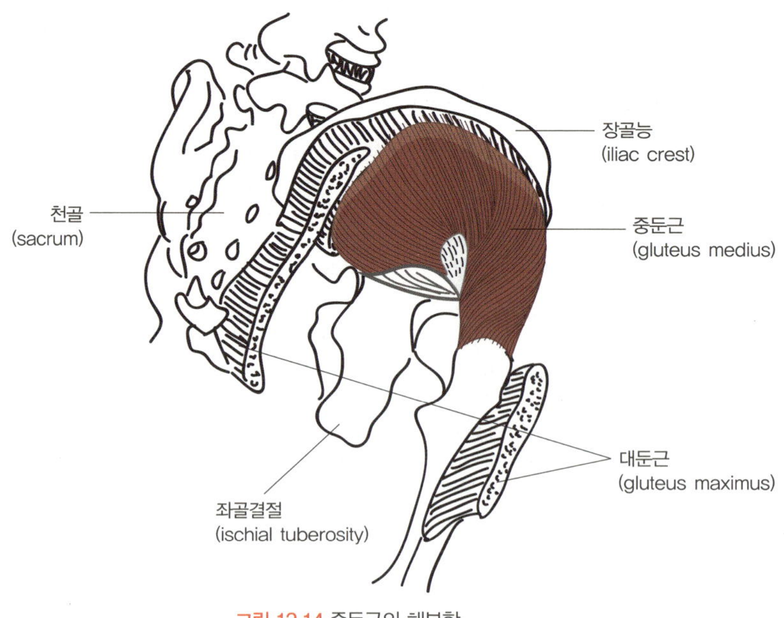

그림 12.14 중둔근의 해부학

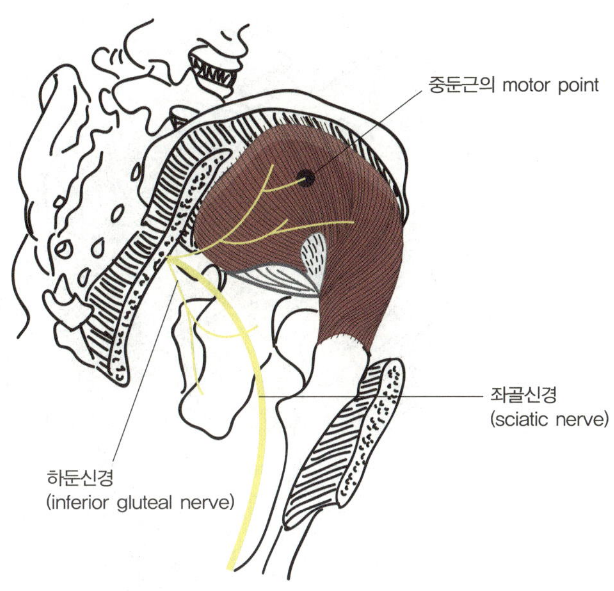

그림 12.15 중둔근의 신경지배와 motor point

근육기능단위

대퇴부를 외전시키는 근육은 대둔근(gluteus maximus), 소둔근(gluteus minimus), 대퇴근막장근(tensor fascia latae), 봉공근(sartorius), 이상근(piriformis), 대둔근의 일부(part of gluteus maximus), 장요근(iliopsoas)이다.

증상

- 보행 중에 통증이 심하다.
- 환측으로 자거나 앙와위로 누워 압통점이 압박되면 통증이 오기 때문에 잠을 설치는 경우가 많다. 반대편으로 누워 자면 과도한 스트레칭 때문에 통증이 올 수 있다. 그래서 반앙와위로 자는 것이 가장 편하다.
- 앉아 있을 때도 압박 때문에 통증이 올 수 있다.

제1압통점

- 천장관절의 부근에서 근육의 후부에 있는 장골능 가까이 위치한다.

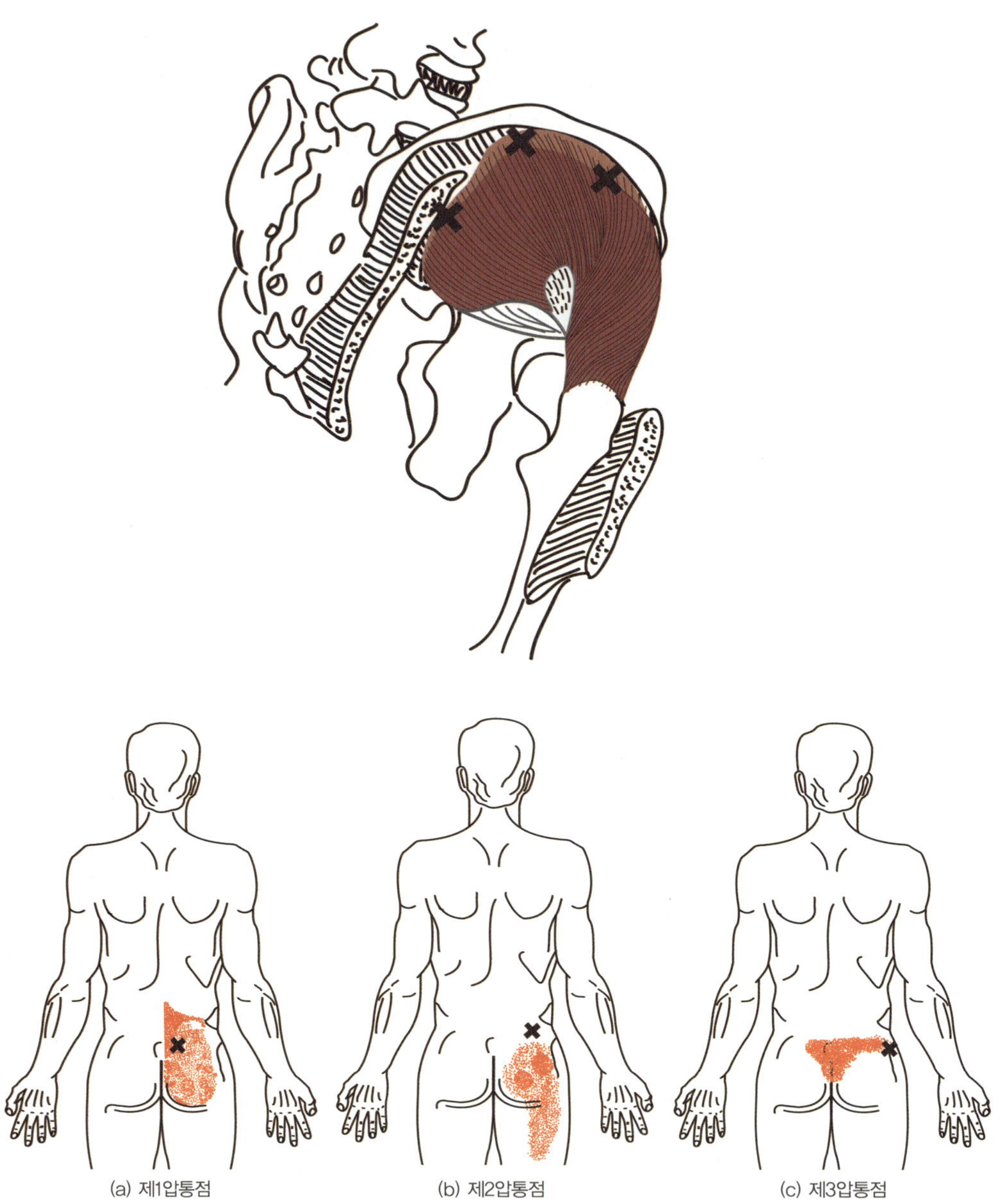

그림 12.16 중둔근의 압통점과 방사통

(a) 제1압통점과 방사통: 장골능후부, 같은 쪽 천장관절, 천골위, 둔부이다.
(b) 제2압통점과 방사통: 둔부중앙, 상부대퇴 후외측 부위이다
(c) 제3압통점과 방사통: 장골능을 따라 하부요추부 및 천골 위 부위이다.

- 방사통은 장골능의 후부를 따라 일차적으로 생기고 같은 쪽 천장관절, 천골 위와 둔부 쪽으로도 간다.

⊙ 제2압통점

- 장골능 중앙 근처에 위치한다.
- 방사통은 둔부의 중앙으로 방사되고 상부 대퇴의 후외측부로도 방사된다.

⊙ 제3압통점

- 전상장골극 부근의 장골능 근처에 생긴다.
- 장골능을 따라 하부 요추부와 천골 위 양측에 통증이 방사된다.

압통점의 활성화 및 만성화 요인

- 갑작스럽게 낮은 곳으로 떨어질 때, 운동 중 외상, 달리기, 장시간 테니스 게임을 한 경우, 에어로빅, 모래해변을 장시간 걸은 경우, 한쪽 다리로만 장시간 서 있은 경우, 약물주사로 인해서 활성화된다.
- 제2 중족골이 길고 제1 중족골이 짧은 경우(Morton's foot structure) 활성화된다.
- 천장관절면이 어긋난 경우, 장시간 고관절을 굴곡시킨 상태로 있은 경우, 머리가 전방으로 돌출된 후만자세, 뒷주머니에 지갑을 넣어서 좌골신경통이 생성된 경우에 활성화된다.

환자의 특징 및 검사

- 환자를 비환측이 아래로 가게 측와위로 눕히고 환측의 대퇴부를 굴곡시키면 정상에서는 무릎이 테이블의 위치까지 떨어진다. 하지만 문제가 있어 근육이 짧아지면 아래로 떨어지지 않는다.
- 근육이 약화되면 대퇴부를 굴곡시키는 대신 신전시켜 측와위로 외전저항검사를 하면 moderate and fatchety 또는 break-away weakness를 나타낸다.
- Trendelenburg sign과 Trendelenburg gait: 보행 시, weight-bearing phase 시 고

관절 외전근에 의해 대퇴골 위에 골반이 안정되어 고관절이 외전 된 상태를 유지하게 된다. 만약 외전근이 약하다면 대퇴골 위에 골반을 안정시킬 수 없어서 반대편 골반이 아래로 떨어지게 된다.

소둔근(Gluteus minimus muscle)

기초해부학

기시부는 전둔부선과 하둔부선 사이의 장골의 외측면이며, 정지부는 대전자의 전면의 최상부, 이상근의 부착부의 전면 깊은 곳이다.

신경지배는 상둔신경(superior gluteal nerve)이다.

기능 및 작용

- 대퇴부를 외전시킨다.
- 전반부근섬유는 대퇴부의 내회전을 담당하고, 후반부의 근섬유는 대퇴부의 외회전을 담당한다.
- 골반을 안정화시키는 역할을 한다.

근육기능단위

- 대퇴부의 내회전은 전소둔근(anterior gluteus minimus), 전중둔근(anterior gluteus medius), 대퇴근막장근(TFL)이 담당한다.
- 내회전의 길항근(외회전근)은 대둔근(gluteus maximus), 이상근(piriformis), 대퇴방형근(quadratus femoris), 쌍자근(gemelli), 전자근(obturators)이다.
- 대퇴의 외전은 중둔근 및 소둔근(gluteus medius and minimus), 대퇴근막장근(TFL)이 담당한다.

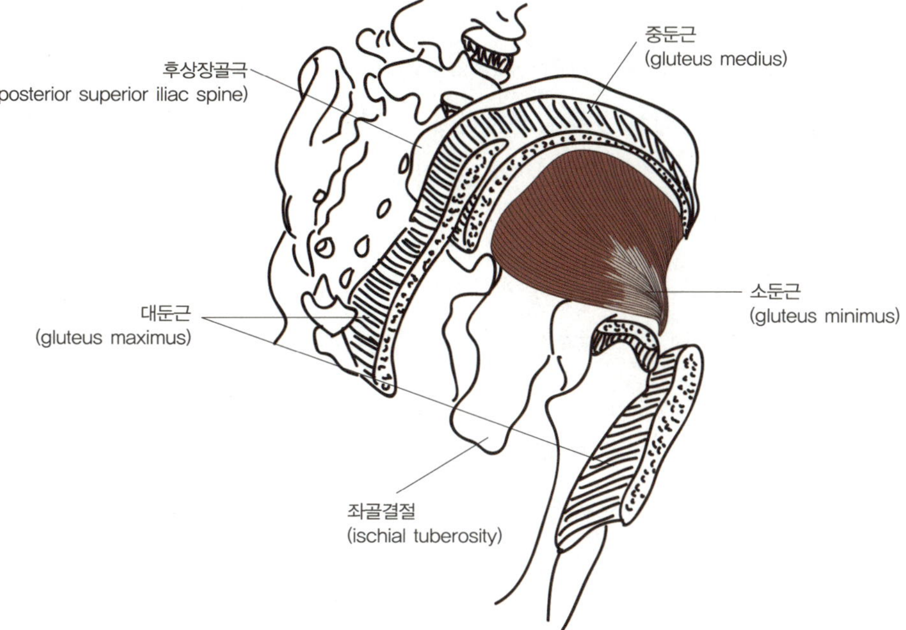

그림 12.17 소둔근의 해부학

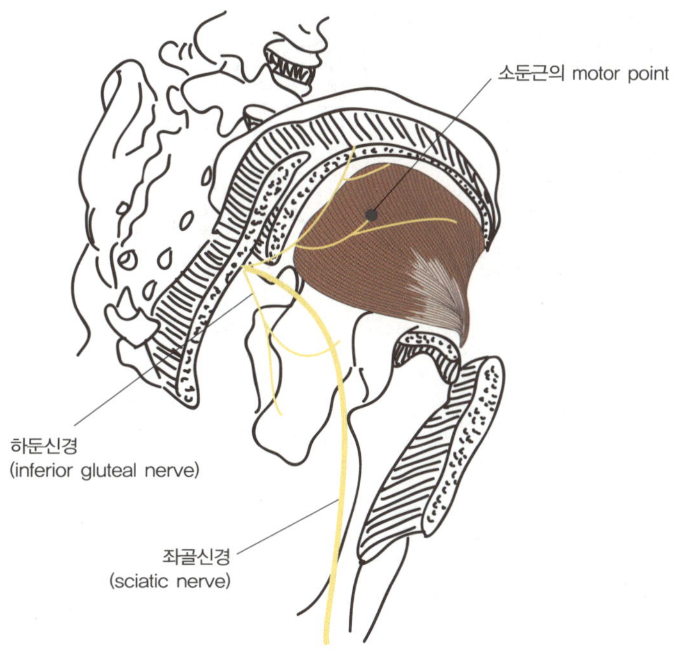

그림 12.18 소둔근의 신경지배와 motor point

증상

- 보행 중에 통증이 심해서 절룩거린다(limping gait).
- 환측으로 눕는 것은 극심한 통증을 유발하여 수면을 방해하는 경우도 있다.
- 전섬유(anterior fiber)의 경우 앉았다 일어날 때 통증이 심해서 잘 일어나지 못한다.

1. **전섬유의 압통점**: 방사통이 둔부의 하외측부, 외측 대퇴부 및 무릎, 하퇴의 비골근부로 오고 발목 아래로는 잘 내려가지 않는다. 제4~5 요추간추간판탈출증과 유사한 증상을 보인다.

2. **후섬유의 압통점**: 방사통은 둔부의 대부분을 차지, 대퇴 및 하퇴의 후면부, 경우에 따라서는 무릎 후면부에도 온다. 제5 요추-천추간 추간판탈출증과 유사한 증상을 보인다.

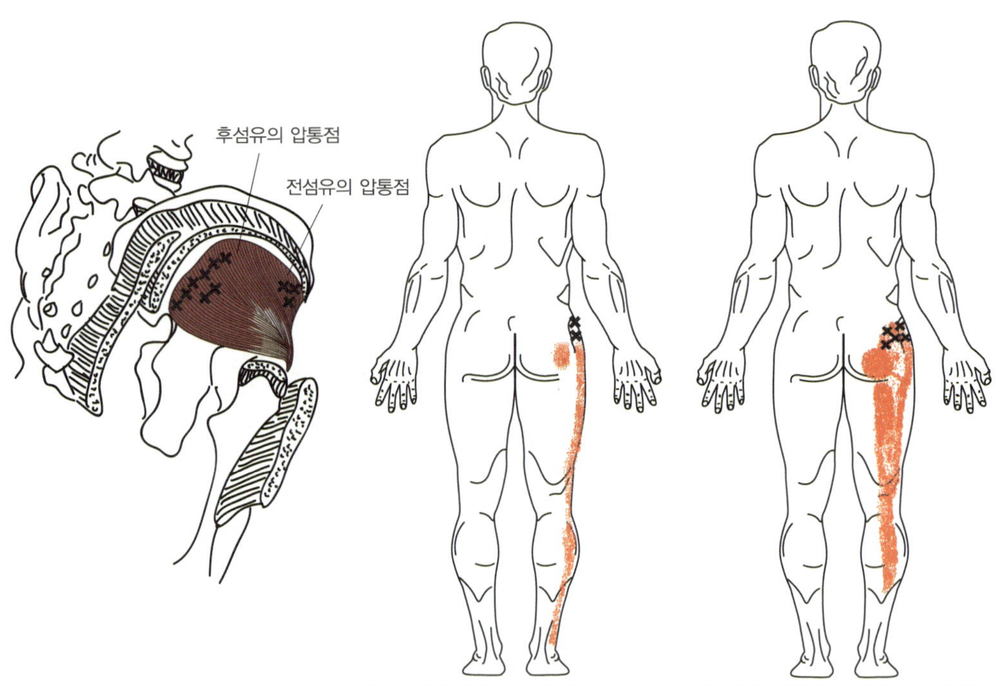

그림 12.19 소둔근의 압통점과 방사통

(a) 소둔근전섬유의 방사통: 둔부의 하외측, 외측대퇴부 및 무릎, 하퇴의 비골근부이다.
(b) 소둔근후섬유의 방사통: 둔부의 대부분, 대퇴 및 하퇴의 후면부, 무릎의 후면이다.

압통점의 활성화 및 만성화 요인

⊙ 활성화 요인

갑작스럽게 근육을 무리하게 쓰거나 반복적으로 만성적인 근육의 무리가 올 때, 천장관절기능 이상, 약물주사 등에서 활성화된다.

⊙ 만성화 요인

장시간 움직이지 않을 때, 지갑을 뒷주머니에 넣어서 골반이 경사질 때, 직립자세에서 균형을 제대로 잡지 못할 때 만성화된다.

환자의 특징 및 검사

- 환측으로 무게를 주면 통증이 오기 때문에 비환측으로 무게를 주고 걷는다(antalgic gait).
- 심한 경우에는 앉아서 환측의 다리가 위로 가게 꼬고서 앉지 못한다.
- 능동적으로 수축시키고 저항을 주면 ratchety weakness를 느낄 수 있다.
- 방사통이 지나는 부위에 통증이나 감각이 변화하거나 저린 느낌 등이 올 수 있다. 그러나 신경학적인 결함은 보이지 않는다.

이상근 및 기타 대퇴외회전근(Piriformis and other short lateral rotators)

기초해부학

⊙ 이상근(Piriformis)

기시부는 천골의 전면이며, 정지부는 대전자부의 상면의 내측부이다.

⊙ 상쌍자근 및 하쌍자근(Superior and inferior gemelli)

기시부는 좌골(ischium)이며, 정지부는 대전자 상부의 내측면이다.

◉ 내전자근(Obturator internus)

기시부는 전자막(obturator membrane)의 내면과 전자공(obturator foramen)의 연부, 정지부는 대전자의 내측면의 앞부분이다.

◉ 대퇴방형근(Quadratus femoris)

기시부는 좌골의 전외측면이며, 정지부는 대퇴골이 방형결절(quadrate tubercle) 및 전자간능(intertrochanteric crest)이다.

◉ 외전자근(Obturator externus)

기시부는 전자막(obturator membrane)의 외측면이며, 정지부는 대퇴골의 전자와(trochanteric fossa)이다.

신경지배는 제1 혹은 2 천주신경 S1, S2이다.

기능 및 작용

- 몸무게를 지탱하는 기능, 특히 early stance phase에 그 기능을 담당한다.
- 고관절을 안정시켜 대퇴골두를 관절와 내에 위치하도록 한다.
- 대퇴부의 외회전을 담당한다.
- 고관절이 90°로 굴곡되어 있을 때 대퇴부를 수평외전하나 90° 이상에서는 내회전하는 경향을 보인다.

근육기능단위

- 대퇴부의 외회전시키는 근육은 이상근과 나머지 5개의 외회전근(pirformis and other 5 lateral fotator), 대퇴이두근의 장두(long head of biceps femoris), 봉공근(sartorius), 후중둔근(posterior fiber of gluteus medius), 후소둔근(posterior fiber of gluteus minimus), 장요근(iliopsoas), 대둔근(gluteus maximus)이다.
- 대퇴부의 내회전(길항근)시키는 근육은 반건양근 및 반막양근(semitendinosus and semimembranosus), 치골근(pectineus), 대퇴근막장근(tensor fascia latae), 대부분의

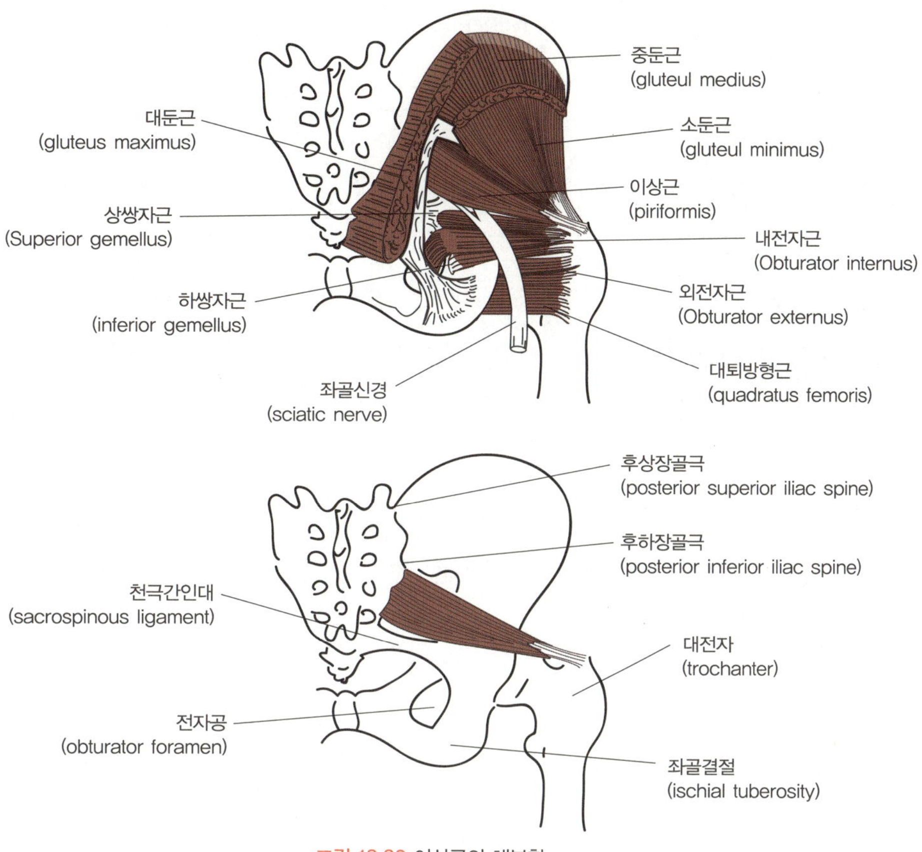

그림 12.20 이상근의 해부학

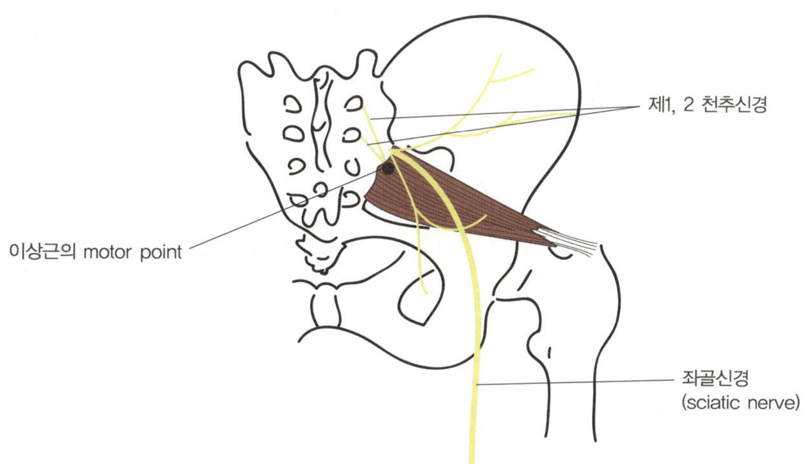

그림 12.21 이상근의 신경지배와 motor point

소둔근 및 중둔근(most andterior fibers of gluteus medius and gluteus minimus)이다.

증상

- 요추부, 서혜부, 회음부, 둔부, 고관절부, 후대퇴부 및 후하지와 발, 배변 시 직장에 통증을 느낀다.
- 통증은 앉아 있거나, 고관절 굴곡, 내전, 내회전의 상태로 오래 있는 경우나, 다리를 꼬고 앉아 있는 경우 앉은 자세에서 일어설 때, 혹은 서 있을 때 증가될 수 있다.
- 통증이 있는 하지에 부종이 오거나 성적기능이상, 성교통, 음위(impotence) 등의 증상이 올 수 있다.
- 요추골연골증(lumbar osteochondrosis)에서 가장 흔히 올 수 있는 근긴장반사(myotonic reflex)로 압통점이 유발되기도 한다.

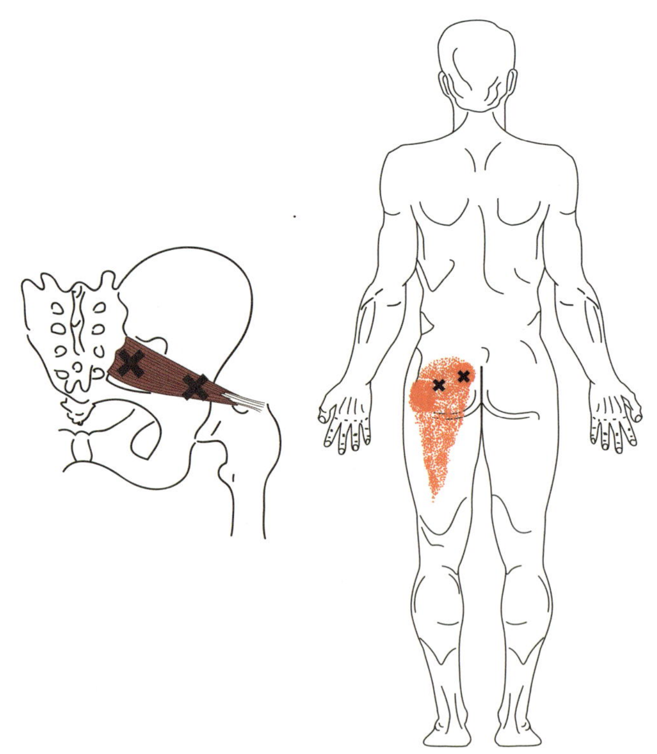

그림 12.22 이상근의 압통점과 방사통. 방사통은 천장관절, 고관절후면, 후대퇴부 근위 2/3 부위이다.

◎ 증상의 종류

① 근육 자체의 압통점 때문에 유발되는 근막성 통증이 있다.

② 신경 혈관 압박(neurovacular entrapment) 때문에 오는 증상이 있다.

③ 천장관절의 기능이상 때문에 오는 증상이 있다.

- 고관절을 90° 굴곡시키고 저항외전을 시키거나 외부에서 압박을 가해 압통을 유발시키면 전형적인 방사통의 양상이 나타난다.
- 방사통은 천장관절지역, 고관절의 후면부, 후대퇴부의 근위 2/3 정도에 있고 경우에 따라서는 요통을 야기하기도 한다.

◎ 압통점의 활성화 및 만성화 요인

⊙ 활성화 요인

- 어떠한 종류의 비정상적인, 근육에 무리한 하중이 주어질 때 활성화된다.
- 낮은 곳으로 떨어지면서 중심을 잡으려고 할 때 활성화된다.
- 허리를 구부려 무거운 물건을 드는 동안 측면으로 비트는 경우 활성화된다.
- 한쪽 다리에 몸무게를 둔 상태에서 강력하게 회전하는 경우 활성화된다.
- 몸무게를 둔 다리의 강력하고 빠른 내회전을 억제하는 강력한 편심성수축(legthening contraction)을 하는 경우 활성화된다.
- 반복되는 근육과로(reptitive strain), 오랜 시간 동안 근육이 짧아진 자세가 유지되는 경우, 직접적인 외상으로도 활성화된다.

⊙ 만성화 요인

운전 할 때처럼 침범된 다리를 움직이지 않고 있을 때, 만성감염, 만성골반염증성질병, 감염성천장관절염, 고관절염, 대퇴골두전치환술, Morton foot structure에서 만성화된다.

환자의 특징 및 검사

- 서 있는 자세에서는 일차적으로 좌골신경의 비골부(peroneal portion)의 압박으로 인하여 발목의 배굴(dorsiflexion)이 경도로 약화되어 경도의 족하수(foot drop)을 보이는 경우도 있다. 더 심해지면 환측의 다리를 끌게 된다. 그래서 급기야는 보행이 불가능하게 되는 경우도 있다. 발의 감각이 마비되기도 하고 위치감각이 소실되어 다리를 넓게 벌리고 걷는 보행실조가 동반되기도 한다.
- 환자는 앉은 자세에서 자주 자세를 바꾸게 되고 반대편 대퇴부 위로 무릎을 꼬고 앉는 것은 불가능하고 앉은 자세에서 의사가 환자의 양쪽 무릎에 손을 대고 저항을 주면서 환자에게 외전하게 시키면 침범된 쪽의 하지가 후들거리고 통증이 오며 근력약화를 보이는 pace abduction test에 양성을 보인다.
- 환자가 앙와위에서는 환측의 다리가 적어도 45° 이상 외회전을 한 상태로 자세를 취하게 되고 Frieberg sign 양성(무릎을 편 상태로 내회전이 제한), Bonnet test 양성(내회전 및 내전 제한), SLR test에서도 양성을 보이는 경우가 있다. 환측의 다리가 짧아 보인다.
- 환자가 측와위로 하면 압통점을 발견할 수 있고 Saudek test(환측이 위로 가도록 하고 고관절을 90° 굴곡시키고 내전시키면 통증이 오면서 제한)에서 양성을 보인다.
- 환자가 복와위로 하면 침범된 반대쪽으로 천공의 oblique axis rotation이 일어난다. 우측 이상근이 침범하면 left oblique axis rotation이 일어나고 우측의 천골기저부는 인접의 후상장골근보다 더욱 앞쪽으로 편위되고 sacral sulcus는 더욱 깊어진다. 천골첨은 보다 중심선에서 좌측으로 이동하게 되고 sulcus는 얕아진다.

혈관신경 압박증상

- 좌골신경이 압박되어 통증은 오금을 거쳐 종아리의 뒤쪽과 발까지 방사된다.
- 발의 감각이 상실되어 위치감각이 소실되어 다리를 넓게 벌리고 걷는 보행실조가 동반된다.
- 음부신경(pudendal nerve)이 압박되면 회음부 및 서혜부의 통증과 성기능의 장애,

성교통이 나타난다.

- 음부정맥(pudendal vein)이 압박되면 골반 내 장기의 울혈이 동반되어 아래가 묵직하고 밑이 빠지는 느낌이 든다.
- 상둔신경(superior gluteal nerve)과 하둔신경(inferior gluteal nerve)이 압박되면 둔부 전체의 통증이 오고 심하면 둔부근육의 위축이 오기도 한다.

13. 요통의 임상 진단 방법

요통의 임상 검사방법

병력 검사를 예진 시에 먼저 문진을 하고, 환자와 진료 시에 다양한 임상 검사를 시행하여 환자의 상태를 확인한다.

병력 검사

① 요통이 언제부터 시작되었습니까?

② 요통의 증상이 어떤 증상부터 시작되었습니까?

③ 요통의 치료를 받은 적이 있습니까? (있다/없다)

④ 요통의 치료를 받았다면 어떤 치료를 받았습니까?

⑤ 하지저림, 통증, 시림, 무력 증상이 있습니까?

⑥ 어떤 경우에 당신의 요통 증상이 악화 혹은 완화되었습니까?

⑦ 어떤 증상이 당신을 가장 괴롭히는 증상입니까?

⑧ 교통사고를 당한 적이 있습니까? (있다/없다)

⑨ 최근에 척추를 다친 적이 있습니까? (있다/없다)

⑩ 자궁 수술을 받은 적이 있습니까? (몇 년 전에?)

⑪ 디스크 수술을 받은 적이 있습니까? (몇 년 전에?)

⑫ 생리 시에 허리가 아픕니까?

⑬ 갱년기 장애를 겪고 있습니까?

⑭ 현재 먹고 있는 약이 있습니까? (당뇨약, 혈압약, 관절약 등)

⑮ 오래 앉아서 일합니까?

⑯ 무거운 물건을 많이 드십니까?

⑰ 얼굴이나 손발이 잘 붓습니까?

⑱ 소화 장애를 가지고 있습니까?

⑲ 요통 외에 척추 질환이나 팔다리 질환을 가지고 있습니까?

⑳ 불안증이나 불면증을 가지고 있습니까?

임상 검사

① **장요근 테스트:** 좌측과 우측의 장요근을 비교 촉진하여 요통의 강도를 확인하는 테스트 방법

② **SLR 테스트:** 다리를 들어서 하지저림, 당김의 유무를 확인하여 테스트하는 방법

③ **엄지발가락 근력테스트:** 엄지발가락을 위로 당기게 하여 하지의 근력을 테스트하는 방법

④ **허리 굴신 테스트:** 허리를 굽히고 펴고, 측굴하게 하여 통증의 유무를 확인하는 테스트 방법

⑤ **극돌기, 요방형근, 이상근 소둔근 촉진 테스트:** 허리 각 부위를 촉진하여 통증의 유무를 테스트하는 방법

⑥ **늑골-장골능 간격 테스트:** 늑골과 장골능 사이의 간격을 체크하여 요추의 상태를 테스트하는 방법

⑦ **발뒤꿈치 거상 테스트:** 발뒤꿈치를 들어 보게 하여 하지의 근력을 테스트하는 방법

⑧ **경추 교정 테스트:** 설압자를 입에 물리고 C1,C2를 교정한 후 요통의 경감 유무를 확인하는 테스트 방법

⑨ **앙와위에서 둔부 거상 테스트:** 바로 누운 자세에서 엉덩이를 들어 보게 하여 허리

통증 유무와 통증 위치를 확인하는 테스트 방법

⑩ **앙와위에서 손바닥을 허리에 넣어 보는 테스트:** 바로 누운 자세에서 손바닥을 허리에 넣었다 뺐다 해보면서 요추의 후굴 유무를 확인하는 테스트 방법

요통의 상세 테스트 방법

다양한 책들에서 너무나 많은 테스트가 있어서 이것을 모두 적용시키기 힘들다. 임상에서 유용한 테스트만을 아래에서 설명한다.

하지거상(Strait Leg Rising, SLR) 테스트

이 테스트는 의사들이 흔히 많이 하는 검사방법인데, 좀 더 정교하게 하는 것이 필요하다. 다리 근육이 굳은 환자의 경우 검사에 오류가 발생할 수 있으므로, ① 무릎은 반드시 펴고 다리를 올려야 한다. 또 ② 발가락을 머리 방향으로 당기고 다리를 올리면 좀 더 확실하다. ③ 머리를 들고 다리를 들게 하면 좀 더 세밀하게 검사를 할 수 있다. 또 다리가 당기는 증상보다는 저려 오는 것에 초점을 둬야 한다(그림 13.1).

정증(正證)의 디스크 환자는 60도 이상 다리를 올리지 못한다. 그 이상 다리를 들면 무릎을 구부리거나 심한 허리통증과 하지통증, 저림을 호소하고, 엉덩이를 틀어 버린다.

좌골신경통 환자의 경우, 자의적으로 하지저림을 호소하는 경우도 많지만, 테스트에서만 하지저림이 나타나는 경우도 많다. 특히 바로 누워서 머리를 들고 테스트를 한다. 이때 환자에게 문진하는 요령은, 밤에 잘 때 다리에서 쥐가 나는지 물어보는 것이다. 이것은 경증(輕證)의 좌골신경통을 가지고 있음을 의미한다.

장요근 테스트

배꼽과 옆구리 중간 부위를 먼저 확인하고, 복직근의 끝 부위 바깥쪽에서 척추 쪽을 향해 45도 정도 비스듬히 눌러서 심부에서 확인할 수 있다. 디스크나 요통이 심한 분들은 살짝만 만져도 통증이 아주 심하고, 만성화되었거나 혹은 경증의 요통 환자 분들은 깊이 눌러야 촉진할 수 있다. 장요근의 압통이 없어지는 것에 비례하여 요통도 없

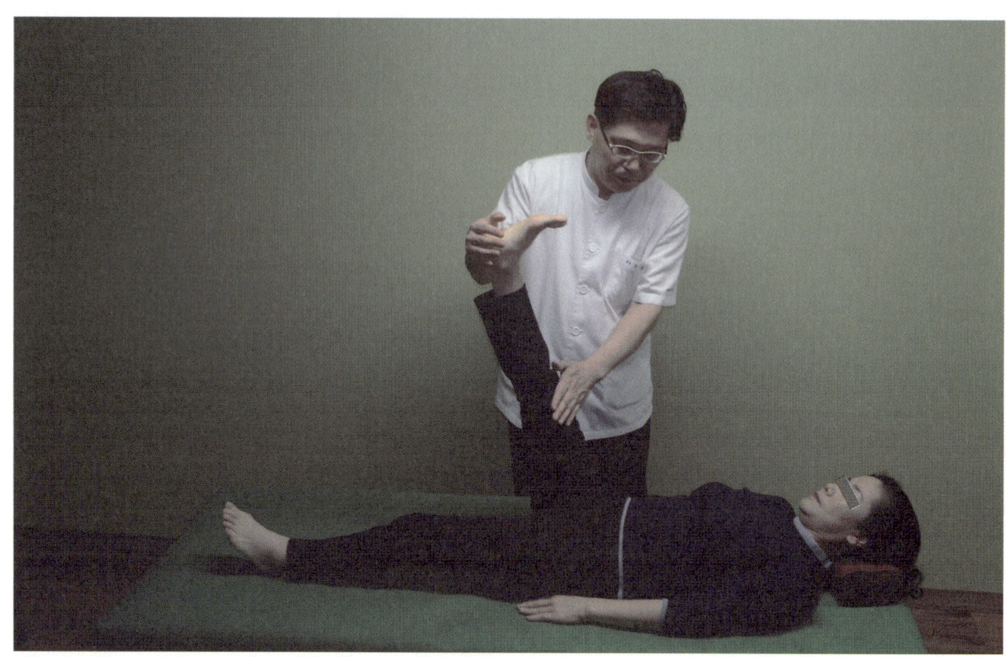

(a) 환자가 편안히 누운 상태에서 서서히 다리를 들어 올린다.

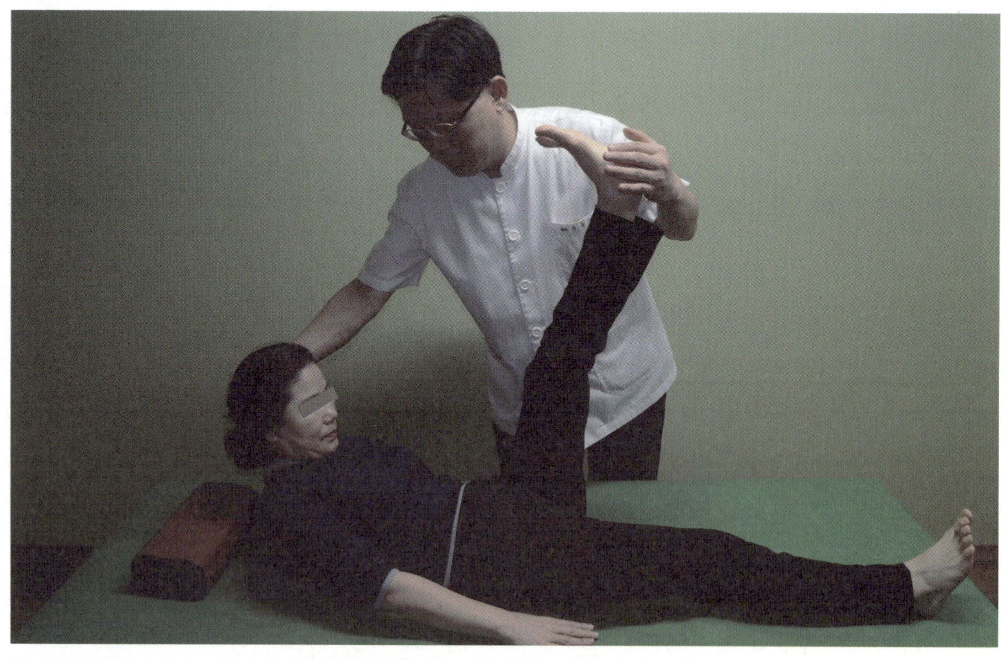

(b) 의사가 환자의 머리를 들 수도 있고, 환자에게 들라고 지시해서 스스로 들 수도 있다.

그림 13.1 SLR 테스트 방법

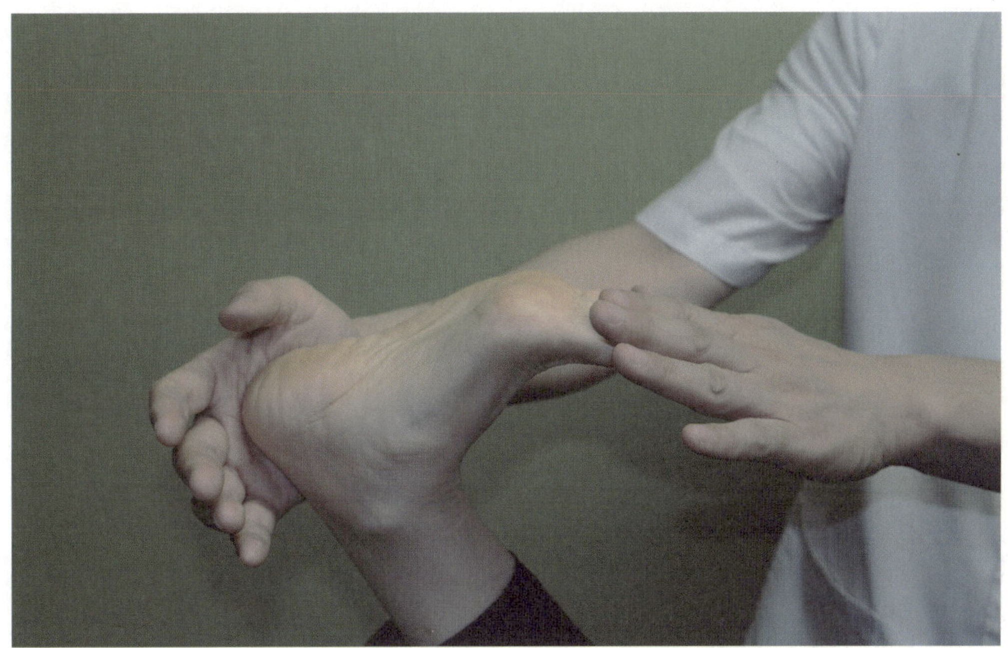

(c) 발가락은 머리 방향으로 배굴시키야 한다.

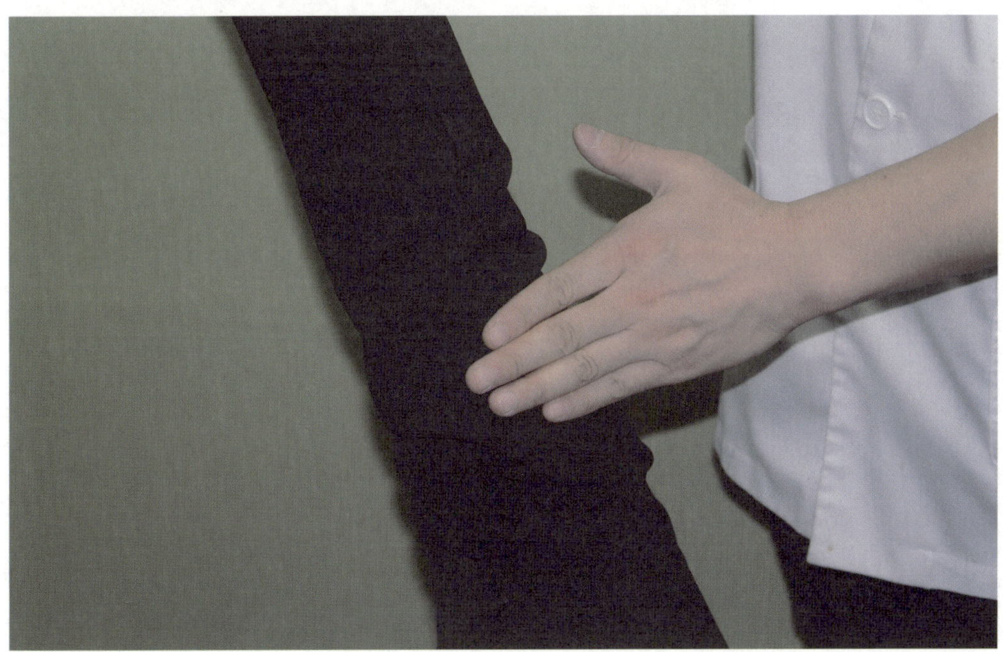

(d) 무릎은 반드시 펴게 한다.

그림 13.1 계속

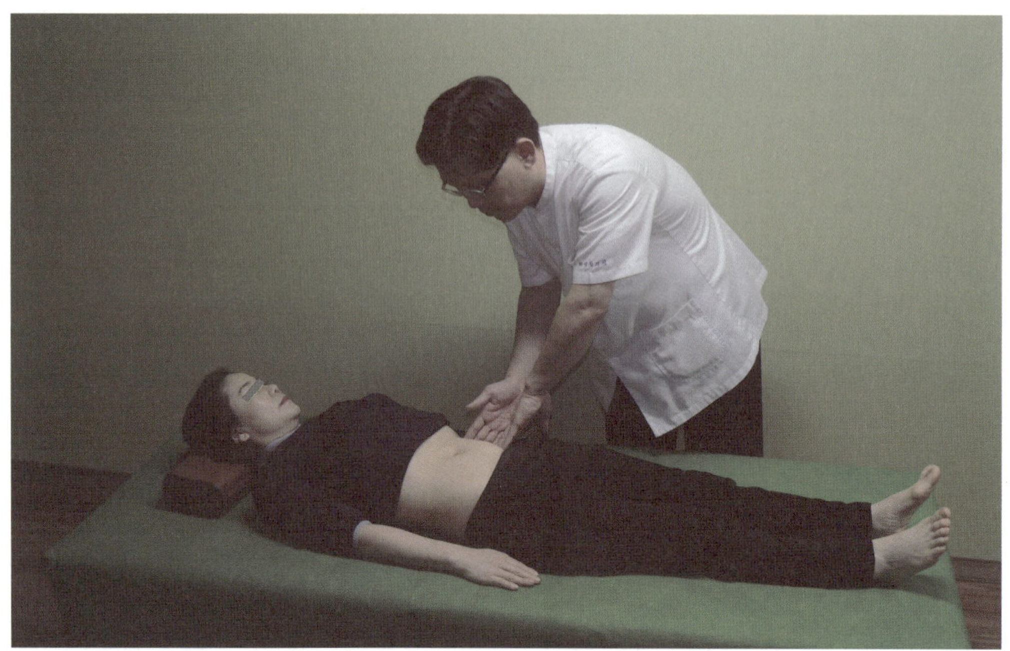

(a) 좌측의 장요근의 압통을 확인하는 경우

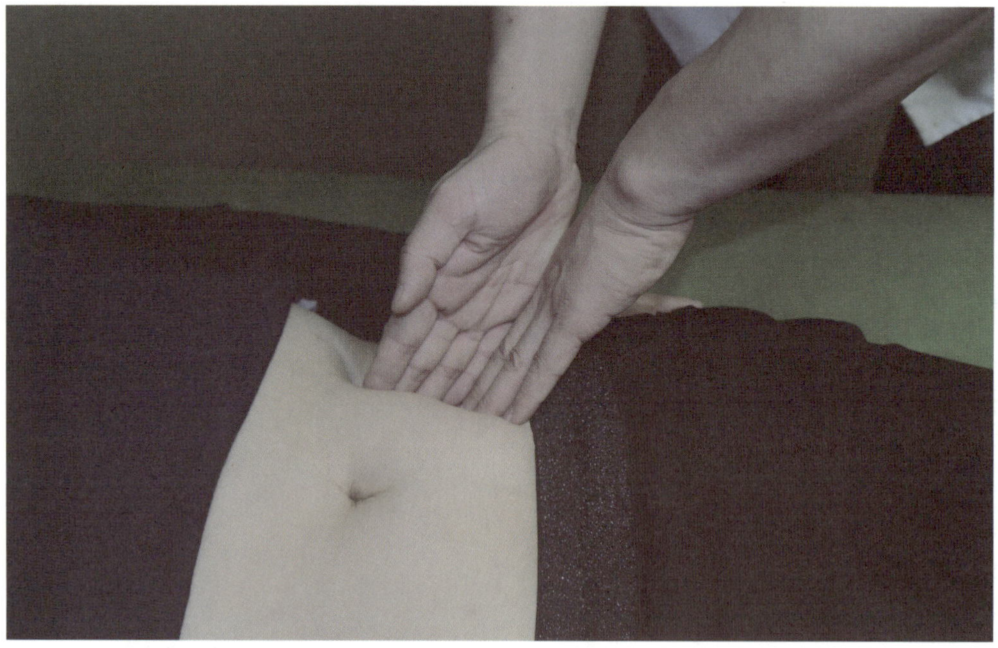

(b) 좌측의 장요근 압통을 근접했을 때

그림 13.2 장요근 테스트 방법

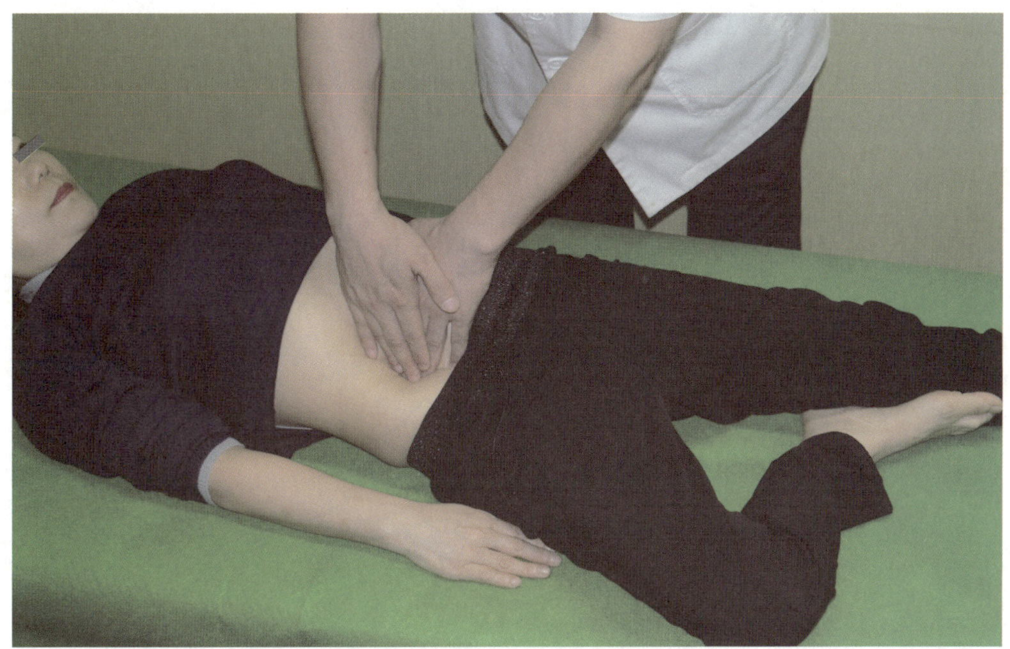

(c) 다리를 무릎 내측으로 접으면 장요근의 압통유무를 좀 더 명확히 알 수 있음

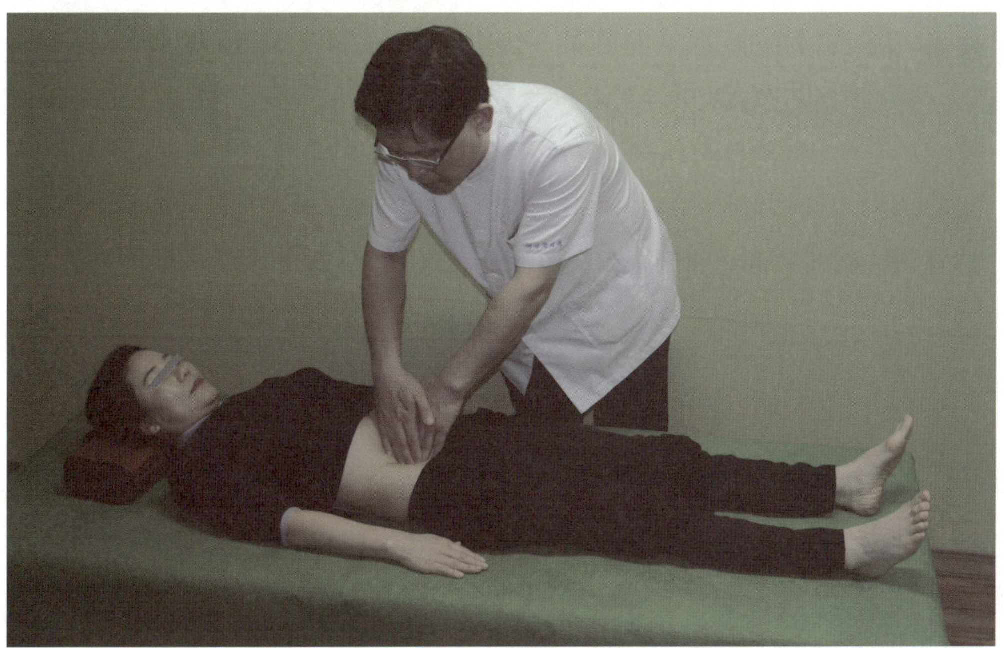

(d) 우측의 장요근의 압통을 확인하는 경우

그림 13.2 계속

어진다. 환자의 통증 호소에 관계없이 허리통증의 상태를 객관적으로 의사가 확인할 수 있다(그림 13.2).

엄지발가락 근력테스트

일반적인 요통에서는 정상으로 나타나지만, 디스크가 진행되는 환자나 디스크 수술 후유증이 남은 환자, 협착증 환자에서 근력이 떨어진다.

테스트 방법은 환자를 바로 눕힌 상태에서 다리를 펴게 하고 젖 먹던 힘을 다해 엄지발가락을 머리 방향으로 당기게 하고, 의사는 반대방향으로 엄지를 당긴다. 주의할 점은 환자가 온 힘을 다해 당겨야 한다는 것이다(그림 13.3).

양측의 엄지발가락의 근력을 비교하여 디스크나 협착증의 진행유무를 확인할 수 있고, 디스크 수술 환자의 경우는 수술이 잘되었는지, 후유증이 남았는지 여부를 확인할 수 있다.

디스크 환자의 경우 환측의 엄지발가락 근력이 건측에 비해 60%이상 힘이 빠지면 CT나 MRI 같은 정밀검사를 해 봐야 한다. 디스크가 많이 진행이 되었거나, 디스크가 파열(Hernation) 되었을 가능성이 높은 경우이다. 10~20% 범위 내에서 힘이 빠지는 경우는 디스크 1기 또 초기 정도로 볼 수 있고, 비교적 輕證으로 치료 가능하다. 그러나 수술 후유증으로 남은 근력저하는 수술의 예후가 좋지 못하여 신경이 유착된 경우이므로 치료가 힘들거나 아예 치료가 안 되는 경우도 많다.

늑골과 장골능 간격 검사

환자를 腹臥位로 엎드린 상태에서 12늑골의 끝과 장골능 최고점 사이의 간격을 확인한다. 의사의 손가락 4마디가 들어가야 정상이다(그림 13.4).

급성기의 요통에서는, 허리통증이 오고 나서 골반이 틀어지면서 환측의 늑골과 장골능 사이의 간격이 좁아진다. 반대편은 약간 넓어질 수 있다.

디스크나 만성화된 요통에서는 양측 간격이 확연히 차이가 나는 것을 볼 수 있다. 즉 한쪽은 좁아지고 반대쪽은 넓어진다.

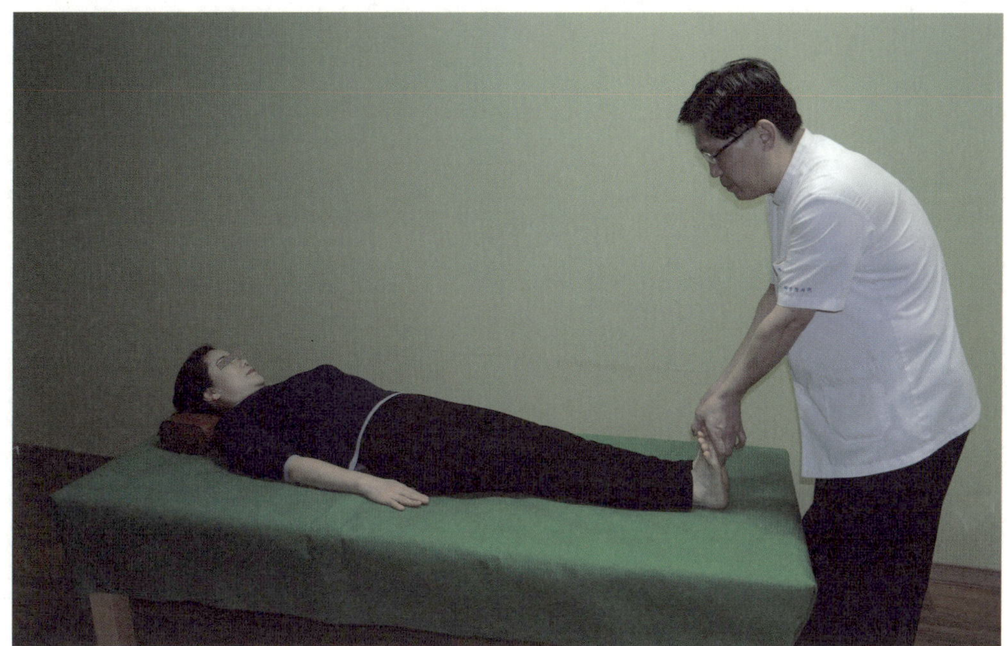

(a) 엄지발가락을 머리 방향으로 힘껏 당기게 한다.

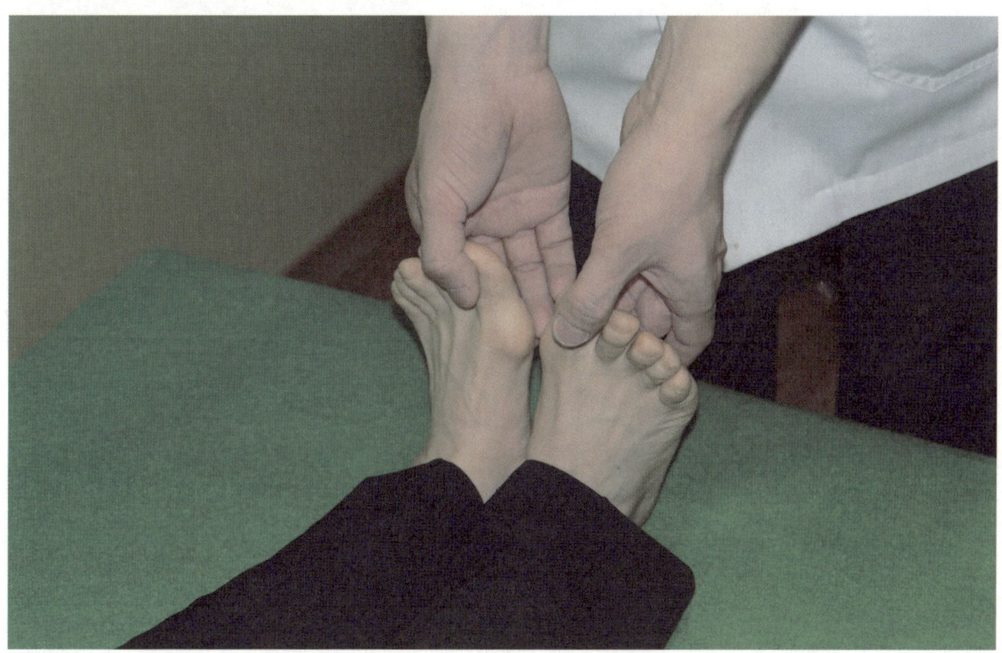

(b) 의사의 엄지손가락을 환자의 엄지발가락 발톱 부위보다 좀더 윗부위에 대고 힘껏 당긴다.

그림 13.3 엄지발가락 근력테스트 방법

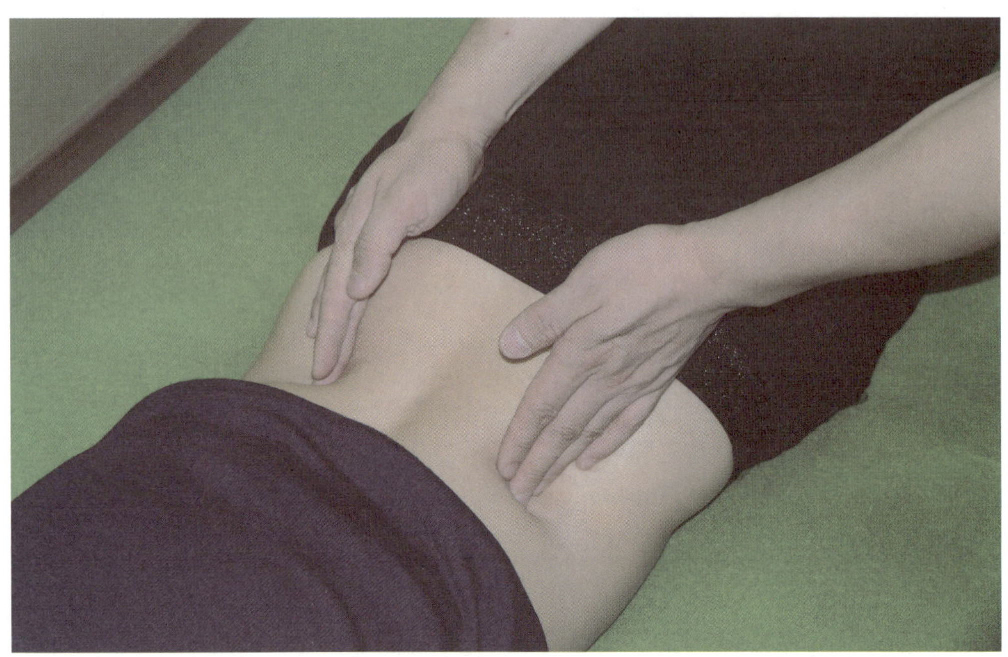

(a) 실제 검사 사진: 양측을 같이 검사해야 간격을 좀 더 명확히 알 수 있다.

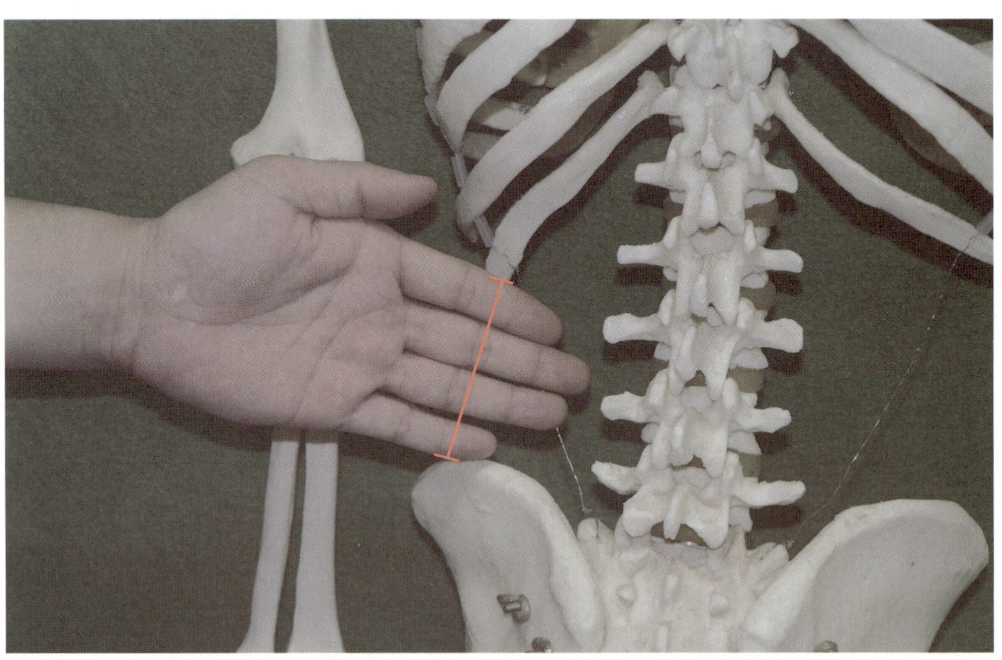

(b) 해부했을 때 사진: 12늑골의 끝과 장골능 사이의 간격을 본다. 손가락 네 마디가 들어가야 정상이다.

그림 13.4 늑골-장골능 간격 검사 방법

협착증에서는 처음에는 한쪽만 좁아지다가 만성화되면 양측이 다 좁아진다. 손가락이 2마디 이내로 좁아져 있다면 협착증이 많이 진행된 것이다.

만성화된 요통이나 협착증에서는 좁아진 부위에서 통증이 없고 반대편 넓어진 부위에서 통증이 나타나는 경우도 있다.

발뒤꿈치 거상 테스트

디스크의 진행유무를 확인해 볼 수 있는 검사법이다. 다리를 약간 벌리고 선 자세에서 양측 뒤꿈치 들어 보게 한다. 몇 번 혹은 20번 이상 반복해서 시행한다. 여기에서 잘 판단이 안 되면, 한쪽 발을 들고 반대편의 뒤꿈치를 들어 보게 한다. 한쪽을 해 본 후 반대쪽도 똑같이 해서 서로의 근력을 테스트해 보면 하지의 근력저하를 확인할 수 있다(그림 13.5).

디스크가 많이 진행된 경우일수록 환측 발가락의 근력이 저하됨을 알 수 있다. 치료

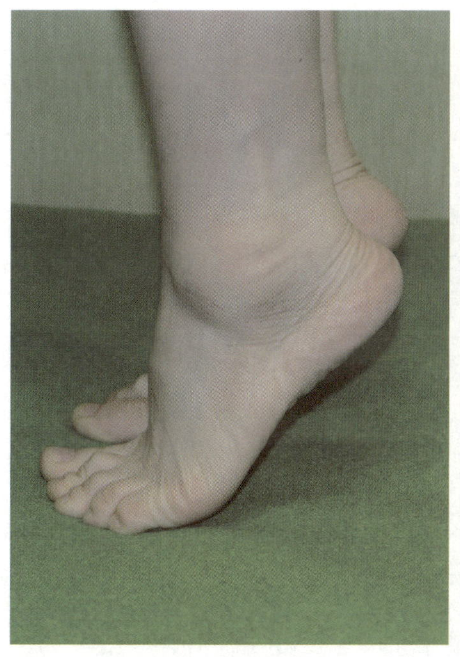

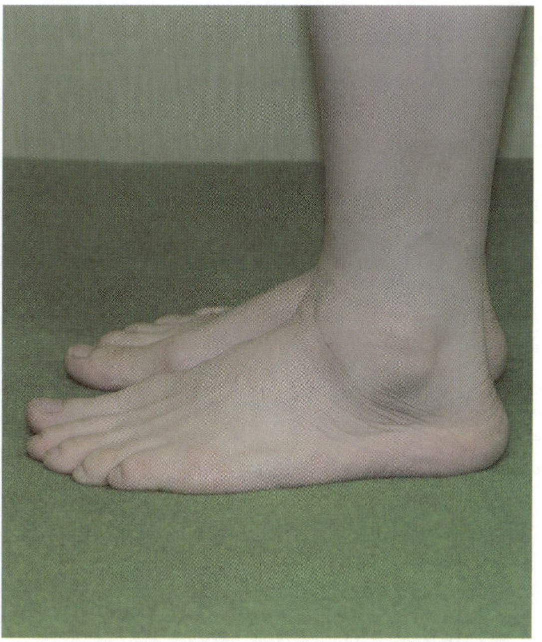

그림 13.5 발뒤꿈치 거상 테스트 방법. 반드시 엄지발가락에 힘을 주면서 뒤꿈치를 들었다가 내려놓기를 반복해서 시행한다.

과정에서도 한 번씩 확인하여 환자의 치료가 잘되고 있는지를 알 수가 있고, 환자에게 자가 테스트 방법으로 알려주면 좋을 것이다.

◉ 경추 교정 후 허리통증 확인 테스트

테크닉이 필요한 테스트 방법이다. 턱관절장애 치료의 대가인 이영준 원장님이 만드신 교정 방법이다. 먼저 환자에게 1mm짜리 설압자를 어금니 양측에 물린다. 그래야 목에 힘을 뺄 수가 있다. 윗니 1번과 아랫니 1번이 십자(十字)가 되도록 물어야 한다.

환자에게 목의 힘을 최대한 빼게 한 다음, 의사의 한쪽 손은 환자의 뺨에 대고 반대쪽 손은 환자의 유양돌기에 댄다. 그런 다음 한쪽 측면으로 쭉 밀어서 교정한다. 한 손은 뺨 부위에 대고 반대쪽으로 밀고, 반대 손은 유양돌기 부위를 위로 잡아당긴다. 경추 1, 2번이 교정되는데, 이것은 요추에도 영향을 줘서 통증을 경감시킨다. 경추 교정 후, SLR 테스트와 장요근 근력을 확인해 보면 알 수 있다(그림 13.6).

몇몇 환자는 SLR이 양성이었던 것이 경추 교정 후 음성으로 바뀌고 허리통증이 현저히 감소된 것을 경험할 수 있다.

이 테스트의 목적은 우선 환자의 허리통증을 즉시로 경감시켜서 환자에게 의사에 대한 신뢰감을 주는 것이다. 또한 이 테스트에서 요통이 경감된 경우는 침구치료에서도 좋은 효과를 보이는 경우가 많아서 앞으로의 예후 판정에 중요한 기준이 될 수 있다.

협착증이 많이 진행된 분들이나 디스크 수술을 2회 이상 한 분들, 허리에 핀이 박힌 분 등, 아주 심한 요통은 이 테스트에 반응을 보이지 않는 경우가 많다. 이 경우 침구치료에서도 치료가 쉽지 않은 경우가 많다. 또한 허리인대나 근육 손상만으로 내원한 가벼운 요통 환자는 경추 교정에 반응을 보이지 않는 경우도 있다.

◉ 앙와위에서 둔부 거상 테스트

주로 급성 요통에서 확인할 수 있는 테스트이다. 바로 누운 자세에서 양측 무릎을 굽히게 하고 엉덩이를 들어 보게 한다. 허리가 심하게 아파도 허리 드는 데는 이상이 없는 경우가 많다. 침을 놓고 다시 들어 보게 하여 허리통증의 감소 여부를 확인할 수 있는

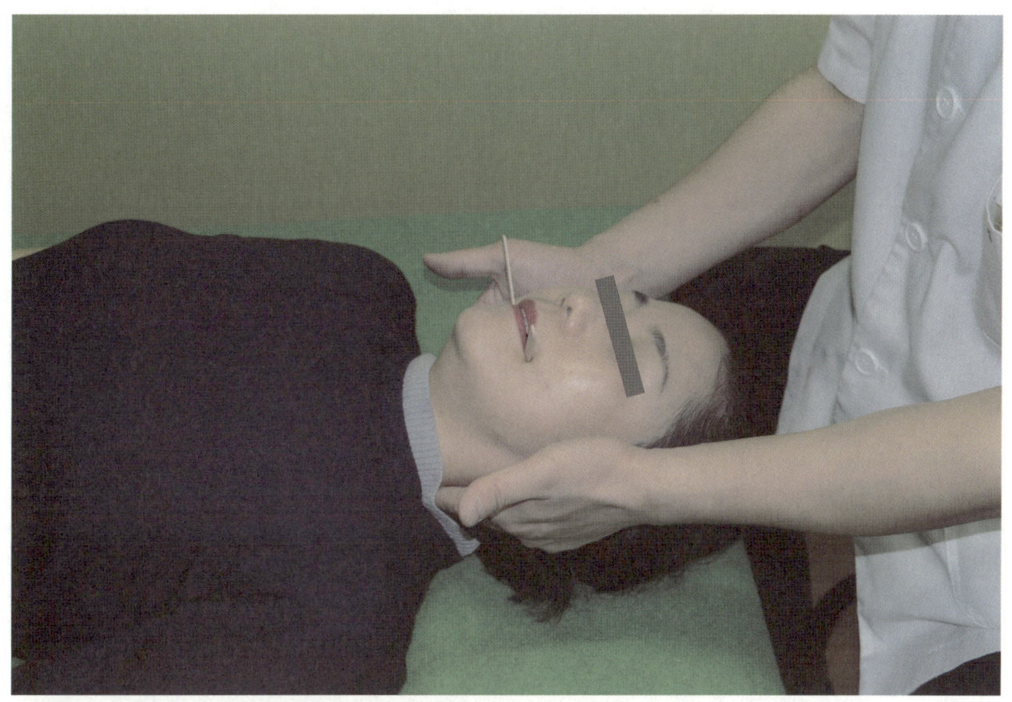

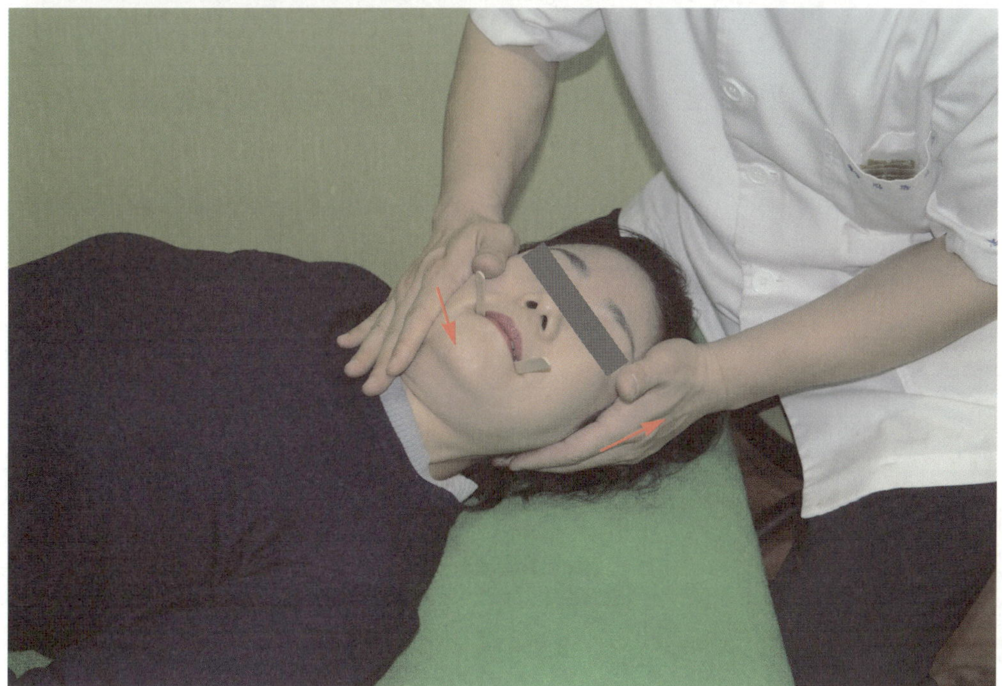

그림 13.6 경추 교정 후 요통 확인하는 방법

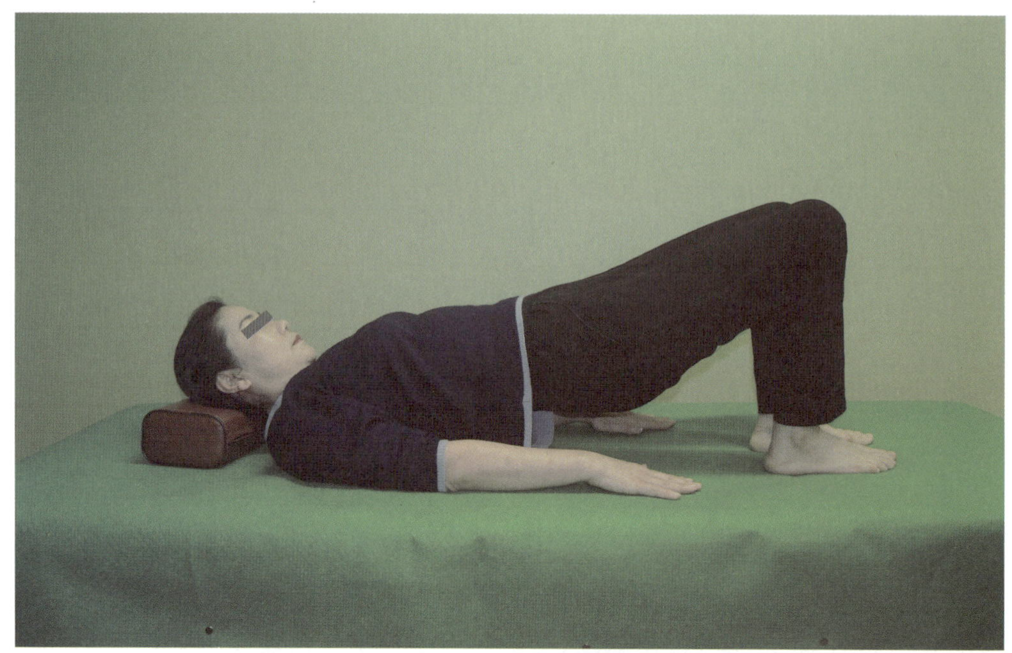

그림 13.7 앙와위에서 엉덩이를 들어 보는 테스트 방법

유리한 테스트 방법이다. 장요근 처치법의 침을 놓고 이 테스트로 허리통증이 감소됐는지 확인해 볼 수 있다(그림 13.7).

급성에서 허리를 신전할 때 아픈 경우나 심한 디스크에서는 허리를 들 수 없는 경우가 많다. 만성요통이나 어느 정도 진정이 된 디스크에서는 엉덩이를 드는데 아무 문제가 없는 경우가 많다.

앙와위에서 손바닥을 허리로 넣어 보는 테스트

정상적인 허리에서는 손바닥을 허리 밑에 넣으면 손바닥이 걸리지 않는 것을 확인할 수 있다. 이것이 정상이다.

만성화된 허리 환자 분들 중에서 많은 수가 요추가 정상적인 전만(前彎)을 나타내지 않고 일자형의 허리나 후만(後彎)형으로 바뀌어 있는 것을 확인할 수 있다(그림 13.8과 13.9 참조).

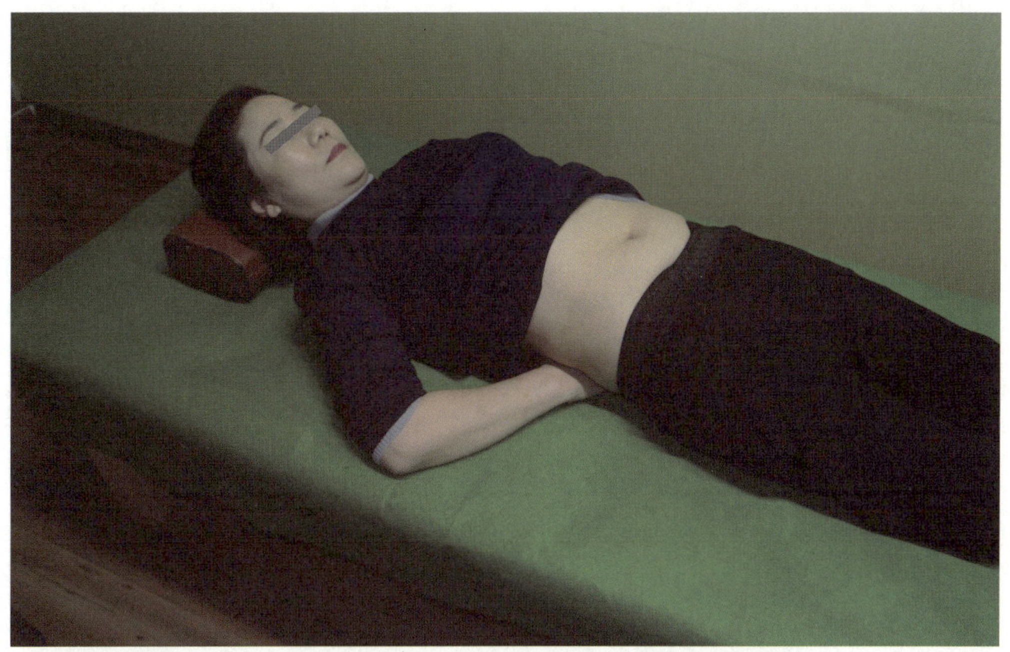

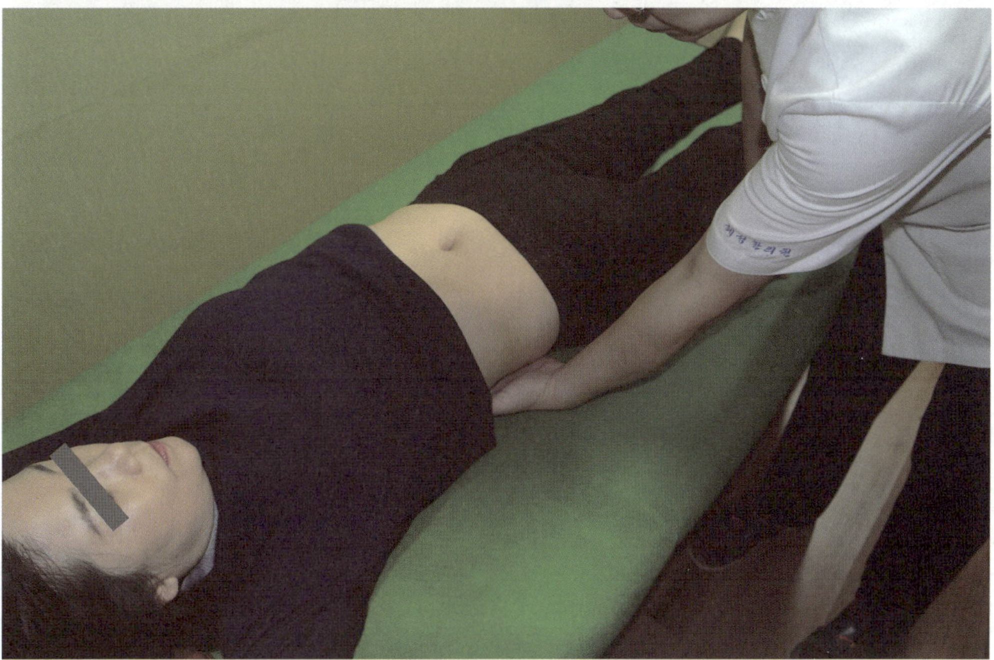

그림 13.8 앙와위에서 손바닥을 허리로 넣어 보는 테스트 방법. 딱딱한 바닥에서 해야 하며, 앙와위에서 확인이 가능하기 때문에 환자가 자가 테스트 방법으로도 사용할 수 있다. 의사는 엎드린 상태에서도 확인이 가능하다.

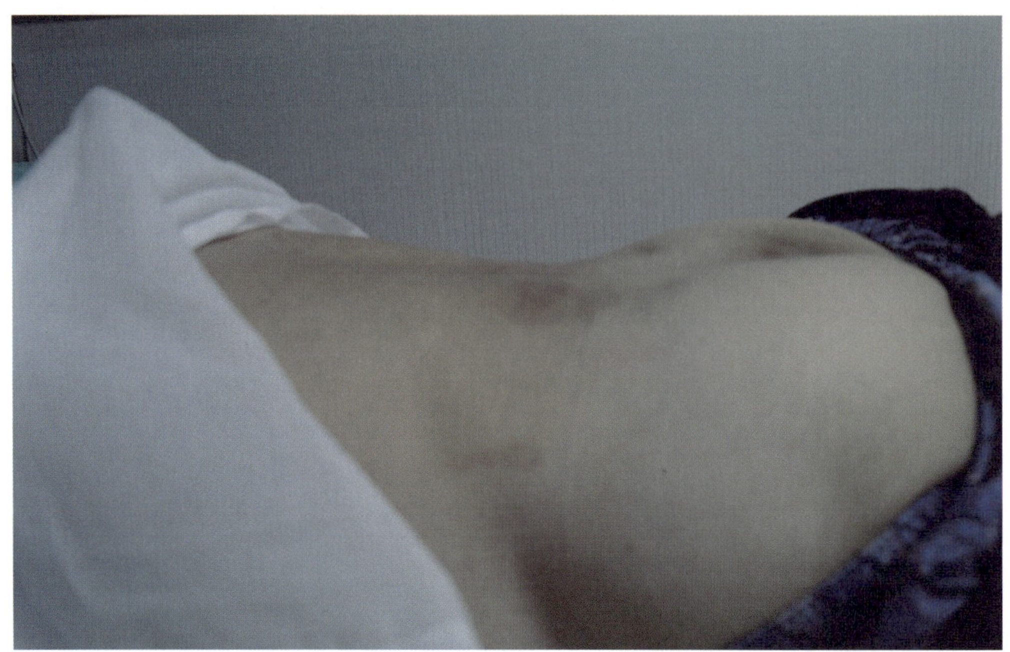

그림 13.9 일자(一字)화된 실제 허리사진

이것을 바로 누운 자세에서 자신의 손바닥을 허리 밑으로 넣어 보면 일자형이나 후만(後彎)된 경우는 손바닥이 들어가지 않고 걸린다. X-ray사진을 찍으면 정확히 나오지만 사진을 찍지 않더라도 이 테스트로 허리의 이상 유무를 확인할 수 있다. 환자에게 자가 테스트로 권해 볼만하다. 엎드린 상태에서 의사가 환자의 극돌기를 촉진(觸診)하는 테스트를 하는 것과 같은 원리의 테스트이다.

허리치료를 해 가면서 한 번씩 확인해 보면 허리통증이 없어질수록 정상적인 전만(前彎)형으로 다시 바뀌는 것을 알 수 있다.

다만, 중증(重證)의 협착증에서는 요통은 개선되어도 후만증(後彎證) 자체는 개선되지 않는다. 왜냐하면 완전히 굳어져 버렸기 때문이다.

14▸▸ 장요근 테스트 방법

장요근의 압통을 찾아보면 환자의 현재 요통상태, 병의 진행유무, 예후판정 등에 대단히 유용하다는 것을 알 수 있다. 웬만한 검사기구 보다 훨씬 요통의 상태파악에 도움이 될 것이다.

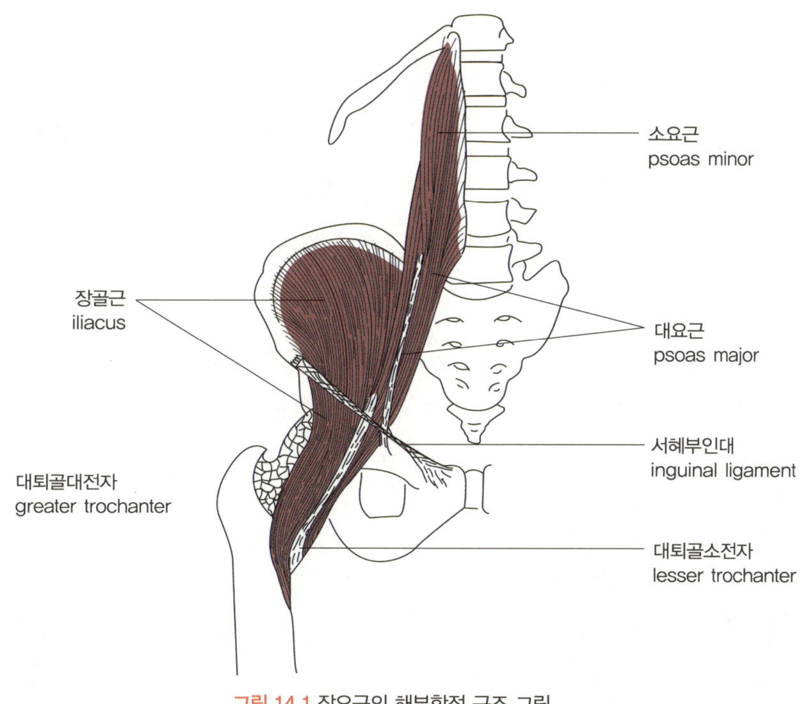

그림 14.1 장요근의 해부학적 구조 그림

장요근은 대요근, 소요근, 장골근으로 이루어진 3개의 근육군이다. 주로 진단과 치료에 이용되는 것은 대요근이다. 그래서 여기에서 확인하는 압통점도 대요근을 중심으로 이야기한다.

심한 요통 환자의 경우는 大橫穴(배꼽에서 가로로 4寸 부위) 정도에서 가볍게 만져도 장요근의 통증 유무를 확인할 수 있지만, 그렇지 않고 심부에서 찾아서 확인할 수 있는 경우가 훨씬 많다. 다음에서 세밀하게 장요근의 압통을 찾아보자.

배꼽과 옆구리를 가로로 가상의 선을 긋고 복직근의 경계선과의 만나는 지점을 찾는다. 마른 환자는 찾기가 쉽지만, 배가 나온 환자의 경우 주의를 요한다.

손을 펴서 2, 3, 4指를 위의 부위에 대고 지긋이 눌러본다.

처음부터 세게 누르면 환자는 배에 힘을 주게 되고 복직근과 복사근 등 복부의 천부근육이 긴장되어 장요근의 압통점을 찾기 힘들어진다. 따라서 처음에는 부드럽게 눌러 들어가는 것이 요령이다.

누를 때 손끝의 방향이 비스듬히 요추의 추체(Body)를 향해야 한다. 이때 장 부위를 같이 누를 수 있으므로, 손가락의 바닥면으로, 바깥쪽에서 안쪽으로 잡아당기면서 장요근을 찾아야 한다. 그래야 장을 배꼽 쪽으로 밀어내면서 장요근만을 찾을 수 있다.

허리 30인치 정도의 환자의 경우, 손끝이 10cm이상 들어가야 장요근을 찾을 수 있다. 손끝이 다 들어갔다고 느껴지면 좀 딱딱한 느낌의 장요근을 찾을 수 있다. 뼈처럼 느껴지는 분들도 있다.

장요근의 압통이 잘 확인되지 않을 때는 앙와위에서 환자의 한쪽 발바닥을 반대쪽 무릎 내측 부위에 대게하고 구부린 쪽의 무릎을 바닥 쪽으로 누르면서 장요근의 압통을 확인해 보면 장요근 압통의 유무를 좀 더 쉽고 명확히 확인할 수 있다. (그림 14.2 참조)

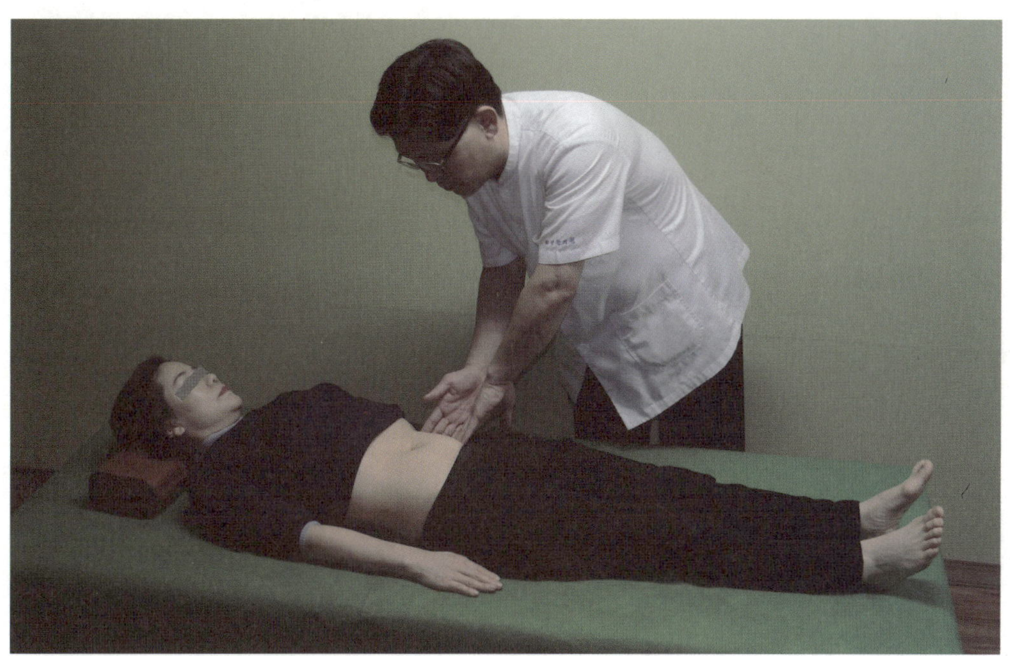

(a) 좌측의 장요근의 압통을 확인하는 경우

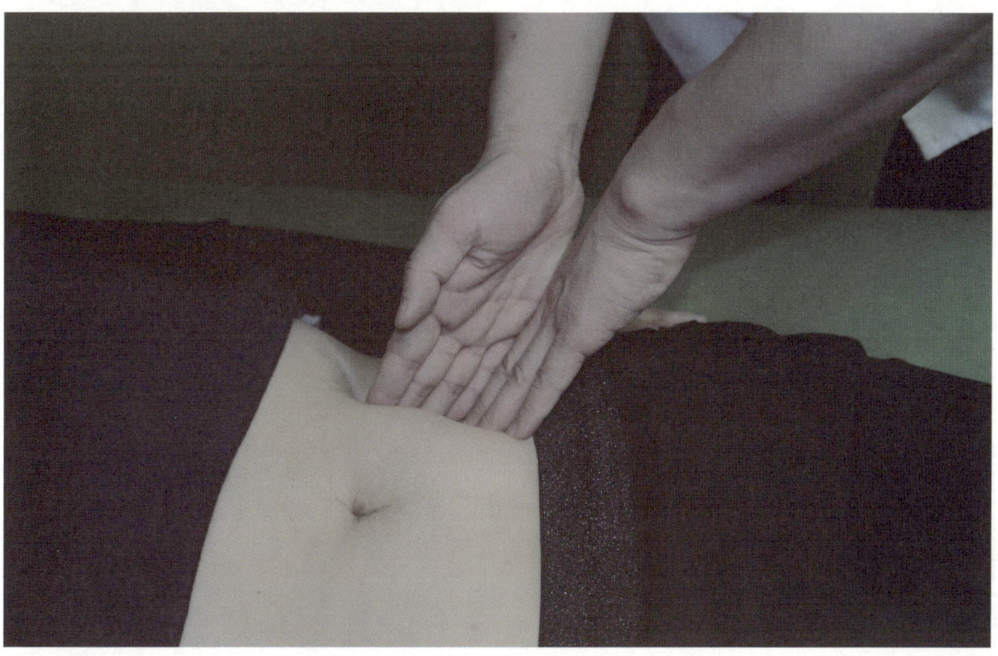

(b) 좌측의 장요근 압통을 확인하는 경우(근접 사진)

그림 14.2 장요근 테스트 방법

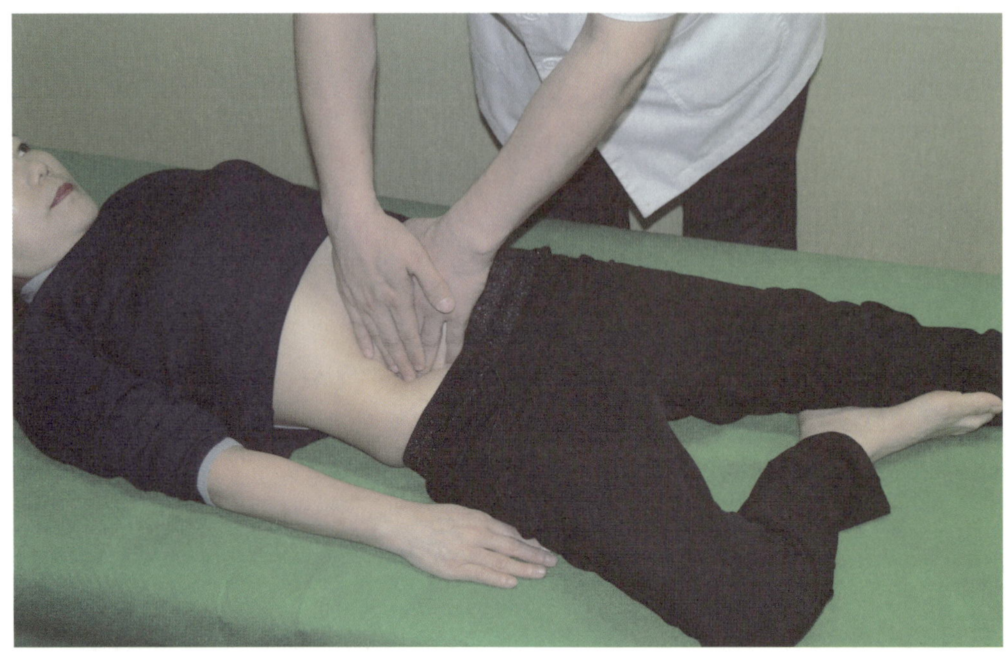

(c) 다리를 무릎 내측으로 접으면 장요근의 압통유무를 좀 더 명확히 알 수 있음

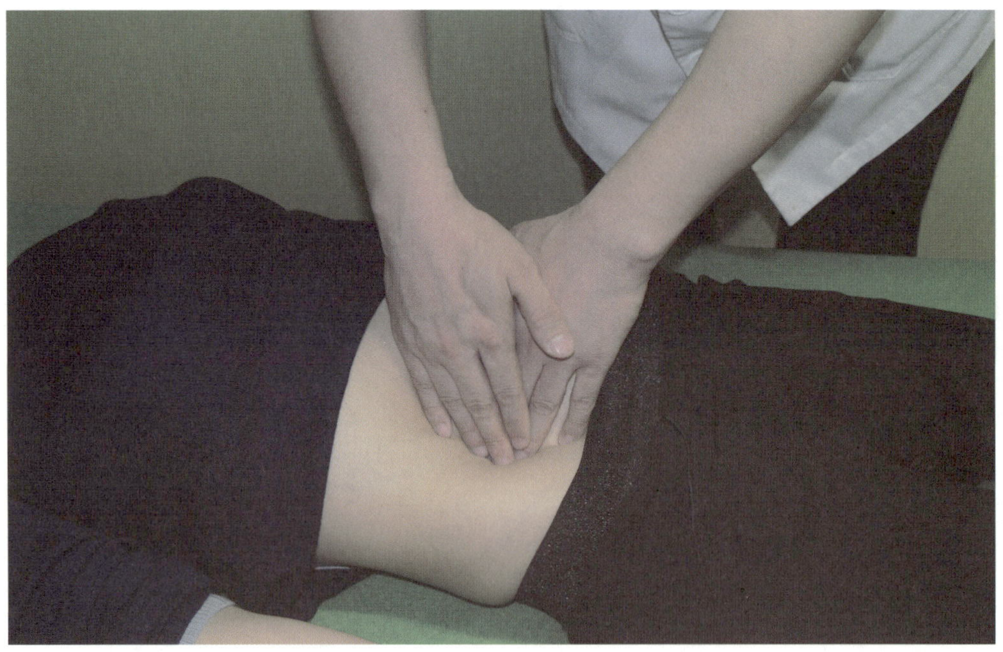

(d) 우측의 장요근의 압통을 확인하는 경우

그림 14.2 계속

한쪽의 장요근의 압통을 확인하였으면, 반대쪽의 장요근도 확인하는 것이 좋다. 그래야 허리의 어느 쪽이 얼마나 아픈지를 확인할 수 있다.

더 아픈 쪽의 장요근 압통이 확인되면 병이 그쪽으로 진행된다. 만약 환자가 더 악화되어 왔을 때 이것을 확인할 수 있다.

통상 우측 허리가 아픈 환자가 내원했다면 장요근의 압통도 우측이 더 심한 것을 확인할 수 있다.

간혹 우측 허리가 아픈 환자가 장요근 압통은 좌측이 더 심한 경우도 있다. 그 만큼 병이 꼬여 있는 것이다. 즉 우측은 신병(新病)이고 좌측은 구병(久病)인 것이다. 즉 우측의 허리통증을 치료하고 나면 좌측의 원래 허리통증도 나타난다.

허리 가운데가 아프다고 오신 분들도 장요근의 압통을 확인해 보면 한쪽의 압통이 더 심하다. 엎드리게 하여 뒤쪽을 다시 확인해 보면 물론 가운데도 아프지만 장요근이 아픈 쪽으로 틀어지기 때문에 한쪽의 요방형근이나 이상근의 통증을 가지고 있다. 또 병이 진행되었을 때 반드시 장요근의 압통이 심한 한쪽으로 골반이 틀어지고 그쪽 엉덩이로 통증이 옮겨간다.

임상 한의사들이 아시혈로 침을 놓을 때 환자의 통증 호소 부위에만 침을 놓는 경우가 있는데, 장요근 압통을 확인해서 뒤쪽의 압통 부위(요방형근, 이상근, 소둔근 등)를 확인해 볼 필요가 있다. 가운데 부위에 심한 통증이 있으면 주변부의 덜 심한 통증들은 가려져서 느껴지지 않는다.

장요근이 양측으로 압통이 심한 경우이다. 이 경우는 임상에서 보면 오래 앉아 있은 경우이다. 운전을 오래하거나, 앉아서 작업을 많이 하는 등, 앉아서 하는 일을 무리하게 하면 장요근은 양측으로 압통이 생긴다. 물론 이 때도 더 심한 쪽이 있고, 대게 통증은 그쪽으로 더 진행된다.

◎ **장요근의 압통을 표면부, 중간부, 심부를 눌렀을 때 압통으로 나누어서 요통의 경중을 진단하고 치료의 예후를 판단할 수 있다.**

즉 복부에서 조금 들어가게 눌렀는데 아프다면 요통이 심한 것이고, 중간 정도 부위까지 들어갔을 때 아프다면 요통이 1/3 정도 나은 것이고, 심부까지 눌러야 장요근 압통이 있다면 요통이 2/3 정도 나은 것이고, 장요근의 압통이 없다면 다 나은 것으로 진단할 수 있다.

일반 허리 환자들의 경우 장요근의 문제를 전혀 인지하지 못하는 경우가 대부분이다. 즉 허리가 아파 왔는데 배는 왜 만지냐는 식이다.

이런 분들에게 나는 전봇대를 비유해서 이야기 한다. 길가에 서 있는 전봇대는 대개 3개 정도의 줄로 고정되어 있다. 이 중에서 하나가 끊어진다면 태풍이나 큰 바람이 전봇대는 쓰러질 것이다. 허리도 마찬가지이다. 척추는 석탑처럼 뼈가 쌓여 있는 구조이다. 그 중에서 척추 뒤쪽은 극간인대, 극간근, 척추기립근, 다열근, 회선근 등으로 고정되어 있고, 옆쪽은 요방형근, 복사근 등으로 고정되어 있고, 척추 앞쪽은 바로 장요근에 의해 고정되어 있는 것이다. 허리 앞쪽을 고정하는 줄이 문제가 생겼는데, 옆줄과 뒷줄만 치료한다고 치료가 깨끗이 되는 것은 절대 아니다. 허리가 가볍게 아픈 경우는 허리 뒤쪽의 치료만으로 허리가 낫는 수가 있지만, 심한 양상의 요통은 장요근이 치료되지 않고 허리가 완치되는 경우를 보기 어렵다.

처음 허리를 다치면 주로 극돌기 주변이나 요방형근 부위를 먼저 다치게 된다. 그것이 방치되면 요추가 통증을 방어하기 위해서 한쪽으로 기울어지면서 골반이 후하방 변위(Posterior-Interior: PI) 상태로 틀어지는데, 이때 장요근의 통증이 생기는 것이다. 오래된 요통, 디스크는 반드시 이러한 반응이 나타나면서 허리에서의 문제가 골반의 문제로 확대되는 양상을 띠게 된다.

환자들은 그 동안 허리가 아파서 병원에 가면 허리 쪽, 엉덩이 쪽만 통증을 확인을 했지, 복부 쪽에서 이렇게 강한 통증이 있는 줄은 몰랐고 이것을 확인하는 병원도 없었다고 말하는 경우가 대부분이다.

장요근 처치법으로 장요근의 통증을 경감시킨 뒤에 허리를 움직여 보라고 하면 환자들은 거짓말처럼 요통이 줄어든 것을 보고 깜짝 놀란다. 그러면서 자신의 요통에 대한 몰랐던 비밀을 알아냈다는 표정을 짓는다.

일반 한의원에서 X-ray, CT, MRI 등으로 허리의 세밀한 상세한 상태를 파악하고 치료하는 척추전문 병원들과 상대를 한다는 것은 쉬운 일이 아니다.

하지만 나는 장요근의 테스트로 이것이 어느 정도 가능하다는 것을 그 동안의 임상경험을 통해서 경험했다.

한의사가 대형 병원을 상대한다는 것이 가당치 않다고 말하는 분들도 있을 수 있겠지만 장요근 처치가 충분히 대항마가 될 수 있다고 생각한다.

15. 단계별 요통에 쓰이는 혈위

요통에 쓰이는 혈자리는 대단히 많다. 한의대에 다닐 때부터 각종 임상서적을 보면, 나열식으로 요통에는 무슨 혈이라고 수없이 많은 책에서 수없이 많은 혈자리가 나오지만, 규칙성도 없고 그저 나열식이라 그대로 임상에 적용하는데 애를 많이 먹었다. 효과가 전혀 없는 것은 아니지만, 체계가 없이 이 책 저책이 다르게 적어 놓아서 공부하는데 문제가 많았다. 예를 들면, 腰脚痛, 腰眼痛, 經行腰痛, 挫閃腰痛, 尾骨痛, 大腿痛, 大腿冷痛, 坐骨神經痛, 鼠蹊部痛, 股關節痛, 脇痛, 小腿脹痛, 下肢痲木, 脊椎骨痛, 腰酸痛 등으로 혈자리가 기재되어 있다.

이에 필자는 양방적인 접근 방식으로 이학적 검진방법에 의거해 거기에 맞는 혈위 취혈의 방식으로 요통의 혈자리를 설명해 보겠다.

단계별 자침법

환자가 처음 왔을 때 문진으로 먼저 통증의 유무, 양상을 살펴본다. 좌측 요통, 우측 골반 통증, 좌측 하지저림, 6개월 이상의 만성통증, 며칠 전에 다친 급성요통 등등으로 나눠 볼 수 있다.

다음은 가벼운 통증부터 심한 통증 시에 자침법에 대해 설명한다.

◎ 척추 주변의 가벼운 근육통의 경우(요부 근육통)

이 경우 SLR 검사, 장요근 검사, 엄지발가락 근력 검사 등에서 음성이다. 가볍게 근육만 뭉쳤다면 환부 瀉血과 아시혈 자침이 제일 효과적이라고 생각한다. 구태여 경혈을 정해서 놓지 않더라도 잘 풀린다. 요추 양측의 척추기립근이나 요방형근 등의 통증이 주로 여기에 해당한다.

◎ 급성으로 허리를 심하게 삐끗해서 오거나, 만성요통일 경우(급 · 만성요통)

요추 극돌기 부위 통증과 요방형근 통증, 후상장골극 부위 통증, 장요근 통증 등이 주로 확인된다. 먼저 환자를 바로 눕힌 상태에서 장요근의 통증 유무를 확인한다. 그런 다음 엎드리게 하여 뒤편 허리의 통증 부위를 확인한다. 흔히 통증이 나타나는 부위는 장요근, 요방형근, 요추 극돌기, 이상근이다.

이 경우 혈자리는 양측의 曲池, 百會, 건측의 靈骨, 大白, 叉二, 叉三, 中白, 下白, 水金, 水通, 承漿(透刺)에 자침을 한다. 이것이 基本方이다.

이 혈자리는 앙와위로 바로 누운 자세에서 침을 놓으며 환자로 하여금 엉덩이를 몇 번 상부로 들었다 놨다하게 시킨다. 그런 다음, 장요근의 통증이 감소되었는지를 살펴본다.

통증이 경감되었으면 환자로 하여금 무릎을 굽히게 하여 좌우로 천천히 움직이게 하여 동기침법(動氣針法) 또는 동작침법(動作針法)을 시행한다.

통증이 경감되지 않았다면 엉덩이를 위로 들어 보게 한다. 이때 허리 가운데에서 통증이 오는지, 좌우에서 통증이 나타나는지를 확인한다.

요추 중앙부(극돌기 부위)에서 통증이 나타난다면, 肺心(2穴)을 다시 침을 놓는다.

요추 좌측, 또는 우측에서 통증이 온다면, 太衝(환측)에 다시 침을 놓는다. 그런 다음, 엉덩이를 다시 들어 보게 하면 엉덩이가 쉽게 올라 갈 것이다. 엉덩이가 쉽게 올라가면 장요근을 확인해도 통증이 경감되었음을 확인할 수 있을 것이다. 이렇게 하여 20분을 유침시킨다. 조금 심한 통증인 경우 30분을 유침해도 좋다.

자침 후 반드시 장요근의 압통이 경감되었는지 확인하는 과정이 중요하다. 장요근의 압통이 즉시 경감되었을 때 치료효과가 극대화되고 그 다음날 내원했을 때도 증상이 좋아진다. 심한 요통의 경우 장요근의 압통 변화가 없다가 그 다음날 좋아지는 경우도 있다.

그런 다음, 환자를 엎드리게 하여(伏臥位) 요추 극돌기 부위 압통, 요방형근 압통, 이상근 소둔근 압통을 확인하고, 이 부위에 자침한다. 즉 협척혈, 요방형근, 이상근, 소둔근 등 아시혈에 자침한다. 자침 후 습부항을 해도 좋다.

꼬리뼈 쪽에 방사통이 나타나면 대둔근에도 자침하는 것이 좋다.

허리통증과 엉치통증, 하지저림 등 비교적 심한 경우의 요통(좌골신경통)

이 경우는 장요근 통증도 있고, 요방형근, 요추 극돌기 부위 통증, 후상장골극통증에 SLR이 양성으로 하지가 저린 경우이다.

위의 혈자리 건측에 膽正格[通谷 俠谿(補), 商陽 竅陰(瀉)]을 추가하여 침을 놓는다. 반드시 迎收補瀉와 九六補瀉를 겸하는 것이 좋다. 또한 하지의 측면 쪽으로 많이 저린 경우(膽經上)는 關衝을 補하고, 하지의 후면 쪽으로 많이 저린 경우(膀胱經上)는 少澤을 補하는 것이 膽正格만 쓰는 것보다 훨씬 효과가 극대화된다.

이 경우도 자침 후 장요근과 하지거상테스트를 시행하여 장요근의 압통이 경감되었는지, SLR 테스트에서 하지저림이 완화되었는지 확인하는 것이 중요하다.

그런 다음, 환자를 엎드리게 하여(伏臥位) 요추 극돌기 부위 압통, 요방형근 압통, 이

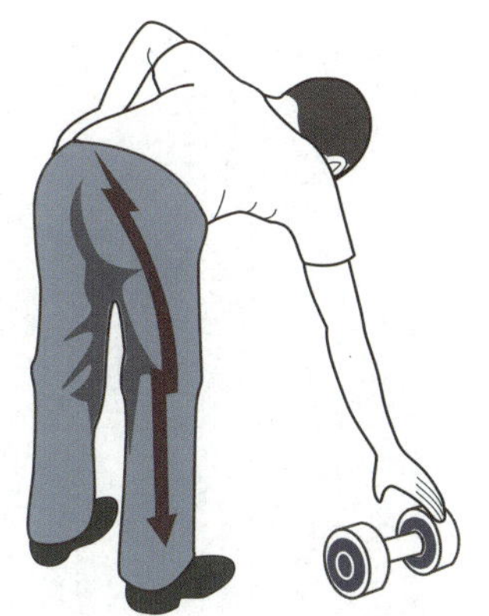

그림 15.1 동작 시 좌골신경통의 양상

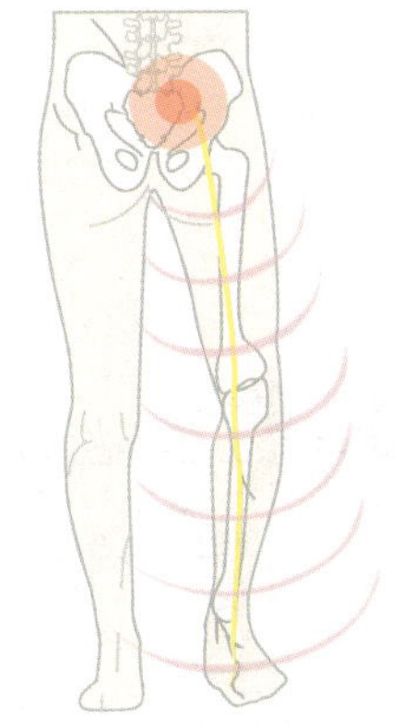

그림 15.2 좌골신경통의 양상

상근 소둔근 압통을 확인하고, 이 부위에 자침한다. 즉 협척혈, 요방형근, 이상근, 소둔근 등 아시혈에 자침한다. 자침 후 습부항을 해도 좋다.

꼬리뼈 통증이 있는 경우가 간혹 있는데 이때는 대둔근의 압통점을 확인하고 여기에 자침을 겸하는 것이 좋다.

디스크로 진행된 요통

이 경우는 장요근 통증도 있고, 요방형근, 요추 극돌기 부위 통증, 후상장골극통증에 SLR이 양성으로 하지가 저린 경우인데, 특히 SLR 테스트에서 60도 이상 다리가 올라가지 않고, 겸하여 엄지발가락의 근력저하가 나타나는 경우이다.

처음 내원하여 침 맞을 때가 중요하다. 장요근 처치법, 膽正格[通谷 俠谿(補), 商陽 竅陰(瀉)], 少澤 또는 關衝, 太衝 등 위의 혈자리를 모두 자침하고 SLR 테스트를 다시 시행해 보아야 한다.

만약, SLR 테스트에서 호전반응이 있다면 그대로 유침한다. 20분을 유침하는데 좀 심하면 30분 정도로 유침 시간을 늘리는 것이 좋다.

만약, SLR에서 호전반응이 없다면 자침이 잘 되었는지 다시 확인해 본다. 침이 물려 있거나 정확한 부위에 자침되었는지 등을 다시 확인한다. 또 膽正格[通谷 俠谿(補), 商陽 竅陰(瀉)]이나 少澤, 關衝 등에 염전보사(捻轉補瀉)를 다시 해 보는 것도 좋다.

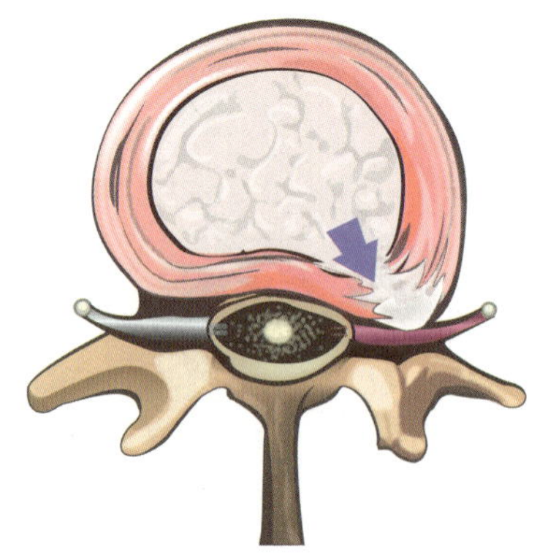

그림 15.3 디스크 진행 양상 그림

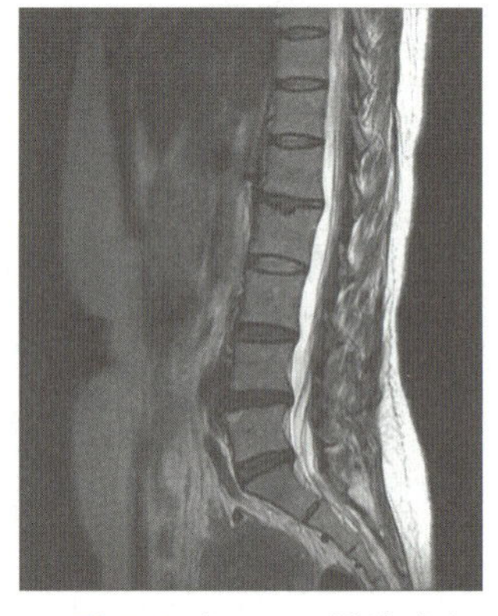

그림 15.4 디스크로 진행된 사진

이렇게 했는데도 반응이 없다면 30분 정도 그대로 유침을 시키면서 반응을 수시로 확인해 보는 것이 좋다.

그런 다음, 환자를 엎드리게 하여(伏臥位) 요추 극돌기 부위 압통, 요방형근 압통, 이상근, 소둔근 압통을 확인하고, 이 부위에 자침한다.

엎드려서 침을 맞기 힘든 환자는 측와위(側臥位)로 자침하는 것이 좋다. 협척혈, 요방형근, 이상근, 소둔근 등 아시혈에 자침한다. 자침 후 습부항을 해도 무방하다.

그 다음날 혹은 며칠을 계속 내원하게 하여 침에 전혀 반응이 없이 아프기만 하다면 CT나 MRI 검사를 해보거나 다른 병원으로 이송시키는 것이 좋을 것이다.

척추관협착증으로 진행된 경우

이 경우는 SLR이 양성일 수도 있고, 음성일 수도 있다. 양상을 보고 위의 디스크로 진행된 경우와 같이 침을 놓으면 된다.

즉 바로 누워서 장요근 처치법, 건측의 膽正格[通谷 俠谿(補), 商陽 竅陰(瀉)] 少澤 關衝, 환측의 太衝 三里 등에 자침하고, 엎드려서는 夾脊穴, 요방형근, 소둔근, 이상근, 환측의 委中 崑崙 등에 자침한다.

척추관협착증은 척추가 내려앉아서 추간공에서 척추신경을 바로 누르는 경우로 치료가 쉽지 않다. 하지만 일반 디스크와 마찬가지로 SLR이 양성반응으로 나타나고, 한쪽으로만 하지저림이 나타나는 경우는 비교적 치료가 어렵지 않다. 위의 치료법으로 상당한 효과를 볼 수 있을 것이다.

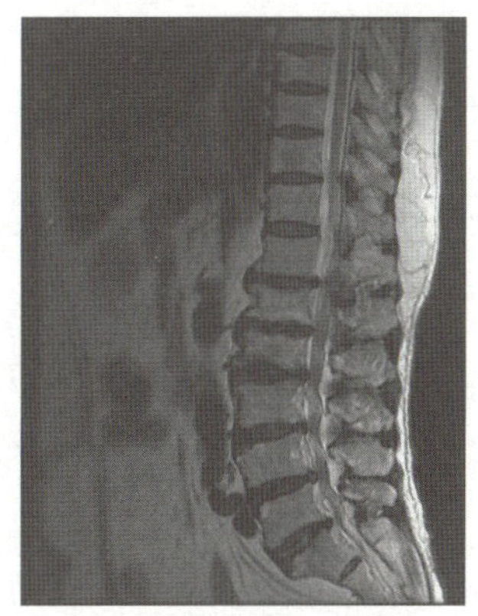

그림 15.5 협착증 MRI

다만, 임상증상에서 양측으로 하지저림이 나타나고, 하지무력증이 심하며, 발바닥까지 저려오는 양상으로 진행된 경우는 위의 치료법으로 치료가 쉽지 않다. 장기간 꾸준한 치료를 하는 것이 좋다.

침구 혈위

① **曲池** – 팔꿈치를 굽혀 手掌을 가슴에 대고 肘關節의 橫紋頭에 取穴. 자침은 直刺하며 深刺하되 근육에 물리지 않고 사이로 刺針한다.

② **百會** – 頭頂正中線과 兩耳尖을 이은 선의 교차점.

③ **靈骨** – 手背側에서 第1指와 第2指 사이의 교차하는 骨間으로, 第1掌骨과 第2掌骨이 接合하는 곳으로 重仙穴과 上通한다.

④ **大白** – 第1掌骨과 第2掌骨의 사이, 合谷穴에서 1寸外로 骨邊下 陷中에 위치한다. 手2指 本節後 內側(橈側) 陷中. 靈骨穴과 1寸. 重子穴과 透刺할 수 있다.

⑤ **叉二** – 中指와 無名指의 叉口(體鍼의 八邪穴에 해당됨)의 正中央點에 위치한다. 三叉二穴이라고도 부른다.

⑥ **叉三** – 無名指와 小指의 叉口(體鍼의 八邪穴에 해당됨)의 正中央點에 위치한다. 三叉三穴이라고도 부른다.

⑦ **中白** – 手背部에서 第4手掌骨과 第5手掌骨 사이의 骨間으로, 指骨과 掌骨의 連接處에서 上(손목 쪽) 5分 되는 곳에 위치한다. 일명 鬼門穴이라고도 하며, 體鍼의 中渚穴에 해당한다.

⑧ **下白** – 手背部에서 第4手掌骨과 第5手掌骨의 사이 손등면의 指骨과 掌骨의 連接處에서 上(손목 쪽) 1.5寸 되는 곳에 위치한다. 經外奇穴의 腰腿點에 해당한다.

⑨ **水通** – 口角下 5分에 위치한다.

⑩ **水金** – 水通穴에서 內側 5分에 위치한다.

⑪ **承漿** – 下顎의 正中線上에 있다. 下脣緣 下方의 陷凹處. 透刺하는 것이 좋다.

⑫ **肺心** – 手中指 手背面 第2節 中央線上의 나란히 2穴이다. 捻轉하는 것이 좋다.

⑬ **膽正格** – 通谷 俠谿(補), 商陽 竅陰(瀉)

通谷 – 足 第5趾 外側 本節前 陷凹處. 補할 때는 발가락 끝 방향으로 斜刺한다.

俠谿 – 足 第4,5趾 岐骨間 本節前 陷凹處. 補할 때는 발가락 끝 방향으로 斜刺한다.

商陽 – 手 第2指內側(橈側) 爪甲角에서 1分處. 瀉할 때는 손가락 끝 방향으로 斜刺한다.

竅陰 – 足 第4趾 外側 爪甲角 1分處. 瀉할 때는 발등 방향으로 斜刺한다.

⑭ **少澤** – 手 第5指의 尺側端 爪甲角에서 1分處. 9회 捻轉하여 補한다.

⑮ **關衝** – 手 第4指 尺側端 爪甲角에서 1分處. 9회 捻轉하여 補한다.

⑯ **太衝** – 足背部 第1趾와 第2趾의 接合部에서 1.5~2寸 上方.

⑰ **夾脊穴** – 제2요추에서 제5요추까지 각 棘突起下의 兩方 0.5~1寸. 압통을 확인 후, 압통 부위에 좌우 2穴씩 주로 L3, L4, L5 아래의 6穴을 V字形으로 斜刺한다.

⑱ **요방형근** – 먼저 압통점을 확인 후, 제 12늑골단의 내측에서 이 근육의 기시부를 확인하고, 장골능의 1/2지점 가장 융기되는 부위에서 종지부를 확인하여 가상의 선을 긋는다. 위에서 아래로 내려가면서 압통점을 확인할 수 있으며, 이때 이 선을 1/3씩 나누어서 각 1穴씩 총 3穴 정도를 내측방(內側方)으로 사자(斜刺)하면 된다. 직자(直刺)를 하면 요방형근에 닿을 수 없기 때문에 척추를 향해 사자(斜刺)해야 한다.

⑲ **이상근** – 압통점을 확인 후, 후상장골극(PSIS)과 대전자를 잇는 가상의 선을 만든다. 이때 이 선을 1/3씩 나누어서 각 1穴씩 총 3穴 내하방(內下方)으로 자침한다. 직자(直刺)를 하면 좌골신경에 바로 닿을 수가 있기 때문에 꼬리뼈를 향해서 내하방(內下方)으로 자입한다.

⑳ **소둔근** – 압통점을 확인 후, 인체의 측면 정중 선상에서 장골능과 대전자를 잇는 가상의 선을 그린 다음, 그 선을 3등분하여 상하로 2穴을 잡고 자침한다.

16▸▸ 요통치료의 기본 예후

만성요통으로 내원한 환자는 허리뿐만 아니라, 하지저림, 엉치통증, 무릎통증, 발목통증, 부종, 뒷목통증, 어깨통증, 생리통, 두통, 어지럼증, 상지저림 등을 겸하고 있는 경우가 많다.

이럴 때 치료 순서의 규칙이 있다. 순서에 따라서 치료하고 예후를 미리 이야기해 준다면 치료에 많은 도움이 될 것이다.

통증은 순위에 따라 아픈 부위가 다르게 나타난다

1순위의 통증이 있을 때는 2순위, 3순위는 통증을 잘 느끼지 못하다가, 1순위 통증이 치료되면 2순위 통증이 나타난다(활동성 통증과 잠재성 통증). 예를 들면 제일 심한 허리통증과 2순위의 무릎통증, 3순위의 어깨통증을 다 가지고 있는 환자가 있다면, 이 중에서 제일 심한 통증인 허리통증만을 호소하고 무릎통증과 어깨통증은 간헐적으로 인지는 하고 있지만 덜 호소하거나 호소하지 않는다. 허리통증을 치료하고 나면, 2순위인 무릎통증이 더 심하게 나타난다. 또 무릎통증이 어느 정도 치료되면 어깨통증이 나타난다. 환자는 허리통증을 없애 줘도 허리통증은 얘기를 하지 않고, 무릎통증이 생겼다고 이야기하고 불평한다. 이러한 순위에 관한 이야기를 미리 환자에게 하고 치료하며 허리통증이 없어지면 무릎통증이 심해질 것이라고 예후를 미리 알려 주는 것이 좋다. 그래야, 환자는 의사를 더 믿고 치료에 임할 것이다.

요통환자는 통증이나 저림을 호소하는 순서가 있다

예를 들어 허리통증의 환자가 엉치통증, 하지저림을 동반하고 내원하였을 때, 이 환자는 주로 엉치통증과 하지저림을 주소증으로 호소하고 허리통증은 보조증상으로 호소한다. 의사는 이런 환자에게 예후를 미리 이야기해 주어야 하는데, 즉 엉치통증과 하지저림이 없어지면 허리통증이 다시 온다는 것이다.

허리통증에서도 후상장골극의 통증을 호소하는 환자는 이것을 치료하면, 요추 극돌

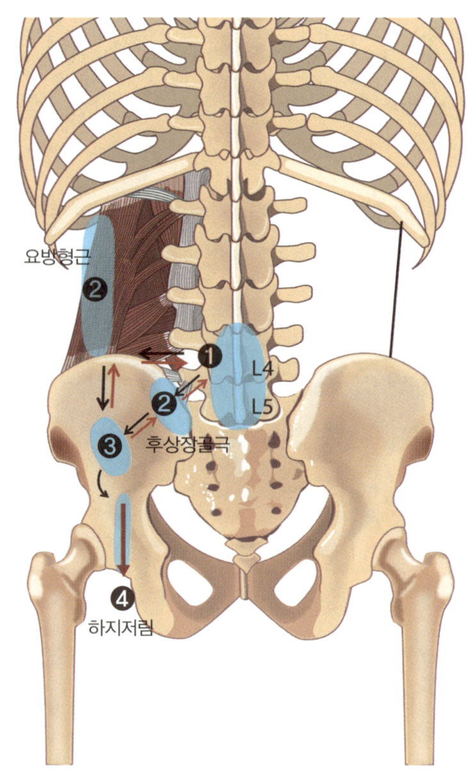

그림 16.1 요통의 진행과정

(1) 악화과정: ❶ 극돌기통증 → ❷ 후상장골극, 요방형근 통증 → ❸ 엉치 통증 → ❹ 하지저림
(2) 호전과정: ❹ 하지저림 → ❸ 엉치 통증 → ❷ 후상장골극, 요방형근 통증 → ❶ 극돌기 통증

기로 통증이 옮겨간다. 극돌기 통증이 없어져야만 요통이 깨끗이 낫는 것이다.

특히 좌골신경통 양상이 나타나는 환자 중에서 많은 분들이 하지저림만을 호소하고, 허리통증이나 엉치통증은 전혀 없다고 얘기하다가 하지저림은 없애고 나면, 허리통증과 엉치통증이 다시 나타난다. 이것을 미리 예견하여 예후를 말해 주는 것과 안 하는 것은 엄청난 차이가 난다. 예후를 미리 얘기해 주면 환자는 의사를 얼마나 신뢰하겠는가?

디스크나 좌골신경통 환자는 자신의 주증상만을 없애기를 원하지만 그 증상이 없어졌을 때 다른 증상이 나타날 것이라는 것을 미리 이야기해야 뒤탈이 없고, 환자는 의사를 더욱 신뢰할 것이다.

몸이 붓는 분들은 치료에 상관없이 통증과 저림이 더욱 심해진다

소화가 잘되지 않거나, 잘 체하거나, 진통소염제를 많이 드시거나, 신장기능이 떨어지는 분들의 경우 잘 붓는다. 처음 내원부터 붓는 분들은 반드시 요통치료와 겸하여 부종에 대한 치료를 받아야 요통치료에도 도움이 된다. 처음에는 붓지 않다가 치료 도중에 붓는 분들은 통증이나 저림이 갑자기 증가하는 경우가 많다. 환자에게 진료 시 확인하고 거기에 대한 치료를 같이 받는 것이 요통치료에도 좋다. 특히 무리한 것 없이 갑자기 허리통증이 심해지거나, 다리가 더 저려오는 경우 몸이 붓는 경우가 많으므로 치료 시 주의해야 한다. 이때 의사는 치료 방향에 혼란이 생기고, 환자는 의사를 못 믿게 된다.

요추와 경추는 서로 연결되어 영향을 미친다

같은 쪽으로 요추 5번은 경추 1번, 요추 4번은 경추 2번, 요추 3번은 경추 3번에 서로 영향을 미친다. 반대로 경추는 요추에 영향을 또한 미친다. 그래서 허리통증이 오래되면 목통증이 나타나고, 목통증이 오래되면 허리통증이 생긴다.

이것을 로벳반응계(Lovett Reactor)의 원리[2]라 한다. 이 원리는 머리끝부터 발끝까지 상체와 하체의 움직임이나 좌우의 움직임이 상호보완적이면서 길항적으로 움직임을 갖

2) 데이비드 월터: 응용근신경학. 서울, 대성의학사. 2003. pp114~115

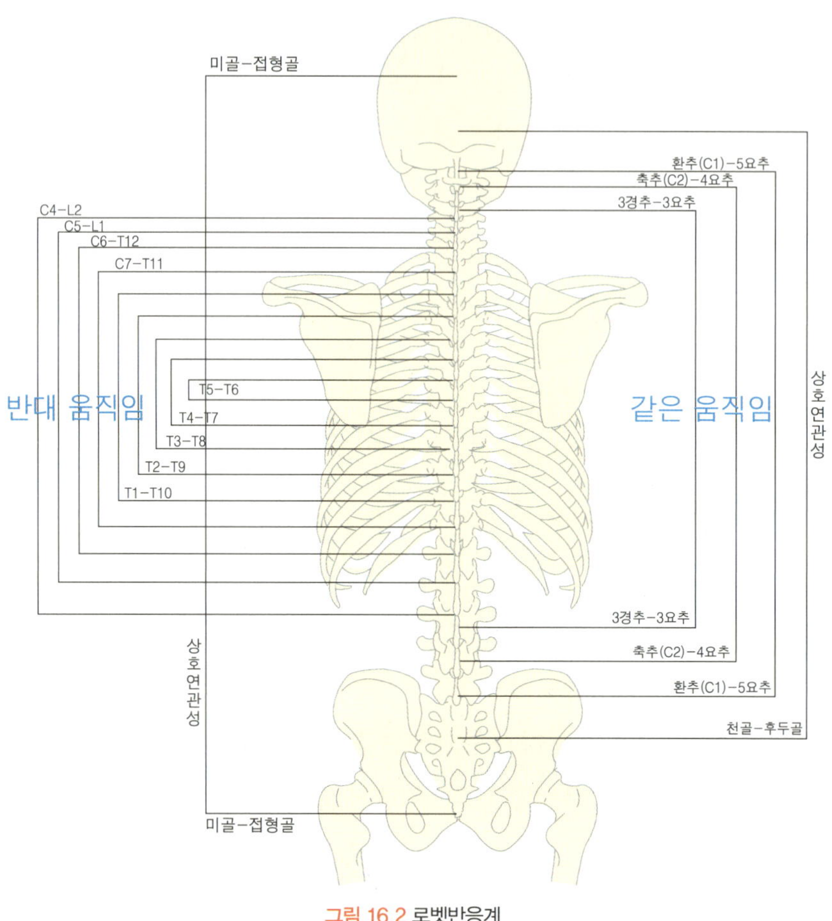

그림 16.2 로벳반응계

는다는 것을 증명해 보이는 이론이 되고 있다.

예를 들어 오른쪽 허리가 아픈 사람은 오른쪽 뒷목과 견배부에 통증이 나타난다. 급성으로 이런 결과가 일어나는 것이 아니라, 만성화된 분들에게 나타나는 양상이다. 그래서 허리디스크가 있는 환자가 치료가 적절히 되지 않으면 나중에는 같은 쪽 목에서 목디스크가 생긴다. 치료에 있어서도 허리디스크만 치료하면 치료가 깨끗이 끝나지 못한다. 이 경우 경추를 병행해서 치료해야 허리도 잘 낫는다.

17▸▸ 요통의 예후판정

요통으로 환자가 내원했을 때 아무리 오래되고 심한 요통이나 좌골신경통이라도 환자에게 치료 예후를 이야기해 주는 것은 중요하다. 환자를 치료하는데 있어서 기본인데, 많은 병의원에서 이것이 무시되는 경우가 많이 있는 것 같다.

다음은 각 단계 별로 요통치료의 예후를 알아본다. 다만 장요근 처치법, 협척혈, 요방형근, 이상근, 소둔근 처치법을 사용하였을 때의 예후이다. 〈혈자리의 자세한 내용은 '11. 요통에 쓰는 혈위' 참조〉.

◉ 요통이 며칠 되지 않았고, 급성이며, 허리만 아플 때

흔히 허리를 삐끗했다고 내원하는 경우이다. 대체로 요추 극돌기 부위 압통이 있고, 요방형근이나 장요근, 이상근의 통증은 심하지 않고 깊이 눌러야 통증이 나타나는 정도이다.

이 경우는 3회~5회 정도 치료하면 대체로 나을 수 있다. 일주일 정도 내원하라고 이야기하면 된다.

환자가 매일 올 수 있으면 매일 오게 하고, 그렇지 않으면 2일에 한 번 오게 하면 된다. 침 맞고 3일 이상 지나서 내원하면 침을 맞을 때는 통증이 덜 했는데 다시 아프다고 할 수 있다.

첫날 침 맞고 가면 통증의 30~50%가 경감한다. 둘째 날은 20~30% 경감한다. 첫날 맞은 침이 제일 효과가 좋고, 그 다음부터는 10~20%씩 효과가 떨어진다. 하지만 심한 통증을 1~2회에 잡기 때문에 Complain은 별로 없을 것이다.

만약 첫날 침을 맞고 갔는데 그 다음날 더 심해서 왔다면, 돌아가서 무리를 했거나, 첫날의 진단에 착오가 있는 경우이다.

침 맞고 돌아가서 무리를 한 경우는 첫날 아프다는 부위 외에 반대편 부위도 통증을 호소하는 경우가 많다.

예를 들어 첫날은 우측 허리통증만 호소하여 내원했는데, 다음날 반대편 허리통증을 더 호소한다면, 그것은 환자가 돌아가서 무리한 일을 하였거나, 오래 앉아서 일을 한 경우이다. 환자에게 다시 주의를 주고, 예후를 다시 판정해야 한다. 절대로 환자의 말에만 의지하여 진단하는 것은 금물이며 의사가 다시 검진을 해보아야 한다.

요통이 2주를 넘고 허리통증과 엉치통증이 있을 때

요통이 2주를 넘어가면, 처음에 다쳤을 때 원래 심한 통증은 다소 진정이 되고, 다른 양상들이 나타나기 시작한다.

즉 처음에는 허리 가운데만 아팠다가 후상장골극(PSIS)과 요방형근으로 통증이 퍼져 있는 경우가 많다. 이 경우 압진(押診)을 해보면, 협척혈 부위나 요방형근 주변의 압통뿐만 아니라, 장요근, 이상근 등의 압통이 심하게 나타나는 경우가 많다. 심한 경우는 하지저림이 약간 혹은 느낄 정도로 심하게 나타나는 경우도 있다.

이런 경우는 예후를 2주 이상 봐야 한다. 환자 분들이 바쁘거나, 대수롭지 않게 여기고 파스나 진통제에 의지하여 참다가, 좀 더 심해져서 오는 경우이다. 진단을 해보면, SLR 테스트도 약간씩 양성을 나타내고 장요근, 이상근 압통도 확실히 나타난다.

환자 분의 표현도 굽히거나 펼 때는 처음보다 덜 한데 앉았다가 일어서거나 아침에 자고 일어났을 때 심하게 아프다고 호소하는 경우가 많다. 또 밤에 잘 때 다리에 쥐가 나고 때로는 낮에도 한 번씩 저려온다고 얘기하는 경우도 있다. 주요 통증 부위가 처음의 협척혈 부위 통증에서 점차 퍼져서 후상장골극(PSIS)이나 요방형근을 중심으로 통증을 호소하는 경우가 많다.

한의원이나 정형외과에서 일반적인 요통치료를 받았지만 치료가 안 되어 다른 방안을 찾는 경우도 이 때부터이다.

후상장골극(PSIS) 주위의 통증은 장요근 처치법, 이상근, 소둔근, 요방형근, 협척혈 치료법으로 2~3회 내에 많이 완화된다.

이것은 통증의 위치를 변화시킨다. 즉 원래 아팠던 요추 극돌기 부위 통증으로 바뀌는 것이다. 환자에게 미리 이 얘기를 해준다면 환자는 확실히 치료에 대한 믿음을 가질 것이다. 요추 극돌기 부위에서 통증이 없어져야 완전히 낫는다.

어떤 환자들은 아픈 것이 덜해져서 여기서 치료를 중단하는 경우가 많다. 그러고는 한참 후에 내원하여 치료할 때는 덜 했는데 다시 아파서 왔다고 한다. 이 경우 의사는 딜레마에 빠질 수 있다.

환자에게 "후상장골극의 통증이 없어지면 요추 극돌기 부위의 통증이 나타날 것이다.", "요추 극돌기 부위 통증이 다 나아야 완전히 낫는 것이다."라는 말을 미리 해 준다면, 환자는 나중에 내원하더라도 의사를 더 믿고 따를 것이다. 1~2주 이상이 경과한 후 다시 내원하면 치료 경과는 1.5~2배 이상 걸리는 경우가 많다.

대다수의 요통에서 통증이 후상장골극 부위, 요방형근 부위, 이상근 부위에서 남아 있다면 이것은 치료가 끝난 것이 아니다. 90%이상의 요통은 요추극돌기(협척혈) 부위에서 없어져야 깨끗이 낫는다.

요통이 한 달을 넘었고, 허리통증과 좌골신경통이 있을 때

이때 내원하는 환자는 두 가지로 나눌 수 있다.

하나는 바쁘거나 허리 치료를 두려워하여 치료를 방치하였다가, 허리뿐만 아니라 다리 증상까지 심해지니까 그제야 내원하는 경우이다. 또 다른 하나는 한의원이나 정형외과, 민간요법을 해봤지만 효과가 없거나 미미해서 내원하는 경우이다.

요통은 요추 극돌기와 후상장골극까지 퍼져 있고 엉치통증이 오면서 허벅지 뒤쪽과 종아리까지 저려온다. 환자의 표현도 허리통증보다 엉치통증을 더 호소하고, 하지저림도 수시로 호소하고, 하지무력 양상도 약간씩 보일 수 있다.

SLR 테스트에서 양성을 보이고, 장요근, 이상근 압통도 심하다. 대체로는 디스크 초기 증상을 나타내는데, 경우에 따라서는 디스크가 많이 진행된 경우도 있다.

예후는 3~4주 정도 치료해야 한다. 다리 저리는 것은 1주 정도 소요되면 없어지고, 허리통증과 엉치통증에 나머지 시간이 걸린다. 점점 증상을 올라오면서(엉덩이통증 → 후상장골극 통증 → 요추극돌기 통증) 좋아진다.

다리가 저릴 때는 허리통증을 못 느끼다가 그것이 덜해지면 새로 허리통증을 호소하는 경우가 아주 많다. 다리저림이 2/3이상 없어지면 나타나는데, 예후를 미리 얘기해줘야 환자가 Complain이 없고 안심한다. 얘기를 안 해주면 실컷 치료해 주고 원망을 듣는 경우도 많다.

처음 증상이 심할 때는 4~5일 정도 매일 치료 받게 하고, 덜해지면 2일에 한 번씩 일주일에 3번 정도 치료하면 제일 좋다.. 이 경우도 마지막에는 허리 중앙부, 요추 극돌기 부위에서 통증이 없어져야 치료가 마무리 된다고 미리 얘기해 주면 좋다.

치료 중간에 중단하고 오지 않는 경우도 많다. 나중에 왔을 때 보면, 자의적 치료 중단으로 더 심해져서 오는 경우도 많다. 환자에게 이러한 예후들을 미리 설명한다면 환자는 의사에게 강한 믿음을 가질 것이고 치료에도 적극 임할 것이다.

요통이 3개월 이상 되었고, 허리통증, 하지저림이 있을 때

환자는 정형외과, 한의원 등 다양한 치료들을 받고 내원한다. 병원에서 MRI도 거의 다 찍어 봐서 의사보다 병에 대해 더 잘 아는 경우도 많다. 디스크 판정을 받은 경우도 많다.

SLR은 60도 내외에서부터 양성이 나타나고, 장요근, 이상근의 압통도 아주 심하고, 극돌기 부위가 일자형이나 후만되어 튀어나온 경우도 많다. 허리통증보다 엉치통증이 더 심하고, 하지저림이 심하여 참기 힘들어 한다. 병원에서 디스크 수술을 권유 받은 경우도 있다.

하지무력은 10~20% 정도 진행이 되어 무릎이나 발목을 2차적으로 다친 경우도 있다.

동측(同側)의 어깨통증, 목통증, 팔저림을 호소하는 경우도 있다.

예후는 기본이 4주이고, 8주 정도까지 소요된다. 하지저림을 없애는데 2주 정도 소요되고, 엉치와 요통을 없애는데 한 달 이상 걸린다.

처음에 왔을 때 잘 설명을 해도, 다른 곳에서 치료를 많이 받아 봐서 의사를 잘 믿지 않는다.

이럴 때는 예후를 나누어서 설명을 하는 것이 좋다. 즉 "1~2주 안에 하지저림이 없어지고, 3주가 되면 아침에 일어날 때 통증을 없어질 것이다. 이것이 없어지면 원래 아픈 요통이 나타날 것인데 이것에 3~4주 정도 걸릴 것입니다."라고 설명하면 된다. 실제로 이와 같이 풀려 가는데 환자는 점차로 의사를 믿을 것이다.

또 위의 환자 분들은 통증이나 저림 때문에 진통소염제를 복용하는 경우가 많은데 1~2주에 걸쳐서 끊게 하는 것이 좋다. 이 약을 끊지 않고는 침구치료가 더딘 경우가 많다.

정증(正證)의 디스크 양상이 보일 때

병원에서 MRI를 찍어서 2기 이상의 양성 판정을 받고 오는 경우이다. 이런 경우 병원에서는 꼭 수술해야 한다고 한다.

사진을 찍지 않더라도 SLR 소견상 40~60도 정도에서 양성으로 더 이상 다리를 올리지 못한다. 하지도 엄지발가락의 근력이 20~30%이상 빠진다. 허리통증보다 엉덩이통증과 하지통증, 저림 양상이 대단히 심하다.

이런 경우에는 침을 맞더라도 1~2회에 바로 반응이 없는 경우도 많다. 일주일 정도 매일 침을 맞게 하면 조금씩 SLR이 돌아온다.

SLR이 돌아오면 치료가 가능하다. 하지통증과 저림이 개선되기 시작하여 원래의 허리통증도 나타나고 그러면서 좋아진다.

예후는 심한 통증은 기본 한 달 정도 치료해야 하고, 90%이상 깨끗하게 나으려면 2달 정도 내원하여 치료해야 한다.

처음 일주일에서 10일은 매일 치료하게 하고, 좀 통증이 풀리면 2일에 한 번씩 오게 한다. 다른 경과는 위의 경우와 같다.

집에 가서는 절대 안정을 취하게 한다. 처음 심할 때는 누워만 있거나, 약간씩 걷는 정도만 하게 하고 일체 일을 하거나 30분 이상 앉아 있으면 안 된다.

간혹, 치료 도중에도 악화가 되는 경우가 있다. 조심을 안 한 것이다. 환자에게 미리 있을 수 있는 악화 증상에 대해 말해두는 것을 잊으면 안 된다.

하저저림이 다시 악화되고, 특히 하지무력 증상이 50%를 넘어가면 수술 받도록 하는 것이 좋다. 조금의 무리한 일로도 디스크가 터지는 경우가 많이 있다. 이런 경우 억지로 잡고 치료하면 낭패를 볼 수 있다.

디스크 환자라고 하여 너무 겁을 먹을 필요는 없다. 충분히 사전 설명을 한 다음 치료에 임하고, 치료 도중에 악화될 수 있는 조건을 미리 말해두면 환자는 잘 따라온다.

치료를 해보고 안 되면 수술하면 된다고 미리 얘기하면 의사나 환자나 마음이 가벼울 것이다. 일주일에서 2주일 안에 심한 하지통증, 저림, 심한 요통이 감소하면 치료는 대체로 잘 될 수 있고 환자도 잘 따라 온다.

척추관협착증 양상이 보일 때

협착증도 두 가지로 분류할 수 있다. 협착증이 한두 달 혹은 몇 달 이내에 진행된 경우와 수년에 걸쳐 오래된 경우이다.

협착증이 오래되지 않은 분들의 경우, 걷는 것은 30분 정도는 걸을 수 있다. 또 다리 한쪽에만 저림 증상이 오는 경우가 많다. SLR에서도 양성을 나타내는 경우가 많다. 경추 1,2번 교정을 해보면 그 자리에서 SLR이 음성이 되는 경우이다. 하지저림 증상도 발바닥까지 저려오는 경우가 드물다. 걸을 때도 다리가 벌어지는 것 같이 보이지 않는다.

협착증이 오래 되신 분들은 우선 걷는 것이 100~200m를 걷기가 힘들다. 걷는 모습이 팔자걸음이 되고, 엉덩이가 뒤로 빠지고, 다리가 벌어진다. 또 다리 양측으로 하지저림이 오고, 특히 발바닥이 남의 살 같고 저림이 심하다. 경추 1,2번 교정을 해도 SLR의 변화가 별로 없는 경우가 많다.

협착증이 가벼운 경우의 예후는 기본 한 달 치료에 90%이상 치료에 2달 정도 잡고 치료한다. 병원에서 워낙 치료가 힘들다고 얘기를 듣고 오기 때문에 치료해 보면 잘되는 경우도 많다.

협착증이 심하고 만성인 경우의 예후는 기본 2달 이상 잡아야 하고 50%이상 치료에 3~4달 걸린다. 그나마 좋아지면 다행이지만, 증상이 30~40%이상 개선되는데 만족해야 하는 경우도 많다.

디스크 수술 후유증으로 내원한 경우

디스크 수술 후유증으로 내원하신 분들의 경우 치료에 많은 돈과 시간, 회복하기 위한 노력들을 쏟았지만, 깨끗이 낫지 않아서 대단히 실망을 하고 절망 속에서 실낱같은 희망으로 내원하는 경우가 많다.

디스크 수술 병원에서는 수술 후 예후에 대해서 제대로 이야기를 해주지 않는 경우가 많다. 수술만 하면 모든 것이 해결될 것 같지만 실상은 그렇지 않은 경우가 상당수이다.

수술 후유증으로 요통, 엉치통증, 하지저림, 하지무력, 하지마목증, 하지통증, 하지시림 등이 올 수 있다.

이 중에서 요통, 엉치통증 하지저림은 80% 목표로 기본 한 달 치료로도 많이 좋아지고, 2~3달 치료로 70~80% 치료할 수 있는 경우가 많다. 다만, 20~30%의 잔여통증은 남는 경우도 많다.

하지무력과 하지마목증은 치료 목표가 50% 내외이고 한 달 치료에 30%이상 치료하기 쉽지 않다. 50% 이상 좋아지는 경우가 있기는 하지만 드물다. 이것은 수술 후유증으로 신경이 유착된 경우이기 때문이다. 처음 예후를 말씀 드릴 때 너무 희망적인 얘기를 해 주면 나중에 원망을 들을 수 있다.

다만, 다른 병원에서 치료해서 전혀 반응하지 않던 것이 20~30%만 좋아져도 환자는 수개월을 꾸준히 치료하러 올 것이다.

18▸▸ 요통에서 예후가 좋지 않은 경우

다음은 요통에서 예후가 좋지 않은 경우이다. 이런 경우 신중히 진료와 치료에 임해야 하며 함부로 환자에게 치료된다고 큰 소리 치다가는 낭패를 볼 수 있다.

하지거상(SLR) 테스트 시 다리가 60도 이상 올라가지 못하는 경우

다리를 60도 이상 들지 못하고 심지어는 환측의 다리가 굳어진 것같이 느껴진다. 또 다리를 들 때 칼로 도려내는 듯이 날카로운 통증이 허리와 엉덩이에서 나타나고 다리도 심하게 저리고 매우 아프다.

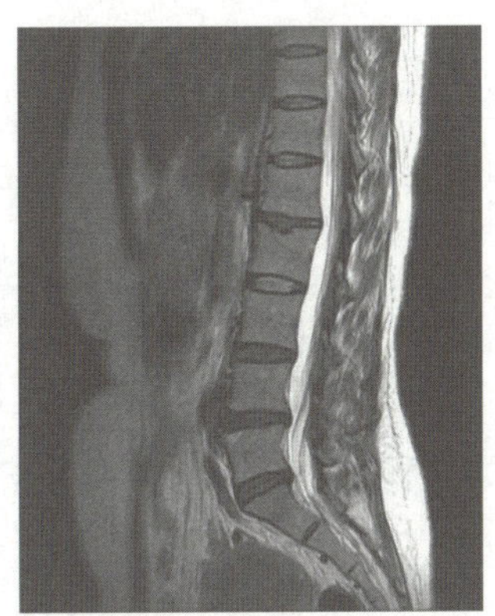

그림 18.1 디스크 MRI

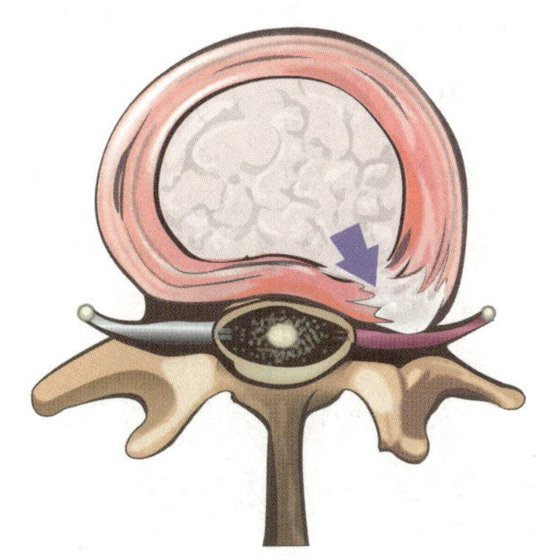

그림 18.2 디스크로 진행된 그림

이것은 대체로 디스크가 정증(正證)으로 진행된 경우로 CT나 MRI를 먼저 찍어보는 것이 좋다. 임상에서 디스크가 2기 이상 진행된 경우가 대부분이다.

일주일 정도를 매일 집중적으로 치료를 해보면 호전이 되는 분은 하지저림이 덜 해지고, 다리가 60도 이상 올라가기 시작한다. 그리고 증상도 차차 호전되어 다리 저리는 증상부터 풀리며, 요통도 감소될 것이다. 대체로 치료기간이 4주에서 8주 정도 소요된다. 그러나 일주일 정도에서 치료반응이 없다면 큰 병원으로 이송시키거나 다른 치료법을 찾아보는 것이 더 나을 수 있다. 디스크가 많이 진행된 경우이다.

◉ 하지무력 증상이 심한 경우

하지무력은 엄지발가락의 힘으로 확인해 볼 수 있다. 엄지의 힘이 10~20%내외에서 빠지는 분들은 대체로 치료가 가능할 수 있다. 주로 디스크 1~2기, 좌골신경통, 경증의 협착증, 수술 후 신경유착증이 비교적 가볍게 온 경우 등이다. 대체로 4주~10주 정도의 집중 치료로 증상의 70~90%까지 없앨 수 있다.

그러나 50% 이상의 하지무력 증상이 있는 경우는 치료가 쉽지 않다. 주로 디스크 3기 이상, 중증의 협착증, 수술 후 신경유착으로 하지마비가 된 경우, 중풍으로 반신불수가 된 경우 등이다. 치료를 해 보려면 최소 2달 이상을 기본 치료 기간으로 잡고 치료를 해야 한다. 다는 아니어도 치료가 되는 경우도 많으므로 겁먹고 안 된다고 할 필요는 없다.

◉ 협착증이 심하여 걷기가 힘든 경우

협착증이 많이 진행된 노인 분들의 경우 양측으로 다리에 힘이 빠지며, 심한 요통, 둔통, 슬관절통 등을 호소한다. 발바닥이 저리고 이감각증이 나타나는 경우가 많다. 이 증상에 발가락에 힘을 줘 보게 해서 50%이상 힘이 빠진다면 이것은 협착증이 많이 심해진 경우이다.

노인성 디스크인 협착증은 초기에는 치료가 비교적 잘되지만, 진행이 많이 되어 요추의 후만(後彎) 정도가 심하고, 여기에 하지무력이 심하면 치료가 쉽지 않다. 이런 분들의 경우 최소 2달 이상 내원하여 꾸준한 치료를 받아야 하며, 치료가 쉽지 않은 경우가 많다.

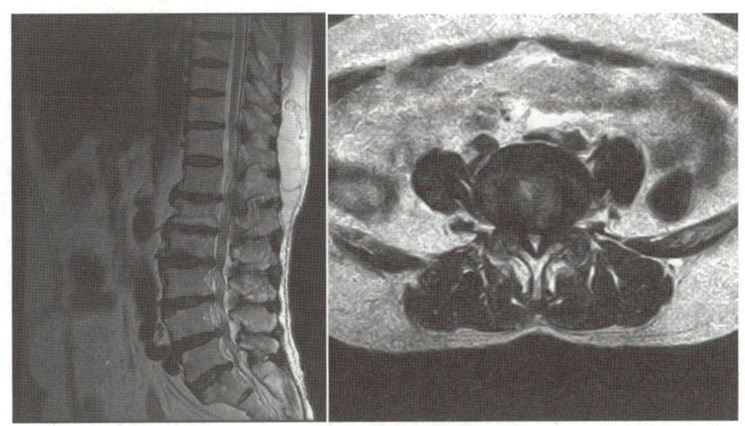

그림 18.3 협착증 MRI

◎ 허리디스크에 목디스크가 겸하여 있는 경우

요통 환자 중에서 허리가 아프고 다리가 저려오는데, 목도 통증이 있고, 견배통에 상지저림을 겸하여 온 경우가 있다. 이런 분들은 소화 장애도 심한 경우가 많다. 허리가 심해서 목까지 퍼진 경우로 치료 중간에 목통증, 등통증, 어깨통증 등 처음에 없던 다양한 통증을 호소하는 경우가 많다.

이런 경우는 허리를 치료하며 목까지 같이 치료해야 한다. 허리만 치료해 보면 일정 정도까지는 치료되지만 그 다음부터 치료가 더뎌진다. 목의 치료를 병행해야 치료가 좀 더 잘된다.

허리와 목을 같이 치료해야 하기 때문에 치료 경과가 2달 이상 걸리는 경우가 많다.

간혹, 허리통증과 하지저림만 호소하다가 어느 날 목통증을 호소하는 경우도 있다. 환자가 증상을 말하지 않은 경우도 있고, 없던 목증상이 갑자기 나타나는 경우도 있다.

어떤 경우이든 허리디스크만 치료하는 것보다 치료가 2배 이상 소요되는 경우가 많다. 환자에게 미리 인지시키고 치료하는 것이 좋을 것이다.

◎ 소화불량이 아주 심하게 오는 경우

허리통증을 가진 분 중에서 소화 장애가 심한 경우가 있다. 명치끝이 항상 답답하고,

가슴이 먹먹하고, 잘 붓고, 조금만 먹어도 체하고 헛배가 부르며, 변비나 설사를 동반한 경우도 있다.

이런 경우는 허리통증을 치료할 때 소화 장애도 겸하여 치료하는 것이 좋다. 소화 장애로 인한 부종이 허리치료를 방해한다.

치료되는 도중에도 체하거나 심하게 부으면 허리통증과 하지저림이 심해진다. 환자가 소화가 잘 안된다고 하면 진찰을 다시해서 소화 장애를 먼저 치료하고, 허리를 치료하는 것이 좋다.

한약을 쓰더라도 五積酸, 六味地黃湯, 活絡湯 계통을 쓰게 되면 閉症이 나타나기 쉽다. 胃苓湯, 平胃散 계통에 强筋骨하는 약재를 겸해서 쓰는 것이 오히려 좋다.

요추수술 후 남아 있는 하지무력증과 하지마목증의 경우

디스크 수술 후 하지무력증과 하지마목증은 수술이 잘못 되거나 깨끗하게 되지 못해서 신경이 유착된 경우이다.

이런 경우는 침을 놓아도 반응이 약하거나 없는 경우가 많다. 병원에서는 수술이 잘 되었다고 하지만 다 믿을 수만은 없다.

거의 대부분의 경우 치료가 안 되어 후유증이 남는다. 함부로 치료를 장담했다가는

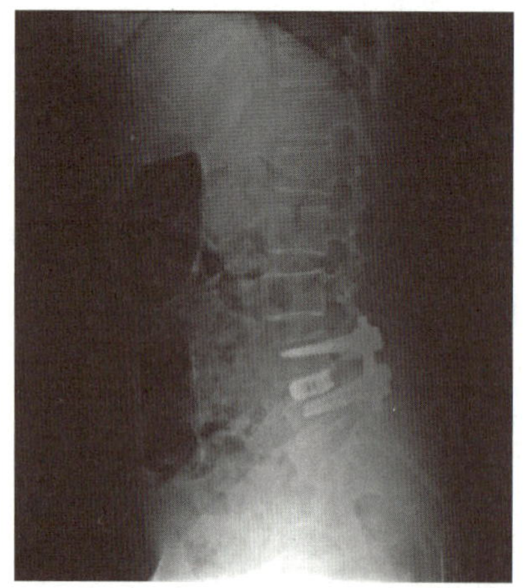

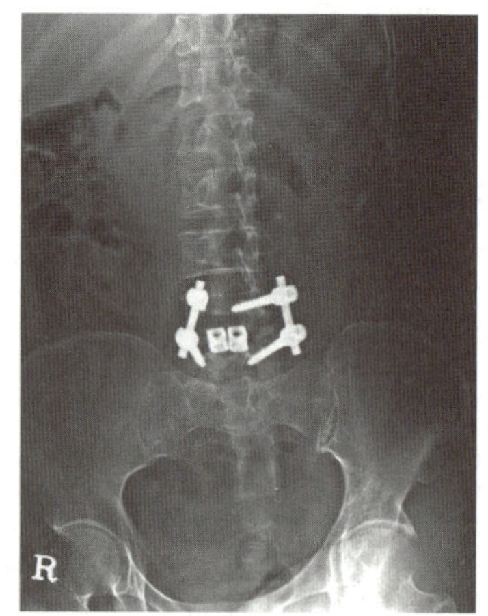

그림 18.4 허리에 고정핀 박힌 사진

낭패를 볼 수 있다.

처음 내원했을 때부터 치료율을 50%이상 잡지 않는 것이 좋다.

30~50% 정도의 증상만 좋아져도 굉장히 좋아진 것이고, 더 이상 좋아지지 않는 경우가 많다.

목디스크, 허리디스크와 턱관절 장애가 겸하는 경우

자주 보기는 힘들어도 간혹 볼 수 있는 경우이다. 일반적인 침구 치료로는 치료가 어

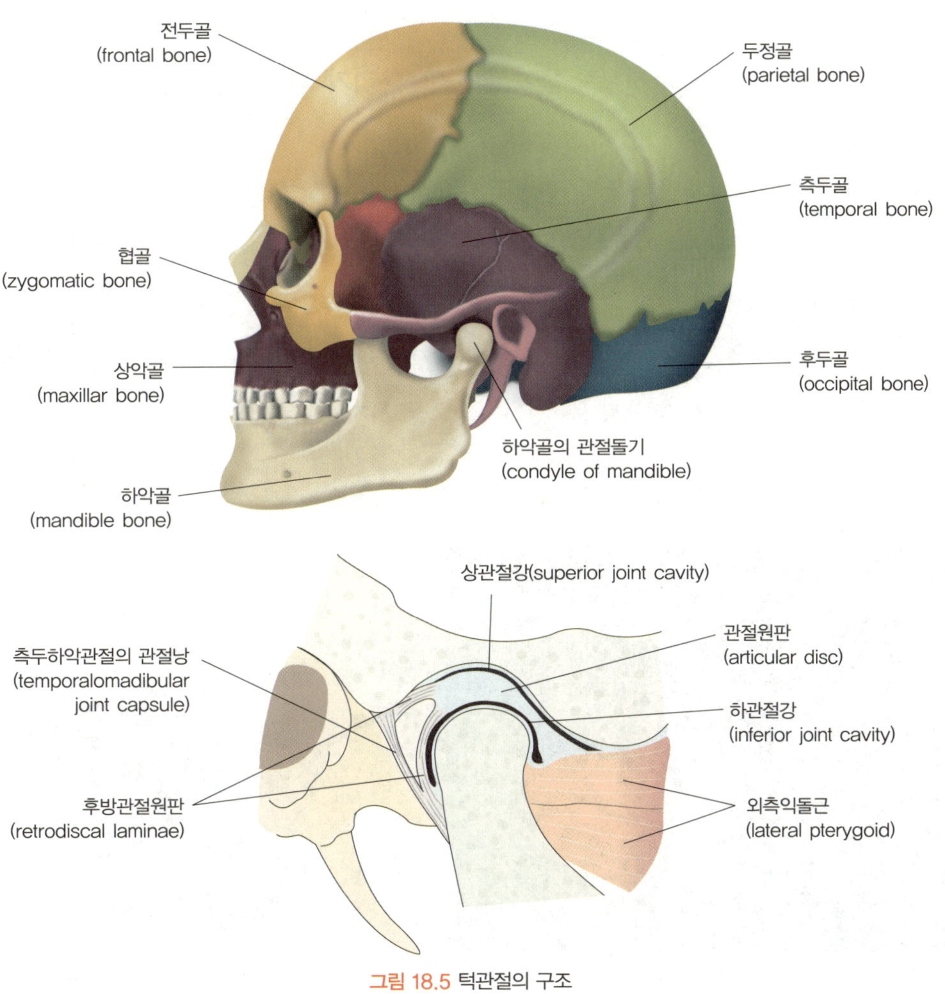

그림 18.5 턱관절의 구조

렵거나, 장기간 치료를 해야 하는 경우이다.

턱관절의 장애가 목에 계속 영향을 미쳐서 치료를 방해하기 때문에 목을 치료하면 허리가 아프고, 허리를 치료하면 또 다른 증상이 나타나며, 그것을 치료하면 또 다른 증상이 나타난다. 결국은 목이 다시 아프다. 환자의 피로감이 심해서 조금만 세게 침을 맞아도 침몸살을 심하게 하는 경우도 많다. 턱관절 장애로 인한 척추질환은 일반적인 침구치료로는 치료가 쉽지 않다.

결론적으로 말씀 드리면, 이런 분들은 턱관절 장애치료, YBA와 TBA 등 교정기를 이용한 기능적 뇌척주요법(FCST요법)으로 치료를 하는 것이 좋을 것으로 사료된다.

급성으로 요통과 하지무력증이 심하고 다리가 터져나갈 듯이 아프고 저린 경우

처음 내원 시부터 엄지발가락의 근력 검사에서 60%이상 힘을 쓰지 못하고, 허리통증도 있으면서 특히 다리가 터져나갈 듯이 아프고 저리며 다리에 힘을 못 쓰는 경우, SLR 테스트도 60도 정도에서 전형적인 양성을 보이면 디스크가 파열(Hernation) 되었을 가능성이 크다. 이런 경우 반드시 바로 큰 병원으로 이송하여 정밀검사를 해보는 것이 좋다. 함부로 침을 놓으면 문제가 생길 수 있다. 장요근 처치법을 써도 조금 호전되는 듯하다가 다시 원래 상태로 아프다고 한다.

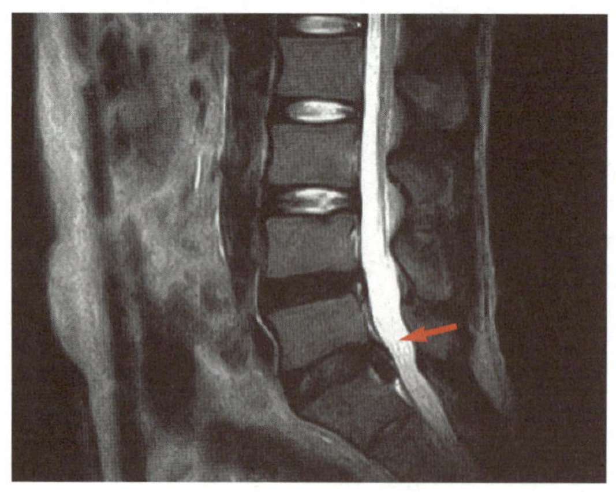

그림 18.6 디스크 파열된 사진

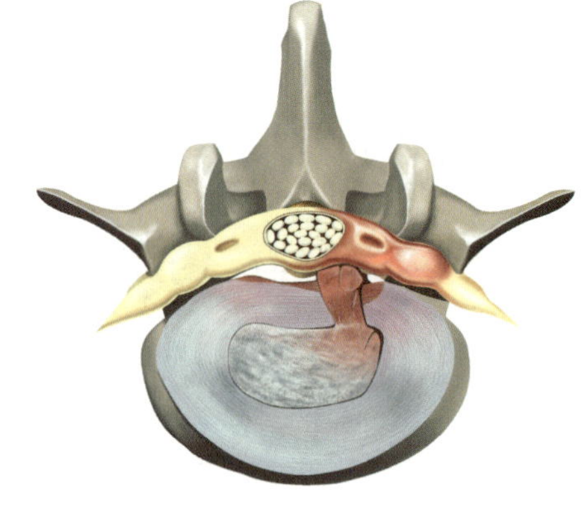

그림 18.7 디스크 파열된 그림

19. 요통치료 평가방법

환자의 말만 믿고 허리통증이 나았다고 하는 것은 객관적이지 못하고, 문제가 많다. 그런 분들은 다시 문제가 생길 가능성이 높고, 실제로 치료가 덜 된 경우가 대부분이다.

한의원에서 X-ray, CT, MRI 등의 장비가 없다고 요통을 평가할 수 없는 것은 아니다. 다음의 사항들을 체크하면 검사 사진을 찍지 않더라도 충분히 요통의 치료 유무를 평가할 수 있다.

허리가 아프거나 다리가 당기거나 저려 왔을 때, SLR 검사(그림 19.1), 장요근 검사(그림 19.2), 엄지발가락 근력 검사(그림 19.3), 극돌기의 돌출 촉진(觸診) 검사(그림 19.4), 늑골과 장골능 간격 검사(그림 19.5), 골반거상 검사(그림 19.6) 등을 시행해 본다.

요통이 전혀 호전되지 않은 경우

환자의 표현으로 통증이 그대로라고 하더라도, 그 말을 그대로 믿지 말아야 한다. 위의 5가지 이상의 검사를 초진 시에 표시해 두었다가 그 다음날 내원했을 때 전혀 변화가 없다면 이것은 호전이 되지 않은 경우로 봐야 한다. 만약 1~2가지라도 변화가 있다면 이것은 호전된다고 말할 수 있다. 며칠 동안 같은 치료를 해보면 며칠 후에는 다시 많이 호전된 것을 볼 수 있을 것이다.

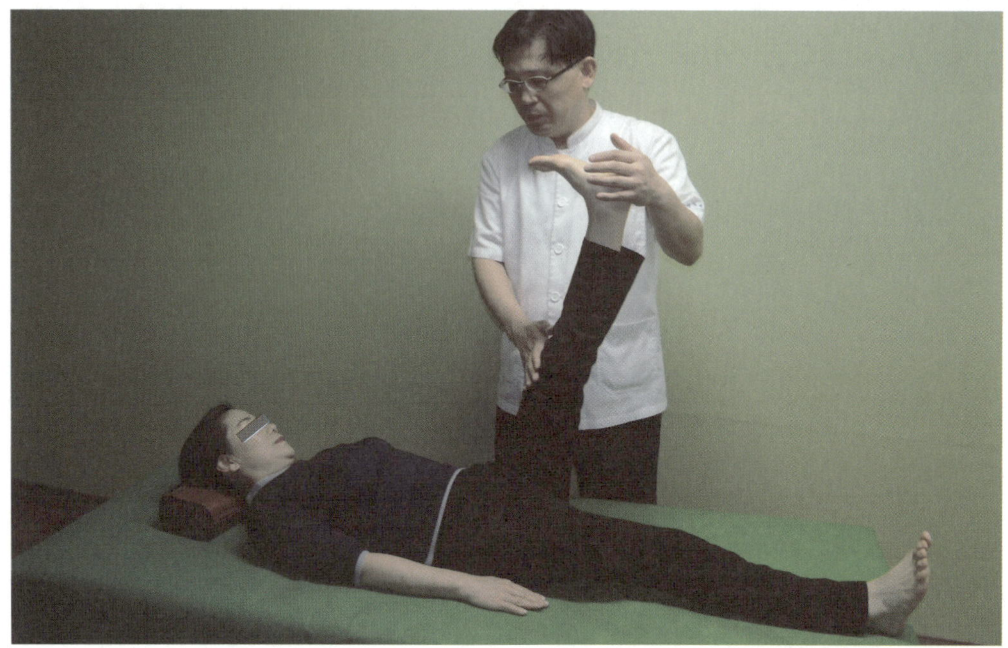

그림 19.1 하지거상(SLR) 검사

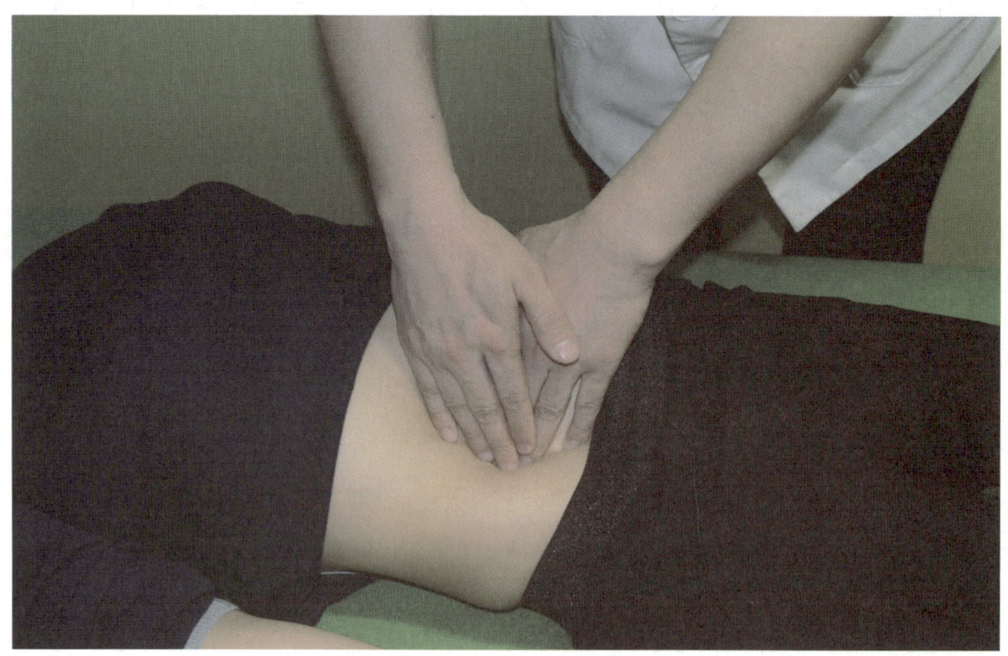

그림 19.2 장요근 촉진 검사

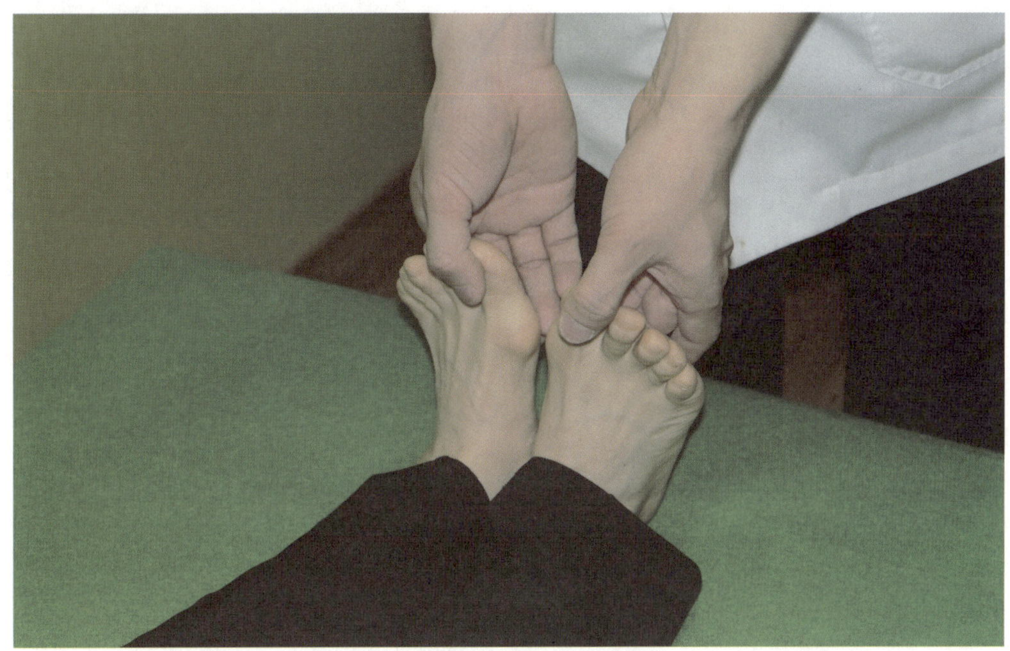

그림 19.3 엄지발가락 근력 검사

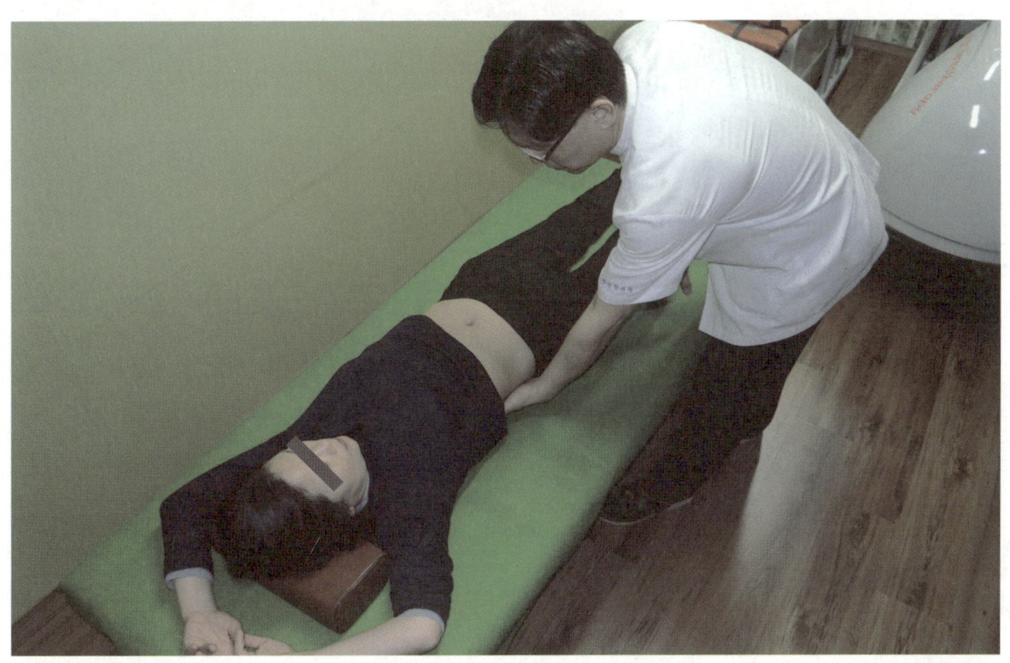

그림 19.4 극돌기 돌출 촉진 검사

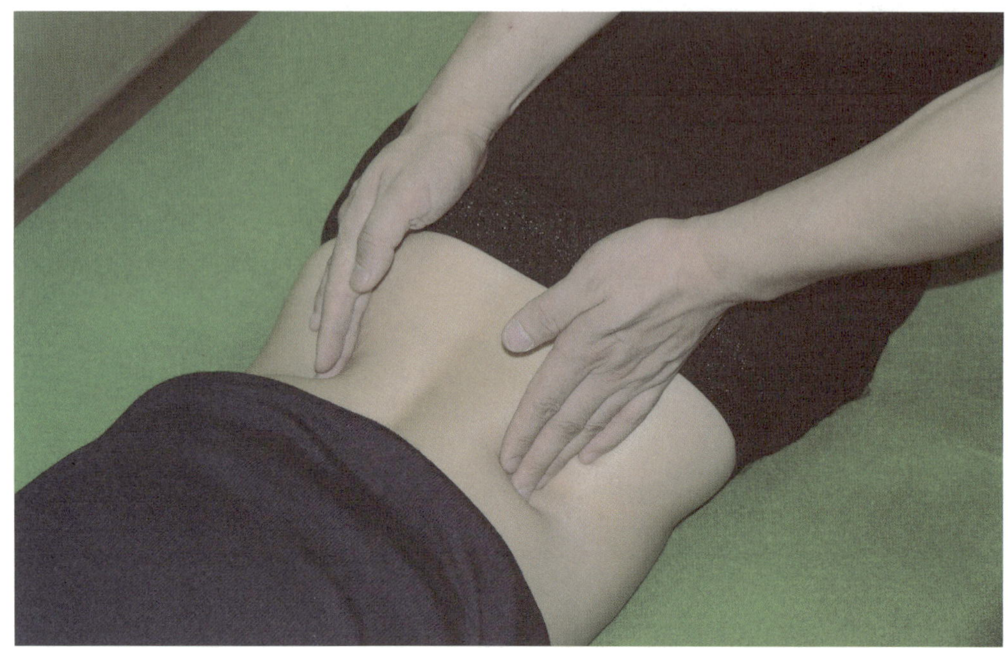

그림 19.5 늑골-장골능 간격 검사

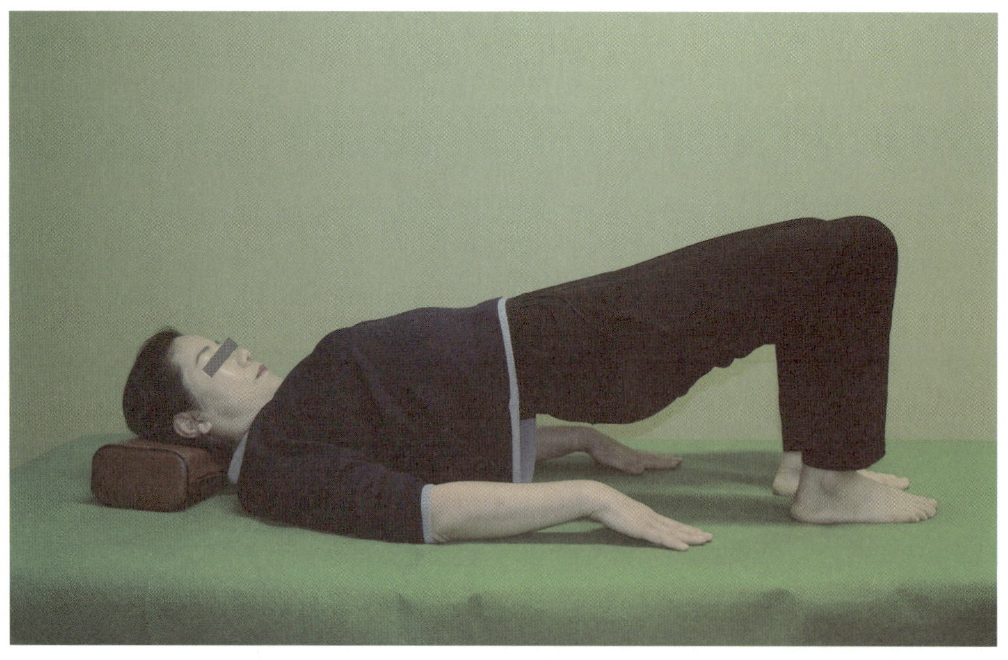

그림 19.6 앙와위에서 골반거상 검사

요통이 20~30% 정도 호전된 경우

대체로 이학적 테스트의 결과는 환자에게 문진했을 때보다 20%이상 앞서 가는 것이 일반적이다. 즉 환자가 10% 정도 좋아졌다고 하면 테스트의 결과는 30%이상 좋아진 경우가 많다는 말이다.

요통이 20~30% 정도 호전이 되면, 일단 환자의 표현이, 심하게 아픈 것은 덜해졌는데 아프기는 아프다고 주로 얘기한다. 아직 아침에 일어나기는 힘들고, 앉아 있거나 앉았다가 일어설 때 통증이 온다고 한다.

① **SLR 테스트** – SLR 테스트을 해보면 다리가 올라가는 각도가 20~30%이상 호전되어 있고, 다리를 올릴 때 허리가 아파오거나, 다리가 심하게 저려오거나 당겨오는 각도가 전날보다 더 커진다. 전날 45도 정도 들 때 허리가 아파오던 분이 60~90도 정도 들어야 아파온다는 말이다.

② **장요근 테스트** – 바로 누운 자세에서 다리를 펴고 장요근의 압통을 확인해 보면, 첫날 천층부에서 가볍게 배에 손만 대도 아프던 통증이 20~30% 호전되며 가볍게 누를 때의 통증은 없어지고, 복부의 중간 부위까지 들어가면 통증이 나타난다. 즉 복사근 부위만 눌러도 통증이 오던 통증이 복사근을 지나서 장요근의 중간 부위까지 가야 통증이 나타난다는 말이다. 하지만 이 정도에서는 깊이 눌러 보면 장요근의 압통은 심하게 호소한다.

③ **엄지발가락 근력 검사** – 초진시 엄지발가락의 힘을 양측을 비교하여 환측의 발가락 힘이 건측에 비해 얼마나 감소되는가를 평가 후 기록하였다가, 다시 내원 시 양측 엄지발가락의 힘을 다시 체크한다.

근력이 20~30% 이상 좋아진 경우는 다시 체크 시 엄지발가락이 버티는 힘이 실제로 증가되는 경우도 있고, 힘은 비슷한데 초진시보다 버티는 시간이 증가할 수도 있다. 상세하게 해 보려면, 환자에게 자가 테스트로, 처음 내원 시 뒤꿈치를 들었다 놨다 하게 해 보고, 10회 정도에서 힘이 빠진다면, 20~30% 정도 호전된 분들은 15회~20회 정도 할 수 있다.

④ **허리 굴신 검사** – 허리를 굽혔다 펴게 해보는 테스트인데, 굽혔다 펴는 동작 자체가 좋아질 수도 있지만, 통증은 있지만 굽혀지거나 펴지는 각도가 좋아지는 경우도 많다. 측굴(側屈)도 확인해 보는 것이 좋다.

⑤ **극돌기 돌출 촉진(觸診) 검사** – 허리가 심하게 아픈 분들은 극돌기의 돌출 유무를 확인해 보면 호전 유무를 알 수 있다.

처음에 내원하였을 때 환자를 엎드리게 해서 극돌기가 뒤쪽으로 돌출된 정도를 확인하고, 요추의 후만(後彎)된 정도도 확인해 본다. 사진을 찍어두면 확실히 알 수 있다.

급성으로 심하게 허리를 다친 분들을 확인해 보면 극돌기가 돌출된 경우가 많다. 정상적인 굴곡을 유지하지 못하고 척추도 일자형(一字形) 내지는 후만(後彎)되어 있는 경우도 많다. 극돌기를 두드렸을 때의 통증으로도 호전 유무를 확인할 수도 있다.

이것이 초진시보다 들어가 있는 분들은 호전의 증후로 볼 수 있다. 환자의 표현으로도 통증은 있지만 허리를 펴기가 편하다고 말한다.

요통이 50% 정도 호전된 경우

요통이 반 이상 호전되면 환자는 훨씬 편해졌다고 이야기한다. 의사에 대한 믿음이 20~30% 호전되었을 때보다 훨씬 달라지고, 이때부터는 의사가 지시하는 데로 잘 따라온다. 어떤 환자 분들은 바쁘거나 침이 아픈 핑계로 치료를 중단하는 경우도 많다. 나중에 다시 심해져서 내원했을 때는 환자에게 싫은 소리를 좀 해도 좋다. 환자 분들에게 물어보면 아침에 일어날 때 통증은 확실히 좋아졌고, 30분 정도는 앉아 있을 수 있다고 한다. 하지만 그 이상 앉아 있으면 통증이 다시 온다고 한다.

① **SLR 테스트** – 허리통증이 50% 이상 호전되면, 급성 내지는 만성이라도, 디스크나 중증으로 가지 않은 분들의 경우 거의 음성으로 나타난다. 디스크이거나 협착증, 중증 환자의 경우는 다리를 들었을 때 저려오는 것이 2/3이상 좋아진다. 왜냐하면 허리통증이 50% 이상 호전되었다는 것은 다리가 저리거나 당기는 증상은 거의 없어져야 이 정도까지 갈 수 있기 때문이다.

다리가 저리고 당기는 증상이 2/3이상 없어지는 시기에는 없었던 허리통증이 다시 나타나는 경우도 있고, 다리가 저리고 당기는 증상이 없어짐과 동시에 허리가 더 아파오는 시기가 온다. 대체로 1일에서 3일 정도 더 아프다가 통증이 풀린다.

여기서 당황할 필요가 없다. 이때 아픈 허리를 치료하고 나면 훨씬 더 치료율이 높아지기 때문이다. 환자에게 다리 저린 것이 없어지면 허리가 더 아파오는 시기가 있을 수 있다고 초진 시 미리 얘기해 주고, 실제로 허리가 아파오면 치료는 정상적으로 되고 있으며, 치료가 종반(終盤)내지는 반 이상 나았다고 설명하면 된다.

② **장요근 테스트** – 장요근을 압진해 보면 천부의 복사근을 누를 때는 통증이 없어지고, 장요근 깊숙이 눌러야 통증이 온다. 환자는 30분 내외 정도로 앉아 있어도 통증이 없다. 그러나 1시간 이상 앉아 있으면 통증이 온다. 굽히거나 펼 때의 통증은 거의 없어지고, 오래 앉았다가 일어설 때 주로 허리통증이 나타난다.

③ **엄지발가락 근력 검사** – 급성으로 증상이 오는 경우는 근력이 거의 없어지거나 약간 남아 있는 정도이고, 만성화되거나 중증의 경우는 30~50%이상의 근력이 좋아진다. 하지만 디스크 수술을 받았거나 너무 오래 하지무력을 방치한 경우는 50%이상은 근력이 돌아오지 않는 경우도 많다. 발가락과 발바닥의 마목감이 심한 경우가 특히 그렇다.

④ **허리 굴신 검사** – 허리통증이 50%를 넘어가면 굴신 검사에서는 나타나지 않거나, 약간 정도 통증이 나타날 수 있다. 주로 오래 앉았다가 일어설 때만 통증이 나타나지, 허리를 굽히고 펴는 데서는 통증이 없는 경우가 대부분이다.

⑤ **극돌기 돌출 촉진 검사** – 이 상태에서 극돌기는 반 이상 원래대로 들어가 있다. 전체적인 요추의 굴곡을 확인해도 알 수 있는데, 처음의 일자형 허리가 굴곡을 반 이상 회복한 상태로 돌아온다. 극돌기 부위의 압통도 반 이상 소실된 상태임을 확인할 수 있다.

요통이 70~80% 정도 호전된 경우

이 상태 정도 되면 환자와 대면하는 것이 즐겁다. 환자도 대단한 믿음으로 의사를 대한다. 환자가 얘기하는 증상을 들어 보면 거의 요통이 없고 한 시간 정도 앉아 있으면 뻐근하게 아파온다고 한다. 아침에 일어날 때는 통증이 없다. 다리저림이나 당김도 없다.

① **SLR 테스트** – 머리를 들고 무릎을 펴고 엄지발가락을 상체 쪽으로 당기고 머리를 들고 강하게 SLR 테스트를 해도 다리는 저리지 않는다.

② **장요근 테스트** – 장요근을 가볍게 눌러서는 통증을 확인하기 힘들고, 깊숙이 압진해 보면 약간 아파온다. 간혹 반대쪽이 더 아플 수도 있다. 숨어 있던 반대쪽 허리의 2차성 통증도 간혹 보이는 경우도 있다.

③ **엄지발가락 근력 검사** – 양측 엄지발가락을 테스트해 보면 정상이다. 다만 수술 후유증, 중증 협착증 등으로 신경이 유착되어 마목증이 나타나는 분들은 50% 정도만 근력이 좋아지고 더 이상은 호전되지 않는 경우도 있다. 이런 경우 나머지 근력이 돌아올 확률이 매우 낮거나없는 경우도 많다.

④ **허리 굴신 검사** – 모두 음성으로 나타난다. 이 정도에서는 의미가 없는 검사이다.

⑤ **극돌기 돌출 촉진 검사** – 극돌기는 거의 자기 자리를 찾아 들어간다. 환자가 바로 누운 상태에서 환자의 손바닥으로 허리에 넣어 보면 극돌기는 들어가고, 요추의 굴곡은 60도 정도로 정상으로 돌아오기 때문에 거의 걸리는 것이 없다. 그러나 극돌기를 눌러 보면 약간의 통증이 남아 있다.

요통이 90% 이상 호전된 경우

환자의 통증이 거의 없어지고 치료를 종결할 시점이다.

환자는 2시간 정도 앉았다 일어나도 통증이 나타나지 않는다. 아침에 일어날 때 허리의 뻐근함이나 통증이 없다.

일주일에 1번 정도 내원해 오게 하여 환자가 악화되거나, 다른 양상이 없으면 치료를 종결해도 된다.

① **SLR 테스트** – 정상으로 음성이다.

② **장요근 테스트** – 심부에 깊숙이 눌러 봐도 장요근 통증을 찾기 힘들다.

③ **엄지발가락 근력 검사** – 정상으로 양측의 근력이 같다.

④ **허리 굴신 검사** – 정상으로 통증이 없다.

⑤ **극돌기 돌출 촉진 검사** – 극돌기는 정상적인 완만한 60도 정도의 전굴(前屈) 상태를 유지하고, 압진해 봐도 통증이 없다.

환자가 2시간 정도 앉아 있을 수 있는 것을 치료 종결 시점으로 잡는 것이 좋다. 이 경우는 3~6개월 내에 재발이 거의 없기 때문이다.

20▸▸ 만성요통, 디스크 주의사항

한의원에 내원하는 환자에 있어서 주의사항은 굉장히 중요하다. 환자들 중에서 잘못된 생활 속의 행동으로 요통이 악화되는 경우를 많이 본다. 생활 속의 잘못된 습관을 자세히 알아본다.

① 오래 앉아 있거나, 다리 벌리기를 하면 통증이 심해진다. 이것은 골반을 벌리는 동작으로 골반을 틀어지게 하여 요통이 심해지는 것이다. 오래 의자에 앉아서 일을 하거나, 요가 동작에서 옆으로 다리 째는 동작을 하면 통증이 심해질 수 있다.

② 양반다리로 바닥에 앉아 있으면 허리통증이 심해진다. 반대로 무릎을 꿇고 앉으면 허리는 아프지 않다. 소파나 방석을 푹신하게 깔고 앉기를 권한다. 골반이 틀어지면 양측 좌골의 높이가 맞지 않아 엉덩이가 한쪽으로 삐딱해지면서 요통이 온다.

③ 쪼그려 앉아서 일하거나 한 자세로 오래 서 있으면 요통이 심해진다.

④ 운전을 오래 하면 허리통증이 심해진다. 운전은 골반을 틀어지게 만들 뿐만 아니라, 진동에 의해 허리의 부담을 증가시킨다. 장거리를 가는 경우는 30분~1시간 간격으로 차에서 내려서 허리운동을 한 후 다시 운전하는 것이 좋다.

⑤ 경사가 심한 산에 등산을 가는 경우, 수영 중에서 평형이나 접형을 하는 경우, 축구에서 인사이드킥 등 무리한 발차기 동작을 하면 요통이 심해진다. 특히 등산의 경우,

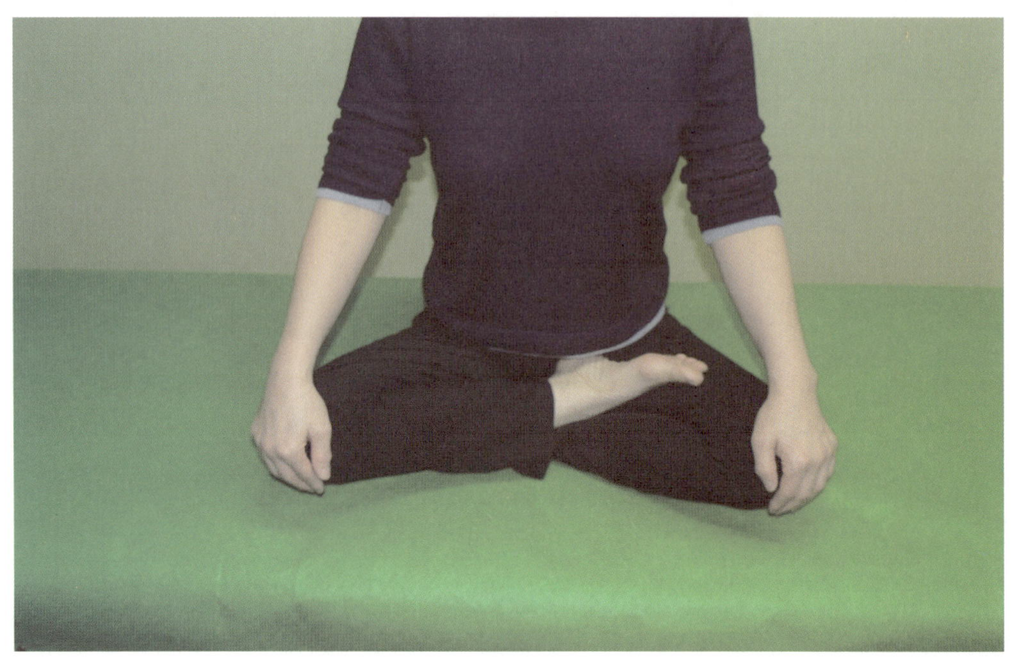

그림 20.1 요통환자는 양반다리로 앉으면 통증이 심해진다.

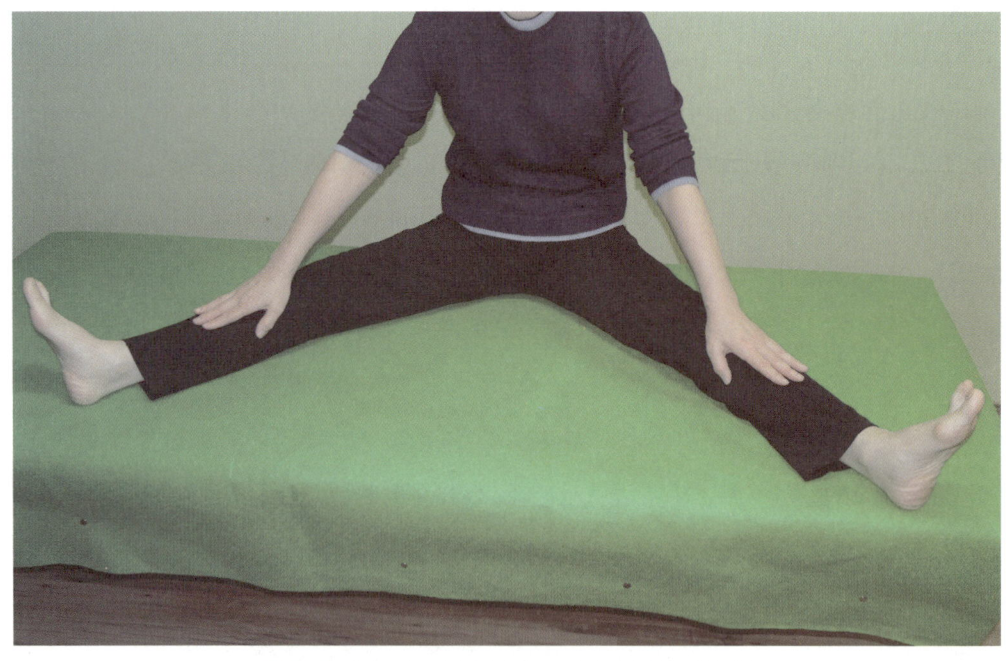

그림 20.2 요통환자는 다리를 벌리는 동작에서 요통이 심해진다.

평지를 30분~1시간 정도 걷는 것은 허리에 도움이 되지만, 경사가 심한 산에 오르는 것은 하지저림을 증가시키고 요통을 가중시키는 경우가 많다.

⑥ 딱딱한 의자에 오래 앉지 않는다. 부득이 오래 앉아야 하면 다리를 번갈아서 꼬고 앉는다.

오래 앉아서 작업하거나 공부하는 분들은 반드시 방석을 깔고 앉고, 30분~1시간 간격으로 일어서서 허리 푸는 운동 후 다시 앉는다. 다리를 꼬고 앉으면 골반이 돌아간다는 말이 있는데, 이것은 옳지 않으며, 오히려 꼬고 앉으면 허리통증을 감소시킨다. 다만 한쪽으로만 꼬고 앉지 말고 번갈아서 꼬고 앉는 것이 좋다.

다리를 꼬고 앉으면 허리에 좋지 않다는 말에 필자는 동의하지 않는다. 왜냐하면 골반이 모이는 자세에서 오히려 통증이 감소된다. 같은 요령으로 환자 분들에게 무릎을 꿇고 앉게 해 보면 허리는 아프지 않을 것이다. 이것은 무릎을 꿇고 앉으면 골반이 모여서 통증이 덜 온다.

⑦ 허리를 구부리고 일하면 허리통증이 심해진다. 청소일, 무거운 물건 드시는 분 등등 허리를 구부리고 일하면 통증이 심해진다. 다만 협착증이 있으신 분은 구부리면 덜 아프다.

⑧ 과음하면 요통이 심해진다. 한두 잔의 술은 특별히 요통을 유발하지 않는다. 오히려 도움이 될 수 있다. 하지만 과음하면 요추의 염증을 증가시키고, 몸을 붓게 만들어 통증은 증가시키고, 다리의 저림 증상은 훨씬 증가시킨다. 통증 때문에 술에 의지하는 환자 분들이 많다. 반드시 술에 대한 주의를 주어야 한다.

⑨ 잘 때는 바로 누워 자는 것보다 옆으로 누워 자는 것이 좋다. 무릎 사이에 베개를 끼우고 자면 훨씬 편하다. 바로 누워 자면 대체로 골반을 더 벌어지게 하여 허리통증을 증가시킨다. 다만 바로 자는 것이 편한 분들은 무릎 밑에 동그란 베개를 대고 자는 좋다.

⑩ 무거운 물건을 들면 허리통증이 심해진다. 꼭 들어야 한다면 몸에 붙여서 드는 것이 좋다. 팔을 앞으로 뻗은 상태로 물건을 들면 허리에 강한 압박을 가하여 통증을 증가시킨다.

협착증의 경우는 특히 무거운 물건을 들지 않는 것이 좋다. 허리가 내려앉은 경우이기 때문에 통증이 훨씬 심해진다.

⑪ 과도한 부부생활에도 요통이 심해진다.

⑫ 몸이 붓고 변비가 심하면 요통이 심해지고, 하지저림도 더 심해진다. 따라서 요통이 심할 때는 위장에 부담이 가는 음식은 삼가는 것이 좋다.

⑬ 일반 생활 동작에서 의자에 앉아서 바닥에 떨어진 볼펜을 줍는 동작이 허리를 가장 잘 다친다. 즉 허리를 옆으로 45도 정도 비튼 상태에서 아래위로 굽혔다 펴는 동작에서 많이 다친다.

⑭ 여자의 경우, 생리할 때도 허리통증이 심해질 수 있다. 특이한 것은 두 달에 한 번꼴로 생리 시 요통이 나타나는 경우가 많다. 이것은 골반이 그쪽으로 틀어져 있어서 그런 것이다.

⑮ 머리 감을 때 많이 숙이고 감으면 요통이 심해질 수 있다. 특히 아침에는 허리가 약한 상태여서 숙이고 머리 감다가 많이 다친다. 허리가 불편하신 사람들은 샤워로 머리를 감도록 하면 좋다.

⑯ 윗몸 일으키기는 하는 것은 요통에 좋지 않다. 허리 강화 목적으로 운동을 하려면, 바로 누운 자세에서 다리를 번갈아 오르내리기를 하는 것이 좋다.

⑰ 허리가 많이 아프신 분들은 쉬는 것이 제일 좋다. 걷기나 뛰는 것도 좋지 않다.

허리가 좀 덜 아파졌을 때는 30분에서 1시간 정도 평지를 걷는 것이 좋다. 1시간 이상 걸으면 더 아플 수 있기 때문에 처음에는 30분에서 천천히 시간을 늘리는 것이 좋다. 걷기가 괜찮은 분들은 다음 단계로 조깅을 가볍게 하는 것도 허리 강화에 도움이 된다.

다만, 협착증이 있는 분이 30분 이상 걷는 것은 요통을 악화시킨다. 통증이나 저림이 심할 때는 절대 걷는 운동을 못하게 하고, 통증이나 저림이 조금 덜한 분은 30분 이내로 가다가 쉬다가를 반복하며 걷게 한다. 협착증 환자는 시장 보러 가서 무거운 물건도 들고 많이 걷게 되어 심해지는 경우가 많으므로 주의를 주는 것이 좋다.

⑱ 등산이나 계단을 오르내리는 것은 요통에 좋지 않다. 특히 경사가 많이 진 곳을 오르내리면 허리에 부담을 많이 준다.

⑲ 집에서 할 수 있는 운동으로는 바로 누운 상태에서 무릎을 굽히고 옆으로 비트는

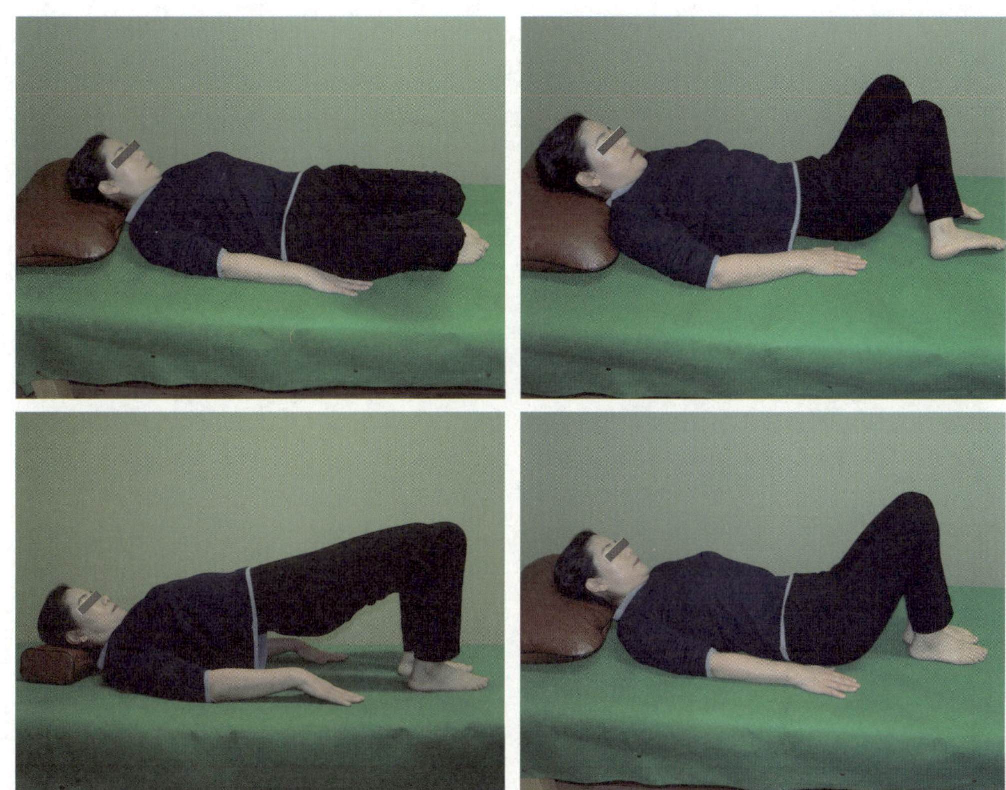

그림 20.3 다리를 좌우로 움직이거나 엉덩이를 들었다 내렸다 하는 운동이 요통에 도움이 된다. 이것은 자침 후 動氣鍼法으로도 사용될 수 있다.

동작이 허리에 도움을 준다. 또 바로 누운 상태에서 엉덩이를 들었다 내렸다 하는 운동도 좋다. 아침에 일어났을 때나 밤에 자기 전에 10~20분 정도 하는 것이 좋다.

⑳ 만성적인 요통의 원인은 뼈 자체가 약해지고 골반이 약해진 경우이므로, 재발을 막고 빠른 치유를 위해서, 한약치료를 반드시 겸해야 한다.

21 ▸▸ 요통치료시 환자의 자침자세

침을 맞는 자세에 따라서 치료효과가 20~30% 이상 차이가 날 수 있다. 다음은 침 맞을 때 좋은 환자의 자세에 관해 설명이다.

앙와위(仰臥位) – 바로 누워서 침을 맞을 때

장요근 처치법(양측 曲池, 百會, 건측 靈骨, 大白, 叉二, 叉三, 中白, 下白, 承漿)을 사용하거나, 좌골신경통으로 인한 하지저림을 없앨 때, 무릎관절이 같이 아파서 침을 맞을 때 바로 누워서 침을 맞는다.

허리가 아픈 분들은 허리에 핫팩을 하고 다리를 뻗고 있으면 허리에 상당한 부담이 올 수 있다. 따라서 무릎 밑에 삼각대나 둥근 베개를 대주는 것이 통증을 감소시킬 수 있다.

불편한 상태에 바로 누워서 침을 맞으면 치료효과가 떨어지고 심지어는 통증이 더 악화되는 경우도 많다. 별것 아닌 것 같지만 반드시 삼각대나 베개를 무릎 밑에 대어주는 것이 중요하다.

또한 曲池, 合谷 등 상지(上肢)에 같이 침을 놓을 때는 팔꿈치 밑에다가 작은 베개를 대어주는 것이 좋다.

曲池에 침을 놓을 때는 반드시 팔꿈치를 90도 이상 구부려서 침을 맞아야 한다. 이때

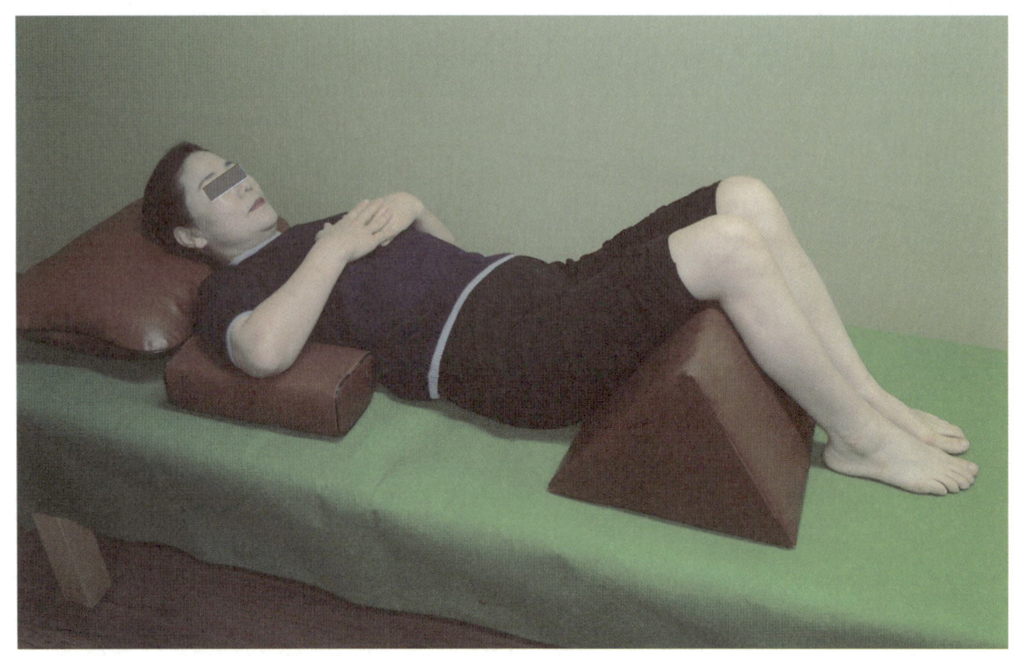

(a) 요통이 심한 경우는 무릎 밑에 삼각대를 대고 침을 맞는다.

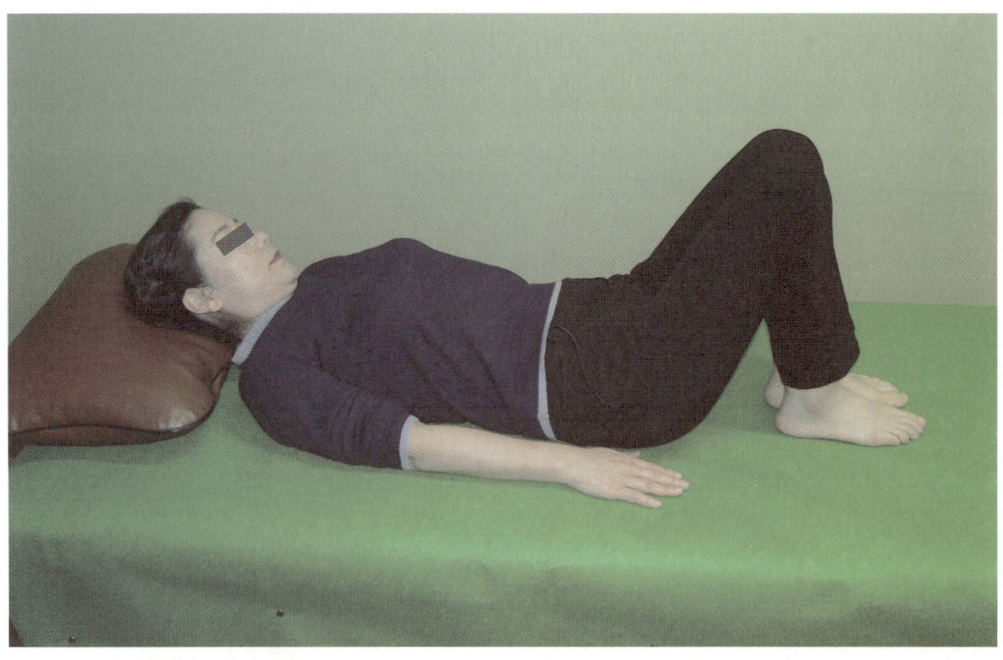

(b) 요통이 심하지 않는 경우는 動氣鍼法으로 다리를 좌우로 움직이게 한다.

그림 21.1 앙와위의 취혈자세

팔꿈치 밑에 작은 베개를 대주면 편안히 침을 맞을 수 있고 침 효과도 극대화 된다.

또한 바로 누운 자세에서 무릎을 굽히고 다리를 좌우로 움직이게 하면 動氣鍼法이 가능하다. 환자의 다리를 좌우로 움직이게 하고, 한 번씩 엉덩이를 들었다가 내렸다가 하면 침의 효과가 더 좋아진다.

복와위(伏臥位) – 엎드려서 침을 맞을 때

일반적으로 한의원에서는 가슴에 베개를 대고 환자를 엎드리게 한다. 하지만 이것은 침을 맞는 자세로 환자에게 상당히 부담을 줄 수 있다. 즉 이렇게 엎드려 있으면 허리에 부담이 가중되어 통증이 더 올 수 있다. 직사각형의 넓적한 모양의 베개를 사용하여 배에 대고 엎드리는 것이 좋다. 배꼽을 베개의 중심에 오게 하여 환자를 엎드리게 하고, 발목 밑에는 작은 베개를 대게 하면 제일 편한 자세가 된다. 이렇게 해야 환자의 요추가 압박되지 않고 펴져서 허리가 제일 편한 자세가 되는 것이다. 이때, 팔은 머리 위로 올

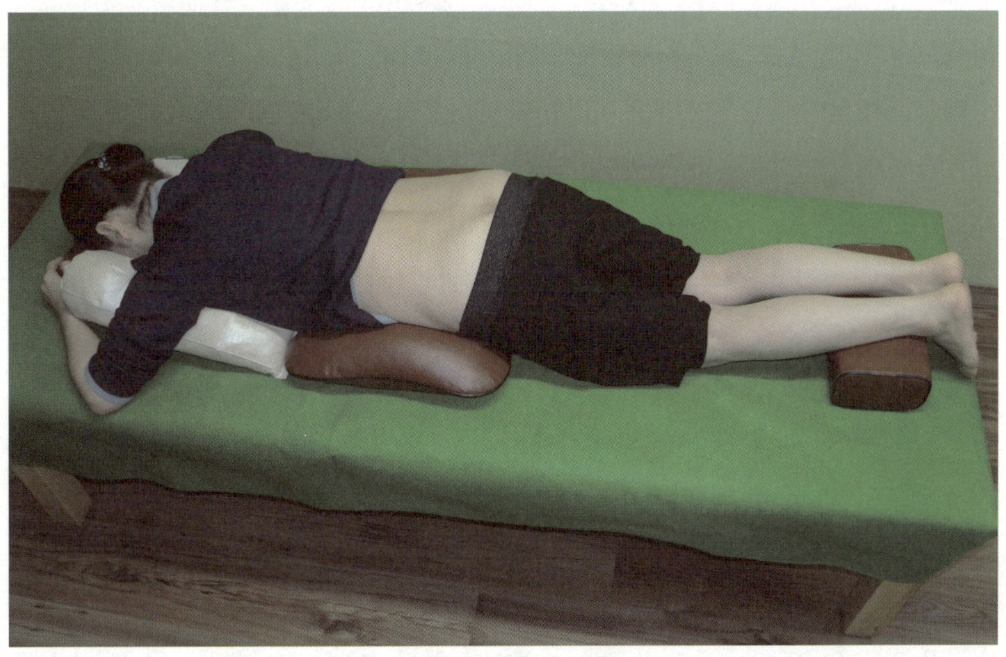

그림 21.2 복와위 취혈자세

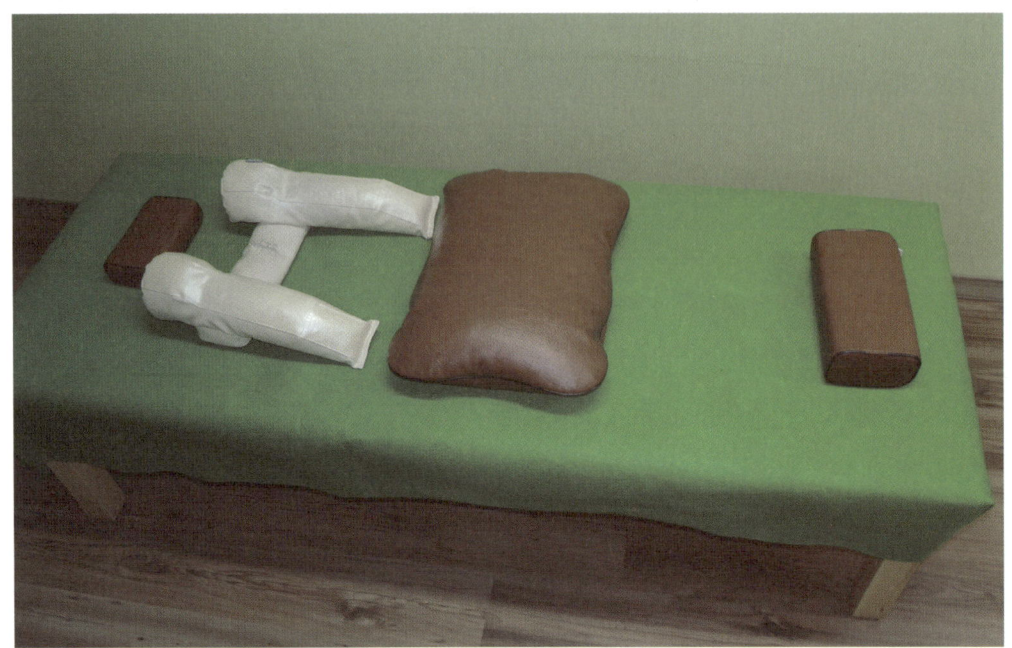

그림 21.3 복와위 베개사진

려놓고 엎드리게 하고, 허리와 엉덩이에 힘을 빼게 한다.

다만 배가 많이 나온 환자 분은 이러한 자세가 오히려 불편할 수 있으니 베개 없이 그냥 엎드리게 하는 것이 좋다. 협척혈, 요방형근, 이상근, 소둔근 등에 자침시 좋다.

측와위(側臥位) – 옆으로 누워 침을 맞을 때

디스크나 협착증이 심하거나, 급성으로 심하게 다친 경우, 엎드리기 힘들어 하는 환자가 많다. 이때는 옆으로 누워 침을 맞는 것이 좋다.

옆으로 누운 자세에서 위쪽으로 올라온 다리를 구부려서 위쪽 다리의 발목을 아래 다리의 오금 부위에 올려놓으면 대체로 편하다고 한다.

이자세도 힘들다면 위쪽으로 올라온 다리의 무릎 내측 밑에 작은 베개를 끼워 드리면 환자가 통증을 덜 호소할 것이다.

심한 요통환자 중에서 허리통증보다 엉치통증을 더 호소하는 경우가 많은데, 이 경우

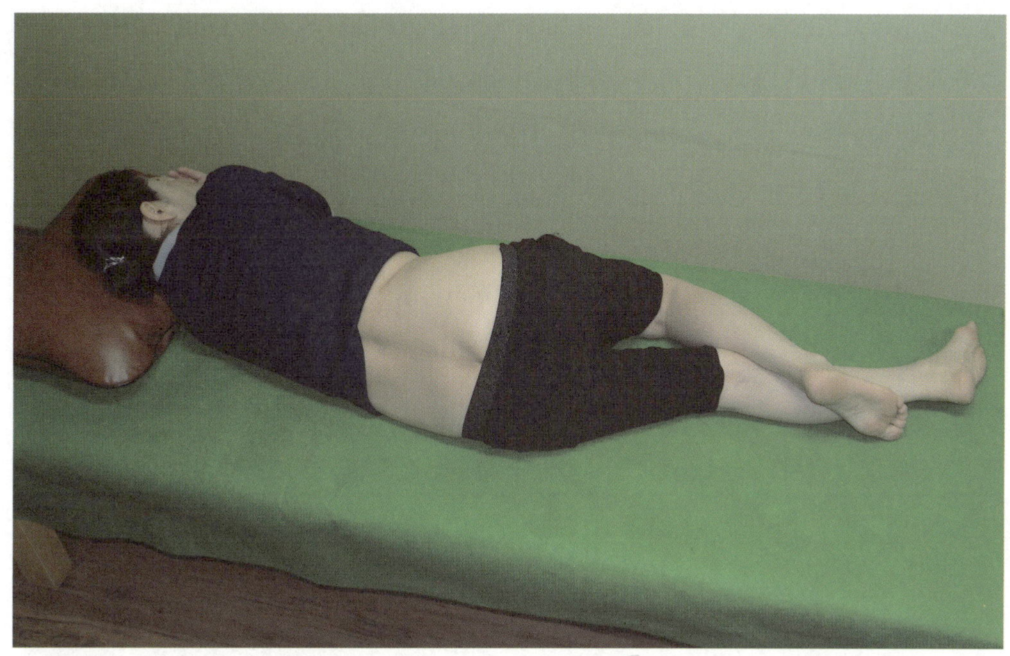

(a) 허리통증이 심한 경우 측와위로 침을 맞는다.

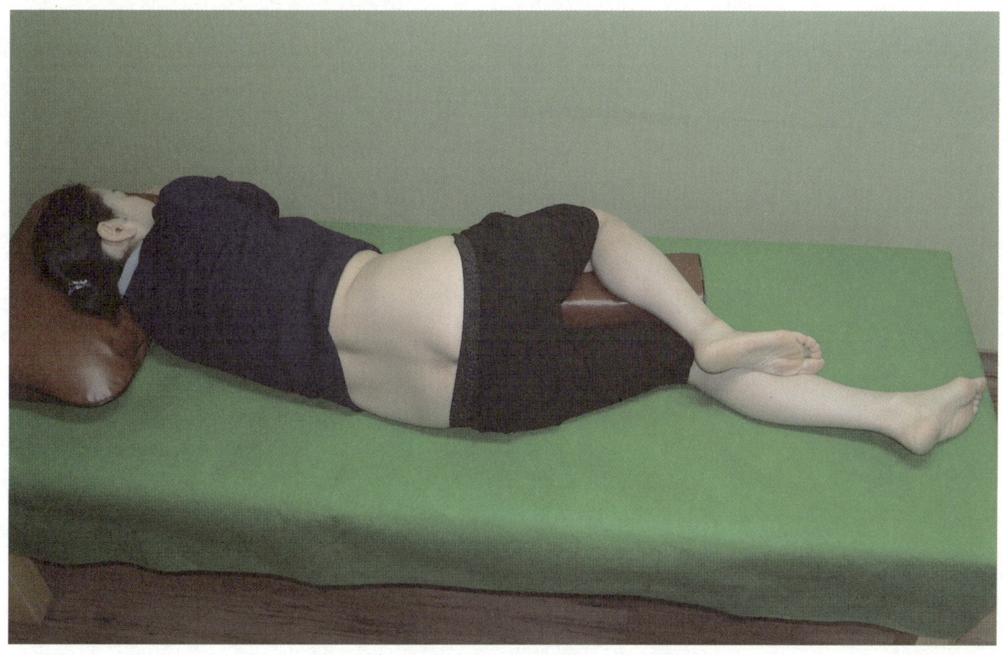

(b) 극심한 허리통증의 경우 측와위에 무릎 밑에 베개를 두면 편하게 누울 수 있다.

그림 21.4 측와위 취혈자세

엎드려서 복와위(伏臥位)로 침 맞는 것보다 옆으로 누워 측와위(側臥位)로 침 맞는 것이 효과가 좋은 경우가 많다. 협척혈, 요방형근, 이상근, 소둔근 등 자침시에 좋다.

집에 돌아가서도 무릎 사이에 베개를 끼우고 옆으로 자게 하는 것이 바로 누워서 자는 것보다 허리통증이 덜 하고 편하다.

일반적으로 베개를 가슴에 대고 환자를 엎드리게 하는 경우가 한의원에서 침 맞을 때 제일 많은 것 같다. 이것은 허리에 긴장도를 증가시켜 요통을 증가시킨다. 요추 극돌기 사이의 간격이 좁아지고 허리 근육이 단축되어 있어서 침이 아픈 경우가 많다. 가급적이면 가슴에 베개를 대고 엎드려서 침을 맞지 않는 것이 치료효과가 배가가 될 것이다.

또한 바로 누워서 맞을 때도 무릎 밑에 베개나 삼각대를 대지 않고 침을 맞으면, 조금 누워 있다가 보면 허리가 아파오고 침 맞은 부위에 힘을 주게 되는 경우가 많다.

22▸▸ 요통치료에서 간과하는 것

치료를 받았는데 왜 요통이 심해졌는가?

환자가 허리를 치료하고 갔는데도 그 다음날 다시 아파서 왔다면 무엇을 다시 고려해야 하는가? 임상에서 흔히 보는 경우인데 다음 경우를 확인해 보면 좋다.

◉ 주요통증(Main Pain)을 제대로 제어하지 못했다. 통증의 주원인을 제대로 제어하지 못하고 주변부 통증만 치료되었기 때문이다.

임상에서 이러한 경우를 많이 본다. 즉 가볍게 허리 주변 인대나 근육통으로 아파 왔을 때는 그 부위에 침을 놓고 부항을 하고 물리치료를 해 주는 것이 도움이 된다.

그러나 복부에서 장요근을 확인했을 때 압통이 심하고, 하저거상(SLR)테스트에서 양성으로 나타난다면, 이것은 허리인대 및 근육통만 치료한다고 통증은 감소되지 않는다. 오히려 침 맞을 때보다 그 다음날 더 아프다고 호소하는 경우가 많다.

이것은 장요근으로 인한 통증과 그로 인한 요추 경막(Dura mater)의 통증이 환자 분의 주요통증(Main Pain)이어서 그러한 반응이 오는 경우가 대부분이다. 장요근으로 인한 통증을 먼저 제거시킨 후 허리 주변 인대나 근육통을 없앤다면 이러한 문제가 해결될 것이다.

환자에게 요통의 주의사항을 제대로 인지시켜야 한다.

요통환자의 경우, 무거운 것을 드는 것과 힘든 일을 피하는 것은 당연한 것이다. 이것은 말을 안 해도 환자들은 주의를 한다. 하지만 오래 앉아 있는 것은 더욱 좋지 않다. 치료를 하고 돌아가서 모임에서 오래 앉아 있는 경우, 치료 후 의자에 앉아 컴퓨터 작업을 하는 경우, 운전을 많이 하는 경우 등, 오래 앉아 있는 경우 요통이 심해진다.

환자에게 치료 후 돌아가서 쉬어야 하며 오래 앉아 있으면 통증이 심해질 수 있다고 말해 주는 것을 잊지 말아야 한다.

실제 임상에서 이런 경우를 많이 볼 수 있다. 의사는 입에 발린 말이라고 생각하지 말고 오래 앉아 있지 말라, 운전하지 말라 등, 환자의 조건에 맞는 주의사항을 반드시 환자에게 이야기해 주는 것이 필요하다.

치료 과정 중에 다리저림 증상이 완화되고 나서 없던 허리통증이 생겼다면 이것은 좋은 사인(sign)이다.

무슨 말이냐 하면, 디스크 증상으로 내원하여 하지저림이 어느 정도 치료되면 원래 아픈 허리 증상이 나타난다. 이것은 환자가 처음 내원하셨을 때 미리 말해 두는 것이 좋다. 이 증상이 하루 혹은 며칠 나타나고 나서는 허리통증이 크게 좋아질 것이다. 디스크에서는 이런 현상이 다수에서 보이므로, 당황하지 말고 환자에게 하지의 저림 증상이 호전된 후에 나타나는 자연스런 반응이라고 설명해 주고, 하루 이틀만 치료하면 허리의 증상이 크게 호전될 것이라고 하면 환자는 안심을 한다.

대개의 좌골신경통을 가진 허리환자는 하지저림이 덜해지고 나서 없던 허리통증이 나타나는 경우가 10명중에 6~7명 이상이라는 것을 임상에서 볼 수 있었다.

허리통증이 덜해지고 나서 숨어 있던 목통증, 어깨통증 심해지는 경우이다.

통증에는 1차, 2차, 3차 통증이 있다. 만약 제일 아픈 부위가 허리통증이고, 둘째로 아픈 부위가 어깨통증, 셋째로 제일 약하게 아프던 부위가 무릎이라면, 1차에 해당하는 허리통증이 덜 해지면 2차였던 어깨통증이 그 다음 순서로 나타나는 것이다. 어깨통증

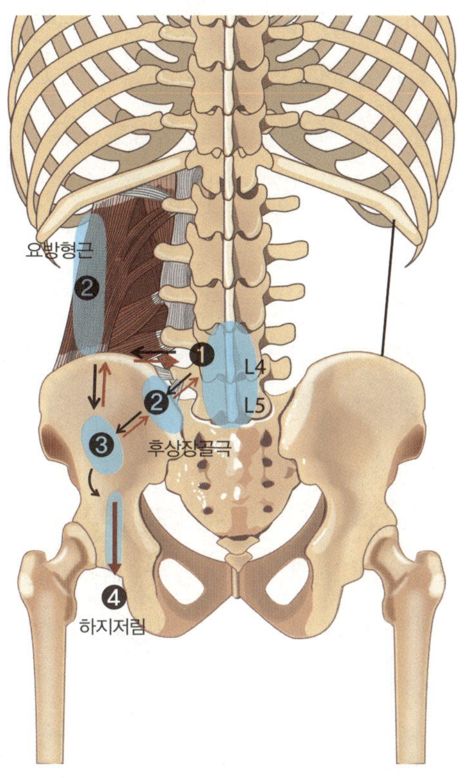

그림 22.1 요통의 진행 과정

(1) 악화과정: ❶ 극돌기통증 → ❷ 후상장골극, 요방형근 통증 → ❸ 엉치 통증 → ❹ 하지저림
(2) 호전과정: ❹ 하지저림 → ❸ 엉치 통증 → ❷ 후상장골극, 요방형근 통증 → ❶ 극돌기 통증

이 또 덜해지면 무릎통증이 나타난다. 이것은 처음 진료할 때 3가지를 모두 확인하고 미리 환자에게 말해 두어야 한다. 허리통증이 덜해지면 어깨통증이 나타난다고 하면 된다. 처음에는 믿지 않던 환자도 이러한 증상이 나타난다면 의사에 대한 신뢰도는 훨씬 높아질 것이고 치료에 보다 집중할 것이다.

◎ 몸이 많이 붓는 분들은 통증이나 저림이 제거되지 않는다.

소화 장애가 심하고 몸이 붓는 분들은 허리 치료할 때 부종을 같이 치료하지 않으면 통증이 없어지지 않거나 더 아프다고 할 수 있다. 특히 몸이 저리다고 하는 경우는 부종을 같이 치료하지 않으면 저린 증상이 제거되지 않는 경우가 대단히 많다.

허리를 치료하기에 앞서 몸이 붓지 않는지 미리 확인하고 치료하는 것이 반드시 필요하다. 의사가 "치료 방향이 잘못 되었나?"라고 생각하는 많은 질환들이 사실은 부종 때문에 문제가 꼬여 있는 경우를 임상에서 많이 보았다.

한쪽의 요통을 치료했는데, 반대쪽의 요통이 나타난 경우이다.

이것도 위의 경우와 비슷한 경우로 심한 좌측의 요통을 치료하고 나면 우측의 숨어 있던 요통이 나타나는 경우이다. 처음에 치료 시에 양측의 장요근을 확인해 보면 금방 알 수 있다. 특히 오래 앉아서 일을 하거나 운전을 많이 하는 분들의 경우 양측성으로 허리에 문제가 많이 생기며, 장요근 테스트에서도 양측의 장요근이 모두 압통이 나타난다. 다만 더 심한 좌측의 통증이 먼저 나타났을 뿐이다. 초진 시 확인하고 환자에게 미리 좌측요통이 없어지면 우측요통이 나타날 수 있다고 얘기해 주는 것이 좋다.

23▸▸ 허리치료의 종결시점

만성요통 환자의 경우, 많이 묻는 질문 중에 언제까지 치료를 해야 되느냐는 질문이 많다. 대체로 90~95% 이상 나은 경우를 치료종결 시점으로 잡을 수 있다. 급성의 요통은 70~80% 선에서 치료가 종결되어도 스스로 회복되는 경우가 많지만, 만성요통, 디스크, 협착증 등의 경우 치료가 조기에 종결되었을 때, 재발의 유험이 높다. 짧게는 3개월에서 길게는 6개월~1년 이내에 똑같은 부위에 같은 유형의 재발이 일어나지 않아야 허리가 확실히 치료되었다고 말할 수 있다. 다음 조건을 만족하는 것이 재발이 없거나, 드물고 환자에게 치료하러 오지 않아도 된다고 말할 수 있다. 디스크가 한번 온 환자는 100%의 완치는 불가능하다는 것이 일반적인 정설이다.

장요근의 압통이 없어야 한다.

대부분의 요통 환자는 장요근의 문제가 생긴다. 그래서 장요근의 압통을 확인해 보면 통증이 나타난다. 장요근의 압통이 없어지지 않고는 요통이 소실되었다고 말하기 힘들다. 만성요통, 디스크에 있어서는 더욱 그렇다. 허리에 핀 박힌 분들도 더욱 그렇다.

장요근의 세밀한 압통을 체크하는 것은 〈14. 장요근의 테스트 방법〉을 참조하라.

SLR 테스트에서 정상이어야 한다.

SLR이 정상이면 우선 다리저림이 없어진다. 또한 디스크에서 팽윤되어 빠져 나왔던 디스크가 들어갔음을 의미한다. 다만 좀 더 정밀한 SLR 테스트 방법을 시행하는 것이 신경압박을 좀 더 완벽하게 없앨 수 있다. 즉 환자가 느끼지 못했던 것까지도 찾아낼 수 있다. 머리를 들어보게 한다거나 엄지발가락을 위로 제쳐서 테스트하는 것이 필요하다. 하지만 정증(正證)의 협착증에서는 다리는 저려도 SLR 테스트는 음성이 나오는 경우가 있으므로 유의하여야 한다.

2시간 이상 앉았다가 일어나도 요통이 없어야 한다.

만성요통의 경우 특히 2시간이 중요하다. 정상인이 2시간 정도 앉아 있어도 허리가 아플 수 있다. 임상에서 보면 요통 환자의 경우 치료해 보면 2시간 이상 앉아 있어도 크게 통증이 나타나지 않아야 골반이 틀어지지 않고 원래 형태를 유지한다고 말씀드릴 수 있다.

일자형 허리가 60도 정도의 전만(前彎)을 유지해야 한다.

다쳐서 내원하여 환자의 허리 모양을 꼭 확인할 필요가 있다. 사진을 찍어 두셔도 좋다. 치료 종결시점에 가서 미리 찍어 두었던 사진과 비교해 보면 좋다. 원래 정상 각도가 63° 인데 거기에 근접한 완만한 활모양의 곡선을 그려야 허리가 튼튼한 형태이다.

엉치 → 후상장골극 → 요추 극돌기로 가면서 통증이 없어져야 한다.

특이한 형태의 요통을 제외하고 일반적인 요통에서 위의 공식이 적용된다. 심해지는 것도 그 역순이다. 즉 요추 극돌기 → 후상장골극 → 엉덩이통증으로 이행된다.

처음에 내원해서 엉덩이나 후상장골극 부위가 아프던 것이 요추 극돌기 부위로 몰려서 거기에서 통증이 없어져야 확실히 나은 것이라고 말할 수 있다.

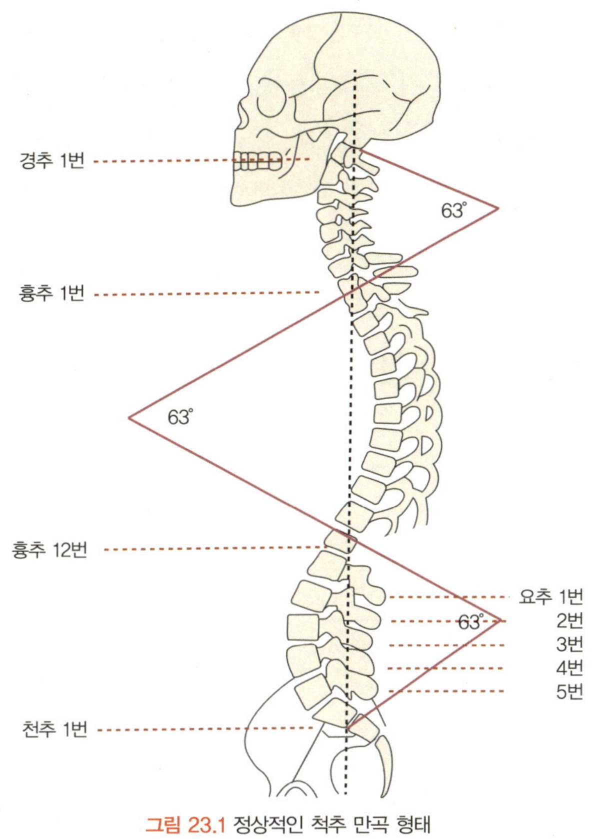

그림 23.1 정상적인 척추 만곡 형태

아침에 일어났을 때 뻐근한 통증이 없어야 한다.

만성요통 환자에게 이런 표현을 많이 듣는다. "맞고 가면 덜 아픈데 아침에 일어나 보면 똑같다."라는 말이다.

이것은 장요근의 압통이 남아 있는 것을 의미한다. 장요근 처치법을 이용하여 장요근의 압통을 없앤다면 위의 표현이 다음 표현으로 바뀔 것이다. "전에는 아침에 일어날 때 많이 아팠는데 침 맞고 나서는 아침에 일어나기가 훨씬 가벼워졌습니다."라고 말이다.

아침에 일어날 때 요통이 나타나고 움직이면 가벼워지는 것은 만성요통의 일반적인 양상으로 허리의 치료가 덜 되었다는 것을 의미한다.

하지무력증이 있는 경우 엄지의 근력이 정상화되어야 한다.

엄지의 근력을 양측을 비교하여 체크하는데, 디스크, 협착증, 디스크 수술 후유증 등에서 환측의 엄지근력이 저하된 경우에 엄지의 근력이 양측이 같아질 때까지 치료가 되어야 한다. 그렇지 않으면 환자는 한쪽 다리에 힘이 없다고 표현하고, 걸을 때도 한쪽 다리가 외반되며, 끌리듯이 걷는다고 호소하게 된다.

한쪽 다리에 근력이 떨어지면 허리문제 뿐만 아니라 발목이나 무릎을 잘 다치게 되어 하지의 새로운 문제를 일으킬 수 있다.

24▸▸ 디스크 수술이 잘되었는지 확인하는 방법

최근 들어서 디스크 전문 병원들이 많이 생겨서 디스크를 수술하는 비율이 많이 늘어났다. 일본에 비해 디스크 수술이 6배가 많다고 하니, 가히 우리나라 병원들이 얼마나 수술을 많이 하는지 가늠해 볼 수 있을 것이다.

수술 병원에서는 디스크 수술 후 환자에게 100% 수술이 잘됐다고 이야기 하지만 수술 받은 환자의 만족도는 그리 높지 않은 것 같다. 수술 1~2달 정도 지나서 한의원에 내원하는데 이때 확인해 보면 그렇지 않은 경우가 아주 많다.

다음 내용들을 확인해 보면 디스크 수술이 잘됐는지 여부를 확인해 볼 수 있을 것이다.

하지거상테스트를 해보는 것

다리를 들었을 때 다리가 다시 저리고 당겨온다면 수술은 깨끗이 되었다고 말할 수 없다. 환자 중에 많은 수가 수술 후 다리가 다시 당기고 저려서 치료를 받으러 오는 경우가 많다.

환자 분들이 수술 후 불만족의 1위가 바로 이 증상이다. 치료를 해보면 하지저림 증상 위주로만 호소하여 다시 치료를 받는다면 치료는 비교적 쉽다. 1~2달 정도의 치료로 증상을 경감시킨다.

하지무력증과 마목증(麻木症)이 동반되어 있다면 치료는 어렵고 치료를 받아도 후유

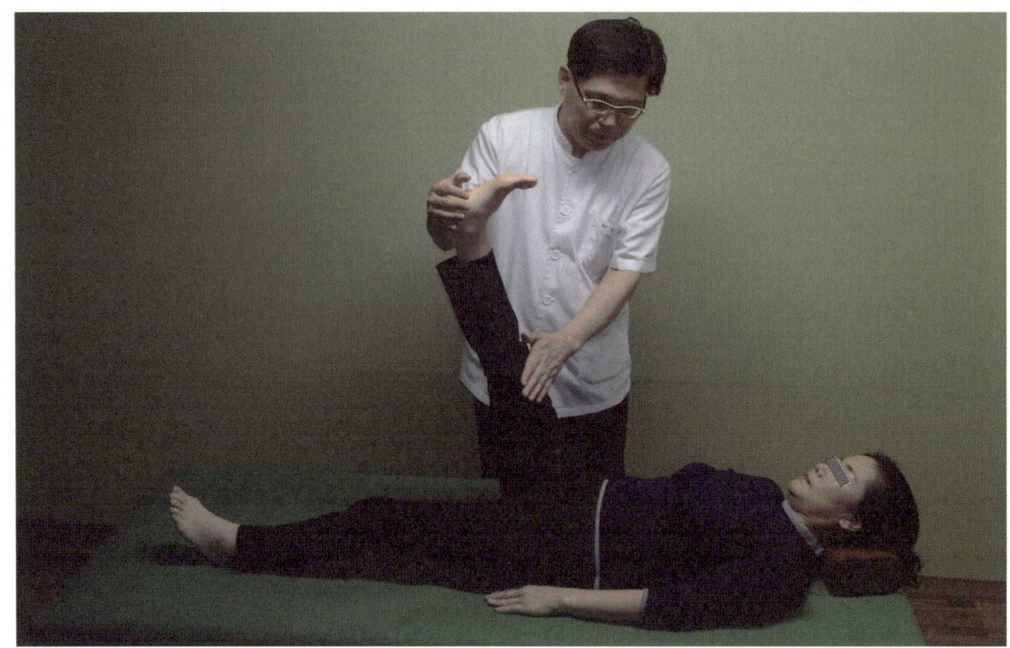

그림 24.1 하지거상테스트

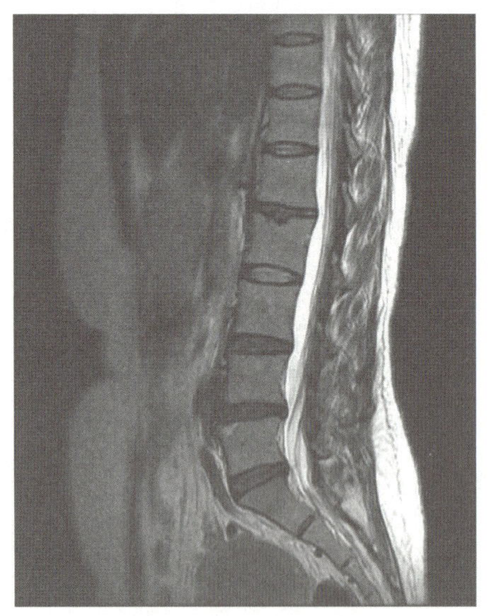

그림 24.2 허리디스크 사진

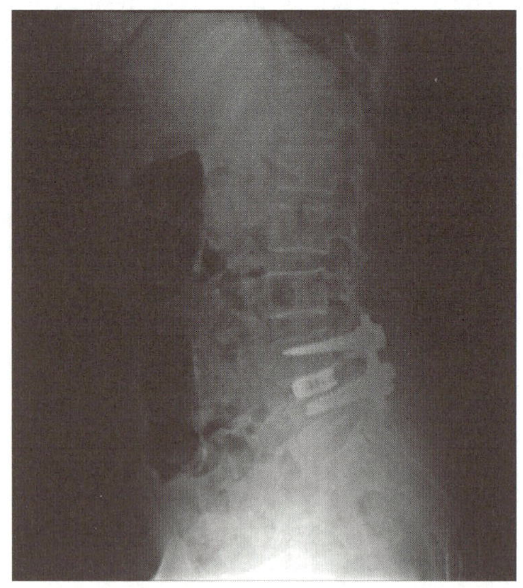

그림 24.3 허리 핀 박힌 사진

증이 남을 수 있다. 디스크 수술이 깨끗이 되지 못하고 신경이 유착된 경우이다.

디스크 수술을 한 번 받은 분들은 대체로 악성의 하지저림, 하지무력증은 있는 경우가 드물지만, 2~3회 정도 수술 받으신 분들은 위의 증상이 심한 경우가 많고 치료도 어려운 경우가 많다. 심지어 허리에 핀을 박아 수술한 분들에게도 이러한 증상이 나타나는 경우가 많다. 이런 경우 치료가 오래 가고 후유증도 남기 쉽기 때문에 환자에게 예후를 좋게 말해서는 안 될 것이다. 50~70% 정도의 치료 목표를 잡고 치료해 보는 것이 좋을 것이다.

엄지발가락의 근력을 테스트 해보는 것

양측의 엄지발가락을 의사는 밑으로 당기면서 환자는 위로 힘껏 당기게 했을 때, 정상적인 경우는 양측 발의 근력이 같아야 한다. 수술 후에 이것을 꼭 확인해 봐야 한다. 문제가 있는 쪽의 발의 근력이 떨어진다.

수술한지 2달이 넘었는데도 엄지발가락의 힘이 없는 것이 돌아오지 않으면 이것은

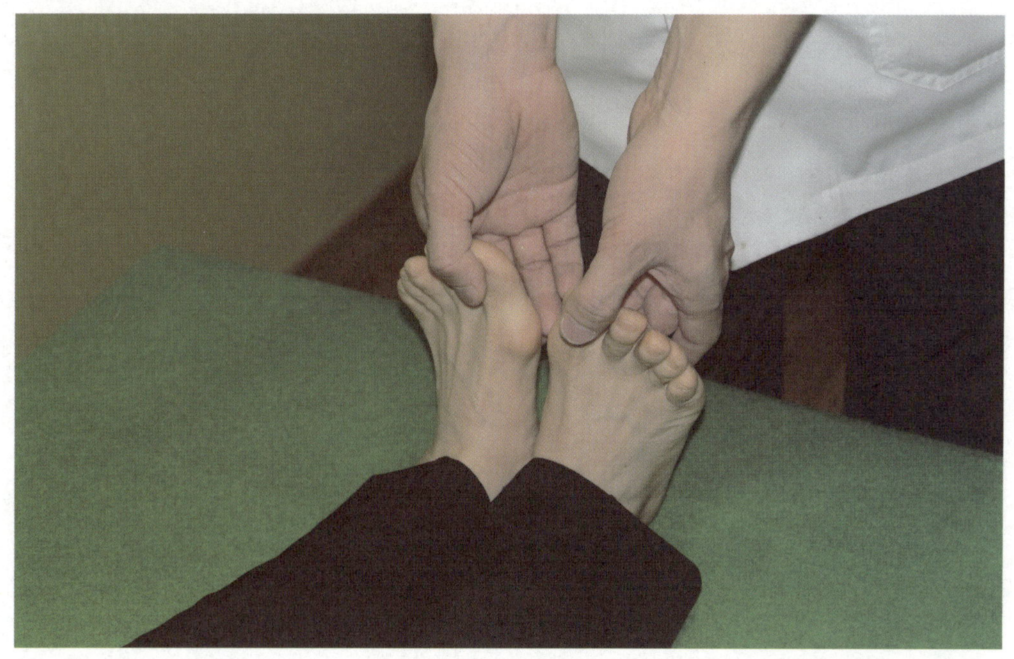

그림 24.4 엄지발가락 근력테스트

수술이 잘못된 것으로 후유증이 남을 수 있다.

수술한 의사들은 6개월 내에 돌아올 것이라고 말하지만 실상은 그렇지 않은 경우가 많다. 대체로 수술이 깨끗하게 되지 않아 신경이 유착된 경우로 후유증이 남는 경우가 대부분이다.

이런 분들은 장기간 침구 치료를 받더라도 효과가 미미하거나 전혀 반응이 없는 경우도 많다.

발뒤꿈치를 들어 보는 테스트를 하는 것

환자에게 자가 테스트로도 권해 볼만하다. 엄지발가락에 힘을 준 상태에서 양측 발뒤꿈치를 똑같이 들었다 놨다 해 보는 것이다. 20~30회 이상 스스로 해 보면 된다. 만약 이 테스트로 잘 모르겠으면, 한쪽 다리를 들고 반대쪽 다리로만 뒤꿈치를 드는 테스트를 번갈아 해 보면 좀 더 정밀하게 테스트를 할 수 있다.

만약 수술이 잘못 되었다면 한쪽 발이 잘 들리지 않을 것이다. 위의 경우와 마찬가지로 하지무력으로 인하여 발에 힘이 빠지는 것이다.

약간의 하지무력은 침구치료로 어느 정도 돌아온다. 하지만 50%가 넘어 간다면 수술의 후유증이 남는다고 봐야 할 것이다.

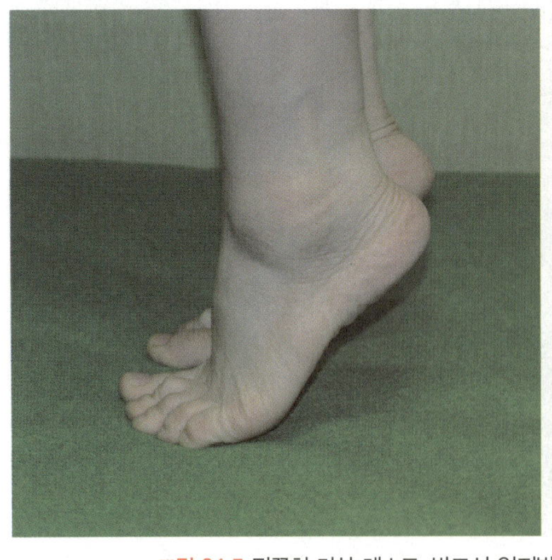

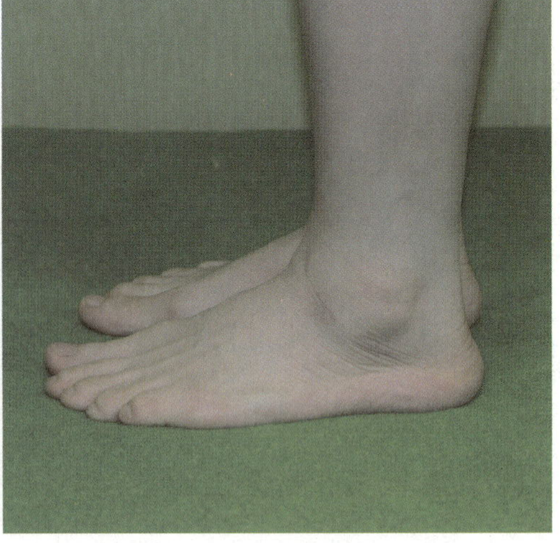

그림 24.5 뒤꿈치 거상 테스트. 반드시 엄지발가락에 힘을 주고 테스트하는 것이 요령이다.

하지 부위의 마목증이 있는지를 확인하는 것

수술 후 다리가 시리고 저린 증상이 남아 있는 경우는 치료해서 어느 정도 돌아온다. 대체로 침구치료를 해서 예후가 양호한 편이다.

하지만 저린 부위가 남의 살 같다고 느껴지는 마목증(麻木症)은 신경이 유착되어 죽은 것으로 돌아오기 힘든 경우가 많다.

디스크 수술이 잘못되었을 때 나타나는 대표증상으로는 남의 살 같고, 이감각증(異感覺症)이 느껴지고, 통나무가 된 것 같은 느낌의 증상은 침구치료를 하더라도 치료가 힘들고 후유증이 남을 수 있는 증상이다.

환자에게 함부로 치료를 장담하셔서는 낭패 보기가 십상이다.

장요근의 촉진 검사를 해 보는 것

허리의 통증이 어느 정도 제대로 제거가 되었다면 장요근의 통증이 제거되었을 것이다. 하지만 수술이 깨끗하게 되지 못한 경우는 장요근의 압통이 심한 경우가 많다. 장요

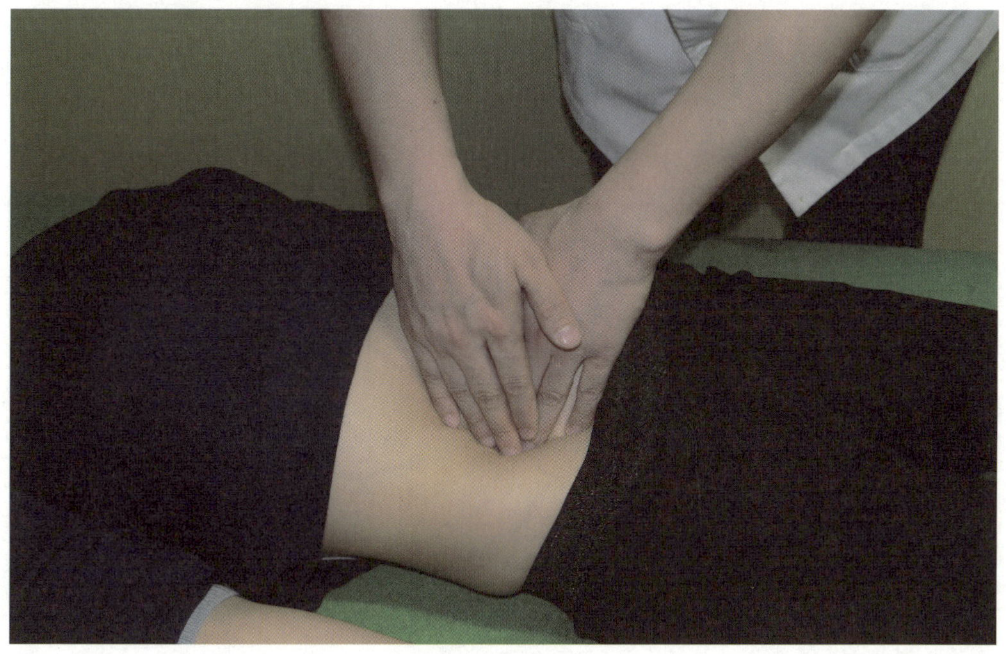

그림 24.6 장요근 압통 테스트

근의 압통이 심하다는 것은 허리통증이 심하고, 특히 묵직하게 무거운 느낌의 허리통증이 심한 경우이다. 장요근 검사만으로도 환자의 수술 후 만족 정도를 가늠해 볼 수 있다.

진통소염제와 항생제를 많이 복용하여 위장장애, 부종이 생겼는지 확인

디스크 수술을 받고, 병원에 입원해서 또는 내원 치료를 하는 동안에 독한 진통소염제, 근이완제, 항생제를 많이 복용하고 주사도 많이 맞게 된다.

이러한 독한 약을 많이 사용하여 위장장애와 부종이 생기는 경우가 아주 많다. 특히 여자들이나 노인들의 경우, 약의 부작용을 호소하는 사례를 심심찮게 보게 된다.

우선 몸이 잘 붓게 된다. 심한 분들은 붓는 것 때문에 살이 많이 찐다. 또 면역기능이 저하되어 감기에 잘 걸린다. 수술은 받았지만 요통, 하지저림, 시림, 따가움 등의 원인이 되기도 한다.

한약을 쓰더라도 굉장히 주의해야 한다. 조금만 센 처방을 써도 금방 탈이 날 수 있다. 위장장애를 완화시키는 약들이 많이 들어가야 한다.

수술 후유증으로 여러 가지 부작용을 호소하는 환자 분들을 많이 보게 되는데, 좀 더 세밀한 수술을 할 수 있는 병원을 선택해야 하고, 수술 후에도 침구치료 및 약물치료를 꾸준히 해야 후유증 또는 부작용을 최소화할 수 있다. 수술로 모든 것이 한방에 해결되지는 않는다.

한번 수술한 분들은 2차, 3차로 다시 문제가 생겨 재수술한 경우를 많이 본다. 이러한 환자 분들은 심한 절망감에 빠져 치료를 포기하는 경우도 있다. 내원하시는 분 중에서 이러한 분들이 있다면 좀 더 진지한 자세로 치료에 임해 본다면 의외로 치료가 잘되는 경우가 많을 것이다.

25. 왜 요통치료를 했는데도 낫지 않나요?

임상에서 이런 환자의 질문을 어느 한의사나 많이 받을 것이다. 이런 질문은 의사의 능력 문제와 결부되어 내원환자의 수를 결정짓는 중요한 요소가 되기도 한다. 허리 치료에서 치료가 잘되지 못한 이유에 대해서 필자의 소견을 말해 보겠다.

통증의 Main Point를 제대로 찾았는가?

요통 환자의 많은 수가 장요근의 존재를 알지 못한다. 저희 한의원에 내원하는 환자들에게 장요근에 대해서 설명을 해주고, 복부에서 장요근을 복진해 보면 자지러지게 아파하는 경우를 심심찮게 본다. 허리를 압진해서 아파하는 경우보다 훨씬 더 강한 통증이다.

또한 환자들이 이렇게 아픈데도 복부에서 장요근의 통증 정도를 인지하고 있지 못한 경우가 매우 많았고, 정형외과나 산부인과를 찾아 복부 장요근의 통증에 대해 검진을 받아 봐도 속 시원히 답해 주지 못하는 경우도 많이 보아 왔다.

장요근의 방사통은 허리로 주로 나타난다. 근막통증 증후군의 책들을 찾아보면 알 수 있다. 허리의 근육, 인대, 신경으로 인한 통증만을 생각하면 허리에 대한 답을 찾기가 쉽지 않다. 오히려 장요근이 풀리면 허리의 상당한 부분에 대한 문제가 해결이 된다.

급 · 만성요통에서 장요근 문제가 해결되지 않으면 Main Point를 제대로 찾지 못하는

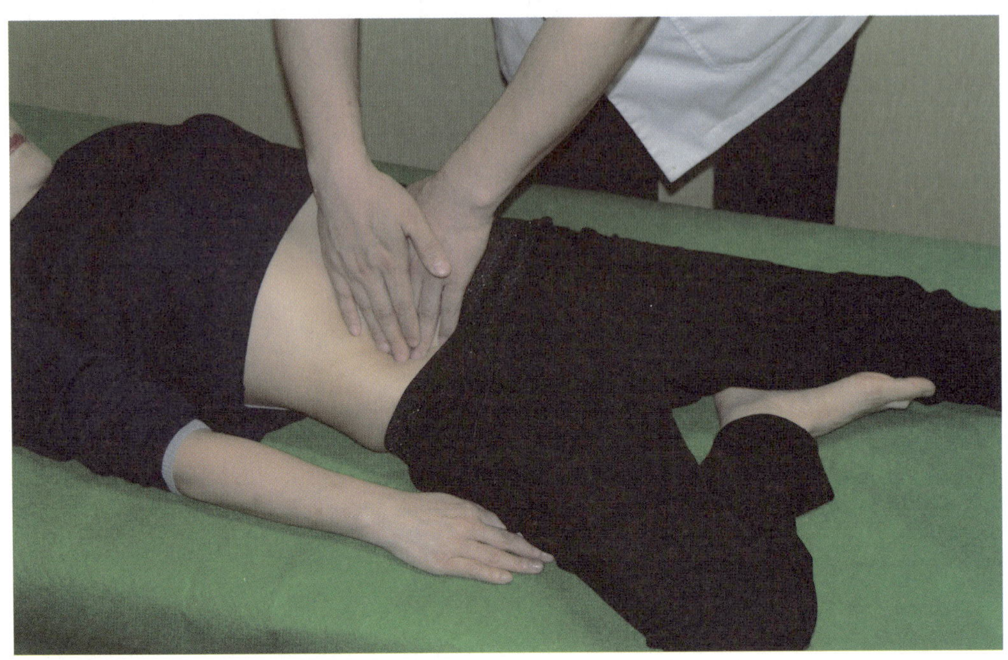

그림 25.1 장요근 상세 압통 테스트. 환측의 다리를 반대측의 무릎 부위에 대게하고 장요근의 압통을 확인하면 좀 더 세밀하게 장요근의 압통을 확인할 수 있다.

경우가 상당히 많다는 것을 임상에서 수 없이 보아 왔다. 장요근을 풀고 허리를 치료해 보면 치료가 상당히 쉬워진다. 물론 고질화된 요통에서 장요근만을 푼다고 다 되는 것은 아니다. 하지만 하나의 key역할을 하는 것이 장요근이다. 장요근을 통해서 허리 문제의 큰 벽하나가 제거되는 것을 여러분도 경험할 수 있을 것이다.

통증의 Main이 장요근인 경우를 대단히 많이 경험할 수 있을 것이다. 장요근만 풀리고 나면 환자 분들의 표정이 달라지는 것을 여러분도 볼 수 있을 것이다.

통증의 순위가 있다는 것을 환자에게 미리 설명했는가?

어떤 환자가 허리도 아프고, 어깨도 아프고, 머리도 아프다면 이 중에서 통증의 강약에 따른 순위를 미리 정하고 설명해야 한다. 즉 활동성 통증과 잠재성 통증이 있다.

허리가 1순위, 어깨가 2순위, 두통이 3순위로 강하고 약한 통증이 있다면, 1순위인 허리의 통증이 심할 때는 어깨통증과 두통은 상대적으로 약하게 나타나거나 심지어는 환자가 인지하지 못하는 경우도 많다. 1순위인 허리통증이 제거되면 그제야 어깨통증이 심한 것을 환자가 인지한다. 이것을 미리 설명해 드리면 별 문제가 없지만 설명 없이 어깨통증이 심해지면 침을 맞고 증상이 새로 생겼다고 환자가 따지는 경우가 심심찮게 있다. 환자는 의사를 신뢰하지 않을 것이다.

허리통증에 있어서도 마찬가지이다. 요통이 어느 정도 진행된 분들은 허리통증보다 엉덩이통증을 더 호소하는 경우가 많다. 엉덩이에서 더 진행된 분들은 다리가 저려오는 좌골신경통이 나타난다. 환자가 처음 내원했을 때 미리 설명하면 좋다. 다리 저린 것이 덜해지면 엉덩이가 아파오고, 엉덩이가 풀리면 허리통증이 나타날 것이라고 하면 환자는 의사를 믿게 되고, 실제 치료 과정에서 그런 반응이 나타나면 더욱 의사를 신뢰하게 된다.

어떤 분들은 의사의 말을 믿지 않는다. 이런 분들도 미리 설명 후 실제 치료에서 의사가 말한 것과 같은 양상이 나타나면 의사를 신뢰하게 된다.

임상에서 많이 보게 되는 케이스 중에서 다리만 저려서 한의원에 왔는데, 의사가 허리가 아프게 될 거라고 하니까 의아해 한다. 그러나 치료과정에서 실제로 허리가 아파온다. 환자 본인이 실제 허리가 아파오면 아파 죽겠는데도 오히려 의사의 말을 신뢰하여 더 좋아한다. 그러다가 허리도 치료되면 환자는 정말 기뻐한다.

예후를 판정하고 환자에게 이해를 구했는가?

요통으로 내원하는 환자의 주증상은 통증 혹은 저린 증상이다. 아픈 부위의 통증이나 저린 증상을 없애면 다른 양상의 통증이나 저린 증상이 나타나는 경우가 많다. 이것을 미리 환자에게 이야기하지 않으면 환자는 왜 이렇게 낫지 않느냐고 Complain을 한다.

임상에서 경험해 보면 가벼운 염좌 환자의 경우 처음에는 협척(夾脊)혈 부위에서 통증이 시작하여 시간이 갈수록 후상장골극(PSIS) 부위나 요방형근 부위, 그 다음에는 엉덩이 부위의 통증으로 전이된다. 이 경우 장요근 처치법, 협척혈, 요방형근, 이상근 처치 후, 후상장골극 부위가 아프던 통증이 원래 아프던 협척(夾脊)혈 부위로 옮겨간다.

즉 치료 과정에서 전체적으로 허리통증이 풀리다가 허리 가운데로 통증이 몰리면서 통증이 좀 더 심해지는 시점이 온다는 얘기이다. 이 부위에서 통증이 없어져야 요통이 정리된다.

정상적인 양상의 요통은 대부분 이러한 과정을 거친다. 환자에게 미리 이러한 점을 말해 준다면 환자는 안심하고 자신의 병을 의사에게 맡길 것이다.

생활에서의 주의할 점들을 환자에게 설명했는가?

치료를 당장 하고 나갈 때는 덜 아프더라도 집에 돌아가서 주의할 점들을 지키는 것도 대단히 중요하다.

급성요통의 경우, 치료 후 돌아가서 휴식을 취하는 것이 좋다. 무리한 일을 하거나, 오래 앉아 있거나, 운전 등을 하면 치료효과는 반감되거나 심지어는 더 아파오는 경우가 많다. 특히 오래 앉아 있는 경우가 문제가 되는 경우가 많다. 부득이 앉아서 일을 해야 한다면 30분 정도의 간격으로 일어나서 허리를 스트레칭 후 다시 앉도록 하는 것이 좋다.

디스크의 경우는 절대 안정이 중요하다. 주로 누워 있어야 하고 조그마한 물건 하나를 들다가도 다시 심하게 다치는 경우가 많다. 급성기 때의 디스크가 온 분들은 일주일 정도는 일을 그만 두고 쉬게 하는 것이 좋다. 이것이 되지 않아 매우 심해져서 수술을 하는 경우를 흔히 본다.

협착증의 경우는 많이 걸으면 안 된다. 또한 무거운 물건을 들지 말아야 한다. 실제로 주변에서 걸어야 운동이 된다고 1~2시간 걷는다는 환자 분들을 많이 본다. 그래서 증상이 심해져서 내원한다. 30분 이내로 줄이거나, 증상이 심한 경우 운동을 중지하도록 해야 한다.

그래서 협착증 환자 분들이 시장에 장보러 갔다 와서 심해지는 경우가 많다. 즉 무거운 물건도 들면서 많이 걷기 때문에 통증이나 저림이 더욱 심해지는 것이다. 협착증 환자 분들이 장보러 갈 때는 반드시 손수레를 이용하고, 걷는 것도 가급적 적게 걷기를 권하는 것이 좋다.

26▸▸ 요통 없이 다리만 저리거나 아픈 경우

요통치료를 많이 하다 보니 허리는 아프지 않은데 다리가 저려오는 양상의 환자를 심심찮게 본다. 다음의 한 경우를 예로 들어 설명하겠다.

울진에서 어떤 여자 환자가 내원하여 자신은 10년 이상을 종아리 부위가 아프고 저려서 잠을 푹 자기 힘들다고 한다. 그래서 먼저 허리가 아픈지 물어보니 허리는 전혀 아프지 않다고 한다. 다른 곳에서 치료는 많이 받아 보았지만 별로 신통치 않아 누구 소개로 내원하였다. 몇 가지 테스트를 해보니 내 결론은 좌골신경통이었다. 한의원에서 버스로 1시간 30분 정도 걸리는 곳에서 왔기 때문에 침치료를 적극적으로 권하기 뭐해서, 올 수 있으면 일주일에 2번만 한 달간 오라고 했다. 첫날 치료 후 나가시면서 다리 증상이 30~40%가 없어졌다고 했고, 4회 치료 후 증상의 70% 이상이 소실되었다.

밤마다 아프고 저린 것 때문에 잠을 설쳤는데 안 깨고 잘 잔다고 한다. 내가 미리 다리 저린 것이 없어지면 안 아프던 허리가 아파올 것이라고 언질을 주었는데, 다시 내원하여 허리가 많이 아프다고 했다. 그러면서도 불만을 얘기하는 것이 아니라 원장이 족집게라고 즐거워했다. 이 케이스는 다리가 저리고 아픈 경우의 대표 케이스이다. 이런 종류의 환자 분들은 주변에 많이 있다. 반드시 내원 시에 테스트 해 보는 것을 습관화하는 것이 좋을 것으로 생각한다.

좌골신경통의 증상

좌골신경통을 단순히 다리만 저린 경우로 생각하면 안 된다. 다음의 증상들로 나누어 볼 수 있다.

① 다리가 저리고 당기는 경우

② 다리에 통증이 오는 경우(묵직한 통증, 따가운 통증 등)

③ 다리가 시린 경우

④ 다리에 힘이 없이 무력해지는 경우

임상에서 보면 위의 4가지 증상이 복합적으로 오기도 하며 한두 가지 증상이 섞여 있는 양상으로 나타나는 분들도 있다.

테스트 방법

이런 종류의 환자 분들이 왔을 때 꼭 확인해 봐야 하는 테스트는 다음과 같다.

① 하지거상(SLR)테스트(그림 26.1)

② 장요근 테스트(그림 26.2)

③ 엄지발가락 근력테스트(그림 26.3)

좌골신경통의 예후

이 세 가지에서 문제가 있는 경우는 허리에 기인된 하지 증상이다.

따라서 이런 환자 분에게는 다음과 같은 예후가 나타날 수 있다.

① 허리가 다시 아파온다.

② 시리거나 통증이 있던 분들은 저린 증상으로 바뀐다.

③ 무릎통증, 발목통증 같은 국소 부위에 숨어 있던 통증이 나타난다.

치료법

치료혈은 먼저 바로 누운 자세로 장요근 처치법(건측의 靈骨, 大白, 양측의 曲池, 百會, 건측의 叉二, 叉三, 中白, 下白, 承漿)에 건측의 膽正格[通谷 俠谿(補), 商陽 竅陰(瀉)], 少澤(膀

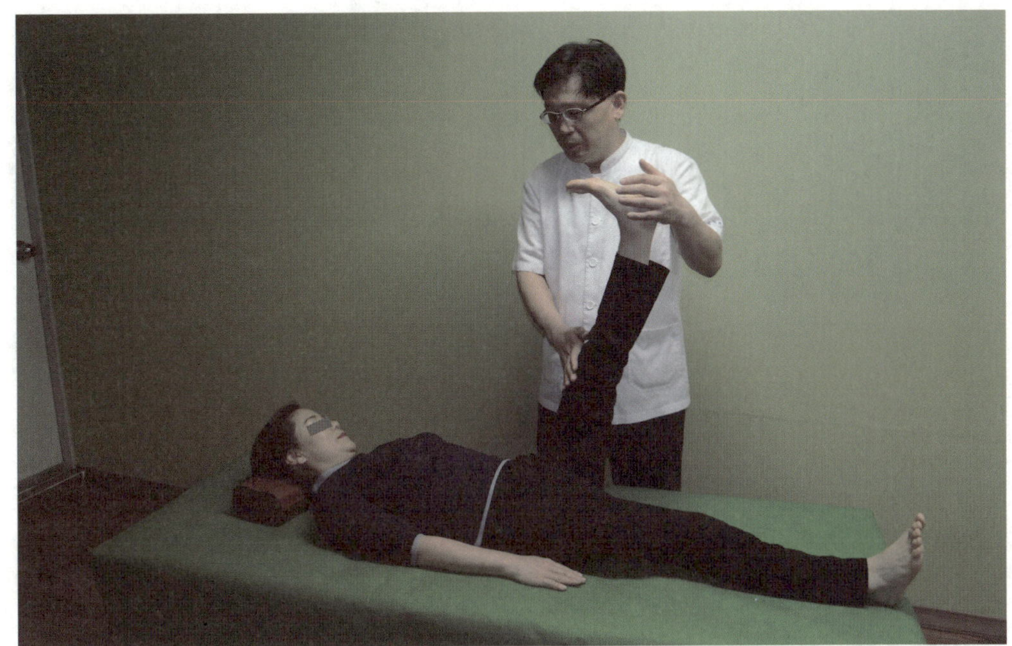

(a) 엄지발가락은 머리 쪽으로 구부리고 무릎은 펴게 해야 한다.

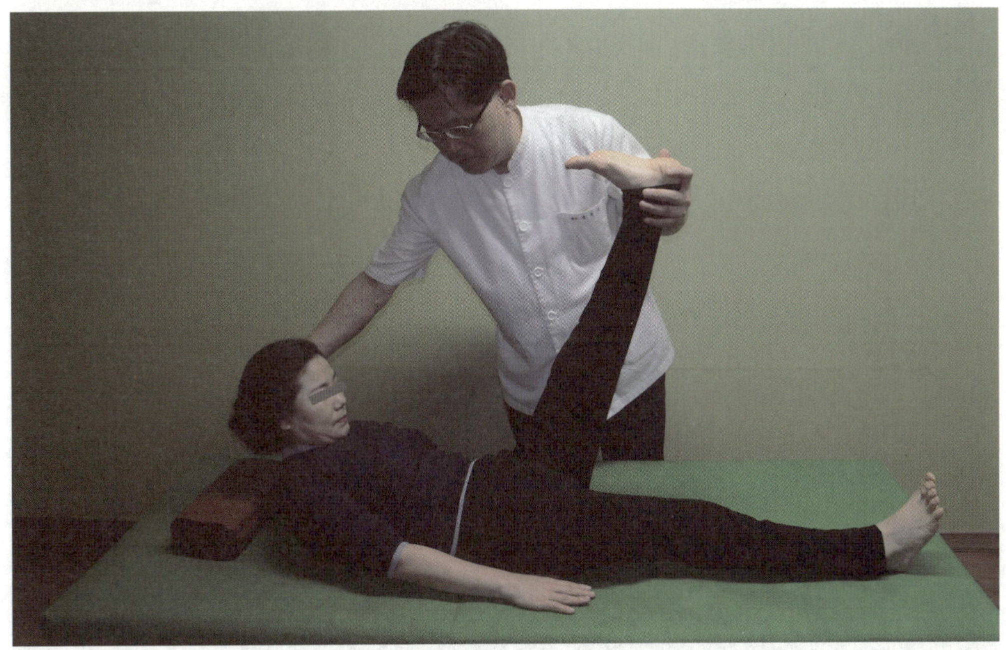

(b) 환자의 머리를 들어 보면 하지저림을 좀 더 확실히 알 수 있다.

그림 26.1 하지거상테스트

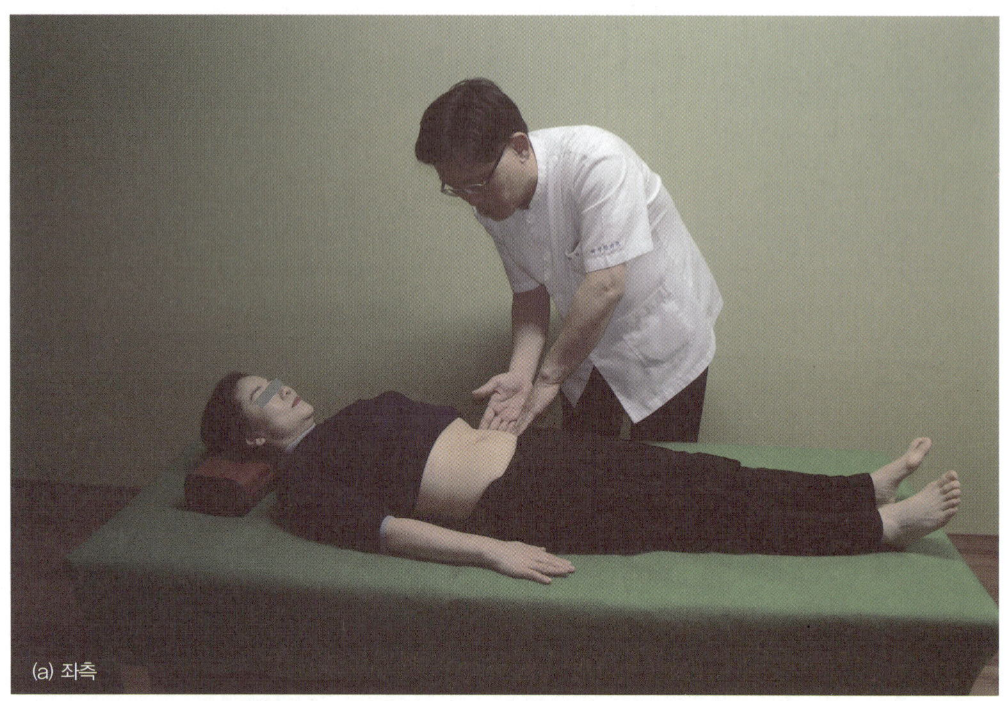

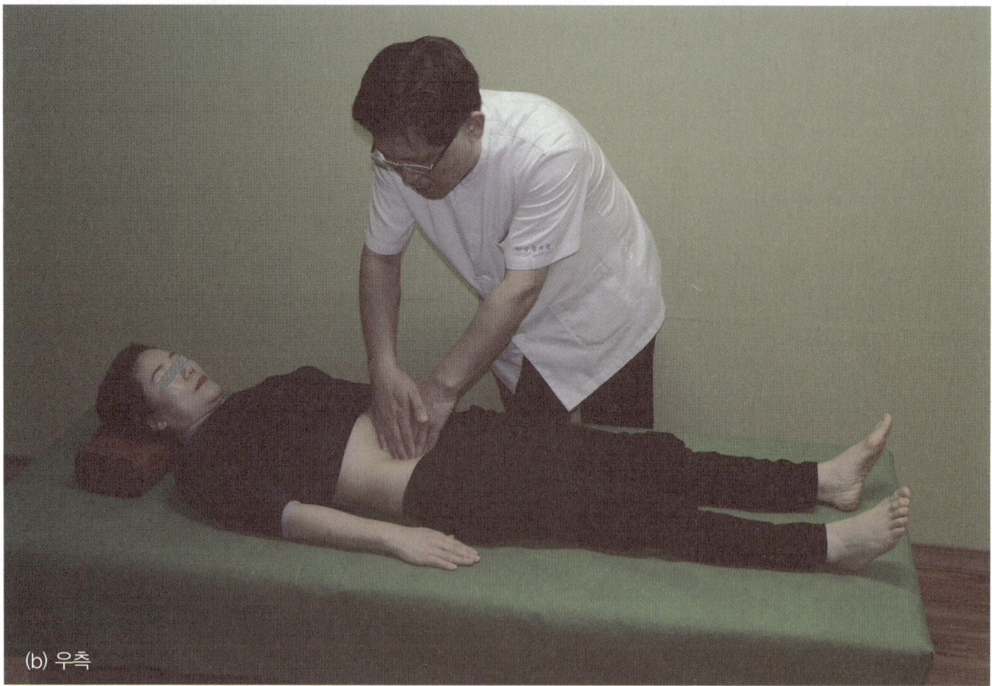

그림 26.2 장요근 압통 테스트

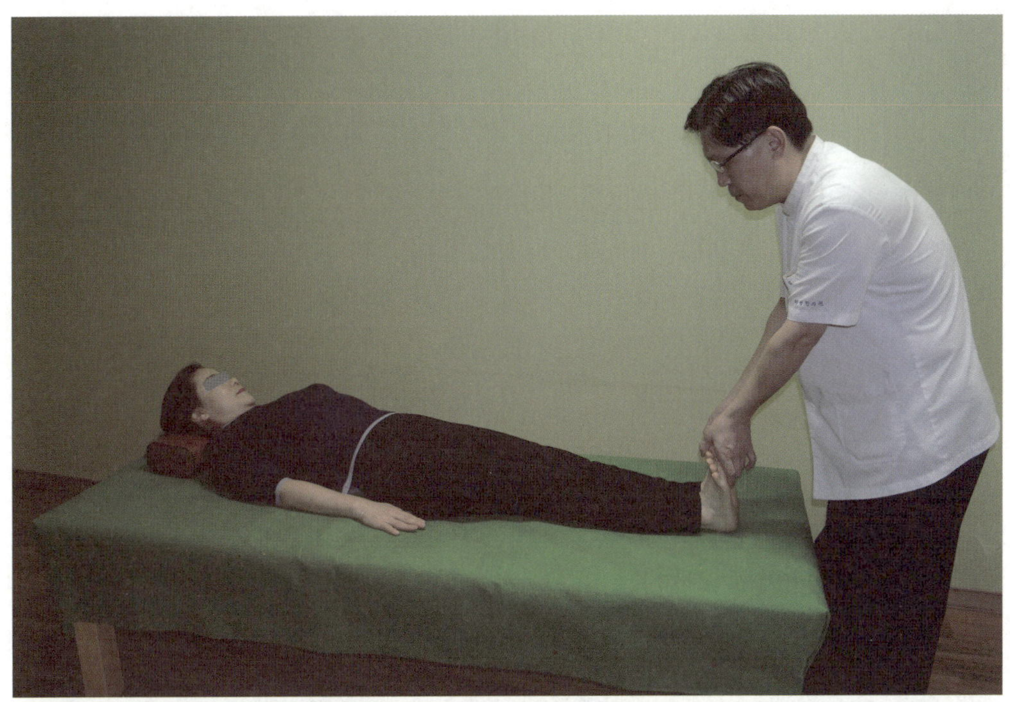

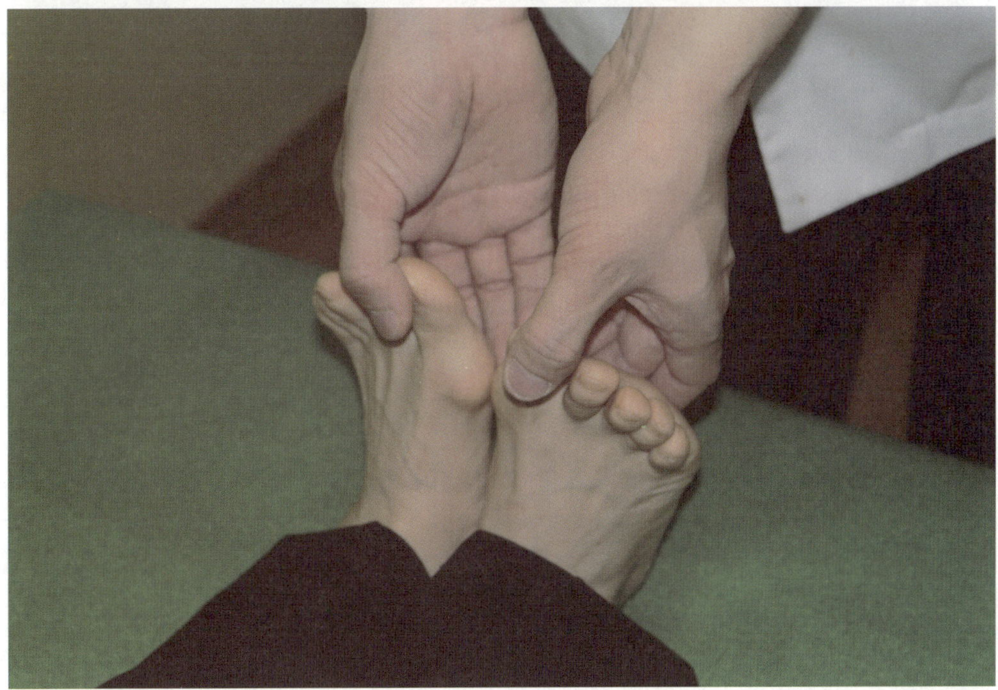

그림 26.3 엄지발가락 근력테스트

胱經上) 또는 關衝(膽經上) 등을 자침한 후, 엎드려서 이상근, 소둔근, L4,5의 협척혈, 요방형근에 자침한다.

치료 후 허리가 다시 아파오면서 하지의 증상들은 소실되어 간다. 미리 예견하여 환자에게 설명해 주면 환자는 의사를 더 믿고 따를 것이다.

혹 이야기를 하지 않았다고 하더라도 당황하지 말고 환자에게 차근히 기전을 설명해 주면 환자는 허리통증이 다시 나타나는 것에 당황하지 않고, 안심하고, 의사의 말을 믿고 따를 것이다.

침구 혈위

① **曲池** – 팔꿈치를 굽혀 手掌을 가슴에 대고 肘關節의 橫紋頭에 取穴. 자침은 直刺하며 深刺하되 근육에 물리지 않고 사이로 刺針한다.

② **百會** – 頭頂正中線과 兩耳尖을 이은 선의 교차점.

③ **靈骨** – 手背側에서 第1指와 第2指 사이의 교차하는 骨間으로, 第1掌骨과 第2掌骨이 接合하는 곳으로 重仙穴과 上通한다.

④ **大白** – 第1掌骨과 第2掌骨의 사이, 合谷穴에서 1寸外로 骨邊下 陷中에 위치한다. 手2指 本節後 內側(橈側) 陷中. 靈骨穴과 1寸. 重子穴과 透刺할 수 있다.

⑤ **叉二** – 中指와 無名指의 叉口(體鍼의 八邪穴에 해당됨)의 正中央點에 위치한다. 三叉二穴이라고도 부른다.

⑥ **叉三** – 無名指와 小指의 叉口(體鍼의 八邪穴에 해당됨)의 正中央點에 위치한다. 三叉三穴이라고도 부른다.

⑦ **中白** – 手背部에서 第4手掌骨과 第5手掌骨 사이의 骨間으로, 指骨과 掌骨의 連接處에서 上(손목 쪽) 5分 되는 곳에 위치한다. 일명 鬼門穴이라고도 하며, 體鍼의 中渚穴에 해당한다.

⑧ **下白** – 手背部에서 第4手掌骨과 第5手掌骨의 사이 손등면의 指骨과 掌骨의 連接處에서 上(손목 쪽) 1.5寸 되는 곳에 위치한다. 經外奇穴의 腰腿點에 해당한다.

⑨ **水通** – 口角下 5分에 위치한다.

⑩ **水金** – 水通穴에서 內側 5分에 위치한다.

⑪ **承漿** – 下顎의 正中線上에 있다. 下脣緣 下方의 陷凹處.

⑫ **肺心** – 手中指 手背面 第2節 中央線上의 나란히 2穴이다.

⑬ **膽正格** – 通谷 俠谿(補), 商陽 竅陰(瀉)

通谷 – 足 第5趾 外側 本節前 陷凹處. 補할 때는 발가락 끝 방향으로 斜刺한다.

俠谿 – 足 第4,5趾 岐骨間 本節前 陷凹處. 補할 때는 발가락 끝 방향으로 斜刺한다.

商陽 – 手 第2指內側(橈側) 爪甲角에서 1分處. 瀉할 때는 손가락 끝 방향으로 斜刺한다.

竅陰 – 足 第4趾 外側 爪甲角 1分處. 瀉할 때는 발등 방향으로 斜刺한다.

⑭ **少澤** – 手 第5指의 尺側端 爪甲角에서 1分處. 捻轉(補)한다.

⑮ **關衝** – 手 第4指 尺側端 爪甲角에서 1分處. 捻轉(補)한다.

⑯ **太衝** – 足背部 第1趾와 第2趾의 接合部에서 1.5~2寸 上方.

⑰ **夾脊穴** – 제2요추에서 제5요추까지 각 棘突起下의 兩方 0.5~1寸. 압통을 확인 후, 압통 부위에 좌우 2穴씩 주로 L3, L4, L5 아래의 6穴을 V字形으로 斜刺한다.

⑱ **요방형근** – 먼저 압통점을 확인 후, 제 12늑골단의 내측에서 이 근육의 기시부를 확인하고, 장골능의 1/2지점 가장 융기되는 부위에서 종지부를 확인하여 가상의 선을 긋는다. 위에서 아래로 내려가면서 압통점을 확인할 수 있으며, 이때 이 선을 1/3씩 나누어서 각 1穴씩 총 3穴 정도를 내측방(內側方)으로 사자(斜刺)하면 된다. 직자(直刺)를 하면 요방형근에 닿을 수 없기 때문에 척추를 향해 사자(斜刺)해야 한다.

⑲ **이상근** – 압통점을 확인 후, 후상장골극(PSIS)과 대전자를 잇는 가상의 선을 만든다. 이때 이 선을 1/3씩 나누어서 각 1穴씩 총 3穴 내하방(內下方)으로 자침한다. 직자(直刺)를 하면 좌골신경에 바로 닿을 수가 있기 때문에 꼬리뼈를 향해서 내하방(內下方)으로 자입한다.

⑳ **소둔근** – 압통점을 확인 후, 인체의 측면 정중 선상에서 장골능과 대전자를 잇는 가상의 선을 그린 다음, 그 선을 3등분하여 상하로 2穴을 잡고 자침한다.

27▸▸ 요통환자의 脈像

오랫동안 허리환자를 많이 보다보면 허리 환자만의 맥상이 나타나는 경우를 많이 본다. 脈像은 다양하고 진단하는 한의사에 따라 다르기 때문에 나만 아는 脈像이라고 주장하기는 힘들다. 다만 요통환자의 공통적인 脈像이 있으므로 참고하여 보시면 임상을 하는데 도움이 될 것이다.

◉ 환자의 좌측 尺脈의 脈像이 우측 尺脈에 비해 확연한 沈脈이다.

즉 좌측 尺脈은 沈脈이 나타나고, 우측 尺脈은 平脈이 나타나는 경우가 많았다. 좌측 尺脈은 腎脈이다. 장요근의 문제가 생긴 허리통증은 대부분 만성요통, 디스크, 좌골신경통 등의 양상을 띠는 경우이기 때문에 腎虛의 양상을 띠는 것으로 생각된다.

◉ 좌측 關脈도 沈脈이 나타나는 경우도 많다.

특히 목통증과 허리통증을 같이 가지고 계신 환자 분은 10명중 8~9명이 이러한 결과가 나온다. 이것은 목과 허리가 같이 아픈 경우 聞診이나 腹診을 해 봐도 나타나는데, 위장장애를 동반한 경우이다. 즉 좌측 關脈은 脾脈이다. 따라서 소화 장애를 가지고 있기 때문에 이러한 맥상이 나타나는 것으로 생각된다.

생리 시 요통이 있는 경우 좌측 尺脈이 沈脈을 나타낸다.

여자 분들의 경우 생리할 때 허리통증이 심한 분들이 대단히 많다. 이런 경우 좌측 尺脈이 沈脈을 나타내는 경우가 많았다. 좌측 尺脈이 沈弱한 경우는 생리통, 생리불순, 불임 등의 문제가 발생하는 경우가 많았고, 장요근 압통도 매우 심하여 평소에도 요통을 가지고 있는 경우가 많았다.

자궁 적출 수술을 받은 경우도 마찬가지라 좌측 尺脈이 沈脈으로 나타난다. 내 소견으로는 자궁 적출 수술 받은 환자의 80~90%가 허리에 문제가 생긴다. 이런 분들은 자궁의 수술로 골반의 균형이 깨져서 이것이 장요근에 영향을 미치고, 요통을 야기하는 경우라고 생각한다.

28▸▸ 골반 부위 자침법

임상에서 엉덩이 있는 혈자리는 坐骨, 環挑 등이 있다. 엉치부 통증이나 요통에 효과가 있는 혈자리이다. 하지만 내 소견으로는 효과 면에서 이상근과 소둔근을 직접 자침하는 것이 보다 효과적이라고 생각한다. 이상근과 소둔근에 자침하는 방법을 소개해 본다.

이상근 자침법

이상근은 천추의 전면(anterior surface)에서 기시하여 대좌골공(greater sciatic foramen)을 지나 대퇴골 대전자(greater trochanter)의 윗부분에 부착한다. 따라서 자침을 위하여 환자를 엎드리게 한 다음, 후상장골극(PSIS)과 대전자를 잇는 가상의 선을 만든다. 이때 이 선을 1/3씩 나누어서 각 1穴씩 총 3穴 내하방(內下方)으로 꼬리뼈를 향해 자침하면 된다. 직자(直刺)를 하면 좌골신경에 바로 닿을 수가 있기 때문에 꼬리뼈를 향해서 내하방(內下方)으로 자입하는 것이 좋다. 자침된 침 끝이 대좌골공(Greater sciatic foramen)으로 들어가게 부채꼴 모양으로 자침하는 것이 좋다.

엉치통증을 가지고 있는 분들은 압진(押診)했을 때 압통도 강하다.

조금 마른 분들은 엉덩이에 힘을 주게 했을 때 중둔근과 대둔근 사이에서 함몰 부위가 나타나는데 이 부위를 깊이 눌러보면 이것이 이상근의 이상 부위로 압통도 강하다.

침은 0.35×75mm를 사용하는 것이 제일 좋다.

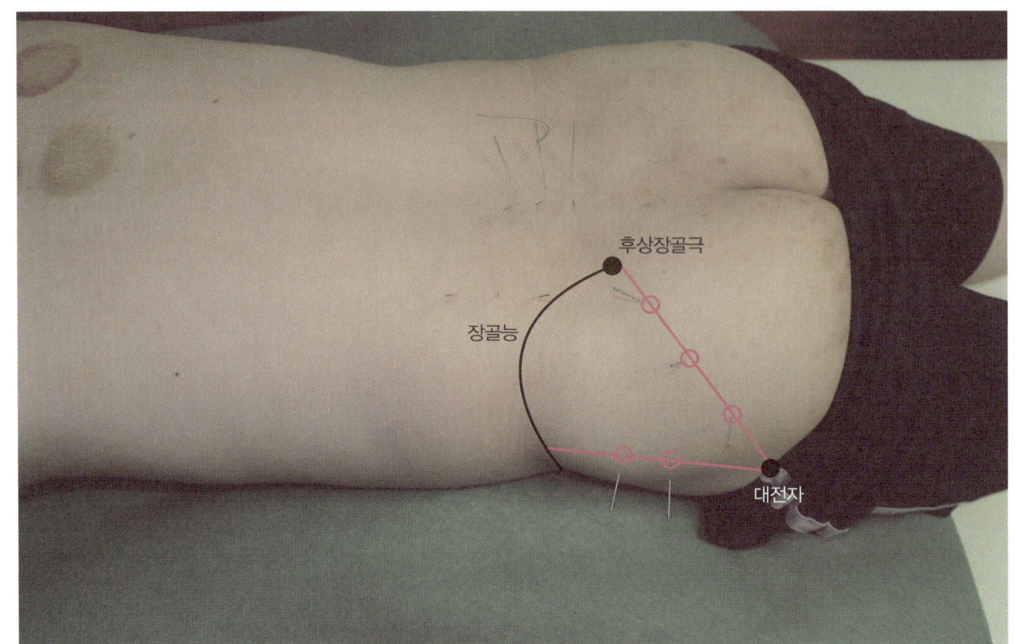

그림 28.1 이상근, 소둔근 자침법(복와위)

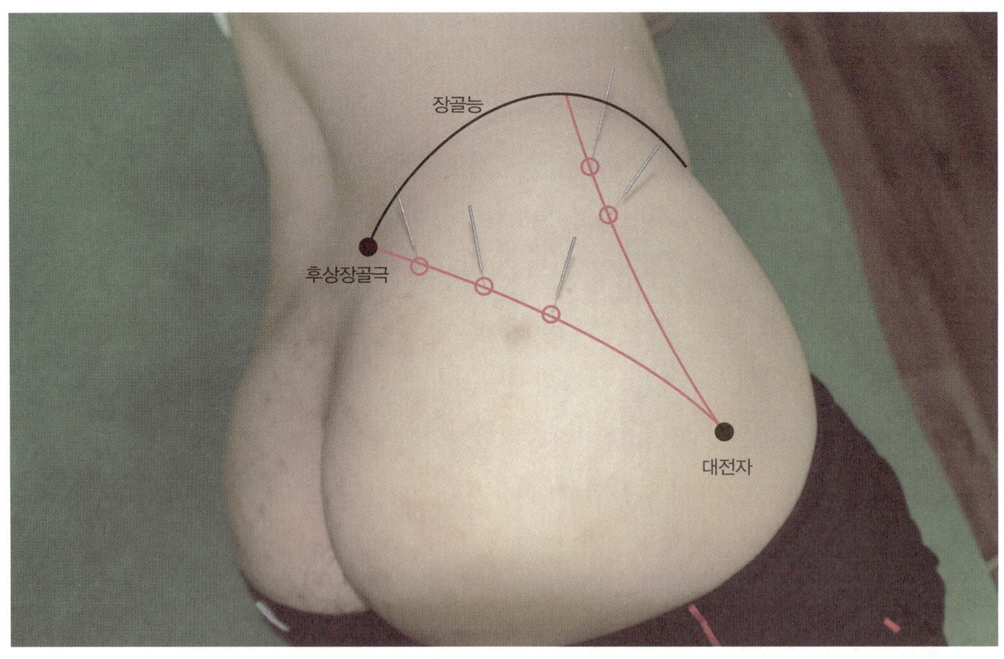

그림 28.2 이상근, 소둔근 자침법(측와위)

자침 깊이는 침 길이의 2/3이상을 자입해야 한다.

침을 자입 후 침이 근육에 물려 있으면 발침 후에도 뻐근하게 많이 아플 수 있다. 자침 후에는 물려 있는지 확인하고, 물려 있으면 1cm 정도 살짝 빼 주어야 한다.

엉치통증이 심한 분들의 경우 옆으로 누워서 자침하는 방법도 있다. 환자를 옆으로 눕게 한 다음, 밑에 다리는 펴게 하고, 위의 다리는 밑의 다리의 오금 부위에 발목 부위를 대게 하여 눕힌다. 이때도 대전자와 후상장골극을 잇는 가상의 선을 만들어 위와 같은 요령으로 자침하면 된다. 다만 옆으로 침을 맞을 때는 엎드려 맞을 때보다 더 뻐근하고 아프다. 그러니 엎드려 침을 맞기가 곤란한 경우나 엎드려서 침을 맞아도 효과가 떨어지는 분에게만 시침하시는 것이 좋다. 이 방법은 엎드려서 맞는 것보다 확실히 엉치통증에는 효과가 좋다.

소둔근 자침법

소둔근은 장골(iliac bone) 후부의 전둔선과 하둔선 사이에서 기시하여, 대퇴골 대전자(greater trochanter)에 전면에 부착하며, 부착부에서 중둔근과 부분적으로 합쳐진다.

환자를 엎드리게 한 다음, 인체의 側面 正中線上에서 장골능과 대전자를 잇는 가상의 선을 그린 다음, 그 선을 3등분하여 상하로 1~2穴을 잡고 거기에 자침한다.

침은 0.35×75mm를 사용하는 것이 제일 좋다. 자침 깊이는 침 길이의 2/3 정도를 자입해야 한다.

침을 자입한 후 침이 근육에 물려 있으면 발침 후에도 뻐근하게 아플 수 있다. 자침 후에는 물려 있는지 확인하고, 물려 있으면 살짝 빼 주어야 한다. 이상근 보다는 침을 맞았을 때, 뻐근한 느낌이 더 강하다.

소둔근은 이상근 압통이 나타날 때 겸해서 압통이 나타나며 단독으로 압통이 생기는 경우는 드물다. 즉 이상근 압통이 있는 경우에, 소둔근의 압통이 있는 경우도 있고 없는 경우도 있다. 압통 유무를 확인 후 압통이 있는 경우만 자침하는 것이 좋다.

또한 옆으로 누워 자침할 때도 이상근을 자침하면서 소둔근을 자침한다. 이때도 장골능과 대전자를 잇는 가상의 선을 그려서 자침하면 되며 이상근 만큼 뻐근한 느낌은 덜

든다.

하지저림의 양상이 측면부의 담경상(膽經上)으로 나타날 때는 소둔근의 압통이 강한 경우가 많다.

대둔근 중둔근 자침법

대둔근은 장골(iliac bone)의 후연, 천골의 후외측면, 미골의 측면, 천추결절인대(sacrotuberous ligament)에서 기시하여, 약 3/4은 대퇴근막(fascia lata)의 외측부에 부착하고, 1/4은 대퇴골의 둔결절 부위에 부착한다.

대둔근의 압통이나 환자의 호소에 의한 통증도 생기는데, 이때는 후상장골극(PSIS)과 좌골결절(Pubic symphysis)을 잇는 가상의 선을 그어서 그 선상에서 압통점을 찾고 그 지점에 2~3개 정도의 침을 향상자(向上刺)하여 자침한다. 침은 0.35×75mm를 사용하는 것이 제일 좋다. 자침 깊이는 침 길이의 2/3 정도를 자입해야 한다.

중둔근은 장골(iliac bone) 뒷면의 상둔선과 중둔선 사이에서 기시하여 대퇴골 대전자(greater trochanter)에 부착한다.

중둔근의 이상도 있을 수 있는데, 장골능의 바로 밑 2cm 정도 하단부에서 후상장골극에서부터 압통을 눌러 봐서 확인할 수 있으며, 소둔근과 협동하여 문제를 일으키는 경우가 많다. 압통점에 자침하며 중둔근 밑에는 장골이 바로 위치하여 자침 후 조금만 들어가도 뼈에 닿는다. 뼈에 닿지 않도록 압통점에 자침하면 된다. 다른 근육에 비해서 찾기도 쉽고 자침도 쉽다.

침구 임상에서 보면 중둔근 보다 심부에 있는 소둔근이 먼저 문제를 일으키므로 중둔근 보다 우선하여 치료하는 것이 좋다.

29▸▸ 장요근 처치법을 위한 도구들

침

40mm×0.25mm(일반 호침), 75mm×0.35mm(장침)

침은 한의사들이 가장 많이 사용하는 40mm×0.25mm의 일반 호침을 사용한다. 물론 좀 더 굵은 침을 사용할 수 있지만, 손등의 穴들(中白, 下白, 叉二, 叉三, 靈骨, 大白)에 굵은 침을 사용하면 환자가 너무 아파하기 때문에, 40mm×0.25mm 정도의 일반 호침이 쓰기에 좋다. 또 曲池의 경우 깊이 심자(深刺)해야 하는데 짧은 침들은 길이가 너무 짧아서 침의 효과에 문제가 있었다. 장요근 처치법, 夾脊穴, 요방형근 등에 두루 쓸 수 있다.

75mm×0.35mm의 장침은 이상근, 소둔근, 중둔근, 대둔근 등 주로 둔부에 사용할 수 있는 침이다. 길이나 좀 더 길거나 굵기가 굵은 침을 사용하여 보았는데, 길이가 길면 잘 휘며 굵기가 더 굵으면 환자들이 통증을 호소하여, 주로 75mm×0.35mm의 장침을 사용하는 것이 가장 좋았다.

부항

일반적으로 시중에 나오는 일회용 부항을 사용하면 된다. 주로 1호 부항을 주로 사용하지만 체구가 작은 사람에게나, 부위에 따라서 2호 부항을 사용하기도 한다. 주로 아시

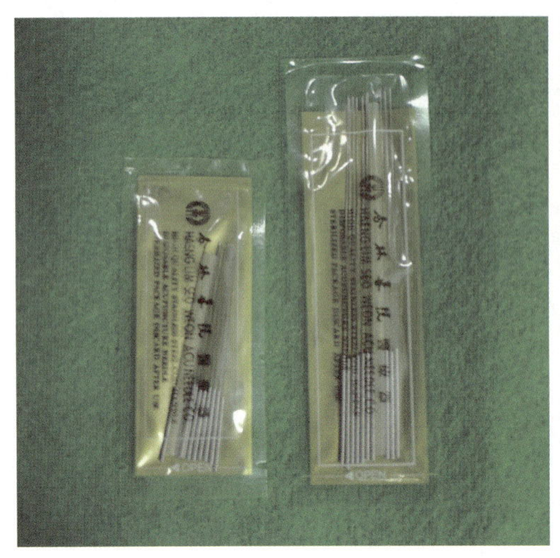

그림 29.1 단침, 장침

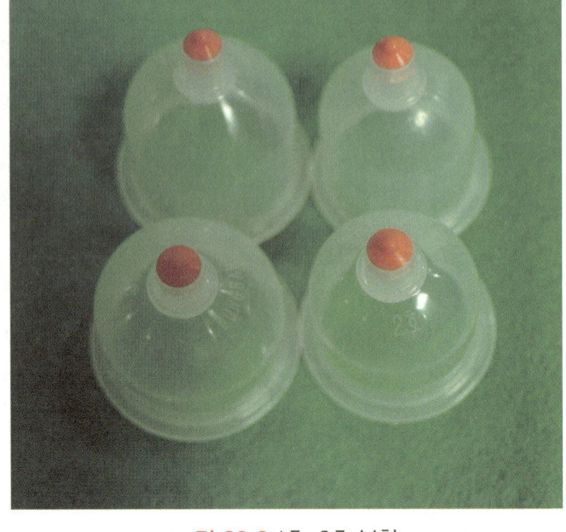

그림 29.2 1호, 2호 부항

혈 부위 중에서 夾脊穴, 요방형근, 척추기립근 등에 주로 사용한다.

삼각대

바로 누워서 침을 맞을 때(仰臥位) 필요한 것이 삼각대이다. 허리에 핫팩을 대고 눕거나 그냥 침대에 누웠을 때, 허리통증이 심한 분들은 다리를 뻗고 누워 있으면 허리가 불편해 지는 경우가 많다. 삼각대를 대고 누워 있으면 허리에 부담이 덜 가서 훨씬 편하다. 침의 효과는 환자의 취혈 자세에 따라서도 많은 차이가 나는데, 환자가 최대한 편한 자세를 취하도록 해주는 것이 좋다. 장요근 처치법을 사용할 때 가장 편하게 누울 수 있도록 돕는 것이 삼각대이다(그림 21.1(a) 참조).

베개

머리받침용 베개, 팔꿈치 받침용 베개, 발목 받침용 베개, 가슴 받침용 베개 등, 다양한 크기의 베개를 구비해 둔다면 환자는 편하게 침을 맞을 수 있을 것이다.

머리 받침용 베개는 일반적으로 한의원에서 많이 쓰는 직사각형의 넓은 베개를 사용하는 것이 좋다. 앙와위(仰臥位)로 누웠을 때는 머리받침용으로 사용하고, 복와위(伏臥

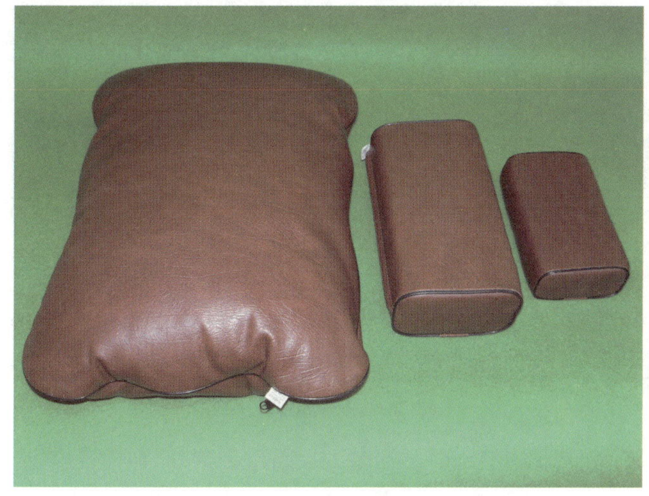

그림 29.3 크기별 베개

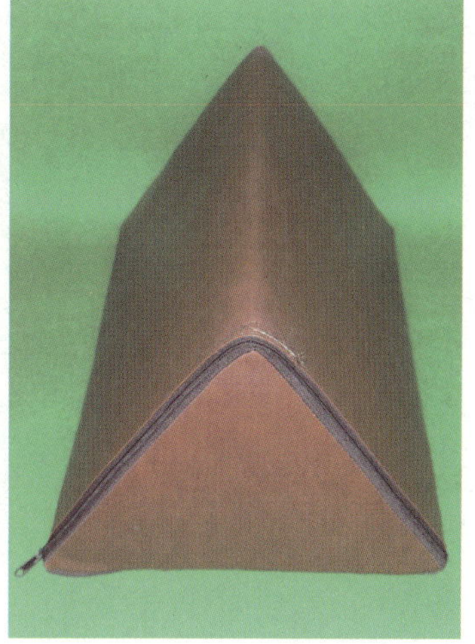

그림 29.4 삼각대

位)로 누웠을 때는 환자의 배 밑에 이 베개를 놓고 엎드리게 하면 허리의 긴장을 풀고 환자가 편안히 엎드릴 수 있다.

팔꿈치 받침용 베개는 장요근 처치법을 놓을 때 팔꿈치 밑에 두어 사용할 수 있는데, 曲池나 손등 부위의 혈들에 침을 놓을 때 팔이 긴장되는 것을 완화시키고 팔 부위의 침들이 물리지 않도록 도울 수 있다(그림 21.1(a) 참조).

발목 받침용 베개는 환자가 복와위(伏臥位)로 엎드렸을 때, 다리가 긴장되면 허리나 엉덩이에 힘을 가하게 되므로, 발목 밑에 낮은 베개를 대어 주면 편하게 엎드릴 수 있다.

가슴 받침용 베개는, 복와위(伏臥位)로 침을 맞을 때, 가슴 부위가 눌려서 엎드리기 불편한 분들을 위해서 필요한 베개이다(그림 21.3 참조).

핫팩

일반 습식용 핫팩과 건식용 핫팩, 전기 핫팩 등이 있다. 어느 것을 사용해도 무방하다. 핫팩을 아픈 허리 부위에 대어 주면 허리의 긴장이 풀리게 하고 통증을 감소시킨다. 또한 허리 부위의 통증이 경감되면 장요근의 통증이 더 잘 나타나서 장요근 처치법을 좌우(左右) 중 어느 부위에 사용할지 확실히 볼 수 있게 한다.

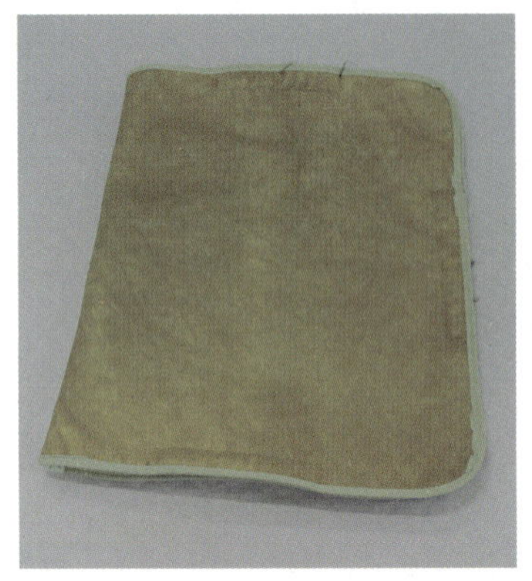

그림 29.5 핫팩

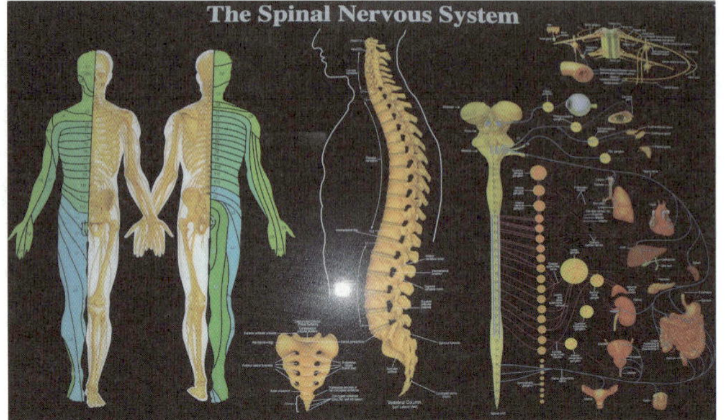

그림 29.6 척추신경 사인보드

핫팩을 하면서 허리를 움직여 보게 하면 전체적으로 퍼져 있던 통증 중 가장 심한 부위의 확실한 통증을 보여 준다. 즉 장요근이 양측으로 모두 압통이 나타날 때, 핫팩을 허리에 대고 장요근을 확인해 보면 심한 쪽을 확실히 찾을 수 있다. 이것으로 장요근 처치법을 좌우 어느 쪽에 놓을 지 결정할 수 있다.

척추신경 사인보드

몇 번 신경에 손상이 왔을 때, 상 · 하지에 어떤 양상을 나타내는지를 보여주는 장비이다. 환자에게 설명용으로 제일 좋다.

30. 장요근 처치법의 진행과정

장요근 처치법의 진행과정

장요근 처치법, 협척혈, 요방형근, 이상근, 소둔근 처치법을 사용하여 요통을 치료할 때 진행과정을 도표로 나타내 보았다.

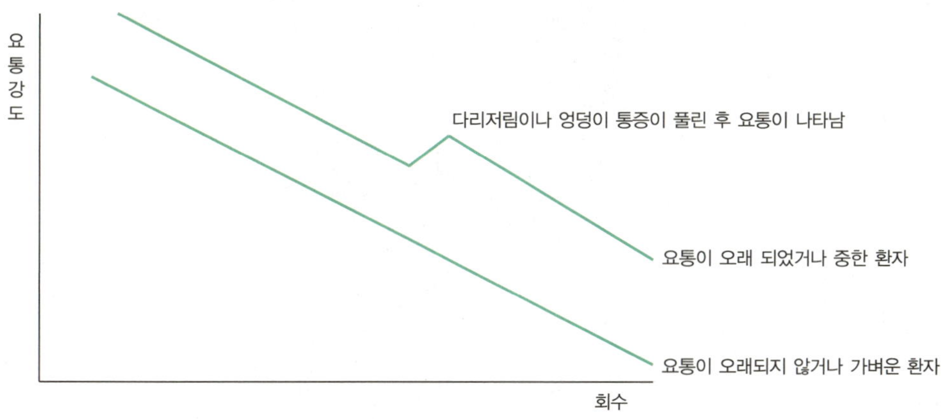

그림 30.1 장요근 처치법의 진행과정도

① 요통이 오래 되지 않았거나 가벼운 환자의 경우 중간에 통증이 심해지는 과정 없이 치료를 할수록 좋아진다.

② 요통이 오래 되었거나 중한 환자의 경우, 중간 과정에서 다리저림이나 엉덩이통증

이 풀린 후, 허리의 중앙부로 통증이 몰리며, 이때 요통이 더 심해지며, 그런 다음 다시 통증이 없어지는 과정을 거친다.

③ 하지저림 → 엉덩이통증 → 후상장골극 통증 혹은 요방형근 통증 → 요추 극돌기 통증으로 통증 부위가 옮겨가면서 요통이 호전된다.

여기에서 다리저림이 풀리면서 엉덩이통증, 엉덩이통증이 풀리면서 허리로 통증이 옮겨가며 아파오는 이유는 후하방변위(PI) 되었던 골반이 원래의 상태로 돌아오고, 한쪽으로 수축되었던 횡돌기가 원래의 상태로 돌아오면서 숨어 있던 통증이 드러나기 때문이라고 생각한다.

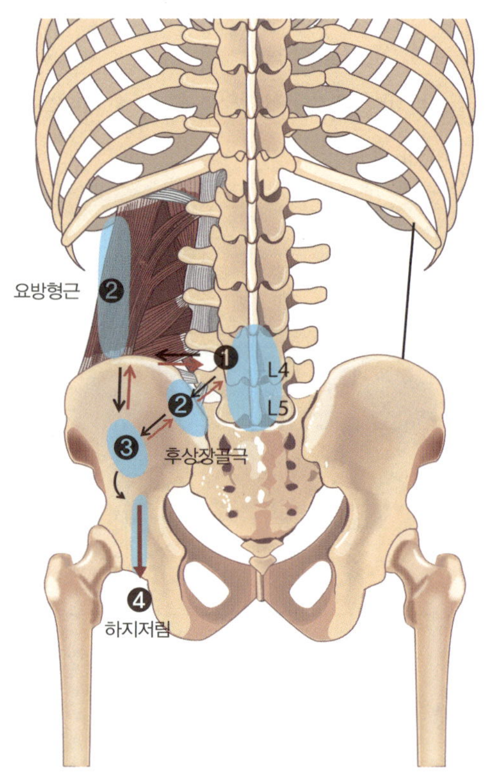

그림 30.2 요통의 악화 및 호전 과정도

(1) 악화과정: ❶ 극돌기통증 → ❷ 후상장골극, 요방형근 통증 → ❸ 엉치 통증 → ❹ 하지저림
(2) 호전과정: ❹ 하지저림 → ❸ 엉치 통증 → ❷ 후상장골극, 요방형근 통증 → ❶ 극돌기 통증

❶ 요추의 횡돌기 사이의 간격이 좁아진다.
❷ 골반이 후하방변위(PI)로 틀어지며, 좌골결절이 반대편에 비해 높아진다.
❸ 대퇴골이 외반되면서 위로 올라가서 단족(短足)이 된다.
❹ 천추뼈도 같은 쪽으로 틀어진다.

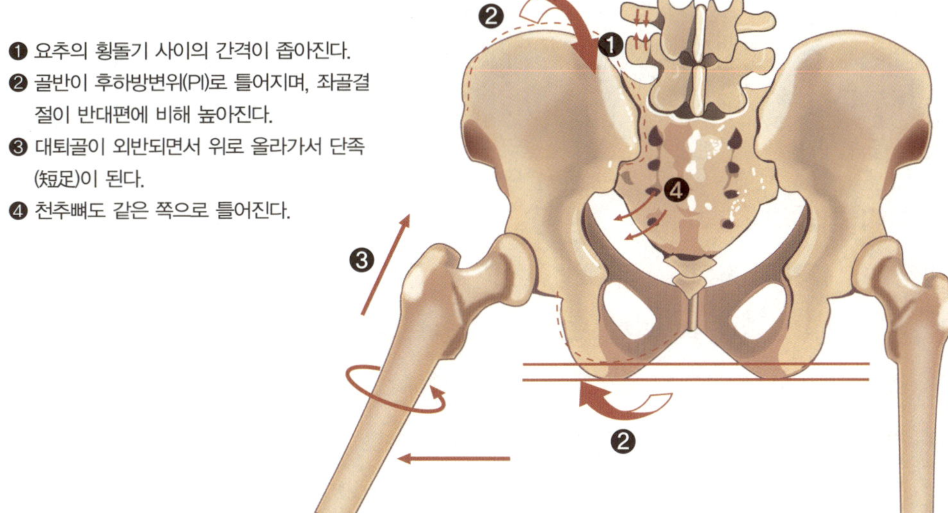

그림 30.3 요통의 진행과정(후면도)

❶ 횡돌기 사이의 간격이 좁아진다.
❷ 골반이 후하방변위(PI)로 틀어지며, 좌골이 들린다.
❸ 요추의 극돌기와 추체가 뒤쪽으로 후만(後彎)된다.
❹ 대퇴골이 외반되면서 위로 올라가서 단족(短足)이 된다.

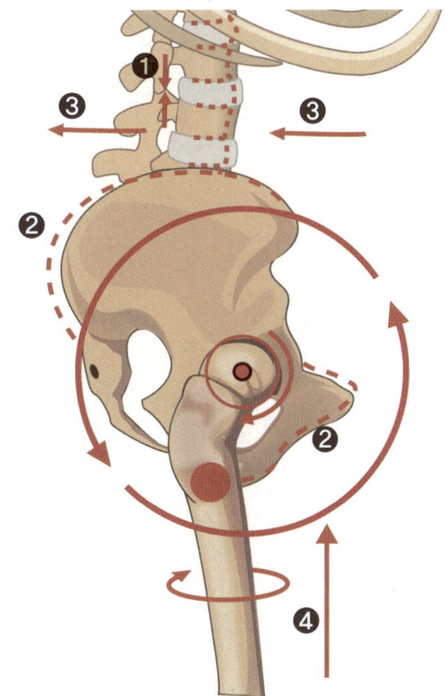

그림 30.4 요통의 진행과정(측면도)

그림 30.2은 요통의 진행될 때 허리, 골반, 대퇴의 움직임을 그림으로 나타내었다. 요통은 이러한 과정을 거쳐 심해지며 호전 시에는 반대의 움직임으로 낫는다(그림 30.3과 30.4).

일반적인 침법의 진행과정

일반적인 요통의 침구 치료법을 보면 좋아지고 심해지는 과정을 되풀이 하면서 통증이 좋아지는 경우가 많다. 즉 파도식으로 심해졌다 좋아졌다를 반복하는 것이다. 그래서 환자 분들의 표현 중에 "침 맞고 갈 때는 시원한데 그 다음날이 되면 다시 아프다."고 말하는 경우를 많이 경험하였을 것이다. 이것은 환자로 하여금 치료에 대한 신뢰성을 떨어뜨릴 수 있는 부분도 있어서, 숙련된 한의사인 경우에는 문제가 커지지 않게 해결할 수가 있겠지만, 숙련되지 않은 한의사의 경우에는 문제점이 있다고 생각한다.

다음은 김광호 원장님의 金氏一鍼療法(대성의학사) 하권 p.720의 그림을 인용한다(그림 30.3). 이 책에서도 보면 이런 파도식의 과정을 거쳐서 병이 낫는다고 되어 있다.

허리통증에 있어서 장요근은 가장 심부에 있으며 요통의 원인근육에 해당한다. 또한 장요근은 요추부의 경막(Dura mater)에 직접적으로 영향을 미친다. 따라서 요통에서 파도식으로 좋아지는 것은 장요근과 경막 쪽의 통증을 제대로 제어하지 못해서 오는 반응으로 볼 수 있다.

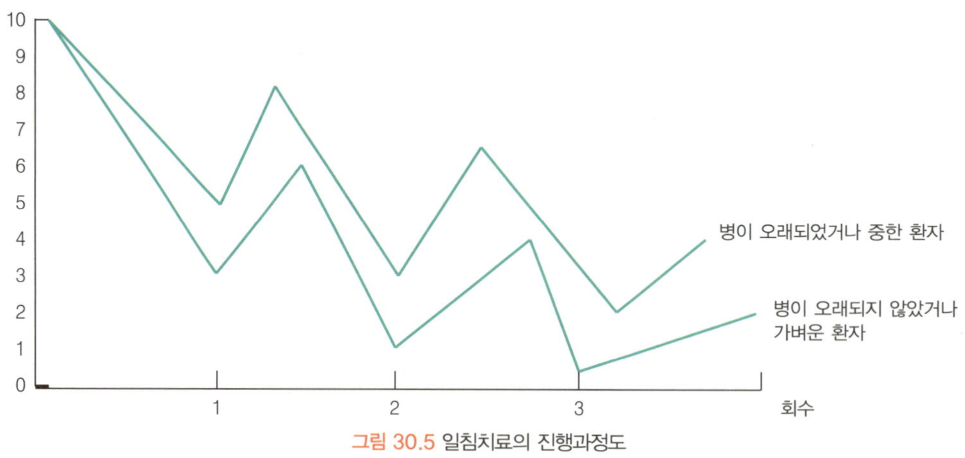

그림 30.5 일침치료의 진행과정도

장요근이 치료가 되면서 허리 부위의 치료가 좋아지는 경우에는 파도식의 진행과정이 없이 치료하면 할수록 좋아지는 사선 모양의 과정을 보인다.

장요근 처치법으로 치료한 후에는 그 다음날 오신 환자 분의 표현이 위의 경우와 다르다. 다음과 같이 표현하는 경우가 많았다. "침 맞기 전에는 아침에 일어나기가 힘들었는데 침 맞고 나서는 아침에 일어나기가 좋아지고 허리가 가벼워졌습니다."

임상침구치료에서 치료 후에 다음날 내원한 환자의 표정만 봐도 치료가 잘되고 있는지 문제가 있는지 웬만한 한의사라면 다 알 것이다.

위의 요통의 변화과정을 이해하고 치료한다면 더 나은 치료결과를 얻을 수 있을 것이다.

31 ▸▸ 척추관협착증

원인

노화와 요부질환(척추분리증, 변형성척추증, 추간판탈출증) 등으로 인해 추간판의 높이가 낮아지고 척추관내 인대가 두꺼워지며 척추관절의 변형이 생겨(퇴행성변화) 척추관 또는 추간공이 좁아져 관속을 지나는 신경이 눌려 허리와 다리에 통증과 마비의 증상이 나타나게 된다.

① 노화에 따른 퇴행성 변화가 발생한 경우

② 뼈가 가시처럼 자라(골극) 척추관이 좁아지는 경우

③ 점막이 붓거나 인대가 두꺼워져 신경을 압박하는 경우

④ 외상으로 인한 경우

⑤ 선천적으로 척추관이 좁은 경우

증상

서거나 걸으면 신경 눌림이 심해져 아프고 저리고 당기는 등의 증상이 나타나고, 허리를 점점 꼬부리게 되고, 쉬지 않고서는 계속 걸을 수 없게 된다.

즉 일정한 거리를 걸으면 통증, 이상 감각, 운동 약화감 등이 나타나 걸음을 멈추거나, 몸을 웅크리거나, 주저앉아서 쉬거나, 누우면 통증이 사라진다. 뚜렷한 신경 증상이 없

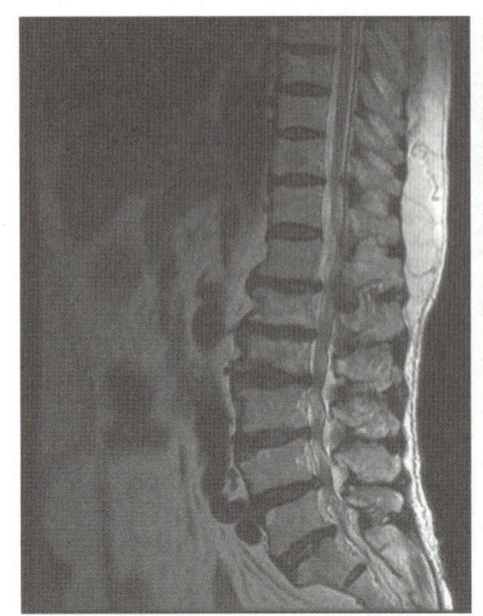
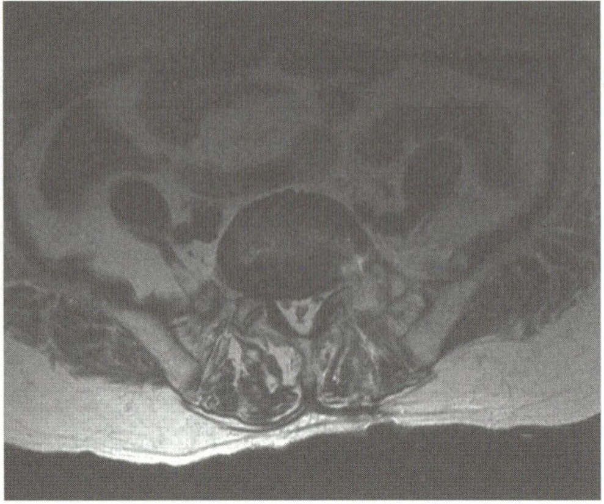

그림 31.1 척추관협착증의 사진

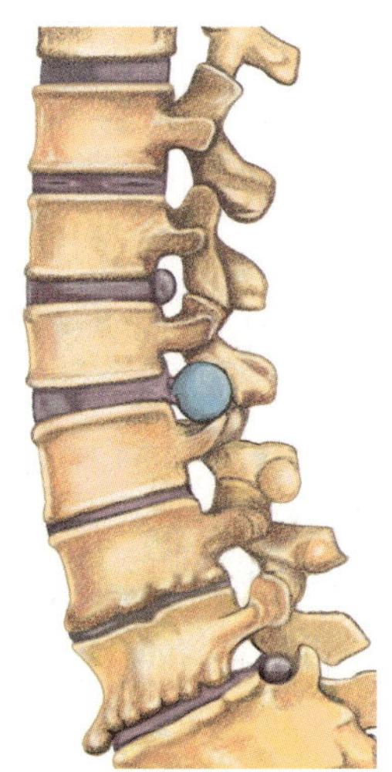

그림 31.2 척추관협착증의 그림

으면서도 환자가 자신의 다리가 고무로 만든 것 같이 차고 저리다고 호소하기도 한다.

외관상 허리를 구부리게 되고 추간판의 높이가 낮아져 키가 줄어들고 장골능선과 12번째 갈비뼈 사이의 거리가 좁아져 있음을 확인할 수 있다.

① 허리만 아파오다가 어느 날부터 걸으려 하면 다리가 터질 듯이 아프다. 하지만 눕거나 앉아 있을 때 괜찮다.

② 걷다가 통증이 나타나 앉아서 조금 쉬고 나면 통증이 줄어든다.

③ 허리를 뒤로 젖히면 통증이 심해지고, 앞으로 숙이면 통증이 줄어든다.

④ 밤에 종아리의 통증이 심해진다.

⑤ 다리 전체적 또는 부분적으로 저리거나 시린 듯한 통증이 나타난다.

검사법

X-ray 검사나 MRI 검사에서 내려앉은 정도와 추간공의 크기에 따라서 경중을 나눈다.

위의 검사로 확진을 한 후, SLR 테스트, 장요근 테스트, 엄지발가락 근력테스트, 극돌기 촉진 테스트 등을 하여 병의 경중을 따진다. 병의 경중은 추간판탈출증과 같은 방법으로 따진다.

임상에서 보면 디스크와 협착증이 혼재되어 있는 경우가 많다. 즉 환자는 앉아 있어도 아프고 걸어 다녀도 아프다고 한다.

정증(正證)의 협착증은 SLR 테스트에서 반응이 없거나 있더라도 약간 정도의 반응만 보이는 경우가 많다.

디스크와 협착증이 같이 와 있는 경우는 SLR 테스트에서 양성으로 나타난다. 이것은 디스크가 진행되면 해당 부위의 척추관을 좁게 만들어 척추관협착증이 발생할 수 있고, 반대로 척추관협착증이 있는 경우에는 공간이 좁으므로 디스크도 문제를 일으키기 때문이다.

척추관협착증과 허리디스크가 모두 있을 경우에 이것을 세밀히 구분하는 방법은 허리를 숙여 보거나 통증의 양상을 살펴보면 된다.

허리를 숙였을 때 통증이 심해지면 허리디스크가 심할 가능성이 높고, 통증이 줄어들게 된다면 척추관협착증이 심할 가능성이 높다.

허벅지 뒤쪽과 종아리 바깥쪽으로 저리고 발가락으로 증상이 오고, 앉아 있으면 증상이 심해지는 경우는 디스크가 심할 가능성이 높다.

허벅지 뒤쪽과 종아리 뒤쪽으로 저리고, 발바닥이 저려오고, 걸을 때 통증이 심해지게 된다면 척추관협착증이 심할 가능성이 높다.

침구치료 및 예후

輕症의 협착증

협착증이 온지 3개월이 넘지 않았고, 주로 한쪽으로만 다리가 저려오며, 디스크와 겸해져서 하지저림이 나타나는 경우, 하지무력증이 없는 경우, 걷는 거리가 버스 한 코스(500m~1km)내지는 10~20분 정도는 걸어도 통증이나 저림이 없는 경우 등이다.

장요근 처치법(양측의 曲池 百會 건측의 靈骨 大白 叉二 叉三 中白 下白 水金 水通 承漿), 夾脊穴, 요방형근, 이상근, 소둔근을 위주로 취혈하며, 하지저림 증상에는 건측의 膽正格[通谷 俠谿(補), 商陽 竅陰(瀉)], 少澤(膀胱經上으로 저릴 때), 關衝(膽經上으로 저릴 때), 환측의 太衝 등을 겸해서 취혈한다.

협착증은 일반 디스크보다 병세가 안 좋은 경우가 일반적이다.

경증의 협착증도 일주일에 3회 정도 치료하여, 기본 1~2달 정도 치료를 한다. 엉치통증과 하지저림은 2~3주 정도 치료하면 없앨 수 있고, 허리 자체의 문제에 남은 기간이 걸린다.

重症의 협착증

협착증이 온지 6개월 이상 지난 경우, 양측으로 하지가 저려오는 경우, 하지무력증이 심한 경우, 100m 이상을 걸어가기 힘든 경우, 발바닥 저림이 심한 경우, 척추후만증이 심한 경우 등이다.

위의 輕症일 때와 취혈법은 같다. 침을 놓은 후, 좀 더 捻轉 자극을 강하게 주는 것이 좋다.

치료가 쉽지 않다. 꾸준히 치료하면 증상을 경감시킬 수 있다. 예후를 함부로 판정하기 어렵다. 2달 이상 잡고 꾸준히 치료하게 하는 것이 좋다.

척추관협착증 주의사항

① 다리가 저릴 때까지 무리하게 걷지 않는 것이 좋다.

② 허리를 무리하게 뒤로 젖히지 않도록 한다.

③ 허리에 무리가 가는 물건 들기는 하지 않도록 한다.

④ 과체중이 되지 않도록 신경 쓴다.

⑤ 커피, 탄산음료, 술은 골밀도를 저하시키므로 삼간다.

⑥ 허리가 구부러지는 편한 침대가 좋고 엉덩이와 무릎을 구부리고 자는 것이 좋다.

⑦ 허리를 따뜻하게 해준다.

⑧ 비타민 D활성화를 위해 충분히 일광욕을 한다.

침구 혈위

① **曲池** – 팔꿈치를 굽혀 手掌을 가슴에 대고 肘關節의 橫紋頭에 取穴. 자침은 直刺하며 深刺하되 근육에 물리지 않고 사이로 刺針한다.

② **百會** – 頭頂正中線과 兩耳尖을 이은 선의 교차점.

③ **靈骨** – 手背側에서 第1指와 第2指 사이의 교차하는 骨間으로, 第1掌骨과 第2掌骨이 接合하는 곳으로 重仙穴과 相通한다.

④ **大白** – 第1掌骨과 第2掌骨의 사이, 合谷穴에서 1寸外로 骨邊下 陷中에 위치한다. 手2指 本節後 內側(橈側) 陷中. 靈骨穴과 1寸. 重子穴과 相通한다.

⑤ **叉二** – 中指와 無名指의 叉口(體鍼의 八邪穴에 해당됨)의 正中央點에 위치한다. 三叉二穴이라고도 부른다.

⑥ **叉三** – 無名指와 小指의 叉口(體鍼의 八邪穴에 해당됨)의 正中央點에 위치한다. 三叉三穴이라고도 부른다.

⑦ **中白** – 手背部에서 第4手掌骨과 第5手掌骨 사이의 骨間으로, 指骨과 掌骨의 連接處에서 上(손목 쪽) 5分 되는 곳에 위치한다. 일명 鬼門穴이라고도 하며, 體鍼의 中渚穴에 해당한다.

⑧ **下白** – 手背部에서 第4手掌骨과 第5手掌骨의 사이 손등면의 指骨과 掌骨의 連接處에서 上(손목 쪽) 1.5寸 되는 곳에 위치한다. 經外奇穴의 腰腿點에 해당한다.

⑨ **水通** – 口角下 5分에 위치한다.

⑩ **水金** – 水通穴에서 內側 5分에 위치한다.

⑪ **承漿** – 下顎의 正中線上에 있다. 下脣緣 下方의 陷凹處.

⑫ **肺心** – 手中指 手背面 第2節 中央線上의 나란히 2穴이다.

⑬ **膽正格** – 通谷 俠谿(補), 商陽 竅陰(瀉)

通谷 – 足 第5趾 外側 本節前 陷凹處. 補할 때는 발가락 끝 방향으로 斜刺한다.

俠谿 – 足 第4,5趾 岐骨間 本節前 陷凹處. 補할 때는 발가락 끝 방향으로 斜刺한다.

商陽 – 手 第2指內側(橈側) 爪甲角에서 1分處. 瀉할 때는 손가락 끝 방향으로 斜刺한다.

竅陰 – 足 第4趾 外側 爪甲角 1分處. 瀉할 때는 발등 방향으로 斜刺한다.

⑭ **少澤** – 手 第5指의 尺側端 爪甲角에서 1分處. 捻轉(補)한다.

⑮ **關衝** – 手 第4指 尺側端 爪甲角에서 1分處. 捻轉(補)한다.

⑯ **太衝** – 足背部 第1趾와 第2趾의 接合部에서 1.5~2寸 上方.

⑰ **夾脊穴** – 제2요추에서 제5요추까지 각 棘突起下의 兩方 0.5~1寸. 압통을 확인 후, 압통 부위에 좌우 2穴씩 주로 L3, L4, L5 아래의 6穴을 V字形으로 斜刺한다.

⑱ **요방형근** – 먼저 압통점을 확인 후, 제 12늑골단의 내측에서 이 근육의 기시부를 확인하고, 장골능의 1/2지점 가장 융기되는 부위에서 종지부를 확인하여 가상의 선을 긋는다. 위에서 아래로 내려가면서 압통점을 확인할 수 있으며, 이때 이 선을 1/3씩 나누어서 각 1穴씩 총 3穴 정도를 내측방(內側方)으로 사자(斜刺)하면 된다. 직자(直刺)를 하면 요방형근에 닿을 수 없기 때문에 척추를 향해 사자(斜刺)해야 한다.

⑲ **이상근** – 압통점을 확인 후, 후상장골극(PSIS)과 대전자를 잇는 가상의 선을 만든다. 이때 이 선을 1/3씩 나누어서 각 1穴씩 총 3穴 내하방(內下方)으로 자침한다. 직자(直刺)를 하면 좌골신경에 바로 닿을 수가 있기 때문에 꼬리뼈를 향해서 내하방(內下方)으로 자입한다.

⑳ **소둔근** – 압통점을 확인 후, 인체의 측면 정중 선상에서 장골능과 대전자를 잇는 가상의 선을 그린 다음, 그 선을 3등분하여 상하로 2穴을 잡고 자침한다.

32. 척추전방전위증

정의

척추전방전위증은 보통 허리 부위에서 발생하며, 정상적인 곡선을 그려야 할 척추가 아래의 척추에 비해 앞쪽으로 밀려나간 것이다. 주로 L4~L5, L5~S1에서 주로 발생한다. 주로 중년층에서 많이 발생한다.

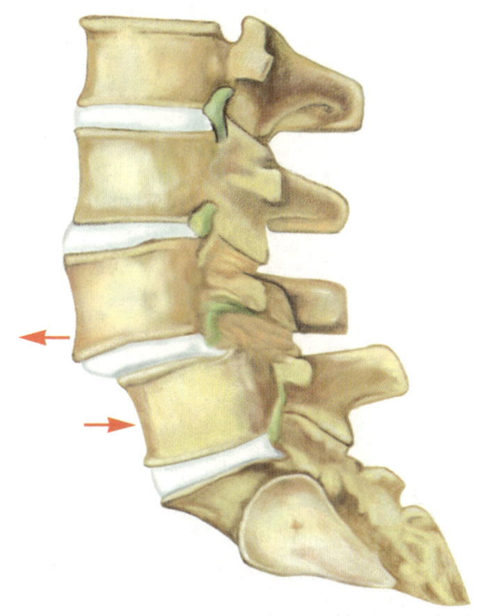

그림 32.1 척추전방전위증의 그림

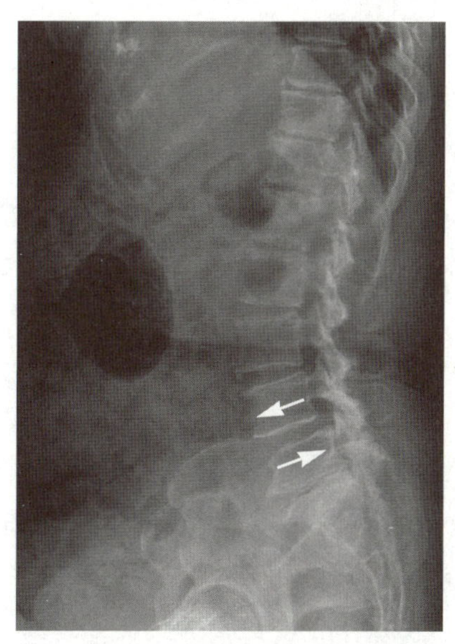

그림 32.2 척추전방전위증의 X-ray

종류

① 척추분리증으로 인한 전방전위증, ② 척추의 퇴행성 병변으로 인한 퇴행성 전방전위증, ③ 교통사고나 낙상 등의 외부 충격으로 인한 외상성 전방전위증 등으로 나누며, 주로 척추분리증으로 인해서 생긴 전방전위증과 퇴행성 전방전위증이 대부분이다.

검사법

X-ray 검사에서 밀려 나온 정도에 따라 Grade1~4로 나누며, Grade1~2는 침구치료 및 물리치료로 치료하고, Grade3~4는 척추의 아래 뼈에 비해 위 뼈의 추체가 50%이상 앞으로 이동한 경우로 수술이 필요한 경우이다.

천추의 천골각이 클수록 요추전만증(Lodosis)이 심해져서 전방전위증의 가능성이 커진다. 그래서 배가 나온 분이나 하이힐을 즐겨 신는 분의 경우 요추 전만증이 심해져서 전방전위증이 악화된다.

위의 검사로 확진을 한 후, SLR 테스트, 장요근 테스트, 엄지발가락 근력테스트, 극돌기 촉진 테스트 등을 하여 병의 경중을 따진다. 병의 경중은 추간판탈출증, 척추관협착증 등과 같은 방법으로 따진다.

증상

척추체가 아래에 있는 척추 위에서 앞쪽으로 미끄러져 나간 상태이므로, 척추신경이 지나는 신경관이 좁아지거나 다리로 내려가는 신경공이 좁아져 요통과 다리에 마비가 오거나 저리고 당기기면서 아픈 증상을 유발한다. 주로 증상은 척추관협착증 증상과 추간판탈출증 증상이 동반하여 나타난다.

① 앉았다가 일어서거나 허리를 뒤로 젖힐 때 아프다.

② 아침에 잠자리에서 일어날 때 허리가 아프다.

③ 오래 서 있거나 많이 걷고 나면 허리나 엉치, 다리의 통증과 저림이 오지만, 가만히 쉬면 통증이 경감된다.

④ 걸으면 통증이 덜 심한데, 뛰면 통증이 심하게 오는 경우도 있다.

⑤ 엎드려서 허리뼈를 촉진해 보면 극돌기가 갑자기 쑥 꺼지는 것처럼 깊어지거나 만져지지 않고, 두드리면 허리의 통증이 올 수 있다.

치료법

치료는 추간판탈출증, 척추관협착증의 치료에 준하여 치료하면 된다. SLR 테스트, 장요근 테스트, 엄지발가락 근력테스트, 극돌기 촉진 테스트 등을 시행하여 거기에 맞게 장요근 처치법, 요방형근 이상근 소둔근 처치법을 자침하며 하지저림의 경우 膽正格, 少澤, 關衝 등에 자침한다.

예후

Grade1~2 정도의 전방전위증은 장요근 처치법, 협척혈, 요방형근, 이상근, 소둔근 처치법 등을 사용하여 기본 1달 치료에 2달 정도 잡고 꾸준히 치료하는 것이 좋다.

하지저림 증상이 있을 때는 건측의 膽正格, 少澤, 關衝, 太衝(환측) 등을 겸하여 치료하며, 2~3주 정도의 치료로 하지저림이 먼저 없어지고 → 엉덩이통증 → 허리통증 순서로 증상이 치료되는 양상을 보이다. 대체로 디스크와 같은 호전 양상을 보이면서 좋아진다.

Grade 3~4의 전방전위증은 대체로 수술을 요하는 경우이다.

일반 한의원에서 많이 접하지 못하는 것이 척추전방전위증이지만, 추간판탈출증, 척추관협착증에 준해서 치료해 보면 효과를 보실 수 있을 것이다. 평소 척추분리증을 가진 분들이 의외로 많고 그런 분들이 증상이 심해져서 척추전방전위증으로 진행되는 경우가 많다. 수술의 경우 척추고정술, 즉 허리에 금속 핀을 박는 수술을 해야 함으로 환자 분들의 두려움이 대단히 크고, 수술 후유증 또한 남을 수 있기 때문에 문제점이 있을 수 있다. 한의원에서도 치료에 한 번 도전해 볼만한 질환이라고 생각한다.

33. 여성 요통의 경우

임신 중과 출산 후의 요통

임신 중, 초기에서 후기로 넘어갈 때 자궁이 급격히 커지고, 양수의 양도 늘어나면서 복부의 무게가 급격히 늘어나서, 척추 주변의 근육과 인대가 늘어난 몸무게를 적응하지 못해서 요통이 많이 생긴다.

또한 출산 시에, 허리를 틀어서 아기를 낳는 경우, 제왕절개로 아기를 낳은 경우, 출산 후 몸조리를 잘못하고 무리한 경우에 허리에 문제가 생긴다. 만약 출산 후 요통을 감소시키지 못한다면 중년이 되어서도 만성요통을 가지게 될 확률이 아주 크게 된다.

또한 출산 후에는 많이 움직이기 때문에 허리에 가해지는 부하가 많이 늘어나고, 아이가 자라면서 무게도 계속 늘어나고, 아이를 업어주거나 기저귀를 갈아 줄 때에 허리에 좋지 않은 자세를 하기 쉽기 때문에 디스크에 걸리기 쉽다.

산모들의 절반 이상이 허리통증 때문에 고생을 한다. 임신을 하게 되면 태아가 자라면서 배가 나오고 체중의 중심이 신체 앞쪽으로 쏠리게 되고 그에 따라 체중의 부하를 감당하고 있는 척추와 골반, 무릎, 발목 등의 부위에 많은 부담이 가게 된다.

이렇게 허리와 골반 주위에 압력이 가해져 척추 주위 구조물의 균형이 어긋나거나, 근육과 인대에 손상이 있거나, 긴장 상태가 나타나 허리통증이 나타나기 쉽다. 주로 배가 나오기 시작하는 임신 중기부터 후기까지 통증이 계속 된다.

또한 임신을 하면, 몸속에 분만에 도움이 되도록 저절로 인대가 늘어나게 하는 릴랙신(Relaxin)이라는 호르몬이 증가한다. 이로 인해 인대와 근육이 약해져서 통증이 증가되고 몸 전체적으로 불안정한 상태가 된다.

보통의 경우 분만의 자극으로 인한 골반이나 허리통증은 길어도 1~2년 내에 호전되게 된다. 하지만 출산 후 몸 관리를 잘못하거나 적절한 치료시기를 놓치면 통증이 만성화되는 경우도 있으며, 영양 섭취, 휴식, 바른 자세 등 산후 관리가 소홀한 경우 허리통증이 좌골신경통, 디스크, 협착증으로 발전할 수도 있다.

따라서 출산 전부터 허리나 다리의 통증이나 이상감각이 있었거나, 출산 후 심한 허리통증이 수개월 이후에도 지속된다면 병원에 내원해서 진료를 받아볼 필요가 있다. 임신 중이나 출산 후에 허리통증 때문에 너무 힘들다는 산모 분들이 많고, 특히 임신 중 허리통증이 출산 후 허리디스크로 발전하는 사례가 많아 주의를 요한다.

주의사항

① 출산 후 몸조리를 잘해야 한다. 삼칠일(3주) 정도는 꼭 휴식을 취하는 것이 좋다.

② 양반다리로 앉아서 젖을 먹이지 말고 소파에 앉아서 수유베개를 대고 젖을 먹이는 것이 좋다.

③ 무거운 물건을 들거나 쪼그리고 앉아서 일을 하지 않는 것이 좋다.

④ 맨바닥에 오래 앉아 있지 말고 소파나 푹신한 방석을 깔고 앉는 것이 좋다.

⑤ 휴식을 취한다고 하여 집안에 오래 앉아 있거나 누워 있으면 통증이 심해질 수 있다. 평지를 30분~1시간 이내로 천천히 걷는 것이 좋다.

⑥ 출산 후 부종이 가라앉지 않고 남아 있으면 통증을 증가시키는 원인이 된다. 소화불량이 오고 부종이 있으면 통증과 하지저림을 증가시킨다.

치료법

임신 중이나 출산 후에도 허리에 문제가 생기면 먼저 골반이 틀어지고 요통과 골반통증이 나타난다. 이로 인해 장요근의 압통이 심해지고 전형적인 만성요통 내지는 디스크 양상을 나타낸다.

장요근 처치법, 夾脊穴, 요방형근, 이상근, 소둔근 처치법을 이용하여 치료해 보면 효과가 대단히 좋다.

다만 출산 후에는 1~2달이 경과되고 나서 몸이 어느 정도 회복된 뒤에 치료를 하는 것 좋다. 산후에 몸이 너무 약할 때는 침을 피하는 것이 좋다.

출산 후에는 산후보약에 허리를 보강하는 약재(狗脊, 骨碎補, 杜冲, 續斷, 天授根, 牛膝 등)를 가미 처방하여 환자에게 복용시키는 것이 좋을 것이다.

자궁 절제수술 후의 요통

자궁적출 후의 후유증으로 다음의 증상이 올 수 있다.

피로와 무기력, 피부 노화, 관절염, 신경통, 요통, 근육통, 골다공증, 기억력 감퇴, 수술 부위 통증, 손발 통증과 저림, 하지무력, 성생활 장애, 우울증, 불안증, 불면증, 성적 반응 감퇴, 몸무게 증가(비만), 소화 장애, 안면 홍조증, 안구 건조증, 소변빈삭, 심장병, 고혈압, 관절염의 심화 등의 증상이 올 수 있다.

이 중에서 요통과 골반통증 때문에 고생하는 경우가 대단히 많다. 정상적인 자궁이 제거되면 골반강 내에서의 균형이 무너지고, 호르몬의 불균형이 생겨서 골반이 틀어지며, 장요근 등 골반강을 싸고 있는 근육 및 인대에 문제가 발생된다. 평소 허리가 아프셨던 분들은 통증이 더욱 심해지며, 아프지 않으셨던 분들도 서서히 허리의 문제가 발생되는 경우가 아주 많다.

똑같이 허리를 다쳐도 자궁 수술 받은 분들의 경우는 훨씬 심각하게 진행되는 경우가 많고 디스크로도 잘 진행되므로 일상생활에서 대단한 주의를 요한다.

주의사항

① 자궁 수술 후에 몸조리를 잘해야 한다. 2~3주 정도는 휴식을 취하는 것이 좋다.

② 양반다리로 앉거나 딱딱한 의자에 앉지 않는 것이 좋다.

③ 무거운 물건을 들거나 쪼그리고 앉아서 일을 하지 않는 것이 좋다.

④ 맨바닥에 오래 앉아 있지 말고 소파나 푹신한 방석을 깔고 앉는 것이 좋다.

⑤ 휴식을 취한다고 하여 집안에 오래 앉아 있거나 누워 있으면 통증이 심해질 수 있다. 하루에 평지를 30분~1시간 이내로 천천히 걷는 운동을 하는 것이 좋다.

⑥ 소화불량이 오고 부종이 있으면 통증을 증가시키는 원인이 된다.

면 종류나 밀가루 음식, 기름진 음식, 튀긴 음식, 찬 음식을 피하고, 가급적 부드럽고 소화에 좋은 음식을 섭취하는 것이 좋다.

치료법

자궁수술 후에도 허리에 문제가 생기면 먼저 골반이 틀어지고 요통과 골반통증이 나타난다. 이로 인해 장요근의 압통이 심해지고 전형적인 만성요통 내지는 디스크 양상을 나타낸다.

장요근 처치법, 夾脊穴, 요방형근, 이상근, 소둔근 처치법을 이용하여 치료해 보면 효과가 대단히 좋다.

다만 자궁수술 후에는 1달 정도 경과되고 나서 몸이 어느 정도 회복된 뒤에 치료를 하는 것 좋다. 수술 후에 몸이 너무 약할 때는 침을 피하는 것이 좋다.

자궁수술 후에는 보약에 허리를 보강하는 약재(狗脊, 骨碎補, 杜冲, 續斷, 天授根, 牛膝 등)를 가미 처방하여 환자에게 복용시키는 것이 좋을 것이다.

폐경 후의 요통

폐경 후에 갑자기 허리가 아파서 내원하는 경우가 많다. 원래 요통이 있는 분들은 통증이 심해지며, 요통이 없던 분들도 폐경 이후 허리가 아파오는 경우가 많다.

폐경기 이후 호르몬의 불균형 상태가 나타나면 뼈에 영양분이 충분히 공급되지 않아서, 척추 뼈가 많이 약해지고, 또한 퇴행성 변화가 나타난다. 퇴행이 진행되는 경우에는 뼈 뿐만 아니라, 근육 및 주변 연부 조직 등이 함께 노화되고 약해지기 때문에, 디스크 주변에 염증이 발생할 가능성이 높아진다. 이런 상황에서 걸레질이나 설거지 같은 집안일을 조금만 무리하더라도 뼈와 근육, 관절들이 시큰거리고 아픈 만성통증으로 진행되기 쉽다.

젊은 여성들은 단순히 골반이 틀어진 경우이거나, 추간판탈출증 증상을 호소하는 경우가 많지만, 50대 이후의 여성들은 뼈가 닳아서 가시처럼 덧 자라게 되는 골극(Spur)이 생기고, 더불어 퇴행성 디스크에 의한 증상과 척추관이 좁아지며 발생하는 척추관협착증에 의한 증상을 호소하는 경우가 많으므로 각별히 주의해야 한다.

호르몬 변화도 많은 문제를 야기하는데, 그 중 폐경을 겪게 되면 골밀도가 감소하면서 골다공증을 유발하고, 골다공증은 척추의 퇴행을 가속화시킨다. 또한 맞벌이 부부가 늘어나면서 노부모님들이 손주를 돌보는 상황이 많아지는 것도 척추질환을 유발하는 요인이다. 평생 해 오던 가사일도 모자라 손자를 돌보는 재육아까지 겹치게 되어, 노화된 허리로 손주를 업고 안은 채 집안일을 하게 되므로, 척추질환이 발생할 가능성이 매우 높다.

주의사항

① 폐경 후에는 무리한 일을 하는 것을 가급적 피하고 걷는 운동은 늘리는 것이 좋다.

② 양반다리로 앉거나 딱딱한 의자에 앉지 않는 것이 좋다.

③ 무거운 물건을 들거나 쪼그리고 앉아서 일을 하지 않는 것이 좋다.

④ 맨바닥에 오래 앉아 있지 말고 소파나 푹신한 방석을 깔고 앉는 것이 좋다.

⑤ 휴식을 취한다고 하여 집안에 오래 앉아 있거나 누워 있으면 통증이 심해질 수 있다. 하루에 평지를 1시간 이내로 걷는 운동을 하는 것이 좋다.

⑥ 소화불량이 오고 부종이 있으면 통증을 증가시키는 원인이 된다.

면 종류나 밀가루 음식, 기름진 음식, 튀긴 음식, 찬 음식을 피하고, 가급적 부드럽고 소화에 좋은 음식을 섭취하는 것이 좋다.

⑦ 뼈가 약해지기 쉬운 시기이므로 칼슘과 비타민 A가 든 음식을 많이 먹고, 비타민 D의 생성을 위해 햇빛을 하루 2시간 이상 쬐는 것이 좋다.

치료법

폐경 후에는 허리에 문제가 생기면 먼저 골반이 틀어지고 요통과 골반통증이 나타난다. 이로 인해 장요근의 압통이 심해지고 만성요통 내지는 디스크 양상을 나타낸다.

장요근 처치법, 夾脊穴, 요방형근, 이상근, 소둔근 처치법을 이용하여 치료해 보면 효과가 대단히 좋다.

폐경 후에는 골밀도가 떨어지고, 폐경 증후군이 오면서 요통이 온다.

따라서 폐경 증후군 치료하면서 허리를 보강하는 약재(狗脊, 骨碎補, 杜冲, 續斷, 天授根, 牛膝 등)를 가미 처방하여 환자에게 복용시키는 것이 좋다.

34 ▸▸ 허리에 핀이 박힌 경우

허리에 디스크 수술로 핀이 박혀 있는데, 허리통증이 오고 다리가 저려오는 경우가 많다. 임상에서 흔하지는 않지만 한 번씩 볼 수 있는 경우이다. 이런 환자 분이 내원했을 때 치료법에 대해 설명하겠다.

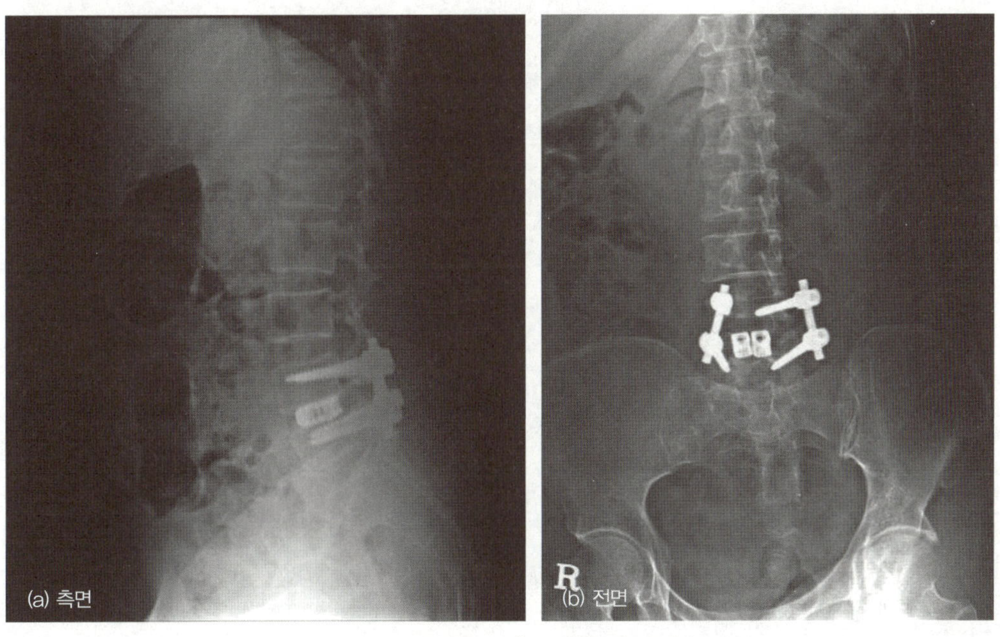

그림 34.1 요추 고정핀 X-ray 사진

허리통증에 관한 문제

요추에 직접 핀이 박혀 있기 때문에 핀 박힌 허리 중앙부는 통증이 없다. 다만 핀이 박히지 않은 부위의 허리 부위, 천추, 양측에서 잡아 주는 요방형근 부위, 엉덩이 부위에서 통증이 나타난다. 그리고 장요근에서 통증이 나타나서 허리 전체로 묵직한 통증이 나타난다. 바로 누워서 장요근을 확인해 보면 압통이 나타날 것이다. 장요근 처치법을 써 보면 효과가 좋다. 이 처치법이 절대적으로 필요한 경우이다.

일반적인 허리치료로 허리 주변에 침을 놓는 것은 핀이 박힌 분에게는 별로 도움이 안 되는 경우가 많다. 왜냐하면 핀 박힌 허리 중앙부에는 통증이 없기 때문에 거기는 침을 놓지 않는다.

하지저림에 관한 문제

허리에 무리를 했을 때, 허리에 핀이 박혀 허리 자체는 틀어지지 않지만, 핀이 박히지 않은 위아래 허리와 골반이 틀어진다. 따라서 요방형근과 함께 이상근, 소둔근 등 골반에 문제가 생긴다. 이것이 신경을 포착(Entrapment)시킨다. 그래서 다리에 저리는 증상이 생기는 것이다.

장요근 처치법(양측의 曲池 百會 건측의 靈骨 大白 叉二 叉三 中白 下白 水金 水通 承漿), 夾脊穴, 요방형근, 이상근, 소둔근을 위주로 취혈하며, 하지저림 증상에는 膽正格[通谷 俠谿(補), 商陽 竅陰(瀉)], 少澤(膀胱經上으로 저릴 때), 關衝(膽經上으로 저릴 때), 太衝(患側) 등을 겸해서 취혈한다.

하지무력증에 관한 문제

다리에 힘이 빠지는 분들은 다리가 외반이 되며, 엄지발가락 근력을 테스트해 보면 한쪽의 힘이 반대쪽에 비해 빠진다.

이런 경우는 핀 박는 수술이 잘못 되어 신경이 유착된 경우이다. 치료가 쉽지 않고 오래간다. 50%치료 목표로 위의 장요근 처치법 및 기타 치료방법으로 치료를 해보면 조금씩 호전이 되는 경우가 있다.

하지만 신경이 유착된 경우이므로 대개는 치료가 힘든 경우가 많다. 섣불리 치료를 장담했다가는 낭패를 볼 수 있다. 2개월 이상 잡고 꾸준히 치료해 보면 조금씩 호전될 수 있다.

물리치료에 관한 문제

허리에 핀이 박혀 있으므로 물리치료 중 견인치료는 하지 않는 것이 좋다. 양방에서 이런 환자 반기지 않는 경우가 많다. 전침을 하는 경우도 좋지 않다. 추나요법, 교정 등, 수기 치료도 해 주기가 쉽지 않다. 따라서 일반적인 침구 치료법으로는 진단, 치료, 예후에 있어서 잘 대처하기가 쉽지 않다.

척추 고정술로 수술을 받은 분들의 경우 장요근 처치법이 가장 위력을 발휘하는 치료법이 되는 것을 수차례 경험을 통해 확인했다.

침구 혈위

① **曲池** – 팔꿈치를 굽혀 手掌을 가슴에 대고 肘關節의 橫紋頭에 取穴. 자침은 直刺하며 深刺하되 근육에 물리지 않고 사이로 刺鍼한다.

② **百會** – 頭頂正中線과 兩耳尖을 이은 선의 교차점.

③ **靈骨** – 手背側에서 第1指와 第2指 사이의 교차하는 骨間으로, 第1掌骨과 第2掌骨이 接合하는 곳으로 重仙穴과 相通한다.

④ **大白** – 第1掌骨과 第2掌骨의 사이, 合谷穴에서 1寸外로 骨邊下 陷中에 위치한다. 手2指 本節後 內側(橈側) 陷中. 靈骨穴과 1寸. 重子穴과 相通한다.

⑤ **叉二** – 中指와 無名指의 叉口(體鍼의 八邪穴에 해당됨)의 正中央點에 위치한다. 三叉二穴이라고도 부른다.

⑥ **叉三** – 無名指와 小指의 叉口(體鍼의 八邪穴에 해당됨)의 正中央點에 위치한다. 三叉三穴이라고도 부른다.

⑦ **中白** – 手背部에서 第4手掌骨과 第5手掌骨 사이의 骨間으로, 指骨과 掌骨의 連接處에서 上(손목 쪽) 5分 되는 곳에 위치한다. 일명 鬼門穴이라고도 하며, 體鍼의 中渚穴

에 해당한다.

⑧ **下白** – 手背部에서 第4手掌骨과 第5手掌骨의 사이 손등면의 指骨과 掌骨의 連接處에서 上(손목 쪽) 1.5寸 되는 곳에 위치한다. 經外奇穴의 腰腿點에 해당한다.

⑨ **水通** – 口角下 5分에 위치한다.

⑩ **水金** – 水通穴에서 內側 5分에 위치한다.

⑪ **承漿** – 下顎의 正中線上에 있다. 下脣緣 下方의 陷凹處.

⑫ **肺心** – 手中指 手背面 第2節 中央線上의 나란히 2穴이다.

⑬ **膽正格** – 通谷 俠谿(補), 商陽 竅陰(瀉)

通谷 – 足 第5趾 外側 本節前 陷凹處. 補할 때는 발가락 끝 방향으로 斜刺한다.

俠谿 – 足 第4,5趾 岐骨間 本節前 陷凹處. 補할 때는 발가락 끝 방향으로 斜刺한다.

商陽 – 手 第2指內側(橈側) 爪甲角에서 1分處. 瀉할 때는 손가락 끝 방향으로 斜刺한다.

竅陰 – 足 第4趾 外側 爪甲角 1分處. 瀉할 때는 발등 방향으로 斜刺한다.

⑭ **少澤** – 手 第5指의 尺側端 爪甲角에서 1分處. 捻轉(補)한다.

⑮ **關衝** – 手 第4指 尺側端 爪甲角에서 1分處. 捻轉(補)한다.

⑯ **太衝** – 足背部 第1趾와 第2趾의 接合部에서 1.5~2寸 上方.

⑰ **夾脊穴** – 제2요추에서 제5요추까지 각 棘突起下의 兩方 0.5~1寸. 압통을 확인 후, 압통 부위에 좌우 2穴씩 주로 L3, L4, L5 아래의 6穴을 V字形으로 斜刺한다. 핀 박힌 부위는 통증이 없으므로 자침하지 않는다. 핀이 박히지 않은 부위의 경우 통증이 나타날 수 있으며 이 경우의 夾脊穴에 자침한다.

⑱ **요방형근** – 먼저 압통점을 확인 후, 제 12늑골단의 내측에서 이 근육의 기시부를 확인하고, 장골능의 1/2지점 가장 융기되는 부위에서 종지부를 확인하여 가상의 선을 긋는다. 위에서 아래로 내려가면서 압통점을 확인할 수 있으며, 이때 이 선을 1/3씩 나누어서 각 1穴씩 총 3穴 정도를 내측방(內側方)으로 사자(斜刺)하면 된다. 직자(直刺)를 하면 요방형근에 닿을 수 없기 때문에 척추를 향해 사자(斜刺)해야 한다.

⑲ **이상근** – 압통점을 확인 후, 후상장골극(PSIS)과 대전자를 잇는 가상의 선을 만든

다. 이때 이 선을 1/3씩 나누어서 각 1穴씩 총 3穴 내하방(內下方)으로 자침한다. 직자(直刺)를 하면 좌골신경에 바로 닿을 수가 있기 때문에 꼬리뼈를 향해서 내하방(內下方)으로 자입한다.

⑳ **소둔근** – 압통점을 확인 후, 인체의 측면 정중 선상에서 장골능과 대전자를 잇는 가상의 선을 그린 다음, 그 선을 3등분하여 상하로 2穴 정도를 잡고 자침한다.

35. 척추가 후만(kyphosis)된 경우

요통 환자에게서 급성 혹은 만성으로 척추가 뒤로 튀어나온 경우(척추 후만증)를 볼 수 있다. 원래는 요추는 상체에서 받는 힘을 분산시키기 위해서 63° 정도로 전만(Lodosis)되어 있는 것이 정상상태이다. 다음은 정상적인 척추가 이상이 생겨 후만된 기전과 치료 방법을 설명한다.

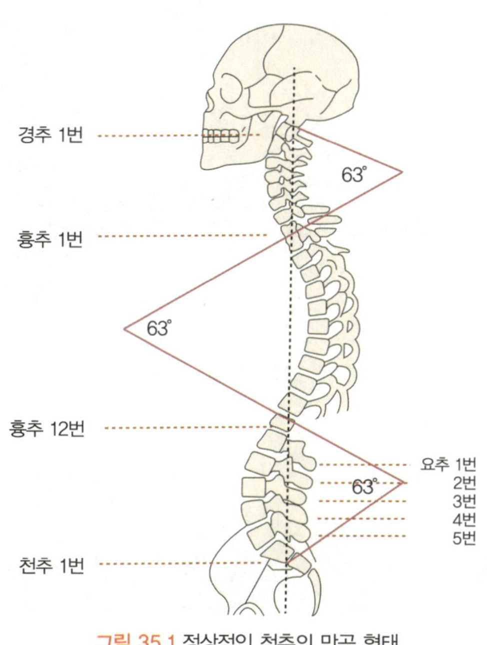

그림 35.1 정상적인 척추의 만곡 형태

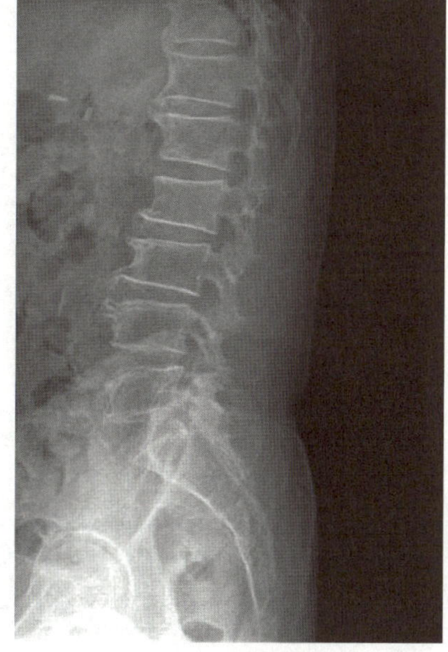

그림 35.2 척추 후만증

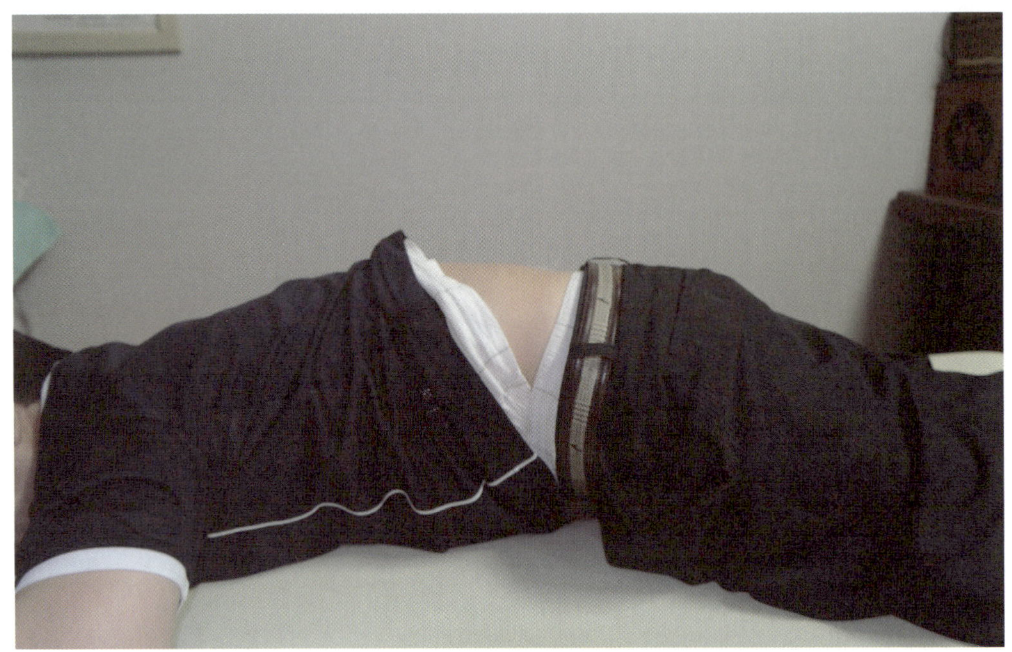

그림 35.3 요추가 후만된 경우

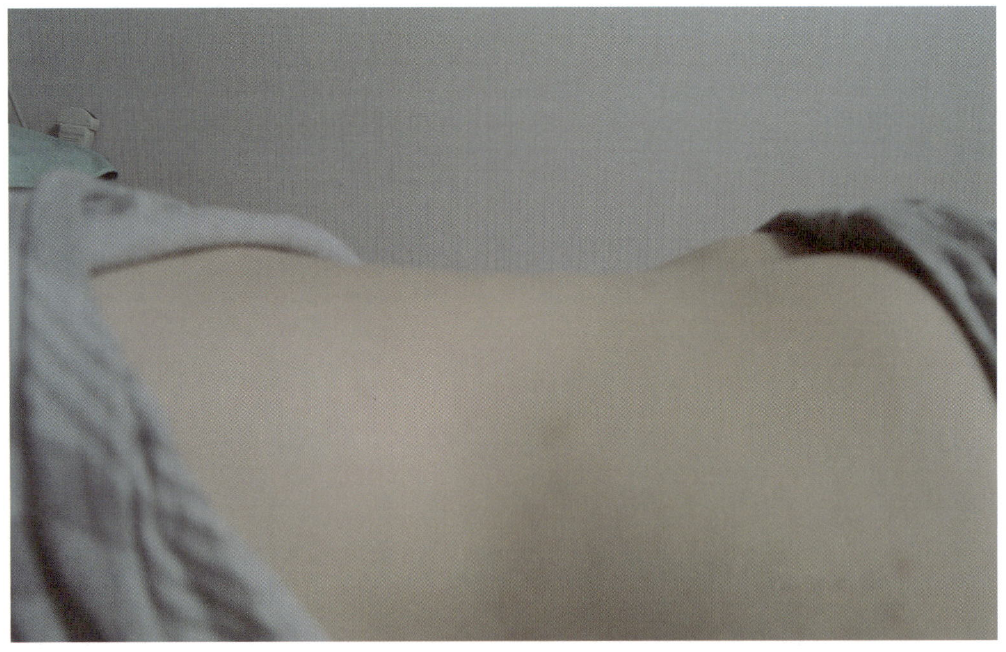

그림 35.4 요추가 일자가 된 경우

급성으로 허리를 다치고 나서 후만 또는 일자(一字)허리가 된 경우

이 경우는 급성으로 허리를 다치면 요추는 통증을 방어하기 위해서 한쪽으로 틀어지게 되고, 골반은 몸의 균형을 맞추기 위해서 후하방 변위(Posterior–Interior)로 틀어지면서 요추를 뒤쪽으로 잡아당기는 결과를 초래하여 요추가 후만 또는 일자화가 되는 것이다(그림 35.3~35.4). 이 경우 특히 장요근과 이상근에 문제가 발생하게 된다. 허리치료와 함께 장요근, 이상근의 문제를 같이 치료하면 골반이 정상화되고 요추의 후만은 정상화된다. 급성의 경우는 비교적 짧은 시간 안에 거의 정상화 된다.

하지만 급성이라도 정증(正證)의 추간판탈출증(디스크)가 진행되어 요추가 후만된 경우가 있다. 이런 경우 침구치료에 대한 반응이 거의 없어 수술을 요하는 경우도 있다. 초진에서 정확히 구분해야 한다(그림 35.5와 35.6 참조).

만성화된 후만증의 경우

노인성으로 수년에 걸쳐서 요추 후만증이 진행된 경우는 난치이다. 꼬부랑 할머니의 경우가 바로 이 경우이다. 이것은 척추관협착증이 고착화된 것이다. 이런 분들은 다리가 시리고 저리고 따갑다고 하고 하지무력증과 하지마목증도 심한 경우가 대부분이다.

후만증 자체는 치료되기 쉽지 않다. 다만 하지저림, 허리통증, 엉치통증, 하지무력증 등은 개선시킬 수 있다. 만성화되어도 젊은 분들의 경우나 1~2년 이내의 분들은 후만증이 치료된 경우가 많았다. 일반 추간판탈출증 내지는 좌골신경통의 경우로 오는 경우는 치료가 쉽고, 척추관협착증으로 진행된 경우는 치료가 오래가고 더 어렵다.

치료법

치료방법은 장요근 처치법, 협척혈, 요방형근, 이상근, 소둔근 처치법으로 치료가 가능한 경우가 많다.

급성으로 오는 후만증의 경우 SLR 테스트에 문제가 없는 경우는 1주 이내에 정상화된다.

급성으로 SLR 테스트에 문제가 있는 경우도 2~3주 안에 정상화되는 경우가 많다.

❶ 횡돌기 사이의 간격이 좁아진다.
❷ 골반이 후하방변위(PI)로 틀어지며, 좌골이 들린다.
❸ 요추의 극돌기와 추체가 뒤쪽으로 후만(後彎)된다.
❹ 대퇴골이 외반되면서 위로 올라가서 단족(短足)이 된다.

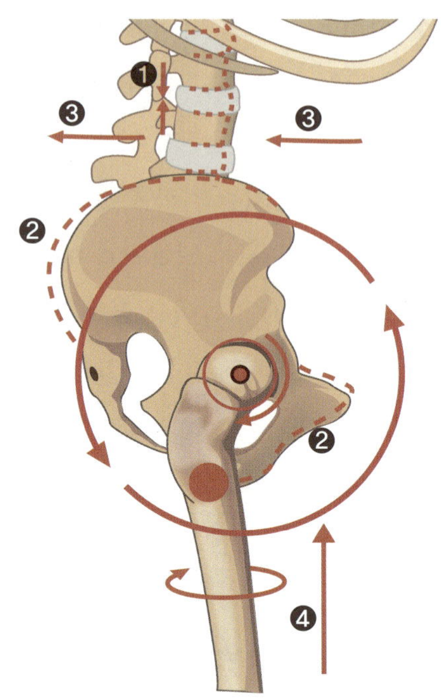

그림 35.5 요추가 후만되는 과정(측면도)

❶ 요추의 횡돌기 사이의 간격이 좁아진다.
❷ 골반이 후하방변위(PI)로 틀어지며, 좌골결절이 반대편에 비해 높아진다.
❸ 대퇴골이 외반되면서 위로 올라가서 단족(短足)이 된다.
❹ 천추뼈도 같은 쪽으로 틀어진다.

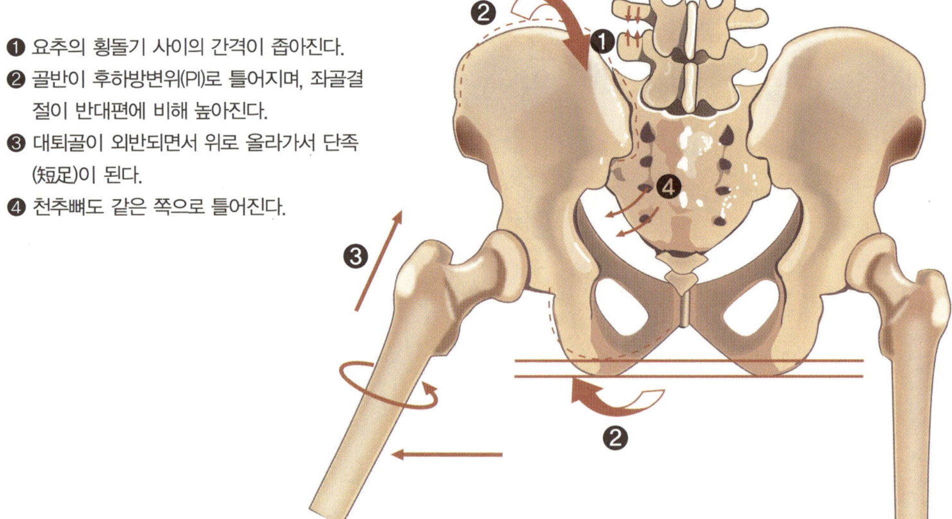

그림 35.6 요추가 후만되는 과정(후면도)

다만, 정증(正證)의 디스크로 2기 이상 진행된 환자이거나, 협착증이 많이 진행된 경우는, 침구치료가 1개월 이상 걸리거나 수개월이 걸려야 되는 경우가 많다. 디스크 수술을 요하는 경우도 있다.

임상상 장요근과 이상근 등이 정상화되면 요추 후만증은 저절로 없어지는 것을 필자는 많이 경험했다.

최근 경험으로 5년 이상 만성요통을 가지고 있는 40대 초반의 남자분이 있는데, 많이 마르고 여러 치료에서 실패하여 본원에 내원하였는데, 일자(一字) 허리보다 더 진행된 후만증이었다. 이분이 2주 정도 치료를 받았는데 후만증이 80%이상 소실되었다. 물론 허리통증도 많이 경감되었다.

오래된 후만증도 호전되는 경우가 생각보다 많으므로 충분히 치료를 해보는 것이 좋다.

36▸▸ 척추질환과 관련된 만성피로

목이나 허리 등의 척추질환이 있는 경우 피로 증상이 많이 나타난다. 이런 환자의 경우 척추의 통증이나 저린 증상 등이 없어져야 피로 증상이 없어질 수 있다. 한의학적으로 陽虛, 氣虛, 血虛, 陰虛 등의 원인으로 피로 증상이 온다고 한다. 피로증상을 해소하기 위한 방안으로 보약만 생각하지 말고 척추질환의 연관성도 고려해야 한다. 실제로 허리나 목통증, 턱관절 장애 등이 없어지고 나서 피로감이 없어졌다는 환자 분들이 많다.

척추 질환을 가지고 있는 환자들은 몇 가지 특징적인 양상을 띠며 피로 증상이 온다.

아침에 일어날 때 특히 통증과 함께 피로감이 심하다.

몸이 천근만근 너무 무겁고 가라앉는 느낌이 든다. 노곤하게 피곤한 것이 아니라 가라앉는 느낌의 피로감을 느낀다.

주로 만성요통이나 만성 항강통, 견배통 환자에게서 많이 나타나는 증상이다.

장요근 처치법(양측 曲池, 百會, 건측 靈骨, 大白, 叉二, 叉三, 中白, 下白, 承漿)으로 허리를 치료한 환자들의 경우, 먼저 아침에 일어나기가 좋다고 한다. 허리만 치료하는 것이 표치(表治)라면 장요근이 치료되면 본치(本治)에 가깝다고 말씀 드릴 수 있다.

◉ 한쪽으로 상지(上肢) 또는 하지(下枝)가 힘이 빠지고 저려오면서 피로감이 나타난다.

허리통증이 오래되면 좌골신경통 양상으로 하지저림, 시림, 무력증 등이 나타난다. 이때 피로감이 극도로 오는데, 다리가 빠지는 듯하고, 힘이 없고, 저리고 시리며, 다리가 묵직하게 아파 온다.

항강통이나 견비통이 오래되면 뒷목, 팔뚝, 견갑내측 등에 통증이 오면서도 팔이 저리고 팔 전체로 힘이 없어지면서 피로감이 나타난다.

일반적으로 팔다리의 저린 증상은 야간에 심하고, 목이나 허리의 통증은 아침에 더 심한 경향이 많다.

◉ 턱관절 장애를 가지고 있으면서 목과 허리가 아픈 분들은 가장 극심한 피로 증상을 호소한다.

턱에서 딱딱 소리가 나고 턱이 틀어져 있는 분들 중에서 목과 허리가 아파오는 경우가 많다. 이 경우에는 극심한 만성피로를 호소한다. 일반적으로 느끼는 피로감보다 몇 배의 피로감을 느끼며 일상생활이 힘든 경우도 많다. 보약이나 영양제 등으로는 잘 해결이 되지 않는다. 이런 분들은 턱관절 장애 치료를 받는 것이 좋다. 기능적 뇌척주요법(FCST요법)으로 치료해 보면, 제일 먼저 좋아지는 증상이 만성피로 증상이다. 목이나 허리의 통증도 치료가 되지만 가장 먼저 좋아지는 증상이 만성피로 증상이다(그림 36.1).

◉ 비가 오거나 날씨가 궂은 날에 피로 증상도 더 심하다.

만성 퇴행성 질환(일명 신경통) 환자는 습도가 높고 비가 오는 날에는 온 몸이 쑤시며 아프고, 온몸이 가라앉고, 컨디션이 떨어진다. 그래서 노인 분들이 내일 비가 올지 예견한다고 한다. 우리 동네 한의원 중에는 비오면 침을 맞지 말라고 하는데 맞는 말인가? 여러분의 판단에 맡기겠다.

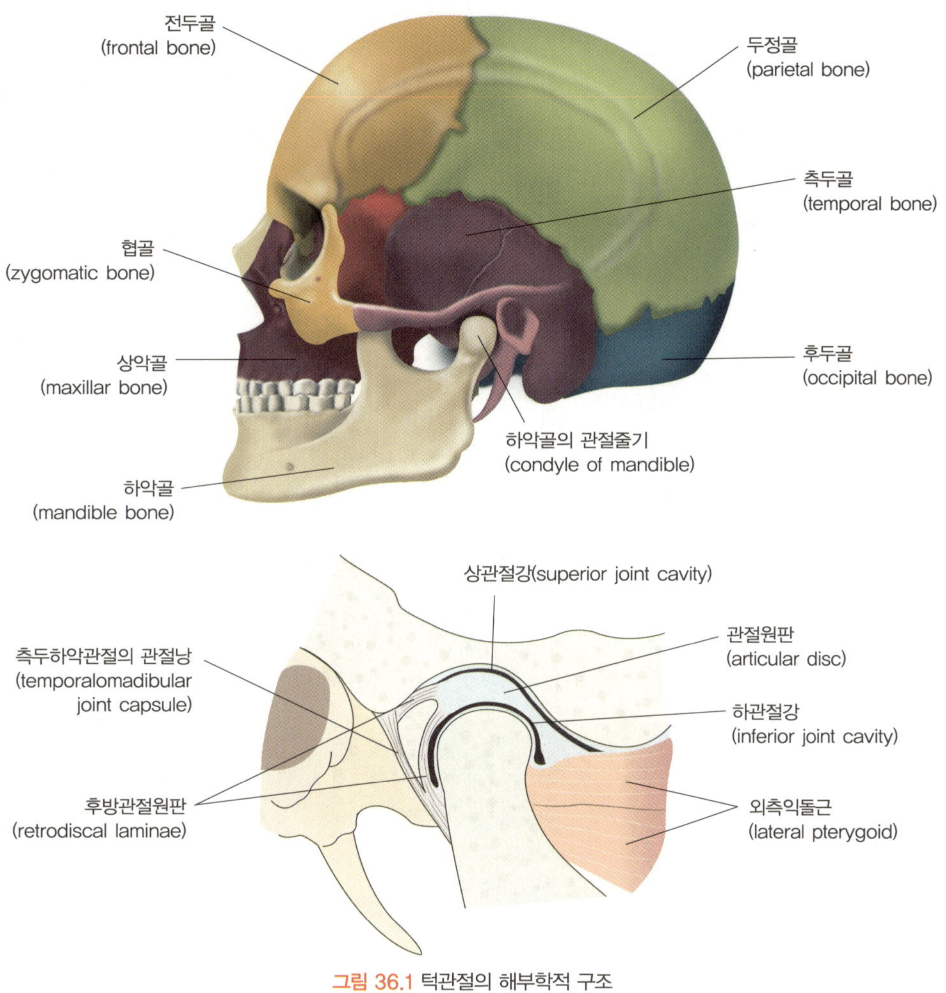

그림 36.1 턱관절의 해부학적 구조

◎ 척추질환이 있으면서 몸이 붓는 경우 피로감이 심해진다.

아침에 일어날 때 몸이 붓는다는 분들이 많은데, 이런 분들이 본인이 가지고 있는 요통이나 경항통, 견비통 보다 훨씬 더 아프게 느끼며, 피로 증상 또한 심하게 나타난다. 부종이 몸의 혈관이나 신경을 자극하기 때문이다. 치료를 할 때도, 몸이 붓는 분들은 침도 더 아프게 느껴지고 치료율도 감소된다. 이런 분들은 반드시 붓는 것에 대한 처치를 겸해야 치료효과가 증가된다.

37. 하지무력증의 경우

다양한 원인에 의해서 하지무력증이 오는데, 대표적인 질환으로는 디스크, 디스크 수술 후유증, 협착증, 파킨슨병, 중풍 후유증, 노인성근무력증 등이다.

한의원에서는, 통증에는 신경을 써도, 근력이 떨어지는 것에는 원래 그런 것으로 생각하고 별다른 치료를 하지 않고 넘어가는 경우가 많다. 하지만 하지저림이나 시림, 떨림 등에 동반하여 하지무력 증상이 나타나는 경우가 많고, 하지무력증을 치료해야 이런 증상도 호전이 되는 경우가 많다.

다음 사항을 확인해서 치료에 응용하면 치료율을 훨씬 높일 수 있다.

검사법

검사법은 SLR 테스트, 엄지발가락 근력테스트, 발뒤꿈치 거상테스트, 등으로 다리의 근력이 떨어지는 정도를 확인한다. 일반적인 디스크의 검사법과 같은 방법으로 테스트를 시행한다.

원인

원인은 여러 가지로 나타나지만, 위 질환에서 공통으로 나타나는 원인은 척추신경 및 좌골신경을 비롯한 하지신경의 捕着(Entrapment)이다. 그 포착에 의해 다리가 신경이 눌

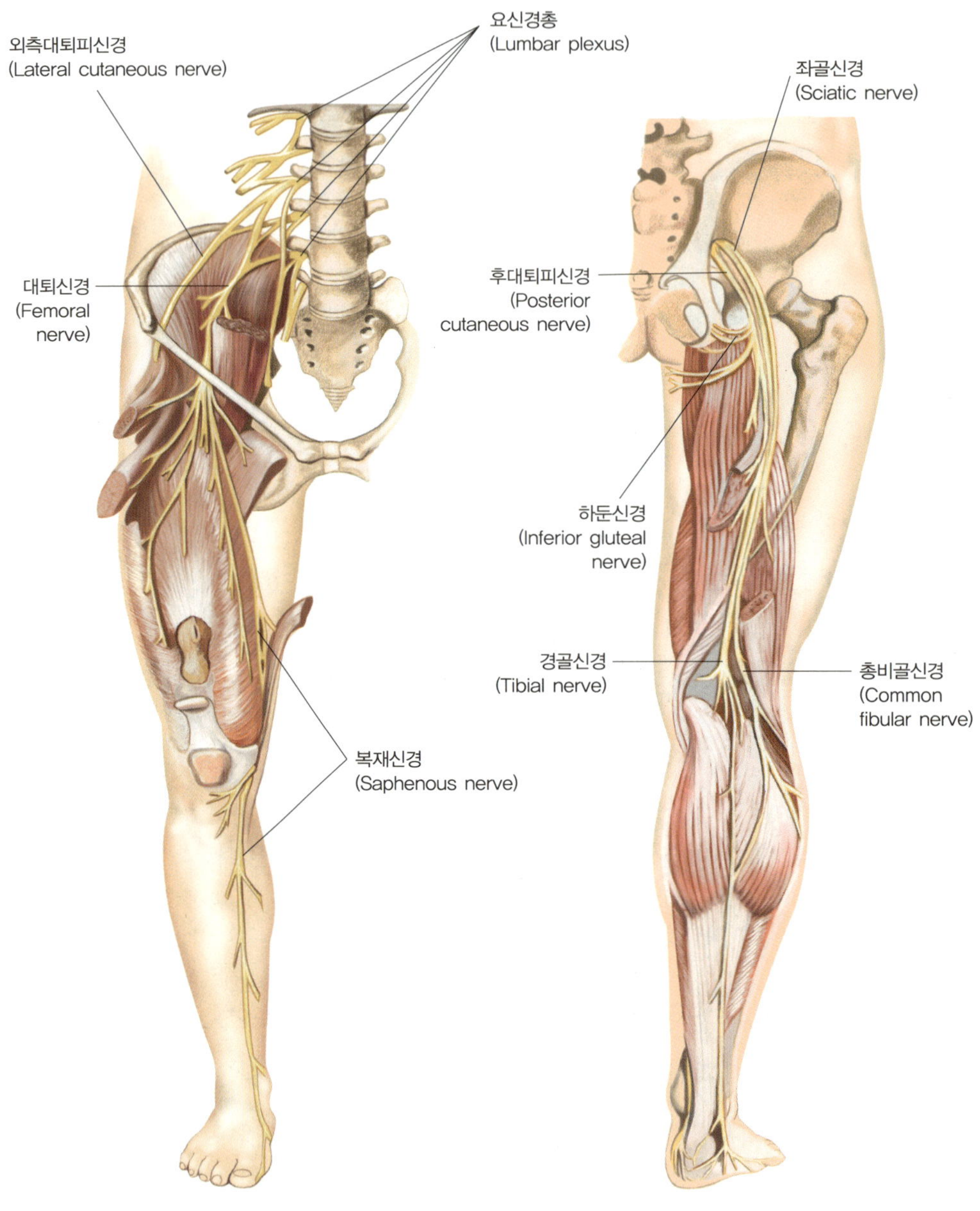

그림 37.1 대퇴신경의 분포도

그림 37.2 좌골신경의 분포도

리고, 혈액의 순환이 떨어지고, 근력이 떨어지고 감각도 무디어지는 것이다.

대부분의 하지무력 환자들은 근력이 떨어진 부위의 다리가 정상보다 말라서 다리가 가늘어진다.

뇌질환이나 다른 원인으로 인한 경우도 비록 요통은 없더라도 SLR 테스트에서 양성 반응이 있다면, 장요근 처치법이 하지무력 증상을 치료하는데 어느 정도의 치료효과를 본 경우가 많았다. 특히 자침 후 즉시로 SLR이 음성반응으로 바뀌는 경우를 많이 경험하였다.

치료법

치료법은 바로 누운 자세로 장요근 처치법(靈骨, 大白, 曲池, 百會, 叉二, 叉三, 中白, 下白, 承漿)에 건측의 膽正格[通谷 俠谿(補), 商陽 竅陰(瀉)], 少澤(膀胱經上) 또는 關衝(膽經上), 환측의 太衝, 三里 등을 자침한다. 자침 후 반드시 SLR 테스트와 장요근 테스트를 해서 자침의 효과가 있는지 확인해 보는 것이 좋다. 이상의 치료만으로도 하지무력증에 효과를 볼 수 있다.

다만, 요통이나 골반통증이 있으신 분이라면 엎드려서 환측 이상근, 소둔근, 요추의 夾脊穴, 요방형근, 委中, 承筋, 承山, 崑崙 등에 한 번 더 자침한다.

SLR 테스트에서 다리가 저리면서 양성인 것이 위의 방법을 사용하여 음성이 되면 하지의 근력도 조금씩 개선된다. 또한 엄지발가락 근력테스트도 시행하여 엄지발가락의 근력이 좋아질수록 하지의 근력이 생기게 된다.

이것은 요추 디스크 계통 질환 외에도 파킨슨병, 중풍 후유증, 노인성근무력증에도 적용해서 좋은 효과를 볼 수 있다.

예후

예후는, 질환 자체가 가볍게 오는 경우가 드물기 때문에, 가벼운 질환의 경우도 1~2달 이상 치료하야 한다. 심한 경우는 3~6개월을 잡고 꾸준히 치료해야 한다.

다만, 위의 테스트 방법으로 조금씩 좋아지는 것을 환자에게 확인시켜줄 수 있기 때문에, 기간이 길어도 충분히 환자를 follow up시킬 수 있을 것이다.

파킨슨병 환자의 경우 양방에서도 아직 시험단계의 약은 나와도 치료제가 완전히 개발된 것이 아니다. 약을 먹고 약간 호전되는 경우의 환자는 보았다. 하지만 만족할 만한 정도로 개선된 경우는 보지 못했다. 난치의 경우이다. 이런 환자의 경우, 침구치료와 약물치료를 병행하여 증상을 50%이상 개선시킨 케이스가 있었다.

침구 혈위

① **曲池** - 팔꿈치를 굽혀 手掌을 가슴에 대고 肘關節의 橫紋頭에 取穴. 자침은 直刺하며 深刺하되 근육에 물리지 않고 사이로 刺針한다.

② **百會** - 頭頂正中線과 兩耳尖을 이은 선의 교차점.

③ **靈骨** - 手背側에서 第1指와 第2指 사이의 교차하는 骨間으로, 第1掌骨과 第2掌骨이 接合하는 곳으로 重仙穴과 上通한다.

④ **大白** - 第1掌骨과 第2掌骨의 사이, 合谷穴에서 1寸外로 骨邊下 陷中에 위치한다. 手2指 本節後 內側(橈側) 陷中. 靈骨穴과 1寸. 重子穴과 透刺할 수 있다.

⑤ **叉二** - 中指와 無名指의 叉口(體鍼의 八邪穴에 해당됨)의 正中央點에 위치한다. 三叉二穴이라고도 부른다.

⑥ **叉三** - 無名指와 小指의 叉口(體鍼의 八邪穴에 해당됨)의 正中央點에 위치한다. 三叉三穴이라고도 부른다.

⑦ **中白** - 手背部에서 第4手掌骨과 第5手掌骨 사이의 骨間으로, 指骨과 掌骨의 連接處에서 上(손목 쪽) 5分 되는 곳에 위치한다. 일명 鬼門穴이라고도 하며, 體鍼의 中渚穴에 해당한다.

⑧ **下白** - 手背部에서 第4手掌骨과 第5手掌骨의 사이 손등면의 指骨과 掌骨의 連接處에서 上(손목 쪽) 1.5寸 되는 곳에 위치한다. 經外奇穴의 腰腿點에 해당한다.

⑨ **水通** - 口角下 5分에 위치한다.

⑩ **水金** - 水通穴에서 內側 5分에 위치한다.

⑪ **承漿** - 下顎의 正中線上에 있다. 下脣緣 下方의 陷凹處.

⑫ **肺心** – 手中指 手背面 第2節 中央線上의 나란히 2穴이다.

⑬ **膽正格** – 通谷 俠谿(補), 商陽 竅陰(瀉)

通谷 – 足 第5趾 外側 本節前 陷凹處. 補할 때는 발가락 끝 방향으로 斜刺한다.

俠谿 – 足 第4,5趾 岐骨間 本節前 陷凹處. 補할 때는 발가락 끝 방향으로 斜刺한다.

商陽 – 手 第2指內側(橈側) 爪甲角에서 1分處. 瀉할 때는 손가락 끝 방향으로 斜刺한다.

竅陰 – 足 第4趾 外側 爪甲角 1分處. 瀉할 때는 발등 방향으로 斜刺.

⑭ **少澤** – 手 第5指의 尺側端 爪甲角에서 1分處. 捻轉(補)한다.

⑮ **關衝** – 手 第4指 尺側端 爪甲角에서 1分處. 捻轉(補)한다.

⑯ **太衝** – 足背部 第1趾와 第2趾의 接合部에서 1.5~2寸 上方.

⑰ **夾脊穴** – 제2요추에서 제5요추까지 각 棘突起下의 兩方 0.5~1寸. 압통을 확인 후, 압통 부위에 좌우 2穴씩 주로 L3, L4, L5 아래의 6穴을 V字形으로 斜刺한다.

⑱ **요방형근** – 먼저 압통점을 확인 후, 제 12늑골단의 내측에서 이 근육의 기시부를 확인하고, 장골능의 1/2지점 가장 융기되는 부위에서 종지부를 확인하여 가상의 선을 긋는다. 위에서 아래로 내려가면서 압통점을 확인할 수 있으며, 이때 이 선을 1/3씩 나누어서 각 1穴씩 총 3穴 정도를 내측방(內側方)으로 사자(斜刺)하면 된다. 직자(直刺)를 하면 요방형근에 닿을 수 없기 때문에 척추를 향해 사자(斜刺)해야 한다.

⑲ **이상근** – 압통점을 확인 후, 후상장골극(PSIS)과 대전자를 잇는 가상의 선을 만든다. 이때 이 선을 1/3씩 나누어서 각 1穴씩 총 3穴 내하방(內下方)으로 자침한다. 직자(直刺)를 하면 좌골신경에 바로 닿을 수가 있기 때문에 꼬리뼈를 향해서 내하방(內下方)으로 자입한다.

⑳ **소둔근** – 압통점을 확인 후, 인체의 측면 정중 선상에서 장골능과 대전자를 잇는 가상의 선을 그린 다음, 그 선을 3등분하여 상하로 2穴을 잡고 자침한다.

38▸▸ 하지불안증후군

밤에 자다가 종아리에 벌레가 기어가는 듯한 느낌이 들면서, 말할 수 없는 하지의 불편함을 느끼며, 다리를 주무르면 덜 하지만 그 때 뿐이고, 자리에서 일어나 움직여 주면 다리가 편하지만 다시 자리에 누우면 하지의 불편함이 생길 때 하지불안증후군을 의심해 볼 수 있다.

하지불안증후군 환자들은 다리, 발, 손, 몸통 등에 명확히 표현하기 힘든 불쾌한 감각을 호소한다. 움직이지 않을 때 불쾌한 감각이 시작되는 것이 보통이고 움직이면 증상이 완화된다. 일반적으로 저녁과 밤 시간에 증상이 악화된다.

잠을 자다가 다리나 팔을 주기적으로 움직이는 것을 주기성 사지운동증(Periodic limb movement disorder)이라고 부르는데, 주기성 사지운동증은 하지불안증후군 환자의 3/4에서 동반될 정도로 밀접한 관련이 있다. 상당 수의 환자들이 수면 진입의 문제 등으로 수면 장애를 보이고 낮 시간에 피로감과 졸린 증상을 보이게 된다. 주기성 사지운동증은 여성에서 더 흔하다. 철분 부족과 관련 있으므로 임신 중에 더 심해지기도 한다. 소아에서 흔하지는 않지만 나타날 수 있고 충분한 잠을 취하지 못하므로 낮 동안 과잉행동, 학습장애 등이 나타날 수 있다. 6~7세 아동들이 호소하는 성장통도 하지불안증후군과 관련이 있을 수 있습니다.

4대 특징증상은 다리가 불편(통증, 떨림, 시림, 묵직함, 저림 등) 가만 있으면 심해지고,

움직이면 편해지고, 밤에 심해지는 양상을 나타내고, 50대 이상에서 빈발하는 질환이다.

노년기에서 10% 정도이고, 30세 이하에서는 3% 정도로 이 병을 앓는다. 따라서 나이가 들수록 유병율이 늘어난다. 증상이 없던 사람도 임신과 함께 증상이 나타나기도 한다. 임신과 함께 나타나는 철분 부족과 관련된다. 당뇨병이나 갑상선 기능저하증이 있는 경우에도 흔히 발병한다.

하지불안증후군은 뇌 속에 도파민이라는 신경전달물질의 대사에 이상에 생겨 생기는 병으로, 양방적으로는 파킨슨병 치료약이나 수면장애 치료약을 사용하여 치료한다.

하지불안증후군을 가지고 있는 사람들은 뜨거운 찜질을 하거나, 파스나 근육통 치료용 크림을 바르기도 하고, 마사지를 하기도 하는데 이는 증상이 심하지 않은 경우에는 어느 정도 효과적이다. 잠자리에 들기 전에 하는 격렬한 운동은 증상을 악화시키므로 피해야 한다.

이상의 증상을 근거로 임상적으로 봤을 때, 이 질환의 증상은 일반적인 디스크 내지는 만성 좌골신경통의 전형적인 증상과 心虛症의 양상을 겸하고 있다. 따라서 진단 및 치료법 역시 이에 준해서 치료한다면 좋은 치료효과를 볼 수 있다.

진단 및 치료법

진단법

먼저 장요근 압진 검사, 하지거상검사(SLR), 엄지발가락 근력 검사 및 요추 통증 등을 확인한다. 거의 대부분의 환자는 이 검사상 양성으로 나오는 경우가 많았다. 아울러 많은 하지무력증 내지는 근력저하 환자도 이와 같은 방법으로 검사하고 아래의 치료법으로 치료할 수 있다. 또한 문진(問診)상으로 心虛症의 증상을 확인할 수 있다. 즉 신경을 과도하게 쓴 후, 不眠, 多夢, 心悸, 胸悶, 怔冲, 口乾, 口苦, 頭痛, 眩暈 등의 증상을 끼고 있다가 점점 하지불안 증후군으로 발전한다.

치료법

장요근 처치법 및 좌골신경통 처치법을 사용하여 침구치료를 시행한다. 치료혈은 먼저 바로 누운 자세로 장요근 처치법(靈骨, 大白, 曲池, 百會, 叉二, 叉三, 中白, 下白, 承漿)에 膽正格[通谷 俠谿(補), 商陽 竅陰(瀉)], 少擇(膀胱經上) 또는 關衝(膽經上) 등을 자침한다. 허리의 증상이 없고 압통이 크지 않으면 위의 혈만 자침하고, 허리의 증상이 있으면, 엎드려서 이상근, 소둔근, L4,5의 夾脊穴, 요방형근에 자침한다. 겸하여 心虛症을 동반하고 있다면 少府, 內關, 宅郄門 등을 겸하여 자침한다.

대개의 경우 1~2주내에 호전 반응을 보이며(30%), 호전 반응 후, 1달 정도의 침구치료 및 약물치료로 많은 효과를 볼 수 있다.

心虛症의 침구 혈위

① **少府** – 手掌側 第4中手骨과 第5中手骨 사이의 中央에 取穴한다. 透刺하는 것이 효과가 가장 좋다. 손을 옆으로 세워서 손바닥 쪽에서 손등 쪽으로 透刺한다.

② **內關** – 手掌側 腕關節後 2寸의 兩筋(橈側手筋屈筋과 長掌筋) 사이에 取穴한다. 1寸 이상으로 深刺하는 것이 좋다.

③ **宅郄門** – 팔의 내측에서, 肘橫紋을 이은 선과 下臂側으로 가상의 정삼각형을 만들었을 때 下臂側 꼭짓점에 해당하는 부위. 郄門(완관절 上 5寸)보다 위에 있다. 深刺해야 효과가 좋다. 心悸, 怔冲, 不安 등의 증상에 特效穴이다.

요통 및 하지저림의 침구 혈위

① **曲池** – 팔꿈치를 굽혀 手掌을 가슴에 대고 肘關節의 橫紋頭에 取穴. 자침은 直刺하며 深刺하되 근육에 물리지 않고 사이로 刺針한다.

② **百會** – 頭頂正中線과 兩耳尖을 이은 선의 교차점.

③ **靈骨** – 手背側에서 第1指와 第2指 사이의 교차하는 骨間으로, 第1掌骨과 第2掌骨이 接合하는 곳으로 重仙穴과 上通한다.

④ **大白** – 第1掌骨과 第2掌骨의 사이, 合谷穴에서 1寸外로 骨邊下 陷中에 위치한다.

手2指 本節後 內側(橈側) 陷中. 靈骨穴과 1寸. 重子穴과 透刺할 수 있다.

⑤ **叉二** – 中指와 無名指의 叉口(體鍼의 八邪穴에 해당됨)의 正中央點에 위치한다. 三叉二穴이라고도 부른다.

⑥ **叉三** – 無名指와 小指의 叉口(體鍼의 八邪穴에 해당됨)의 正中央點에 위치한다. 三叉三穴이라고도 부른다.

⑦ **中白** – 手背部에서 第4手掌骨과 第5手掌骨 사이의 骨間으로, 指骨과 掌骨의 連接處에서 上(손목 쪽) 5分 되는 곳에 위치한다. 일명 鬼門穴이라고도 하며, 體鍼의 中渚穴에 해당한다.

⑧ **下白** – 手背部에서 第4手掌骨과 第5手掌骨의 사이 손등면의 指骨과 掌骨의 連接處에서 上(손목 쪽) 1.5寸 되는 곳에 위치한다. 經外奇穴의 腰腿點에 해당한다.

⑨ **水通** – 口角下 5分에 위치한다.

⑩ **水金** – 水通穴에서 內側 5分에 위치한다.

⑪ **承漿** – 下顎의 正中線上에 있다. 下脣緣 下方의 陷凹處.

⑫ **肺心** – 手中指 手背面 第2節 中央線上의 나란히 2穴이다.

⑬ **膽正格** – 通谷 俠谿(補), 商陽 竅陰(瀉)

通谷 – 足 第5趾 外側 本節前 陷凹處. 補할 때는 발가락 끝 방향으로 斜刺한다.

俠谿 – 足 第4,5趾 岐骨間 本節前 陷凹處. 補할 때는 발가락 끝 방향으로 斜刺한다.

商陽 – 手 第2指內側(橈側) 爪甲角에서 1分處. 瀉할 때는 손가락 끝 방향으로 斜刺한다.

竅陰 – 足 第4趾 外側 爪甲角 1分處. 瀉할 때는 발등 방향으로 斜刺한다.

⑭ **少澤** – 手 第5指의 尺側端 爪甲角에서 1分處. 捻轉(補)한다.

⑮ **關衝** – 手 第4指 尺側端 爪甲角에서 1分處. 捻轉(補)한다.

⑯ **太衝** – 足背部 第1趾와 第2趾의 接合部에서 1.5~2寸 上方.

39.▸▸ 다리가 시린 경우

다리가 시린 증상을 호소하는 분들의 원인과 치료방법을 알아본다.

産後風으로 시린 경우

출산 후 몸을 잘 조리하지 못해서 오는 경우이다. 출산 후에 많이 나타나지만, 만성화되어 중장년 여성에게도 많이 보인다. 주로 전신으로 증상이 나타나고, 대체로 산후 몸조리로 좋아지지만, 심한 분들의 경우 오랫동안 문제를 일으킨다.

전신 증상으로는 손발이 바람이 들어오는 것 같이 느껴지고, 머리에 찬바람을 쐬거나, 에어컨이나 선풍기 바람을 쐬면 증상이 심해진다. 더한 경우는 머리도 시린데 겸하여, 벌레가 기어가는 것 같고, 가려운 증상도 나타난다. 한여름에도 양말을 신어야 하고 동상도 잘 걸린다. 산후풍은 어떠한 검사를 해도 인체 내 이상 징후가 나타나지 않기 때문에 여성 본인만이 고통을 느끼는 질환이다. 대부분의 산모들이 산후풍으로 극심한 고통을 겪어도 아이 돌보는데 바빠 지나치는 경우가 많은데 이를 치료하지 않고 방치하면 관절과 주위 신경들이 약해져 퇴행성관절염을 가속화시킬 수 있다. 또 산후부종(產後浮腫)이 심한 경우 산후풍을 악화시킨다. 따라서 산모는 적절한 영양섭취와 단계적인 운동으로 서서히 몸을 움직이고, 항상 청결을 유지하며, 풍한(風寒)과 같은 외부 냉기를 최대한 차단해야 하고, 몸이 붓지 않도록 해야 한다. 산후풍 증상이 심할 때에는 연골과 연조직을 보강할 수 있는 산후(産後) 관절보약으로 약해진 관절을 회복시키면서 단단하게 관절이 자리 잡도록 하는 것이 도움이 된다.

하지저림이 오래되어 시린 경우

임상에서 흔한 경우인데, 좌골신경통이나 디스크 후유증으로 다리가 저린 것을 방치하여 신경이 오랫동안 捕着(Entrapment)되면서 시린 양상이 나타나는 경우이다.

환자들의 표현이 다리가 시리면서 저리다고 한다. 대개는 한쪽의 다리가 더 시린데 양측성으로 오는 경우도 있다. 협착증이 심한 경우는 양측성으로 오는 경우가 많다. 협착증으로 오는 분들은 특히 발바닥이 시린 경우가 많다.

장요근 처치법(曲池, 百會, 靈骨, 大白, 中白, 下白, 叉二, 叉三), 이상근, 협척혈과 요방형근, 소둔근, 膽正格, 少澤, 關衝, 太衝 등을 사용하여 치료해 보면 요통과 저린 증상이 없어지는데, 저린 것이 좋아지면 시린 것도 좋아진다.

下肢無力이 동반되어 시린 경우

위의 하지저림보다 심한 경우이다. 디스크나 협착증의 후유증으로 오는 경우가 많고, 노인성으로 오는 경우는 치료가 쉽지 않다.

환자가 호소하는 증상은 주로 다리가 시리고 저리고 따갑다, 또 다리에 힘이 없다 등으로 표현한다. 위의 하지저림에 준하여 치료한다. 즉 장요근 처치법(曲池, 百會, 靈骨, 大白, 中白, 下白, 叉二, 叉三), 이상근, 협척혈과 요방형근, 소둔근, 膽正格, 少澤, 關衝, 太衝 등에 자침한다.

다만, 치료가 오래 가거나, 難治의 경우도 있다.

무릎통증, 발목통증이 오래되어 시린 경우

퇴행성 슬관절염이나 상습적인 발목손상으로 관절염 증상이 오래 되었을 때 그 부위에 시린 증상이 나타나는 경우이다. 겸하여 소리(마찰음)가 나고 무력증 양상도 같이 올 수 있다.

이 경우도 관절의 통증이 덜해지면 시린 증상, 마찰음도 덜해진다.

치료방법은 퇴행성관절염 치료 및 발목 손상 치료에 준해서 치료한다. (43장, 44장 참조)

下肢浮腫으로 시린 경우

다리가 붓는 경우는 주로 소화 장애를 가지고 있을 때 많이 나타난다. 평소 무릎, 발목 질환이나 좌골신경통, 디스크, 협착증 등을 가진 환자가 소화 장애가 유발되어 다리가 부었을 때 시린 증상이 나타난다. 몸이 붓는 것을 없애 주면 시린 증상도 완화가 된다.

부종의 치료법은 靈骨 大白, 少府(透刺), 上脘, 中脘, 下脘 足三里, 太衝, 內關, 公孫 등을 사용한다. 흉추의 身柱 神道 靈臺 至陽(T3~T7) 부위에 압통점을 찾아 습부항 하는 것도 효과적이다.

手足冷症으로 시린 경우

체질적으로 손발이 차서 시린 경우이다. 주로 여성에게 많으며 아랫배가 찬 증상을 동반하는 경우가 많다. 겨울에 특히 심해지며 동상도 잘 걸린다. 여성의 경우 생리불순을 동반하는 경우가 많고 얼굴이나 가슴이 쉽게 상기된다. 또 아랫배가 차고 소화불량 증상을 동반한다.

이런 경우 비위(脾胃)를 조리(調理)하고 하복부를 따뜻하게 하는 처방을 사용하면 좋다.

40▸▸ 고관절 질환에 대한 경우

고관절 통증은 임상에서 빈발하는 질환은 아니지만, 한 번씩 보게 되는데, 주로 통증이 서혜부(사타구니)와 엉치 부위에서 나타나고, 통증과 함께 뚝뚝하고 소리도 나는 경우가 많다. 급성으로 빨리 치료가 되는 경우도 있지만, 대퇴골두무혈성괴사증 같이 심해져서 수술을 받아야 하는 경우도 있다.

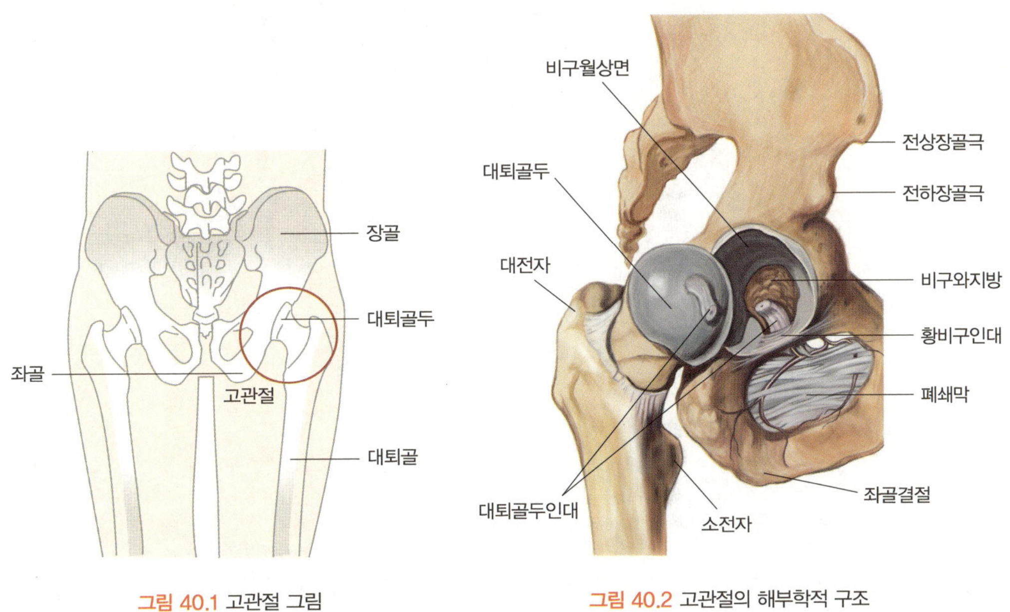

그림 40.1 고관절 그림

그림 40.2 고관절의 해부학적 구조

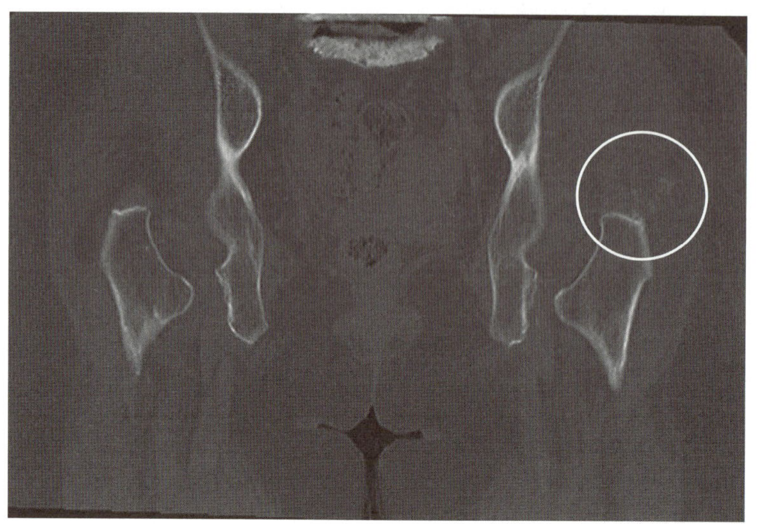

그림 40.3 좌대퇴골두주위부 석회화 소견(CT)

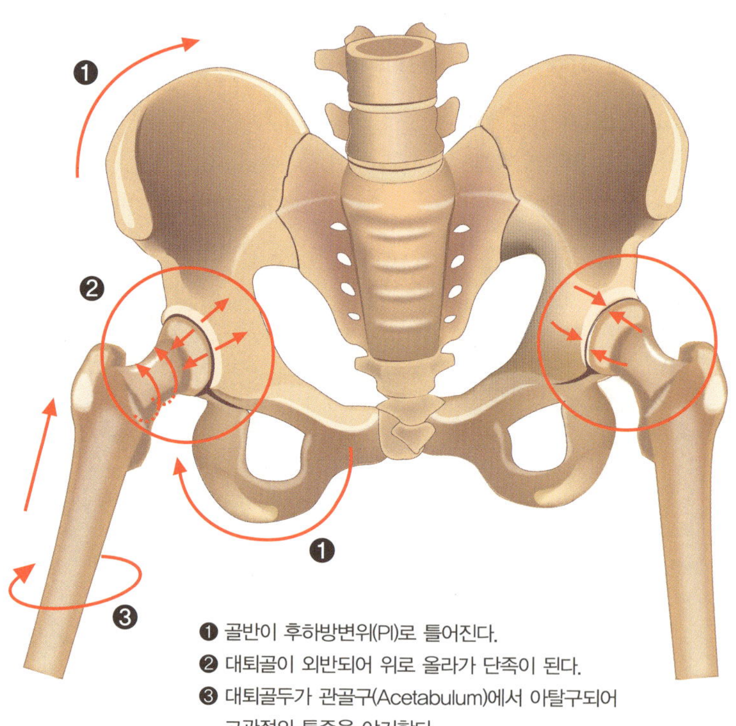

그림 40.4 고관절과 골반과의 상관관계(좌측–아탈구된 고관절, 우측–정상 고관절)

원인

원인은 외부적인 충격이나 요통 관련 질환에서 겸발하여 나타나는 경우가 많다. 요통이 생긴 후 무리가 되면 골반이 후하방변위(PI)상태로 틀어지며, 이때 골반뼈와 다리뼈 사이의 관절이 아탈구되어 고관절에 무리가 가해져서 염증이 발생한다. 이것이 진행되면 수술로 이어진다.

검사법

검사하는 방법(그림 40.5)은 ① 바로 누운 자세에서 하지거상테스트를 시행하여 신경의 압박이 있는지를 확인한다. ② 환자의 무릎을 구부리게 하고 발목을 반대편 무릎 위에 올려놓고 무릎 내측 부위를 가볍게 눌러 본다. 이 경우 이상이 있으면 서혜부 쪽에서 통증을 호소한다. ③ 무릎을 구부린 상태에서 환자의 무릎을 반대편 고관절 바깥쪽으로 당겨서 가볍게 눌러서 엉치 쪽의 통증을 확인한다. ④ 환측의 장요근의 압통을 확인한다.

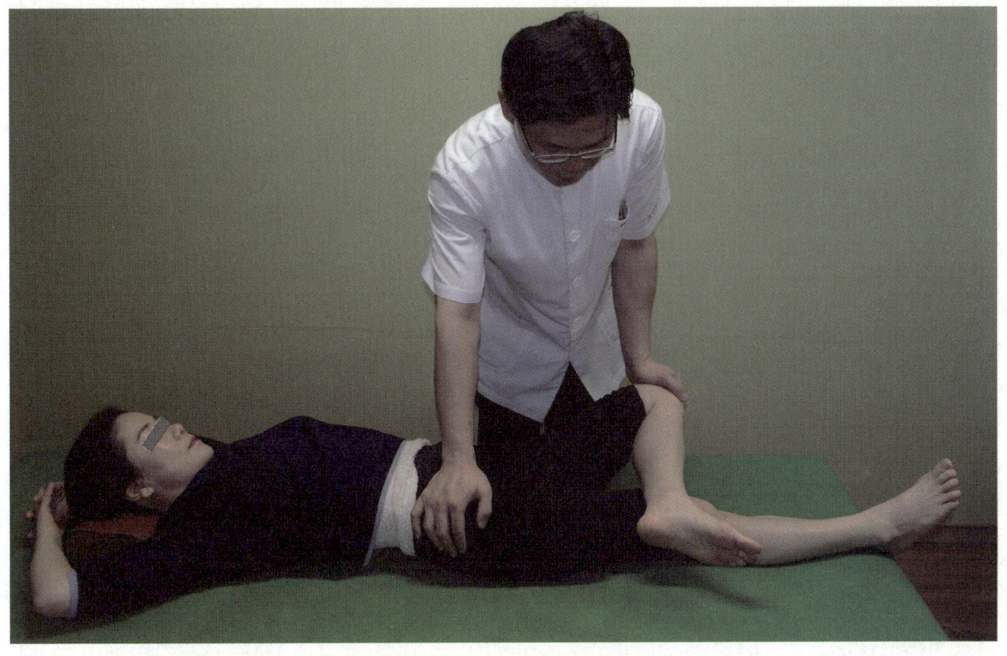

그림 40.5 고관절의 테스트 방법

치료법

치료방법은 하지거상테스트와 장요근의 압진에서 문제가 발생했다면 먼저 이것을 치료해야 한다. 장요근 처치법(曲池, 百會, 靈骨, 大白, 叉二, 叉三, 中白, 下白, 水金, 水通, 承漿) 및 이상근, 소둔근, 요방형근 처치법을 시행한다. 겸하여 **迎香**, 肝正格, 膽正格, 關衝, 少澤, 關衝 등도 효과가 좋다. 서혜부의 아시혈 부위 습부항도 효과적이다.

예후

예후는 급성으로 가볍게 아픈 경우는 1~2주 이내에 치료된다. 만성화되고 심한 경우에서 1~2개월을 잡고 치료해야 한다.

치료 예

치료의 요점은 역시 장요근과 이상근이다. 요통의 여파로 골반이 틀어지게 되고 이것이 고관절의 아탈구와 염증으로 이어져서 통증이 오는 경우가 대부분이다.

예를 하나 들어 보겠다. 30대 중반의 남자 분으로 서울에서 직장 생활을 하다가 심하지 않은 대퇴골두무혈성괴사증으로 판정 받고 직장을 쉬면서 양방병원에서 치료하다가 부모님의 권유로 포항의 저희 한의원에 내원하였다.

SLR 테스트에서 심하지 않은 양성반응을 보이며, 장요근, 이상근, 소둔근에 압통이 심하고 서혜부통증도 보였다. 허리가 아픈 지는 수년이 되었고 다리 뒤쪽으로 다리저림을 호소하며, 아침에 일어날 때 요통을 호소하며, 고관절증상이 나타난 지는 3~4개월이 되었다. 무대퇴골두혈성괴사증이라고 판정은 받았지만 아직 증상이 심한 상태로 보이지는 않았다. 그래서 이 환자 분에게 처음 왔을 때 4~6주 정도의 치료를 받아야 된다고 예후를 미리 얘기했고, 서혜부통증이 요통에서 기인한 것으로 말했다.

치료는 먼저 장요근 처치법(靈骨, 大白, 曲池, 百會, 叉二, 叉三, 中白, 下白, 承漿)에 膽正格, 少澤, 迎香을 자침한 후, 엎드려서 이상근, 소둔근, L4,5의 夾脊穴, 요방형근에 자침하였다. 고관절 쪽 통증은 4~5회 치료 후 거의 없어졌고, SLR도 정상화되었으며, 3주 정도 치료 후 아침에 일어날 때 허리통증만을 호소하였다. 4주차에서는 허리통증도 거의 없어서, 치료 후 직장생활에 복귀하였다. 치료 중에는 쉬는 중이었기 때문에, 오래 앉아 있지 말고, 하루에 1시간 이내로 걸으라고 지시하였고, 치료 후에도 걷는 운동을 권유하였다.

아주 심한 경우는 물론 수술을 요한다. 하지만 많은 환자 분들이 수술 없이도 위의 방법으로 치료된 경우가 많았다.

침구 혈위

① **曲池** – 팔꿈치를 굽혀 手掌을 가슴에 대고 肘關節의 橫紋頭에 取穴. 자침은 直刺하며 深刺하되 근육에 물리지 않고 사이로 刺針한다.

② **百會** – 頭頂正中線과 兩耳尖을 이은 선의 교차점.

③ **靈骨** – 手背側에서 第1指와 第2指 사이의 교차하는 骨間으로, 第1掌骨과 第2掌骨이 接合하는 곳으로 重仙穴과 上通한다.

④ **大白** – 第1掌骨과 第2掌骨의 사이, 合谷穴에서 1寸外로 骨邊下 陷中에 위치한다. 手2指 本節後 內側(橈側) 陷中. 靈骨穴과 1寸. 重子穴과 透刺할 수 있다.

⑤ **叉二** – 中指와 無名指의 叉口(體鍼의 八邪穴에 해당됨)의 正中央點에 위치한다. 三叉二穴이라고도 부른다.

⑥ **叉三** – 無名指와 小指의 叉口(體鍼의 八邪穴에 해당됨)의 正中央點에 위치한다. 三叉三穴이라고도 부른다.

⑦ **中白** – 手背部에서 第4手掌骨과 第5手掌骨 사이의 骨間으로, 指骨과 掌骨의 連接處에서 上(손목 쪽) 5分 되는 곳에 위치한다. 일명 鬼門穴이라고도 하며, 體鍼의 中渚穴에 해당한다.

⑧ **下白** – 手背部에서 第4手掌骨과 第5手掌骨의 사이 손등면의 指骨과 掌骨의 連接處에서 上(손목 쪽) 1.5寸 되는 곳에 위치한다. 經外奇穴의 腰腿點에 해당한다.

⑨ **水通** – 口角下 5分에 위치한다.

⑩ **水金** – 水通穴에서 內側 5分에 위치한다.

⑪ **承漿** – 下顎의 正中線上에 있다. 下脣緣 下方의 陷凹處.

⑫ **肺心** – 手中指 手背面 第2節 中央線上의 나란히 2穴이다.

⑬ **膽正格** – 通谷 俠谿(補), 商陽 竅陰(瀉)

通谷 – 足 第5趾 外側 本節前 陷凹處. 補할 때는 발가락 끝 방향으로 斜刺한다.

俠谿 – 足 第4,5趾 岐骨間 本節前 陷凹處. 補할 때는 발가락 끝 방향으로 斜刺한다.

商陽 – 手 第2指內側(橈側) 爪甲角에서 1分處. 瀉할 때는 손가락 끝 방향으로 斜刺한다.

竅陰 – 足 第4趾 外側 爪甲角 1分處. 瀉할 때는 발등 방향으로 斜刺한다.

⑭ **少澤** – 手 第5指의 尺側端 爪甲角에서 1分處. 捻轉(補)한다.

⑮ **關衝** – 手 第4指 尺側端 爪甲角에서 1分處. 捻轉(補)한다.

⑯ **太衝** – 足背部 第1趾와 第2趾의 接合部에서 1.5~2寸 上方.

⑰ **夾脊穴** – 제2요추에서 제5요추까지 각 棘突起下의 兩方 0.5~1寸. 압통을 확인 후, 압통 부위에 좌우 2穴씩 주로 L3, L4, L5 아래의 6穴을 V字形으로 斜刺한다.

⑱ **요방형근** – 먼저 압통점을 확인 후, 제 12늑골단의 내측에서 이 근육의 기시부를 확인하고, 장골능의 1/2지점 가장 융기되는 부위에서 종지부를 확인하여 가상의 선을 긋는다. 위에서 아래로 내려가면서 압통점을 확인할 수 있으며, 이때 이 선을 1/3씩 나누어서 각 1穴씩 총 3穴 정도를 내측방(內側方)으로 사자(斜刺)하면 된다. 직자(直刺)를 하면 요방형근에 닿을 수 없기 때문에 척추를 향해 사자(斜刺)해야 한다.

⑲ **이상근** – 압통점을 확인 후, 후상장골극(PSIS)과 대전자를 잇는 가상의 선을 만든다. 이때 이 선을 1/3씩 나누어서 각 1穴씩 총 3穴 내하방(內下方)으로 자침한다. 직자(直刺)를 하면 좌골신경에 바로 닿을 수가 있기 때문에 꼬리뼈를 향해서 내하방(內下方)으로 자입한다.

⑳ **소둔근** – 압통점을 확인 후, 인체의 측면 정중 선상에서 장골능과 대전자를 잇는 가상의 선을 그린 다음, 그 선을 3등분하여 상하로 2穴을 잡고 자침한다.

㉑ **迎香** – 鼻翼에서 外側으로 5分處로 鼻脣溝中에서 取穴한다. 이비인후과 질환이나 안면 질환에서는 直刺 또는 向上斜刺를 하지만 고관절 질환에는 법령을 따라서 向下斜刺(橫刺)하면 효과가 좋다. 일명 鼻翼穴.

41 ▸▸ 무릎통증에서 간과하기 쉬운 것

내원하는 무릎 환자들 중에서 정형외과, 한의원, 통증클리닉 등지에서 치료를 받았으나 치료가 잘되지 않아서 내원하는 경우가 대단히 많다. 무릎치료를 실패한 원인에 대해 살펴보겠다.

치료 실패 원인

무릎통증은 만성화될수록 다리의 근력이 저하되고, 하지저림을 동반한다.

확인해 볼 수 있는 방법은 환자를 바로 누인 자세에서 엄지발가락을 머리 방향으로 힘껏 당기게 하고, 의사는 반대 방향으로 당겨보는 것이다. 무릎이 아픈 쪽의 엄지발가락의 힘이 반대쪽보다 떨어지는 분들이 대단히 많다.

이 경우, SLR 테스트를 해보면 역시 양성으로 나타난다. 즉 테스트에서 한 쪽의 다리가 저려오는 것이다.

이런 환자는 대부분 요통과 좌골신경통을 가지고 있는 경우가 많다.

즉 허리통증이 오래되어서 골반이 후하방 변위(PI)상태로 틀어지게 되고, 이것이 무릎과 하지를 외반시키게 되어, 무릎 내측과 후측에 무리를 주고, 틀어진 골반이 좌골신경을 압박하여, 하지의 근력을 지속적으로 떨어뜨려서 무릎통증을 악화시키는 원인이 되

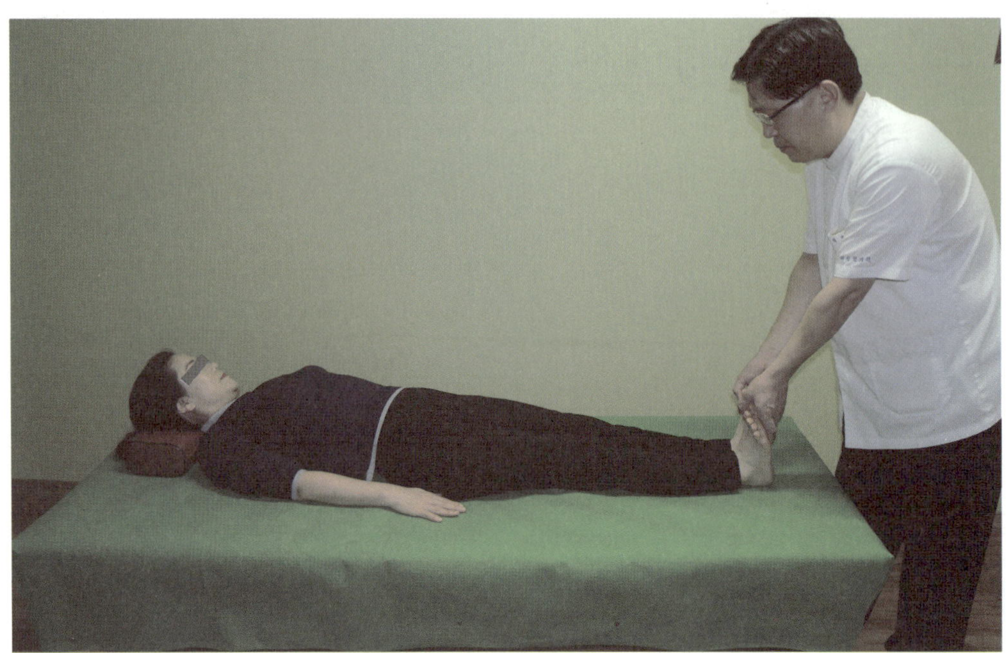

그림 41.1 엄지발가락 근력테스트

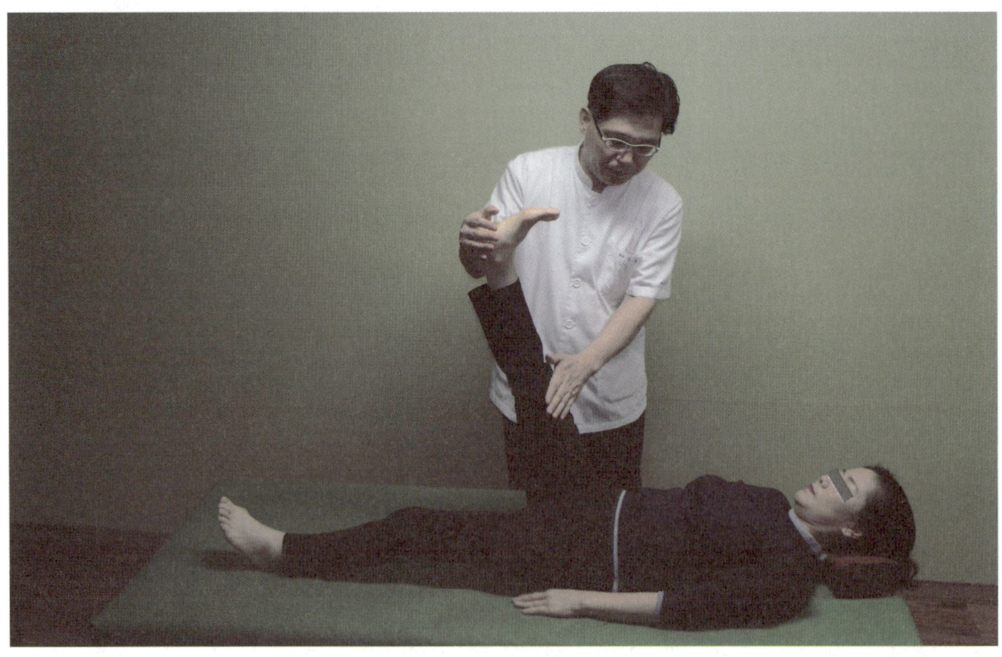

그림 41.2 하지거상테스트

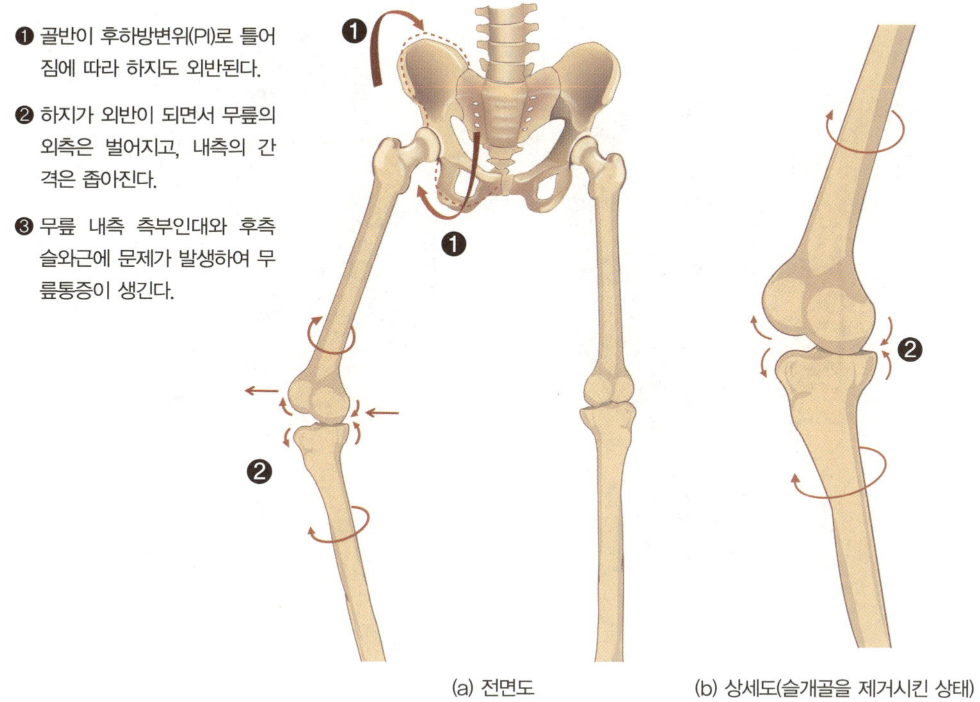

그림 41.3 무릎통증과 골반의 상관관계

는 것이다.

하지의 근력을 정상화시키면 환자는 다리 전체가 묵직하고 힘이 없고 저린 증상들이 없어져서 원래 아픈 무릎통증만 남게 되는 것이다.

따라서 하지의 근력을 생기게 하려면, 먼저 무릎치료와 함께 SLR을 정상화시키고 요통과 엉치통증을 없애는 것이 중요하다.

무릎의 문제가 발생하면 통증은 내측 측부인대와 슬와근에서 시작한다.

모든 슬관절통 환자는 만성화될수록 무릎 사이는 벌어지고, 다리는 외반(外翻)이 되며, 엉치는 뒤쪽으로 빠지면서 엉거주춤하게 걷게 되는 것을 염두에 두어야 한다. 무릎 사이가 벌어질수록 내측 측부인대 부위와 뒤쪽의 내측 비복근 골두부위의 슬와근에 가

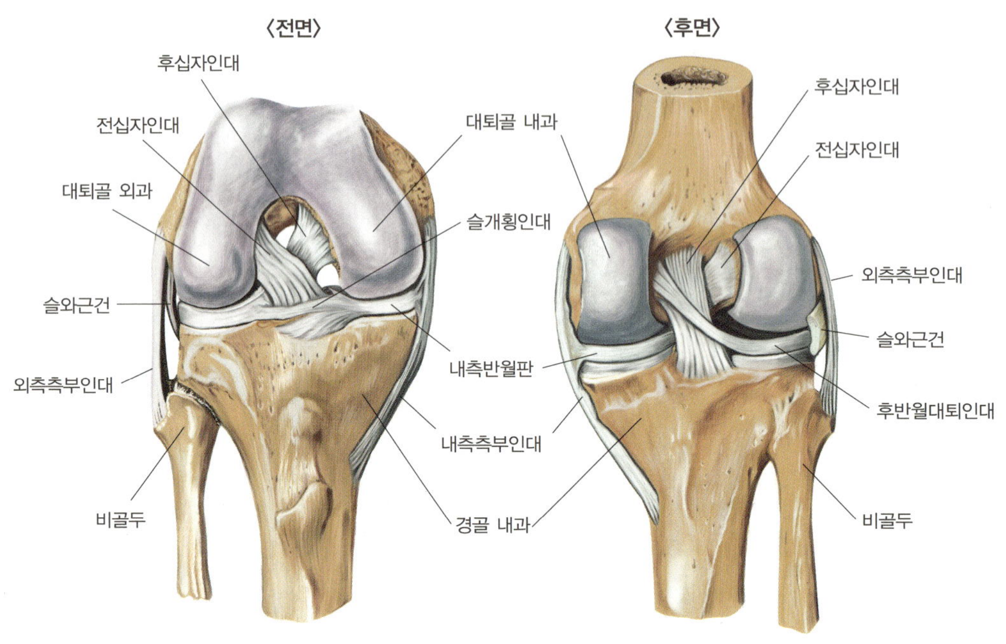

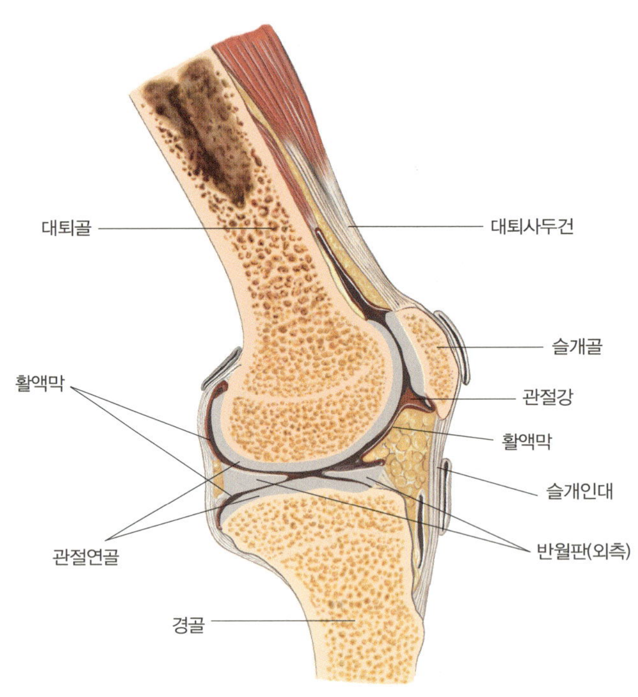

그림 41.4 무릎의 해부학적 구조

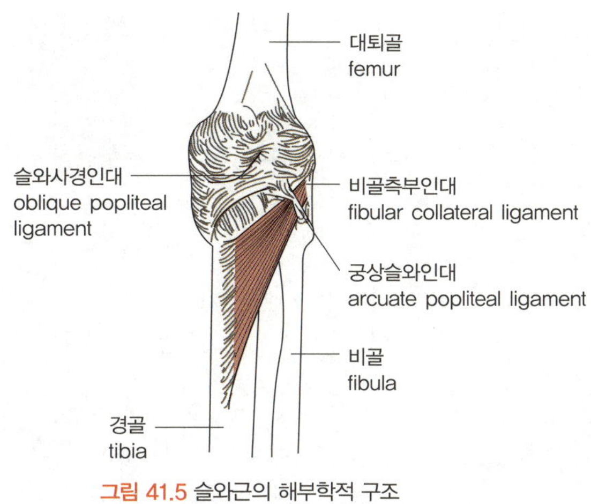

그림 41.5 슬와근의 해부학적 구조

장 먼저 부담을 주게 되어 염증이 진행되는 것이 일반적이다.

일반적으로 한의원에서 膝眼, 足三里, 血海, 陽丘穴 등 슬관절 주위 혈에 자침하고 뜸을 뜨는 경우가 많다. 완전히 틀린 경우는 아니다. 하지만 무릎의 각종 테스트를 해보면 내측 측부인대와 후측의 슬와근 부위의 문제가 되는 경우를 많이 본다. 이런 경우 위의 슬관절 주위 혈 위주로 자침하고 뜸을 뜨는 것은 무릎치료 실패의 원인이 될 수 있다. 반드시 무릎 내측과 오금 부위를 체크하여 같이 치료하는 것이 치료율을 높일 수 있다고 생각한다.

비록 무릎통증이 앞쪽에 있다고 환자가 호소하더라도 내측과 후측의 치료가 먼저 선행되어야 치료의 효과가 극대화될 수 있는 것이다. 이것을 치료하지 않고 슬개골 주위의 치료에 치우치는 경우는 대부분 치료 실패로 이어질 수 있다.

테스트 방법은 환자가 엎드린 자세에서 의사는 환자의 발과 발목을 잡고 내측 또는 외측으로 회전을 시켜서 통증 유무를 확인한다. 내 · 외측 측부인대, 반월판, 전 · 후방 십자인대 등의 안정성을 검사할 수 있다(그림 41.6 참조).

검사에서 무릎을 구부리는 동작에서부터 굴신(屈伸)에 문제가 있는 경우는 반월판이나 십자인대에 손상이 온 경우가 많고, 굴신(屈伸)에서는 문제가 없고 좌우로 무릎관절을 돌리는 경우에만 문제가 되는 경우는 내 · 외측 측부인대와 슬와근 손상의 경우가 많다.

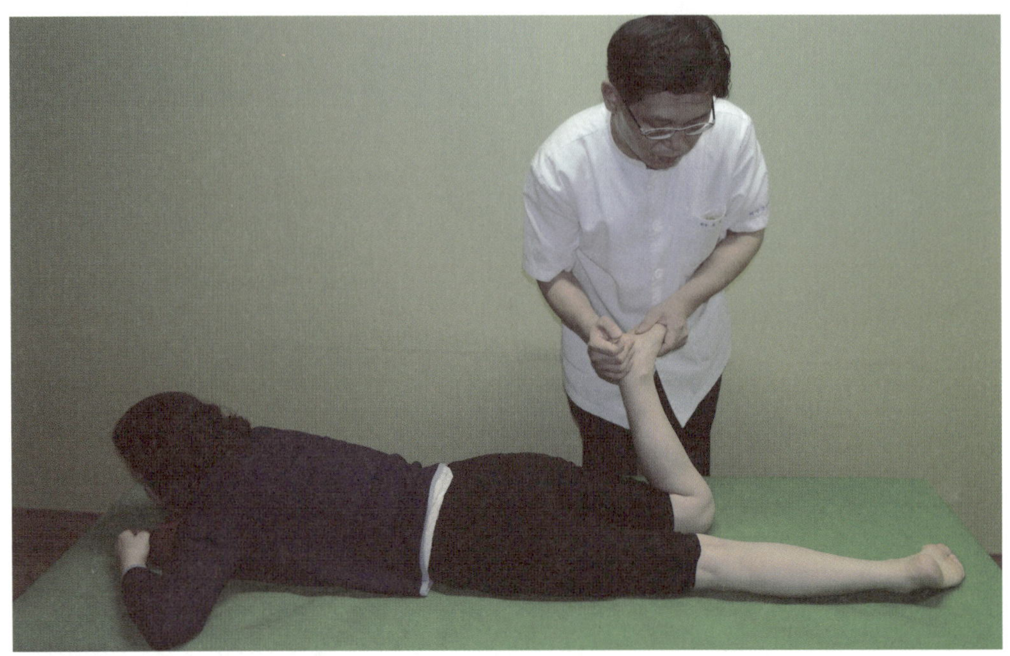

(a) 무릎 내회전시에는 발가락과 뒤꿈치를 잡고 무릎관절을 바깥쪽으로 돌린다.

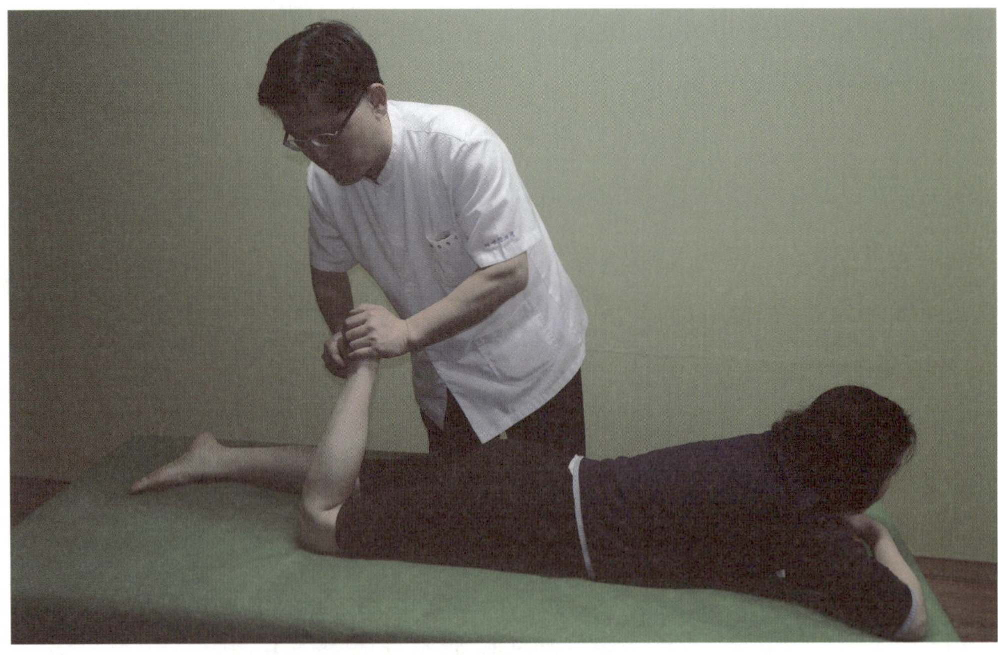

(b) 무릎 외회전 시에는 발가락과 뒤꿈치를 잡고 무릎관절을 안쪽으로 돌린다.

그림 41.6 무릎손상 시 테스트 방법

환자에게 문진하는 것도 중요하다. 계단을 올라갈 때 아픈지 내려갈 때 아픈 지 물어 본다. 올라갈 때 통증이 오는 것은 앞쪽의 슬개인대나 내측인대 쪽에서 문제가 될 때 통증이 많이 오고, 내려갈 때 통증이 오는 것은 슬와근 등 무릎 뒤쪽에서 주로 문제가 되어 통증이 나타난다. 문진을 참고하여 테스트에 활용하면 좋다.

치료법

치료방법은 허리치료와 무릎치료, 두 가지로 나누어 생각해 볼 수 있다.

허리치료

골반을 정상화하고 SLR을 없애는 방향에서 장요근 처치법(양측의 曲池, 百會, 건측의 靈骨,大白, 叉二,叉三, 中白,下白, 水金,水通, 承漿), 夾脊穴, 요방형근, 이상근, 소둔근 처치, 건측의 膽正格[通谷 俠谿(補), 商陽 竅陰(瀉)], 關衝(膽經上), 少澤(膀胱經上) 등을 사용하여 좌골신경통의 양상들을 먼저 치료한다. 그러면 원래의 무릎통증 양상이 나타난다. 그러면 무릎통증을 치료한다.

무릎치료

무릎 내측과 후측의 통증을 없애기 위해 脾正格[少府 大都(補), 大敦 隱白(瀉)] 혹은 肝正格[陰谷 曲泉(補), 經渠 中封(瀉)]에 心膝(少擇), 火膝, 踝靈(董氏鍼), 膝點(面鍼) 등을 자침하는 것이 효과적이다(그림 41.7).

겸하여 내측, 후측의 내측 측부인대 부위와 비골 골두부위(슬와근)에 습부항을 겸하면 대단히 좋다.

무릎 관련 침구 혈위

① **脾正格** – 少府 大都(補), 大敦 隱白(瀉)

少府 – 手掌部에서 第4中手骨과 第5中手骨 사이의 중앙. 透刺(卓效).

大都 – 足 第1趾 本節前 內側의 陷中(赤白肉祭 부위)

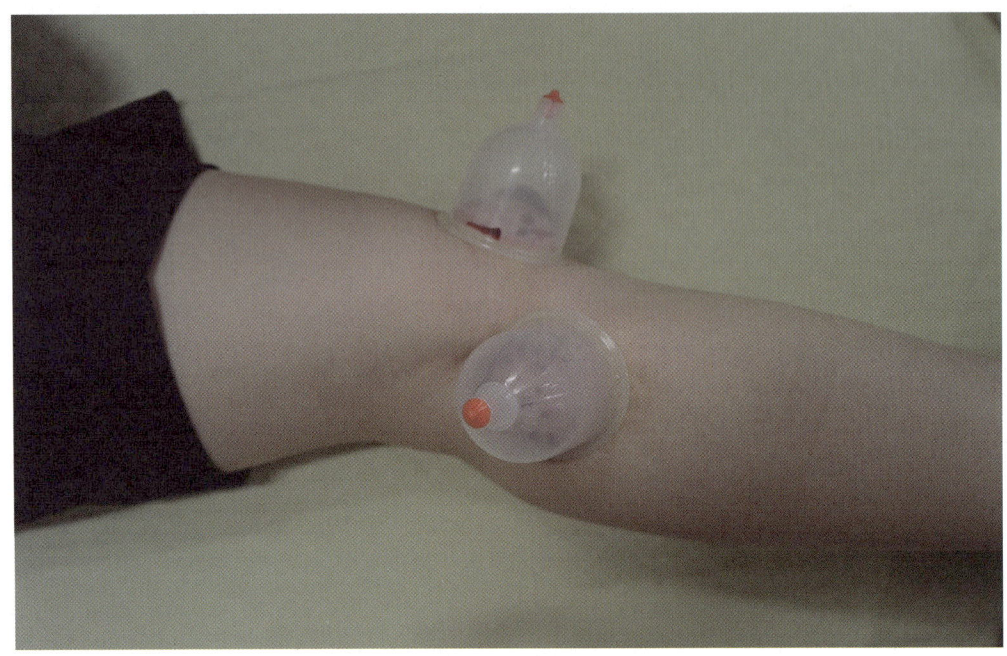

그림 41.7 무릎 내측 측부인대와 슬와근 부위 습부항 실제 사진

大敦 – 足 第1趾 外側 爪甲角(第2趾側)으로 1分處.

隱白 – 足 第1趾 內側 爪甲角에서 1分處.

② **肝正格** – 陰谷 曲泉(補), 經渠 中封(瀉)

曲泉 – 膝膕 橫紋頭의 內側端으로 脛骨內側後緣과 半膜樣筋 사이.

陰谷 – 曲泉穴 後方으로 半膜樣筋과 半腱樣筋 사이.

經渠 – 腕關節의 橫紋上 1寸, 撓骨莖狀突起 부위.

中封 – 踝關節에서 足內踝의 前側 1寸 부위.

③ **少澤(火膝)** – 手 제5지 尺側(外側) 爪甲角에서 1分處. 少澤은 董氏鍼에서 火膝이라고 하며, 膝蓋痛, 關節炎에 特效하다.

④ **心膝** – 手 第3指 背面에서 第2節의 중앙 양측의 赤白肉祭 지점.

⑤ **踝靈(踝點)** – 經外奇穴의 踝點에 해당하며, 手掌側에서 拇指의 第1節指骨과 拇指掌骨 사이. 손바닥을 향해 橫刺한다.

⑥ **膝點(面鍼)** – 耳垂와 下顎角을 이은 선에서 아래에서 1/3 지점.

허리 관련 침구 혈위

① **曲池** – 팔꿈치를 굽혀 手掌을 가슴에 대고 肘關節의 橫紋頭에 取穴. 자침은 直刺하며 深刺하되 근육에 물리지 않고 사이로 刺針한다.

② **百會** – 頭頂正中線과 兩耳尖을 이은 선의 교차점.

③ **靈骨** – 手背側에서 第1指와 第2指 사이의 교차하는 骨間으로, 第1掌骨과 第2掌骨이 接合하는 곳으로 重仙穴과 上通한다.

④ **大白** – 第1掌骨과 第2掌骨의 사이, 合谷穴에서 1寸外로 骨邊下 陷中에 위치한다. 手2指 本節後 內側(橈側) 陷中. 靈骨穴과 1寸. 重子穴과 透刺할 수 있다.

⑤ **叉二** – 中指와 無名指의 叉口(體鍼의 八邪穴에 해당됨)의 正中央點에 위치한다. 三叉二穴이라고도 부른다.

⑥ **叉三** – 無名指와 小指의 叉口(體鍼의 八邪穴에 해당됨)의 正中央點에 위치한다. 三叉三穴이라고도 부른다.

⑦ **中白** – 手背部에서 第4手掌骨과 第5手掌骨 사이의 骨間으로, 指骨과 掌骨의 連接處에서 上(손목 쪽) 5分 되는 곳에 위치한다. 일명 鬼門穴이라고도 하며, 體鍼의 中渚穴에 해당한다.

⑧ **下白** – 手背部에서 第4手掌骨과 第5手掌骨의 사이 손등면의 指骨과 掌骨의 連接處에서 上(손목 쪽) 1.5寸 되는 곳에 위치한다. 手鍼療法의 腰腿點에 해당한다.

⑨ **水通** – 口角下 5分에 위치한다.

⑩ **水金** – 水通穴에서 內側 5分에 위치한다.

⑪ **承漿** – 下顎의 正中線上에 있다. 下脣緣 下方의 陷凹處.

⑫ **肺心** – 手中指 手背面 第2節 中央線上의 나란히 2穴이다.

⑬ **膽正格** – 通谷 俠谿(補), 商陽 竅陰(瀉)

通谷 – 足 第5趾 外側 本節前 陷凹處. 補할 때는 발가락 끝 방향으로 斜刺한다.

俠谿 – 足 第4,5趾 岐骨間 本節前 陷凹處. 補할 때는 발가락 끝 방향으로 斜刺한다.

商陽 – 手 第2指內側(橈側) 爪甲角에서 1分處. 瀉할 때는 손가락 끝 방향으로 斜刺한다.

竅陰 – 足 第4趾 外側 爪甲角 1分處. 瀉할 때는 발등 방향으로 斜刺한다.

⑭ 少澤 – 手 第5指의 尺側端 爪甲角에서 1分處. 捻轉(補)한다.

⑮ 關衝 – 手 第4指 尺側端 爪甲角에서 1分處. 捻轉(補)한다.

⑯ 太衝 – 足背部 第1趾와 第2趾의 接合部에서 1.5~2寸 上方.

⑰ 夾脊穴 – 제2요추에서 제5요추까지 각 棘突起下의 兩方 0.5~1寸. 압통을 확인 후, 압통부위에 좌우 2穴씩 6穴을 V字形으로 斜刺한다.

⑱ 요방형근 – 먼저 압통점을 확인 후, 제 12늑골단의 내측에서 이 근육의 기시부를 확인하고, 장골능의 1/2지점 가장 융기되는 부위에서 종지부를 확인하여 가상의 선을 긋는다. 위에서 아래로 내려가면서 압통점을 확인할 수 있으며, 이때 이 선을 1/3씩 나누어서 각 1穴씩 총 3穴 정도를 내측방(內側方)으로 사자(斜刺)하면 된다. 직자(直刺)를 하면 요방형근에 닿을 수 없기 때문에 척추를 향해 사자(斜刺)해야 한다.

⑲ 이상근 – 압통점을 확인 후, 후상장골극(PSIS)과 대전자를 잇는 가상의 선을 만든다. 이때 이 선을 1/3씩 나누어서 각 1穴씩 총 3穴 내하방(內下方)으로 자침한다. 직자(直刺)를 하면 좌골신경에 바로 닿을 수가 있기 때문에 꼬리뼈를 향해서 내하방(內下方)으로 자입한다.

⑳ 소둔근 – 압통점을 확인 후, 인체의 측면 정중 선상에서 장골능과 대전자를 잇는 가상의 선을 그린 다음, 그 선을 3등분하여 상하로 2穴을 잡고 자침한다.

42▸▸ 무릎에 물이 찬 경우

양상

무릎 손상이 오래 진행되다 보면 무릎에 물이 차는 경우가 생긴다. 주로 ① 무릎상부, ② 슬안혈 부위, ③ 위중 부위에서 물이 찬다(그림 42.1 참조).

촉진을 해보면 속에서 물이 차 있기 때문에 말랑말랑 하면서 출렁거린다. 만졌을 때, 탱탱한 느낌이 들면 아직 물이 덜 차서 물을 빼도 잘 빠지지 않는다. 조금 더 기다려서 말랑말랑할 때 빼는 것이 낫다.

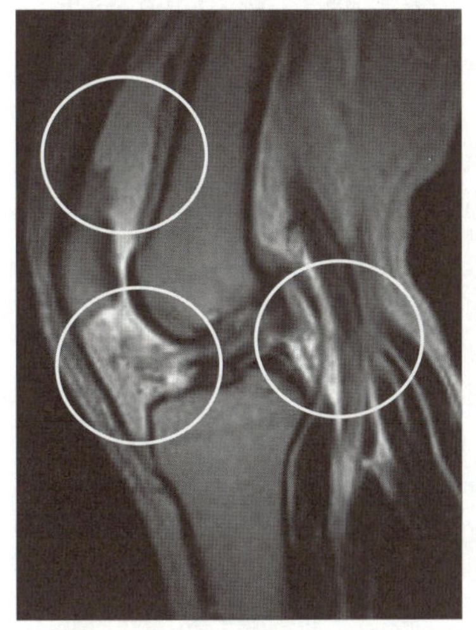

그림 42.1 무릎에 물이 차는 부위

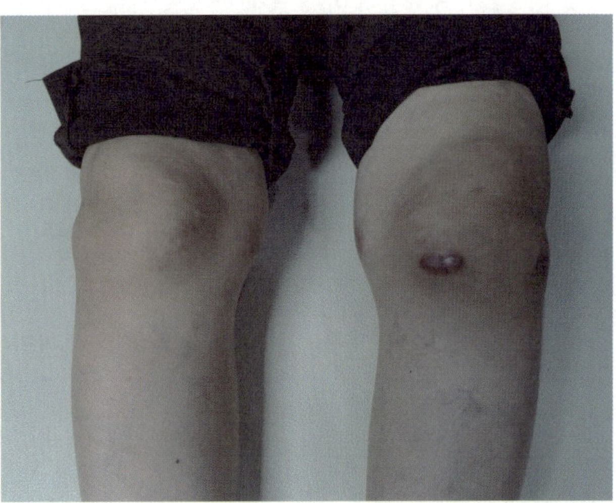

그림 42.2 퇴행성 관절이 심하여 무릎에 물이 찬 경우

물이 차면 통증을 유발하고 묵직한 느낌이 많이 들기 때문에 물을 먼저 빼고 무릎치료를 하는 것이 나을 수 있다.

무릎상부나 슬안혈 부위는 잘 발견되므로 확인하여 빼면 되지만, 위중부위의 물이 찬 경우는 의사가 확인하기 이전에는 환자도 모를 수 있기 때문에, 반드시 진찰시 위중혈(委中穴) 부위를 촉진하여 확인하여야 한다. 탁구공 모양으로 동그랗게 차서 말랑말랑하며 탱탱하게 만져진다. 이럴 때는 물을 반드시 빼고 치료하는 것이 좋다. 물을 빼지 않고 치료 시에는 치료실패의 원인이 될 수 있다. 물을 한번 빼면 또 찰 수 있다. 환자에게 이야기를 미리 해야 한다.

고려 사항

여기서 꼭 고려해야 할 문제가 있다. 무릎의 문제가 발생하면 통증은 내측 측부인대와 슬와근에서 시작한다.

모든 슬관절통 환자는 만성화될수록 무릎 사이는 벌어지고, 다리는 외반이 되며, 엉치는 뒤쪽으로 빠지면서 엉거주춤하게 걷게 되는 것을 염두에 두어야 한다. 무릎 사이가 벌어질수록 내측 측부인대 부위와 후내측의 비복근 골두부위 속의 슬와근에 가장 먼저 부담을 주게 되어 염증이 진행된다.

또 한 가지 고려사항은 요통과 좌골신경통 양상이 있는가를 확인하여 무릎통증과 같이 치료해야 한다. 이런 경우 무릎을 외반시켜 바깥쪽으로 비틀어지게 만들고 하지의 근력을 저하시켜 무릎통증을 악화시킨다.

정형외과에서 무릎에 찬 물만 뺄 경우에는 물을 빼고 나서 금방 다시 찬다. 그래서 몇 번씩 빼야 한다고 미리 말한다. 이것은 물만 빼 주고 다른 처치를 하지 않아서 그런 것이다. 하지만 위의 내측인대와 슬와근을 같이 풀어 주고, 허리치료를 같이 하면 물이 차더라고 훨씬 덜 차고, 또 물 찬 것이 한두 번에 해결되는 경우를 많이 경험했다.

43. 퇴행성 관절염은 불치병인가?

퇴행성 무릎관절염은 연골이 닳아서 없어졌기 때문에 절대로 낫지 않는다고 환자 분들이나 양방 병원에서 말한다. 그래서 침이나 물리치료를 해봐야 효과가 그 때 뿐이고, 수술 외에는 방법이 없다고 얘기한다. 많은 한의사들이 임상에서 들어본 이야기일 것이다.

내 대답은 그렇지 않다. 모든 병이 그렇듯이 퇴행성 관절염도 병의 경중(輕重)에 따라 다를 뿐이다. 거기에 대한 근거를 말씀 드리고 치료법을 알아보겠다.

증상

퇴행성 관절염의 소견을 보면 무릎이 부어 있다. 통증은 당연히 있고 무릎이 다 펴지지 않는 분도 많다. 심한 경우는 무릎이 굵어져서 학 다리 같이 무릎 아래위는 가늘어지고 무릎은 굵어진다. 또 걷는 모습을 보면 펭귄이 걷는 것처럼 다리가 바깥쪽으로 외반되고, 양쪽 무릎 사이가 증상이 심할수록 붙지 않고 벌어진다.

사진 상으로도 보면 무릎 관절 부위가 좁아져 있는데 특히 내측 부위가 좁아져 있다. 다리에 힘이 빠지는 분들도 많다(그림 43.1과 43.2 참조).

원인

쪼그리고 앉아서 일을 많이 하거나 경사진 곳을 많이 오르내리는 일을 많이 해서 심

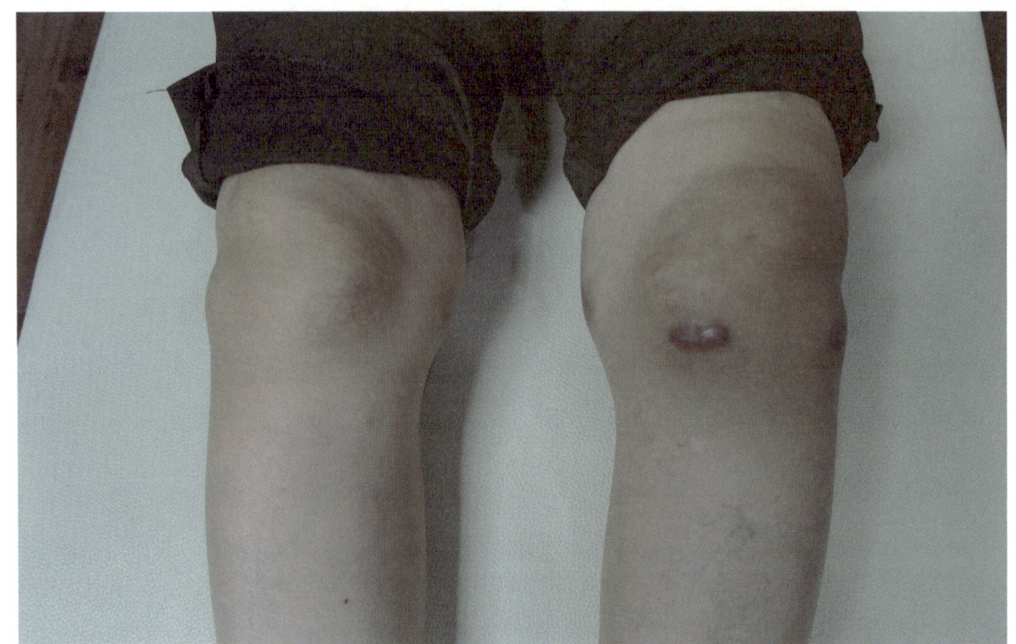

그림 43.1 퇴행성 관절염 사진

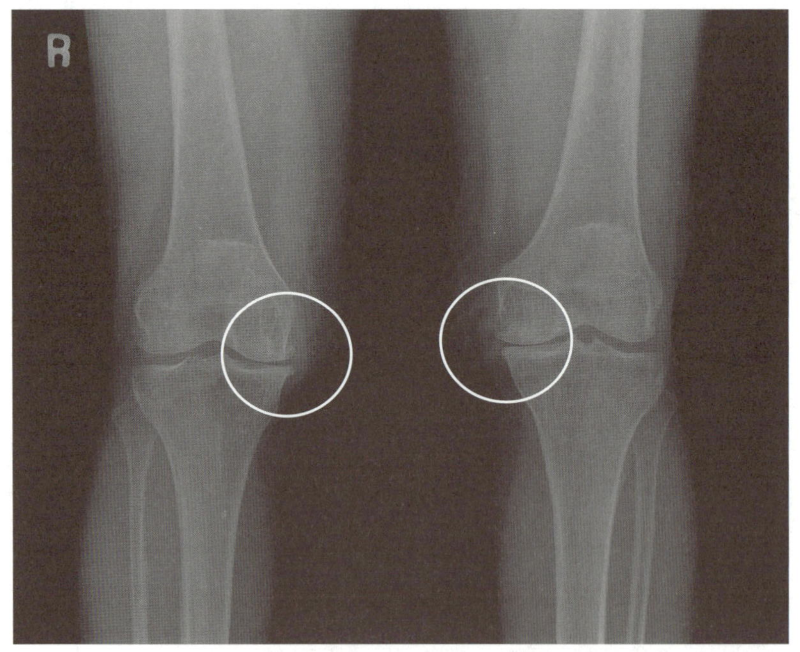

그림 43.2 무릎 관절염 X-ray

해지는 경우, 무거운 물건을 많이 들어서 심해지는 경우, 사고 등으로 다쳐서 치료가 방치된 경우 등이 있다.

고려 사항

퇴행성 관절염은 무릎을 무리하게 쓰고 나서 치료가 제대로 안되면 무릎이 붓고 그것이 오래되면서 퇴행성으로 진행되어서 온다.

여기서 몇 가지 꼭 염두에 둘 것이 있는데, 다음 사항을 고려해야 한다.

◉ 무릎관절염이 진행된 환자 중 많은 분들이 요통과 하지저림을 동반한다

즉 좌골신경통 내지는 디스크, 협착증을 동반한다. 그래서 SLR 테스트를 해보면 양성으로 당겨오는 경우가 많다.

이것은 허리통증이 먼저 오고 나서, 골반이 후하방 변위(PI)로 틀어지고, 다리가 저려오고 다리에 힘이 빠져 무릎에 무리가 가고, 그런 다음 무릎이 아파오는 것이다. 골반이 틀어지면 다리가 외반이 되는데 이것은 무릎의 경골과 대퇴골 사이를 좁아지게 만든다. 또 무릎과 무릎 사이를 모이지 않고 벌어지게 만든다. X-ray 사진 상 무릎 내측이 좁아지게 나타나는 이유가 이것 때문이다.

이런 경우는 허리, 골반과 무릎치료를 병행해야 무릎치료가 되는 경우이다. 이런 양상으로 퇴행성관절염이 1년 내에 온 경우는 치료해 보면 의외로 치료가 잘된다. 수년이 된 경우도 치료된 케이스가 상당히 많다(그림 43.3 참조).

◉ 무릎관절염은 무릎의 앞쪽이나 바깥쪽으로 진행되지 않고, 안쪽과 뒤쪽부위에서 주로 진행된다

임상에서 보면 다리가 외반(外般)된 경우는 많아도 내반(內般)이 된 경우는 거의 없다.

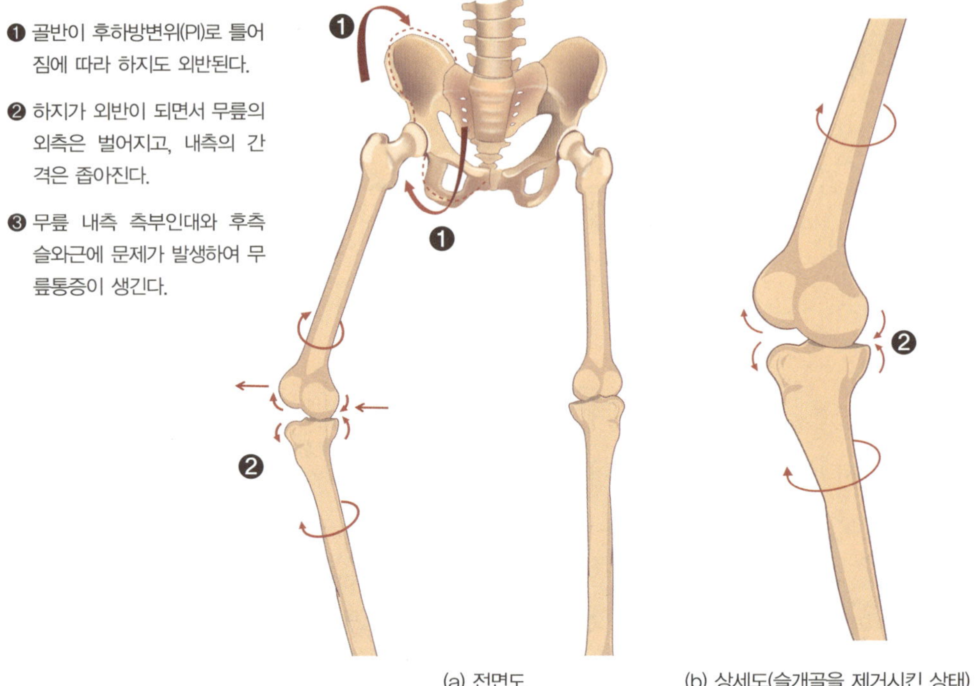

그림 43.3 무릎통증과 골반의 상관관계

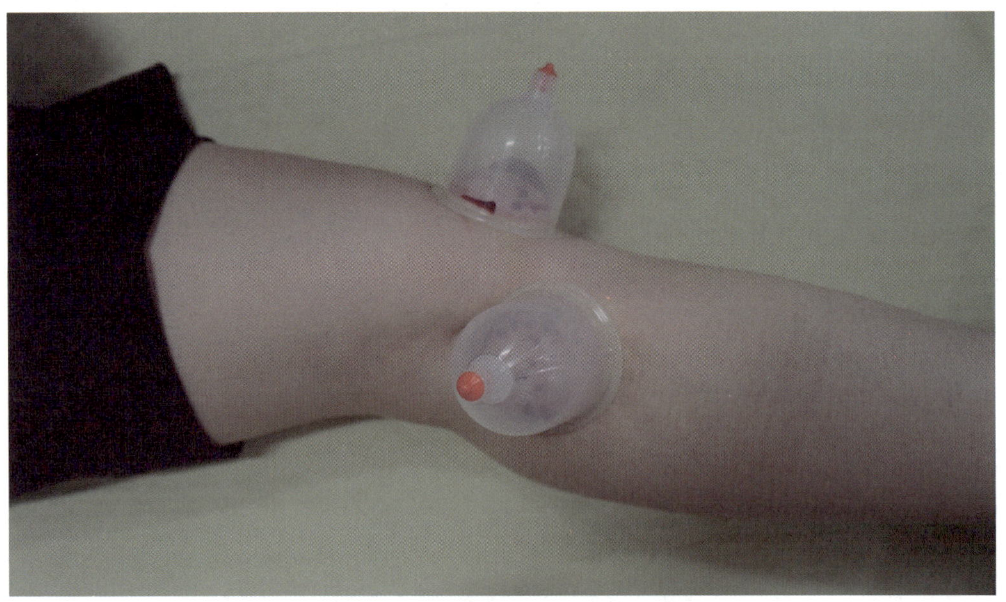

그림 43.4 무릎 내측 측부인대와 슬와근 부위 습부항 실제 사진

외반이 되면 내측 측부인대와 비복근골두부 아래의 슬와근(Popliteus muscle)에 문제가 생긴다. 여기에 골반이 후하방 변위(Posterior-Interior)로 틀어지면 슬관절부가 더욱 외반(外般)이 되면서 문제를 증가시킨다.

한의원에서 퇴행성관절염에 뜸을 많이 사용한다. 물론 효과가 있다. 다만, 무릎의 통증이나 부종 양상이 무릎 내측, 후측에서 심한데, 무릎 앞쪽 혈자리만 뜸을 하는 것은 효과가 많이 떨어지는 원인이 될 수 있다. 나의 경우는 뜸보다 무릎 내측과 후측에 습부항을 많이 하고 이 부위에 자침을 많이 한다. 주요(Main) 통증이 주로 여기에 있기 때문에 여기를 집중 치료하는 것이 치료율이 더 높은 경우가 많았다(그림 43.4 참조).

◎ 관절염이 오래 진행된 분들은 반드시 하지무력증 동반한다

다리에 힘이 빠져서 엄지발가락 근력테스트를 해보면 한쪽 혹은 양쪽으로 힘이 많이 빠져 있는 경우가 대단히 많다.

하지저림을 동반하여 하지무력증이 나타나는 경우는 무릎만 치료해서는 치료가 잘되지 않는다. 반드시 하지무력증을 치료하면서 무릎통증을 치료하는 것이 좋다.

◎ 무릎에 물이 차는 경우

무릎에 물이 많이 차면 다른 치료를 해보아도 통증이 잘 제거되지 않는다. 이런 경우에는 주사기를 이용하여 물을 빼면서 무릎통증을 치료하는 것이 치료에 도움이 된다.(무릎에 물이 찬 경우 참조)

◎ 무릎 수술을 받은 경우

무릎에 인공관절 수술을 받고 나서도 무릎이 심하게 아프다고 내원하는 환자 분들이 있다. 관절 수술 후에도 문제가 발생하는 것은 디스크나 협착증을 가진 분들이 많다. 이런 분들의 경우 무릎통증, 요통과 함께 하지저림, 하지무력증 등을 가지고 계신 경우이다.

무릎치료만 생각하지 말고 반드시 허리치료, 하지저림, 하지무력증 치료를 병행해야 한다. 특히 무릎 뒤편 슬와근 부위와 委中 부위의 통증 유무도 살펴서 치료하는 것이 치료에 도움이 된다.

치료법

무릎만 아픈 경우

무릎 내측 측부인대와 후측의 내후측 비복근골두부위의 슬와근에 습부항을 한 다음, 健側에 脾正格[少府 大都(補), 大敦 隱白(瀉)], 少擇(火膝), 心膝, 膝點(面鍼療法), 踝靈 등에 자침하고, 습부항을 한 부위에 沿皮刺로 슬내측인대의 아시혈에 자침하고, 患側 膝眼, 足三里, 血海, 陽丘 등에 같이 자침한다. 이것으로 부족하다면 엎드려서 무릎 뒤쪽 슬와근 부위 아시혈과 委中, 委陽에 다시 자침한다.

무릎통증과 허리통증, 하지저림이 동반된 경우

위의 무릎치료 혈에 겸하여 건측에 장요근 처치법, 환측의 夾脊穴, 요방형근, 이상근, 소둔근, 膽正格[通谷 俠谿(補), 商陽 竅陰(瀉)], 少澤(膀胱經上), 關衝(膽經上) 등을 자침하고, 患側에 太衝에 자침한다.

무릎통증과 하지무력이 동반된 경우

위의 무릎치료혈, 하지저림 치료혈에 겸하여 健側에 장요근 처치법, 膽正格[通谷 俠谿(補), 商陽 竅陰(瀉)], 또는 肝正格[陰谷 曲泉(補), 經渠 中封(瀉)], 또는 腎正格[經渠 復溜(補), 太白 太谿(瀉)] 등을 자침하고, 患側에 三里, 太衝, 崑崙 등을 자침한다.

주의사항

무릎이 아픈 분들은 쪼그려서 앉으면 통증이 심해진다.

계단을 오르내리거나, 등산을 하면 통증이 심해진다.

무거운 물건을 들거나 오래 걸으면 통증이 심해진다.

허리통증을 겸한 경우는 양반다리를 하거나, 맨바닥이나 딱딱한 의자에 오래 앉아 있으면 다리가 더 저려오고, 무릎의 통증도 심해진다.

무릎 관련 침구 혈위

① **脾正格** – 少府 大都(補), 大敦 隱白(瀉)

少府 – 手掌部에서 第4中手骨과 第5中手骨 사이의 중앙.

大都 – 足 第1趾 本節前 內側의 陷中(赤白肉際 부위)

大敦 – 足 第1趾 外側 爪甲角(第2趾側)으로 1分處.

隱白 – 足 第1趾 內側 爪甲角에서 1分處.

② **少澤(火膝)** – 手 제5지 尺側(外側) 爪甲角에서 1分處. 少澤은 董氏鍼에서 火膝이라고 하며, 膝蓋痛, 關節炎에 特效하다.

③ **心膝** – 手 第3指 背面에서 第2節의 중앙 양측의 赤白肉際 지점.

④ **踝靈(踝點)** – 經外奇穴의 踝點에 해당하며, 手掌側에서 拇指의 第1節指骨과 拇指掌骨 사이. 손바닥을 향해 橫刺한다.

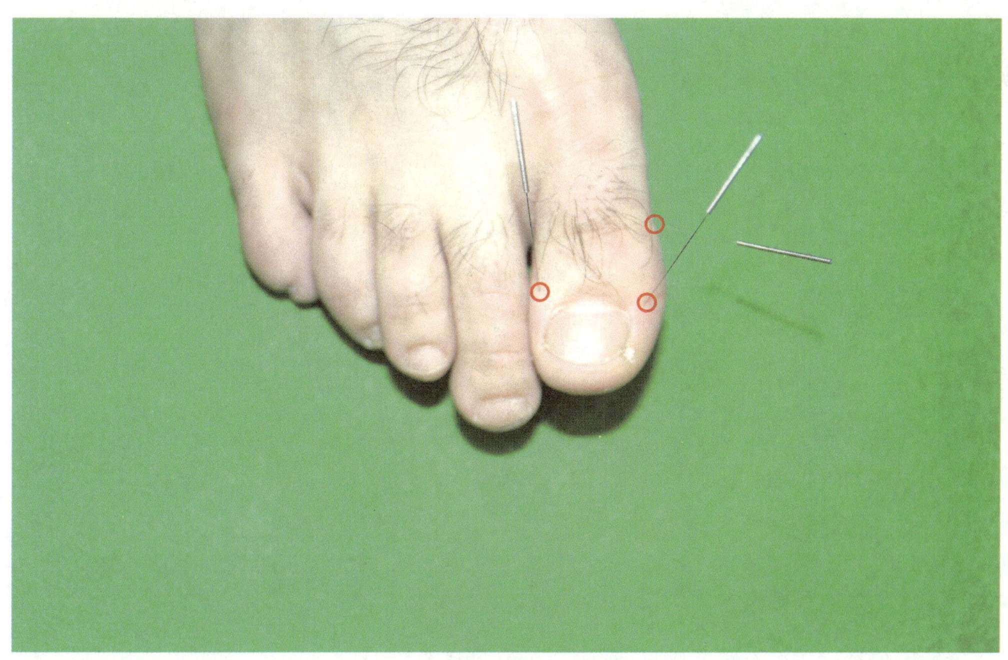

그림 43.5 은백, 대도, 대돈혈

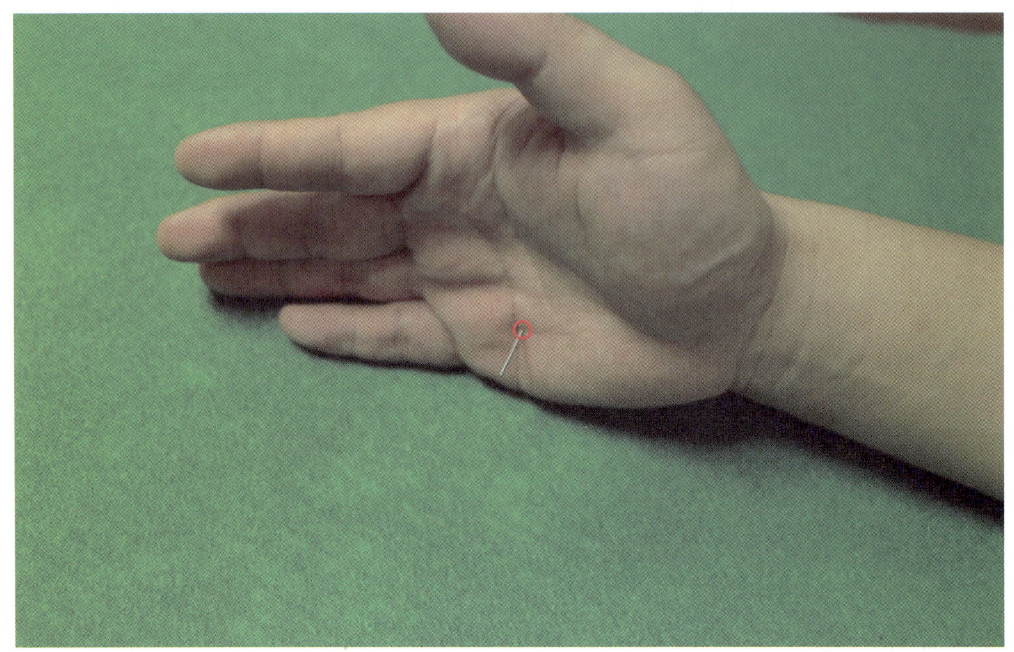

그림 43.6 소부혈(透刺)

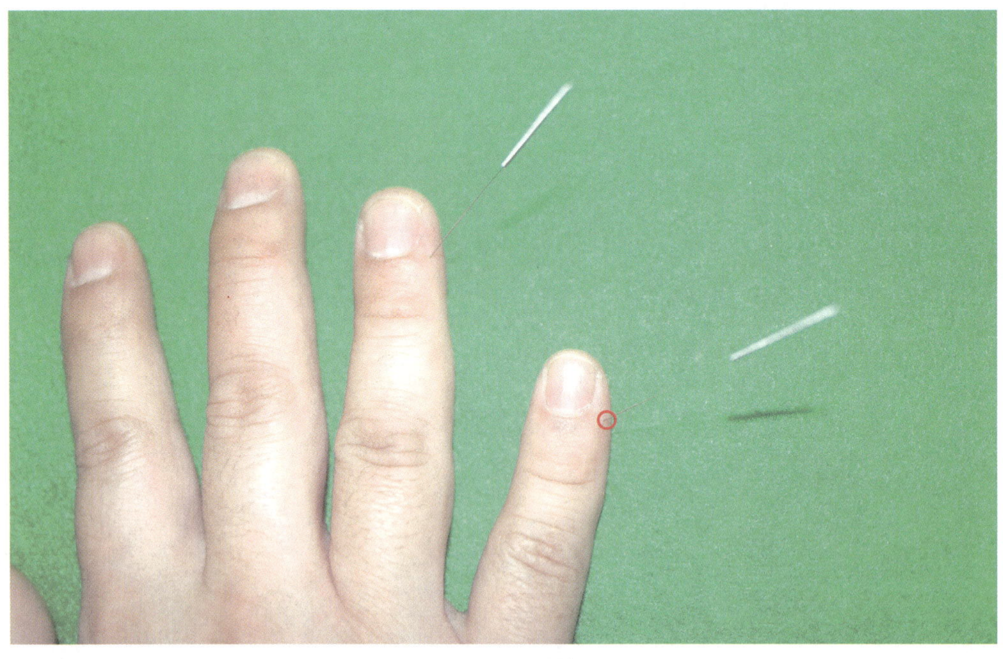

그림 43.7 소택혈

⑤ **膝點**(面鍼) – 耳垂와 下顎角을 이은 선에서 아래에서 1/3 지점.

허리 관련 침구 혈위

① **曲池** – 팔꿈치를 가슴에 대고 肘關節의 橫紋頭에 取穴. 자침은 直刺하며 深刺하되 근육에 물리지 않고 사이로 刺針한다.

② **百會** – 頭頂正中線과 兩耳尖을 이은 선의 교차점.

③ **靈骨** – 手背側에서 第1指와 第2指 사이의 교차하는 骨間으로, 第1掌骨과 第2掌骨이 接合하는 곳으로 重仙穴과 上通한다.

④ **大白** – 第1掌骨과 第2掌骨의 사이, 合谷穴에서 1寸外로 骨邊下 陷中에 위치한다. 手2指 本節後 內側(橈側) 陷中. 靈骨穴과 1寸. 重子穴과 透刺할 수 있다.

⑤ **叉二** – 中指와 無名指의 叉口(體鍼의 八邪穴에 해당됨)의 正中央點에 위치한다. 三叉二穴이라고도 부른다.

⑥ **叉三** – 無名指와 小指의 叉口(體鍼의 八邪穴에 해당됨)의 正中央點에 위치한다. 三叉三穴이라고도 부른다.

⑦ **中白** – 手背部에서 第4手掌骨과 第5手掌骨 사이의 骨間으로, 指骨과 掌骨의 連接處에서 上(손목 쪽) 5分 되는 곳에 위치한다. 일명 鬼門穴이라고도 하며, 體鍼의 中渚穴에 해당한다.

⑧ **下白** – 手背部에서 第4手掌骨과 第5手掌骨의 사이 손등면의 指骨과 掌骨의 連接處에서 上(손목 쪽) 1.5寸 되는 곳에 위치한다. 手鍼療法의 腰腿點에 해당한다.

⑨ **水通** – 口角下 5分에 위치한다.

⑩ **水金** – 水通穴에서 內側 5分에 위치한다.

⑪ **承漿** – 下顎의 正中線上에 있다. 下脣緣 下方의 陷凹處.

⑫ **肺心** – 手中指 手背面 第2節 中央線上의 나란히 2穴이다.

⑬ **膽正格** – 通谷 俠谿(補), 商陽 竅陰(瀉)

通谷 – 足 第5趾 外側 本節前 陷凹處. 補할 때는 발가락 끝 방향으로 斜刺한다.

俠谿 – 足 第4,5趾 岐骨間 本節前 陷凹處. 補할 때는 발가락 끝 방향으로 斜刺한다.

商陽 – 手 第2指內側(橈側) 爪甲角에서 1分處. 瀉할 때는 손가락 끝 방향으로 斜刺한다.

竅陰 – 足 第4趾 外側 爪甲角 1分處. 瀉할 때는 발등 방향으로 斜刺한다.

⑭ **少澤** – 手 第5指의 尺側端 爪甲角에서 1分處. 捻轉(補)한다.

⑮ **關衝** – 手 第4指 尺側端 爪甲角에서 1分處. 捻轉(補)한다.

⑯ **太衝** – 足背部 第1趾와 第2趾의 接合部에서 1.5~2寸 上方.

⑰ **夾脊穴** – 제2요추에서 제5요추까지 각 棘突起下의 兩方 0.5~1寸. 압통을 확인 후, 압통부위에 좌우 2穴씩 6穴을 V字形으로 斜刺한다.

⑱ **요방형근** – 먼저 압통점을 확인 후, 제 12늑골단의 내측에서 이 근육의 기시부를 확인하고, 장골능의 1/2지점 가장 융기되는 부위에서 종지부를 확인하여 가상의 선을 긋는다. 위에서 아래로 내려가면서 압통점을 확인할 수 있으며, 이때 이 선을 1/3씩 나누어서 각 1穴씩 총 3穴 정도를 내측방(內側方)으로 사자(斜刺)하면 된다. 직자(直刺)를 하면 요방형근에 닿을 수 없기 때문에 척추를 향해 사자(斜刺)해야 한다.

⑲ **이상근** – 압통점을 확인 후, 후상장골극(PSIS)과 대전자를 잇는 가상의 선을 만든다. 이때 이 선을 1/3씩 나누어서 각 1穴씩 총 3穴 내하방(內下方)으로 자침한다. 직자(直刺)를 하면 좌골신경에 바로 닿을 수가 있기 때문에 꼬리뼈를 향해서 내하방(內下方)으로 자입한다.

⑳ **소둔근** – 압통점을 확인 후, 인체의 측면 정중 선상에서 장골능과 대전자를 잇는 가상의 선을 그린 다음, 그 선을 3등분하여 상하로 2穴을 잡고 자침한다.

44. 발목통증이 오래가고 치료가 안 되는 경우

임상에서 흔히 보는 발목통증이 의외로 치료가 잘되지 않는 경우가 많다. 여러 번 다친 환자 분들의 경우 치료가 잘 안 되는 경우가 많은데, 다음의 변수를 생각해 보면 치료율을 조금 더 높일 수 있다.

증상

◉ 발목통증에 요통과 하지저림을 겸하고 있는 경우

발목통증이 오래되신 분들 중에서 의외로 이런 경우를 흔히 볼 수 있다. 한의원에 내원했을 때 SLR 테스트를 해 봐서 하지저림의 유무를 확인해야 한다. 허리통증으로 인해서 골반이 후하방 변위(PI)로 틀어지고, 이것이 다리 전체를 외반시켜서 발목에 무리를 주고, 또 좌골신경통 신경분지(神經分枝)가 발목을 지나가기 때문에 이것이 발목통증을 악화시키고, 발목치료를 방해하고 무력화시킬 수 있다(그림 44.1과 44.2 참조).

장요근 처치법(曲池, 百會, 靈骨, 大白, 叉二, 叉三, 中白, 下白, 水金, 水通, 承漿), 夾脊穴, 이상근, 소둔근 처치법, 膽正格[通谷 俠谿(補), 商陽 竅陰(瀉)], 關衝(膽經上), 少澤(膀胱經上)과 踝靈, 五虎 등을 자침하면서 발목부위를 같이 치료하면 치료효과가 좋다.

좌골신경통이 먼저 치료되고 나면 다리 전체가 저리고, 묵직하고, 시린 양상이 없어지고, 원래의 발목통증이 나타난다. 원래의 발목통증만 남으면 치료하기가 훨씬 쉬워질 것이다. 하지무력증을 겸하는 아래의 경우보다는 훨씬 치료가 쉽다. 1~2주의 가벼운 치료만으로는 발목을 치료하기 힘들다. 1~2달 정도의 집중 치료로 발목 통증을 개선시킬 수 있다.

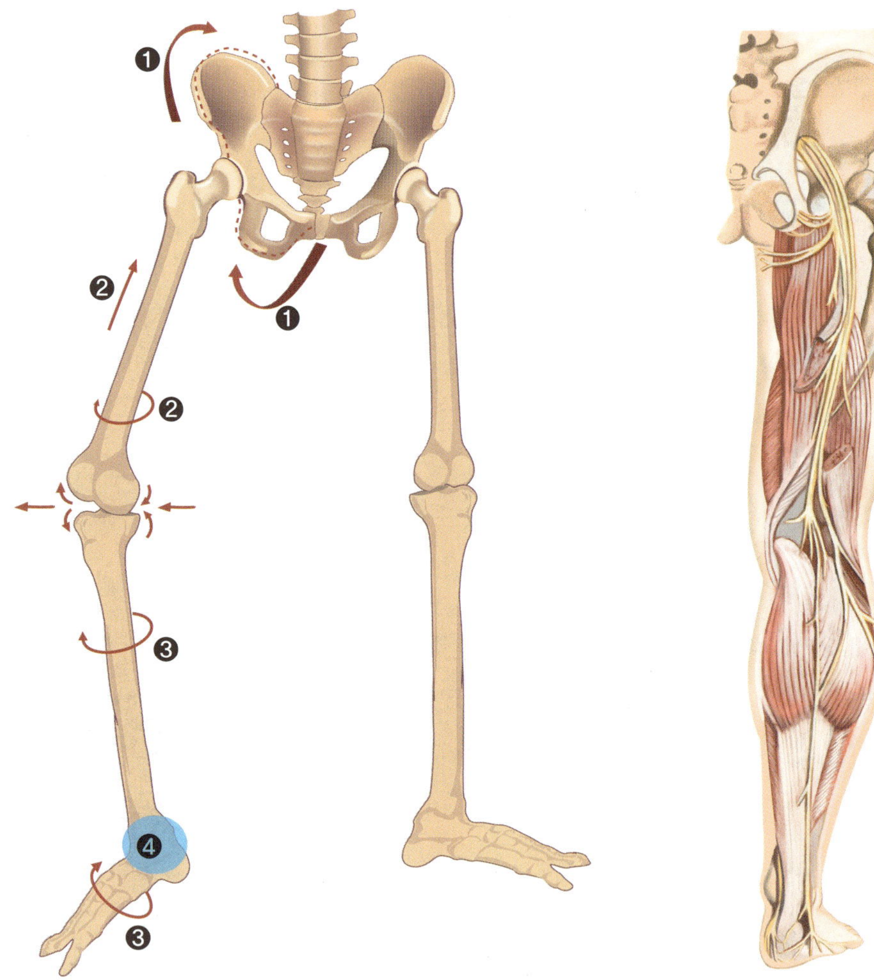

그림 44.1 허리신경이 발목에 미치는 영향

그림 44.2 좌골신경의 분포도

❶ 골반이 PI로 틀어진다.
❷ 대퇴골이 외반되면서 위로 올라가서 단족이 된다.
❸ 경골과 비골도 외반되며 발이 바깥쪽으로 벌어진다.
❹ 발목의 내 · 외측인대에 부담을 주어 발목통증을 악화시킨다.

◎ 발목통증에 하지무력증을 겸하고 있는 경우

척추관협착증, 중풍후유증, 디스크 수술 후유증, 디스크 후유증 등으로 하지무력증을 겸하고 있는 경우인데, 엄지발가락의 근력을 테스트하고, SLR 테스트를 해서 확인할 수 있다.

위의 좌골신경통에 준하는 장요근 처치법(曲池, 百會, 靈骨, 大白, 叉二, 叉三, 中白, 下白, 水金, 水通, 承漿), 이상근, 소둔근 처치, 膽正格[通谷 俠谿(補), 商陽 竅陰(瀉)], 關衝(膽經上), 少澤(膀胱經上) 등으로 치료하여 하지무력을 개선시키면서 발목통증을 치료해 보면 치료율을 높일 수 있다.

치료가 단기간에 되지는 않지만, 2~3달에 걸쳐 꾸준히 치료하면 발목통증을 상당히 개선시킬 수 있다. 완전한 치료는 어려운 경우도 많다. 대체로 70~80%의 치료율을 목표로 치료하는 것이 좋을 것이다.

◎ 관절이 많이 굵어지면서 발목 관절염이 진행된 경우

축구, 마라톤 등 운동을 좋아하는 사람, 군인이나 운동선수 등 직업적으로 많이 뛰는 사람 등에서 많이 발생한다. 발목을 수 회 또는 수십 회 누적해서 다시 다치는 경우에 많이 온다. 발목이 정상 발목에 비해 많이 굵어져 있다.

환부에 부항이나 뜸을 수시로 하면서 건측(健側)에 側三里, 側下三里, 曲池, 太衝, 踝靈, 五虎穴 등을 자침한다.

겸하여 巨刺法으로 足少陽膽經 부위의 통증이면-手少陽三焦의 **陽池**, 足太陰脾經 부위의 통증이면-手太陰肺經의 **太然**, 足太陽膀胱經 부위의 통증이면-手太陽小腸經의 **陽曲** 등, 相通(別通의 개념)되는 經絡부위의 穴을 써보면 치료효과를 증가시킬 수 있다.

치료 경과가 한 달 이상 오래가는 경우가 대부분이다.

침구 혈위

① **側三里** - (董氏鍼) 足三里穴 外側으로 1.5寸에 取穴.

② **側下三里** - (董氏鍼) 側三里穴 아래로 2寸에 취혈. 側三里와 側下三里는 평행되게

침을 놓으면 효과가 좋다.

③ **曲池** – 前腕을 굽혀 手掌을 가슴에 대고 肘關節의 橫紋頭에 取穴. 자침은 直刺하며 深刺하되 근육에 물리지 않고 사이로 刺針한다.

④ **太衝** – 足背部 第1趾와 第2趾의 接合部에서 1.5~2寸 上方.

⑤ **踝靈(踝點)** – 經外奇穴의 踝點에 해당하며, 手掌側에서 拇指의 第1節指骨과 拇指掌骨 사이. 손바닥을 향해 橫刺한다.

⑥ **五虎** – 第1指 手掌側에서 第1節의 外側(橈側)緣에 위치. 제1절의 外側緣을 5등분하여 2分씩 나누어 총 5穴. 이 중에서 발목통증은 4.5번을 주로 사용한다.

45. 두통 이야기

두통이 오는 원인은 여러 가지가 있다. 임상에서 만성적으로 두통에 시달리는 사람들이 매우 많다. 일상생활이 힘들 정도로 두통이 심해서 한의원에 내원하는 환자 분들이 많다. 필자는 크게 두 가지 문제에 초점을 두고 치료를 해서 많은 치료된 사례를 보았다.

상습적으로 체하고 소화불량이 심하며, 신경을 과도하게 쓴 사람에게 오는 두통

증상

주로 편두통을 포함하여 앞머리 위주로 통증이 오며 머리가 풍선이 부푸는 것처럼 묵직하게 아프다. 소화가 안 되고 오심(惡心)증상이 오고, 가슴도 답답하며, 심계(心悸), 불면증이 오는 경우도 많다. 귓속이 먹먹해지고 심하면 귀에서 이명증(耳鳴症)도 생긴다. 회전성 현훈증상을 겸하는 경우도 많다. 메니에르 증후군이 있는 경우가 많다.

원인

이것은 심장과 위장기능의 이상으로 몸이 붓게 되어서 문제가 생기는 것이다. 즉 몸에 부종이 생기면 귓속 달팽이관도 같이 부으면서 두통을 일으키는 것이다. 그래서 체한 증상이 있거나 소화불량이 오면 증상이 심해지는 것이다.

◉ 치료법

흉추의 독맥경상으로 身柱, 神道, 靈臺, 至陽부위(T3~T7)에서 압통이 심하게 나타나는 부위가 있는데, 우선 압통이 심한 부위에 습식부항을 하면 증상이 경감된다. 즉 여자들 브래지어 끈과 척추가 만나는 지점을 중심으로 아래위를 확인하고 습부항을 세로로 2~3개 한다.

그런 다음, 바로 누운 자세에서 百會, 上星, 太陽, 靈骨, 大白, 曲池, 足三里, 陷谷, 公孫, 上脘, 中脘, 竅陰 등에 자침하면 대체로 증상이 소실될 것이다. 承漿(透刺), 內關, 少府(透刺), 등도 같이 놓으면 더욱 좋다.

두통의 소실을 확인하는 방법은, 치료하기 전에 머리를 좌우로 흔들어 보게 하고, 자침 후 흔들어 보게 하면 통증의 소실유무를 확인할 수 있을 것이다. 유침은 30분 정도로 넉넉히 하는 것이 좋다. 유침이 충분하지 않으면 다시 두통이 생기는 경우가 많다.

두통이 없이 회전성 현훈이 있는 환자에게도 위의 치료법을 써 보면 좋다.

뒷목과 어깨통증(견갑통)을 겸한 두통

◉ 원인

오랫동안 앉아서 일하는 경우, 무거운 물건을 많이 들어서 상습적으로 어깨, 목통증을 호소하는 경우, 교통사고 후유증으로 목통증이 있는 경우 등에서 주로 나타나는 경우이다.

◉ 증상

주로 후두통(後頭痛), 두정통(頭頂痛)을 많이 호소하고 눈 뿌리가 당기면서 아픈 경우도 많다. 이것은 근긴장성 두통으로, 주로 뒷머리와 뒷목부위가 당기면서 아프다. 오래 앉아 있거나 무거운 물건 들고 나서 재발이 잘된다.

근긴장성 두통은 견갑골 내측의 능형근과 견갑거근 부위에서 통증이 출발하여, 승모근 부위통증과 뒷목으로 통증이 뻗치고, 뒷머리에 통증이 나타나며, 눈 뿌리까지 가서 당기면서 아픈 통증이다.

따라서 출발지에 해당하는 능형근, 견갑거근, 상후거근 등을 먼저 풀어주는 것이 중요하다.

치료법

치료는 바로 앉은 자세에서 환자의 팔을 양측 팔뚝 부위를 잡게 하고 목을 앞으로 숙이게 한 후, 견갑내측의 견갑거근, 능형근 부위에 먼저 습식부항을 한다. 이때 환자를 엎드리게 하여 부항을 하는 것보다 앉아서 양측 견갑골을 외측으로 빠지게 하여 부항을 하는 것이 효과가 극대화 된다. 엎드리면 견갑내측 근육들이 단축되고 견갑골에 의해 가려져서 효과가 떨어진다. 이것만으로도 두통이 많이 경감된다(그림 46.9 참조).

그런 다음, 바로 눕거나 벽에 기대어 앉게 하여, 百會, 承漿(透刺), 後谿, 靈骨, 大白, 束骨, 側三里, 側下三里, 竅陰 등에 침을 놓는다. 動氣鍼法으로 자침 후, 환자의 목을 움직이게 하면 두통이 가라앉을 것이다. 20분 정도 유침하는 것이 좋다. 이 자세는 자침 후 침훈(鍼暈)이 있을 수 있으므로 주의해야 한다.

두통의 원인을 동의보감에서는 10종으로 다양하게 보지만, 임상에서 흔히 보는 두통의 위의 두 가지의 양상에서 거의 치료될 수 있다.

다만 임상에서 만성화되어 있는 분들일수록 두 가지가 혼재되어 나타나는 경우를 많이 보게 되는데, 두 가지 치료법을 가미하여 동시에 치료하는 것이 좋다.

두통의 혈위

① **百會** – 兩耳尖과 頭部의 前後正中線이 交叉하는 지점. 沿皮刺하여 後頭部 쪽으로 1寸 정도 刺鍼한다.

② **上星** – 前髮際 後方(上) 1寸, 百會 前方 4寸. 沿皮刺하여 百會 방향으로 1寸 정도 刺鍼한다.

③ **靈骨** – 手背側에서 第1指와 第2指 사이의 교차하는 骨間으로, 第1掌骨과 第2掌骨이 接合하는 곳으로 重仙穴과 上通한다. 0.5~1寸 정도 直刺한다.

④ **大白** – 手2指 本節後 內側(橈側) 陷中. 靈骨穴과 1寸. 重子穴과 透刺할 수 있다. 0.5~1寸 정도 直刺한다.

⑤ **曲池** – 肘關節을 굽혀 橈側 肘窩橫文頭의 陷中. 深刺하는 것이 좋다.

⑥ **足三里** – 膝下 3寸, 脛骨外廉 前脛骨筋과 長趾伸筋 사이. 1~2寸 정도 直刺한다.

⑦ **陷谷** – 足 2趾와 3趾間 本節後 陷中. 內庭穴上 2村. 1寸 정도 直刺한다.

⑧ **公孫** – 足 大趾內側 本節後 1寸 부위. 太白穴 뒤로 1寸. 1寸 정도 直刺한다.

⑨ **上脘** – 巨厥下 1寸, 臍上 5寸 부위. 1~2寸 정도 直刺한다.

⑩ **中脘** – 巨厥下 2寸, 臍上 4寸 부위. 1~2寸 정도 直刺한다.

⑪ **竅陰** – 足 第4趾 外側 爪甲角 1分 부위. 1~2分 정도 直刺한다. 捻轉補瀉(瀉法)로 강하게 자극을 주는 것이 효과가 좋다.

⑫ **承漿** – 下顎의 正中線上에 있다. 下脣緣 下方의 陷凹處. 廉泉穴을 향하여 透刺하는 것이 효과가 좋다.

⑬ **後谿** – 手 第5指 尺側 本節後 陷中. 1寸 정도 直刺한다.

⑭ **束骨** – 足 第5趾 外側 本節後 陷中. 1寸 정도 直刺한다.

⑮ **內關** – 手掌側 腕關節後 2寸의 兩筋(橈側手筋屈筋과 長掌筋) 사이에 取穴한다. 1寸 이상으로 深刺하는 것이 좋다.

⑯ **少府** – 手掌側 第4中手骨과 第5中手骨 사이의 中央에 取穴한다. 透刺하는 것이 효과가 가장 좋다. 손을 옆으로 세워서 손바닥 쪽에서 손등 쪽으로 透刺한다.

⑰ **側三里** – 足三里穴 外側으로 1.5寸에 取穴한다. 1寸 정도 直刺한다. 側三里와 側下三里는 평행되게 침을 놓으면 효과가 좋다.

⑱ **側下三里** – 측삼리혈 아래로 2촌에 취혈한다. 1촌 정도 직자한다. 側三里와 側下三里는 평행되게 침을 놓으면 효과가 좋다.

⑲ **太陽** – 눈썹의 外眼角 中間에서 뒤쪽으로 1寸 陷中. 後頭骨을 향하여 鉛皮刺로 1~2寸 정도 斜刺한다.

⑳ **身柱, 神道, 靈臺, 至陽** – 神柱는 제3흉추 극돌기下, 神道는 제5흉추 극돌기下, 靈臺는 제6흉추 극돌기下, 至陽은 제7흉추 극돌기下에 取穴한다. 이 부위는 위장장애 時에 압통점이 나타나는 부위이다. 刺針보다는 濕附缸을 하면 효과가 좋다.

46. 목디스크의 경우

임상적 특징

목디스크로 내원하는 분들은 항강통(項强痛), 견배통(肩背痛), 팔저림 등을 주로 호소하며, 다른 병원에서 확진을 받고 내원하는 경우도 있고 그렇지 않은 경우도 많다.

손상된 신경에 따라 양상이 다른데, C6의 이상은 엄지손가락 쪽으로 저리고, C7 신경의 이상은 중지 쪽으로 저리고, C8 신경의 손상은 새끼손가락 쪽으로 저리다.

경추를 촉진(觸診)해 보면, 목이 일자(一字)목으로 된 경우가 많고, 견배통이(肩背痛) 심한데, 견갑골 내측통증이 주로 심하다.

간혹 어깨통증을 겸한 경우도 많은데, 회전근개 손상을 겸한 경우가 많다. 목디스크는 통증보다 팔과 손의 저림이 통증보다 더 견디기 힘들다. 주로 야간에 심한 경우가 많다.

한쪽으로 저려오는 경우가 대부분인데 심한 경우는 양측성으로 저려오는 경우도 있다.

몸이 잘 붓는 분들은 저림이나 통증이 더 심하다. 이 경우 전형적인 목디스크 양상으로 저림과 통증이 나타나지 않고 양상이 바뀐다. 즉 한쪽 손가락 부위가 저리지 않고 팔 전체가 저리다든지, 양측 팔전체로 저려오는 경우도 많다. 또한 통증도 한쪽 부위에 국한되지 않고 무겁게 누르듯이 아프면서 양측으로 나타나고, 목이나 어깨통증 전체로 퍼져서 나타난다.

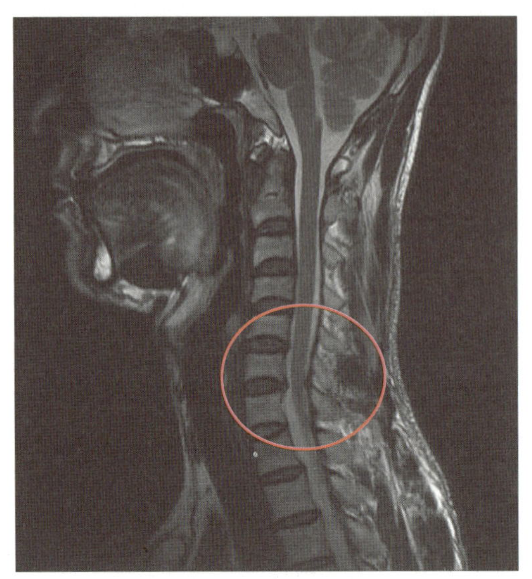

그림 46.1 목디스크 MRI 사진

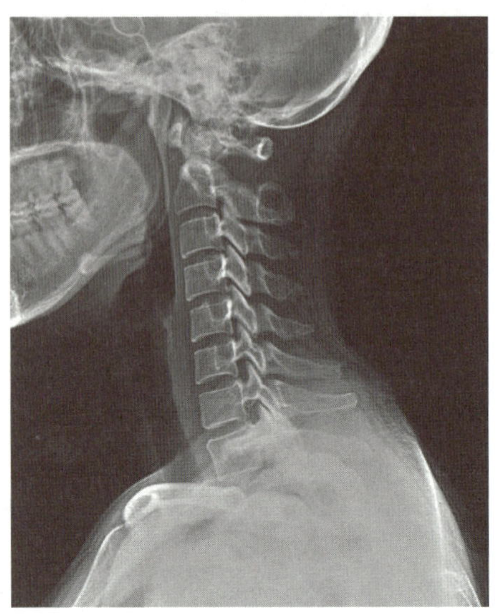

그림 46.2 일자목 X-ray 사진

진단법

일반적인 목디스크 진단법은 목을 뒤로 젖혀서 저려오는 팔 쪽을 향하여 목을 옆으로 틀어보면 팔의 저림을 재현할 수 있다. 이것으로 목디스크를 판정한다(그림 46.3).

하지만 증상이 약하게 온 경우는 이 테스트로 알 수 없는 경우가 많다. 팔저림에 대한 좀 더 세밀한 테스트 방법을 소개하겠다.

① 머리를 뒤로 제쳐본다. 대부분의 목디스크는 뒤로 머리를 제칠 때 통증이 심해진다(그림 46.4).

② 환자의 양손을 반대편 삼각근 부위에 잡게 하고, 머리를 숙이고 등 전체를 앞으로 숙이게 한다. 이것으로 견갑골이 옆으로 빠지게 된다. 그런 다음 견갑골 내측 심부근육군의 압통을 확인한다. 반대편과 비교해 확인하면 더 좋다. 목디스크 출발점은 견갑내측 심부 근육군(견갑거근, 상후거근, 능형근)이다. 이 근육군이 목뼈를 뒤로 잡아당기는 역할을 하기 때문이다. 그래서 모든 낙침(落枕)환자는 이 근육군 부터 문제가 생긴다(그림 46.5).

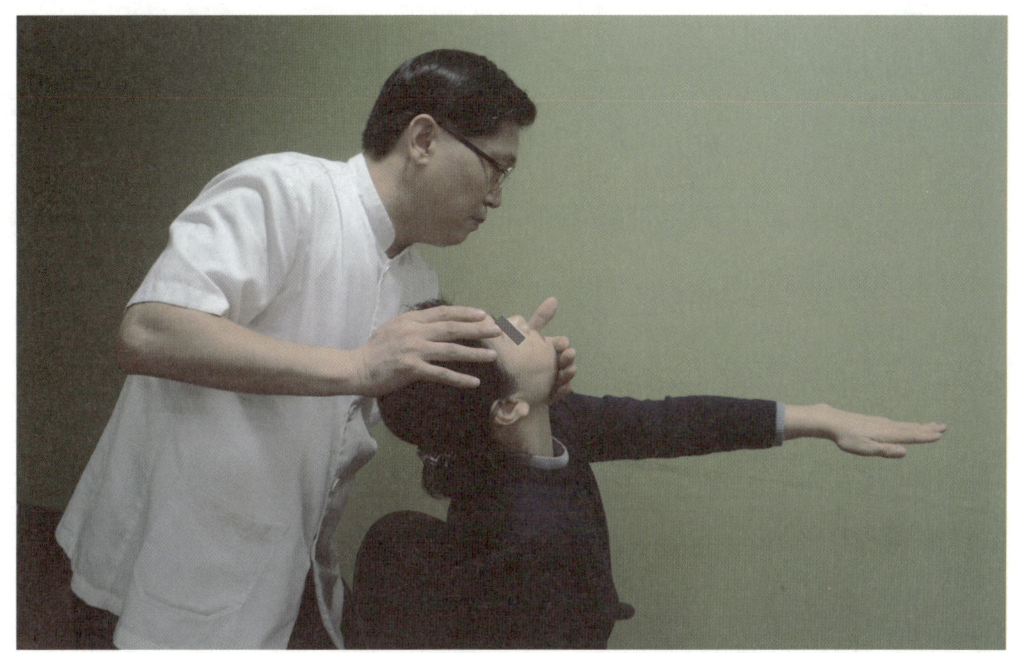

그림 46.3 경추를 과회전시켜 테스트 하는 방법

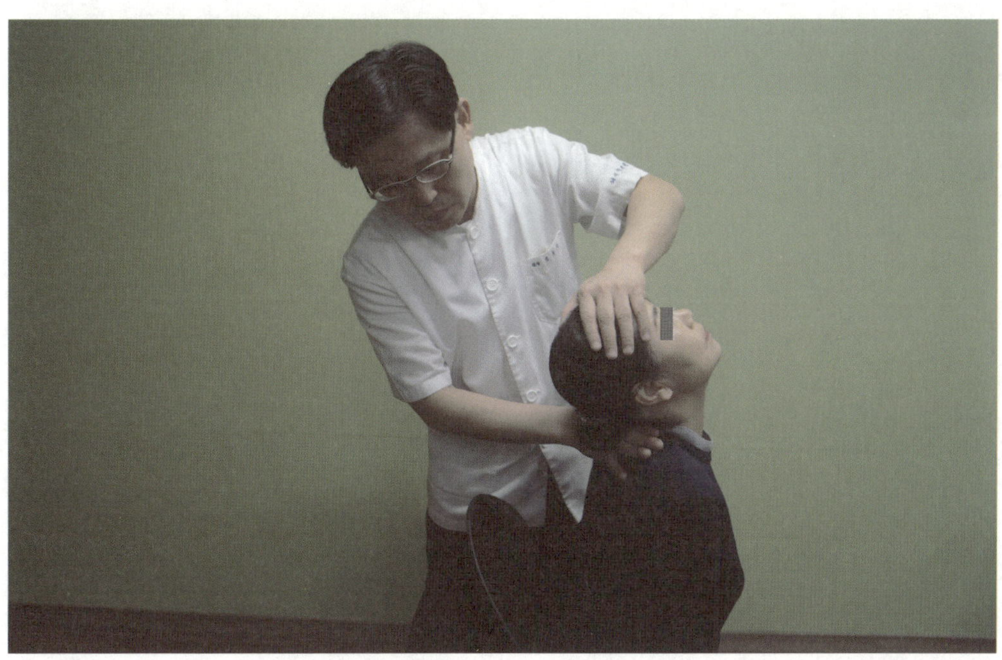

그림 46.4 경추를 과신전시켜 테스트하는 방법

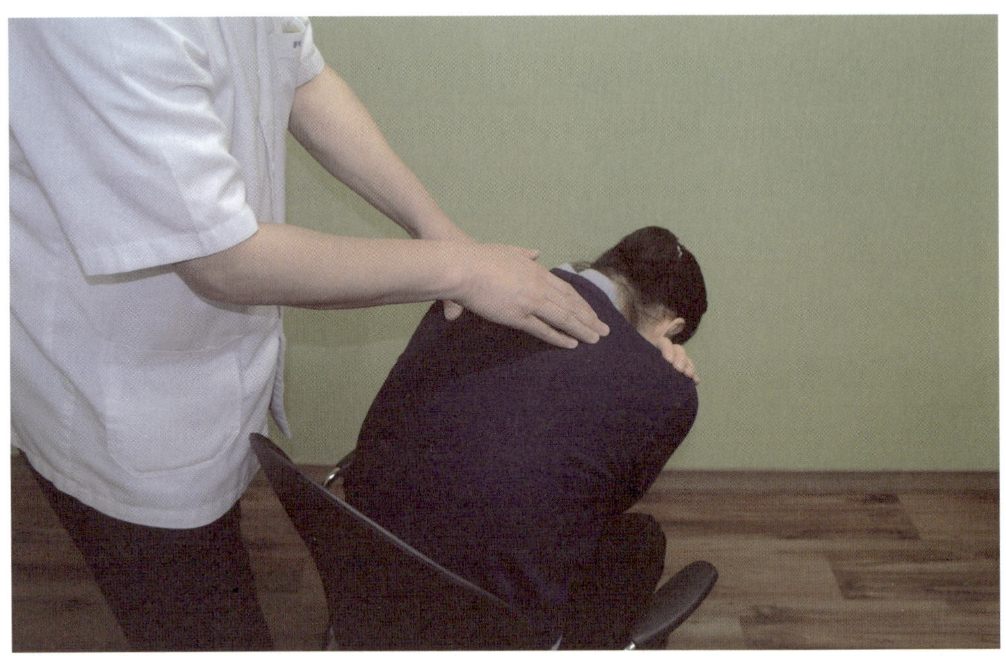

그림 46.5 견갑골 내측 근육군의 압통을 확인하는 방법

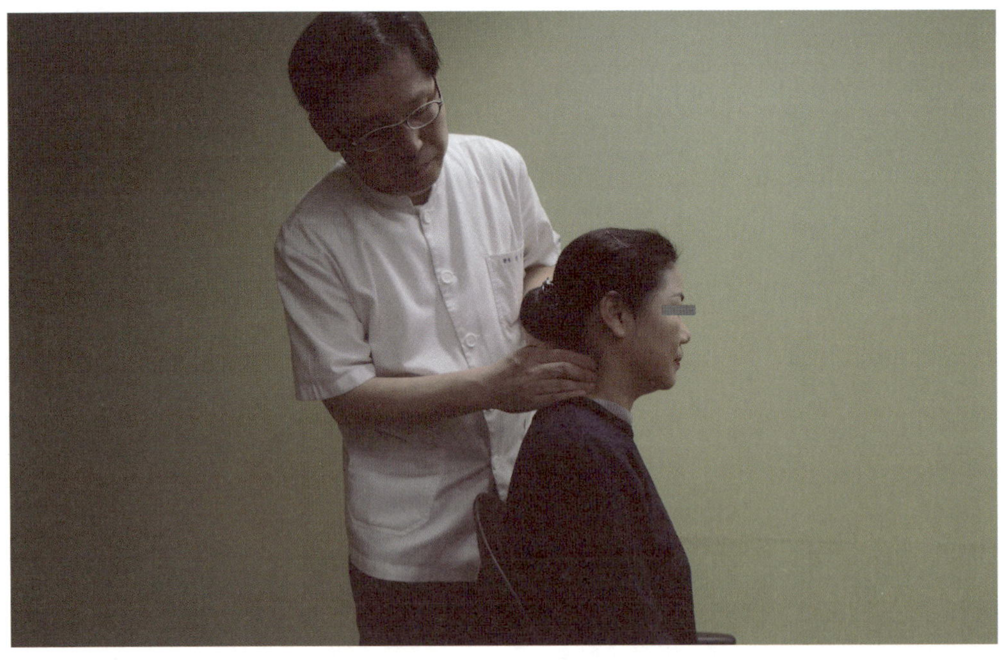

그림 46.6 사각근의 압통을 확인하는 방법

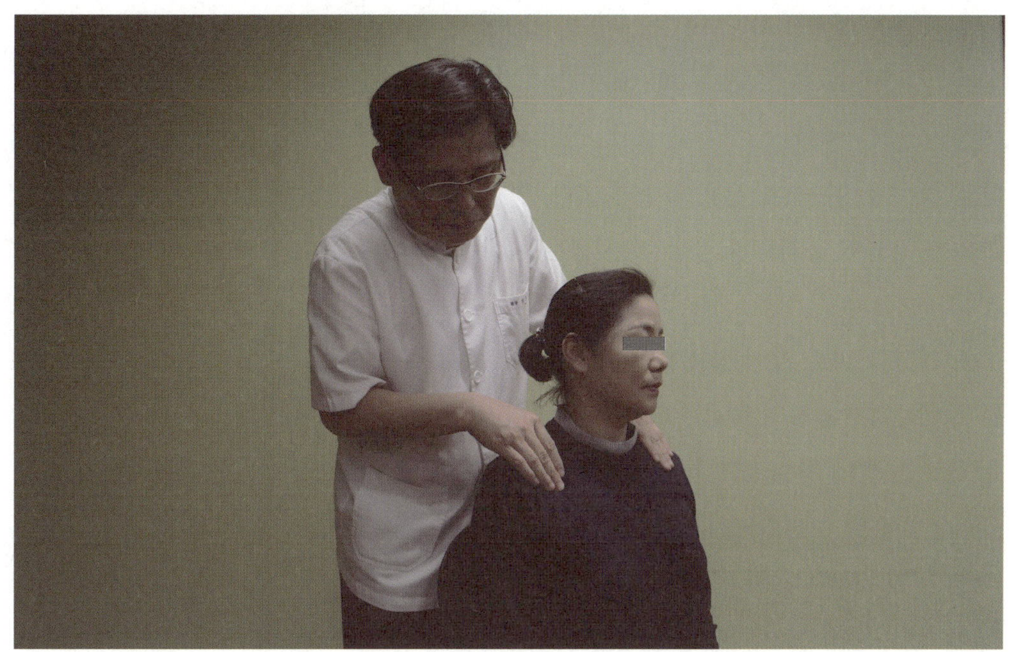

그림 46.7 소흉근의 압통을 확인하는 방법

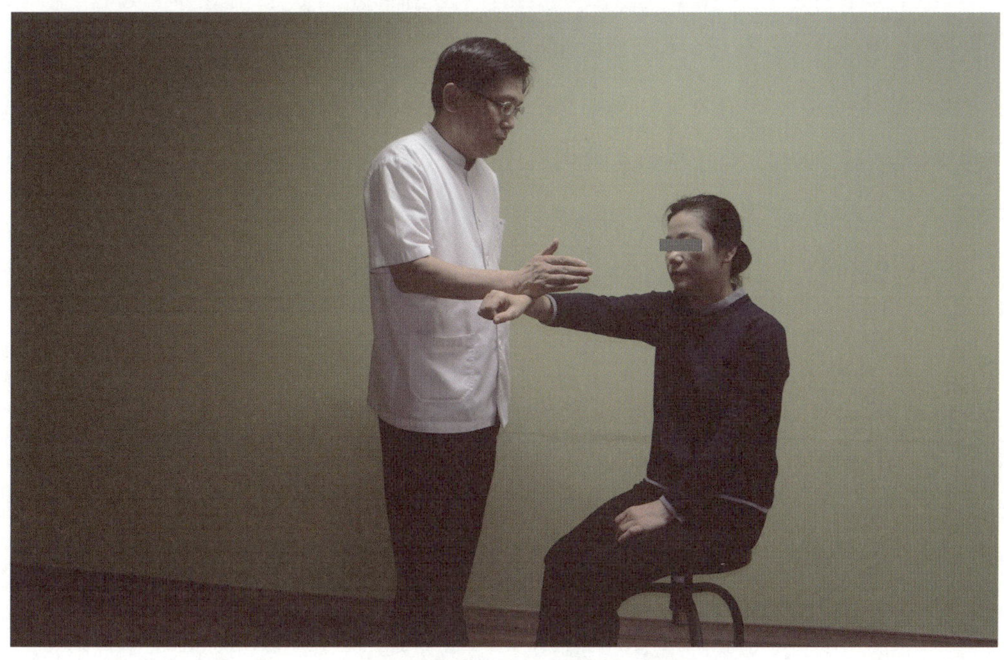

그림 46.8 팔의 근력을 확인하는 방법

③ 양측 측면에서 사각근의 압통을 확인해 본다. 환자를 의자에 앉힌 상태에서 환자의 뒤로 가서 양측 사각근을 만져 보면 팔이 저려오는 쪽의 사각근 압통이 심해진다(그림 46.6).

④ 양측 소흉근의 압통을 확인해 본다. 환자를 바로 누인 상태에서 양측 운문(雲門)혈 부위를 지긋이 눌러보면 팔이 저린 경우는 한쪽의 압통이 반대쪽 보다 심하게 나타날 것이다(그림 46.7).

⑤ 환자를 바로 앉힌 상태에서 환자에게 주먹을 쥐고 팔을 곧게 펴게 하고 손등부위를 눌러 본다. 환자의 팔을 누르면서 내려가지 않게 버티게 해야 한다. 이때 문제가 있는 경우는 팔에 힘이 빠지고 어깨에서 통증을 호소할 것이다. 이것은 회전근개의 손상 유무를 판단하는 방법인데, 팔저림 환자 중에서 이 테스트에서 양성으로 나타나는 경우가 많이 있다(그림 46.8).

원인

교통사고나 각종 사고 등으로 경추에 직접적인 타격이 가해져서 경추가 아탈구되고 이것으로 경추신경을 압박하여 나타난다. 운전이나 장시간 컴퓨터를 하는 등 오래 앉아서 일하면서 경추가 삐뚤어져서 목디스크가 오는 경우도 있다. 또 드릴 작업이나 손을 뻗어서 무거운 물건을 많이 드는 경우에도 올 수 있다.

치료방법

원위취혈법

앉은 자세로 다리를 펴게 하고, 양측의 後鷄, 束骨, 側三里, 側下三里, 曲池, 太衝 承漿(透刺) 등을 자침하고 동기침법(動氣鍼法)으로 목을 움직이게 한다. 상지저림에는 건측의 三焦正格[臨泣, 中渚(補), 通谷, 液門(瀉)] 이나, 膽正格[通谷, 俠谿(補), 商陽, 竅陰(瀉)], 혹은 厲兌(補) 등을 겸하면 좋다. 留鍼은 20분 정도 한다.

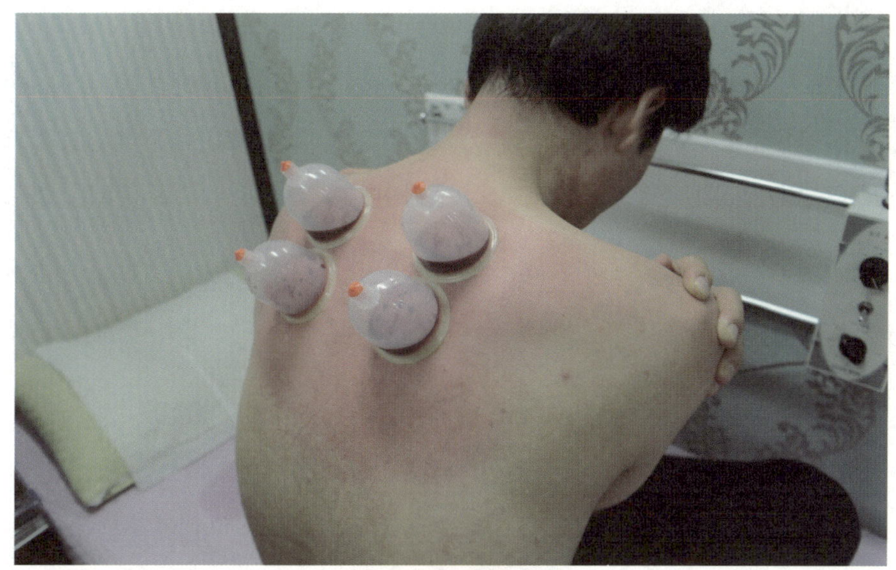

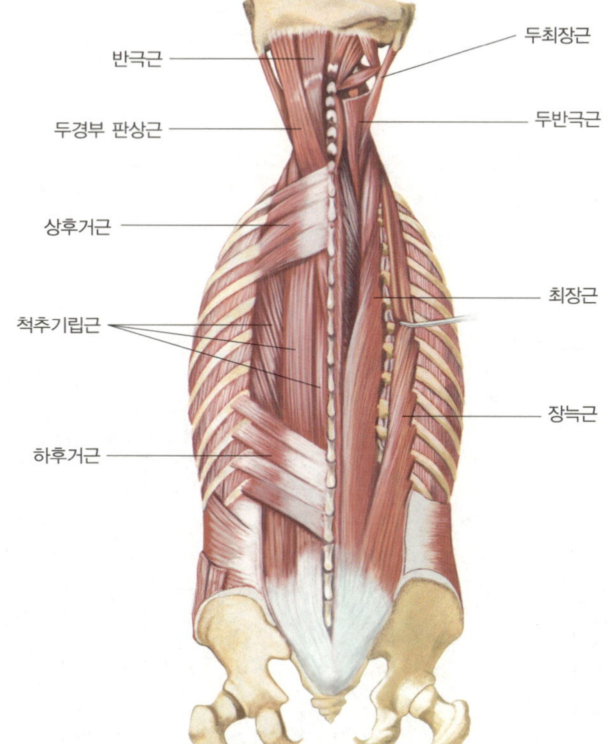

그림 46.9 견갑골 내측에 부항하는 방법. 교통사고나 낙침 등으로 다쳤을 때, 앉아서 환자의 손을 양측 팔부위에 대게하고 (그래야 견갑내측 근육들이 노출된다) 견갑내측에 부항을 하면 효과가 좋다.

근위취혈법

앉은 자세로 환측(患側)의 견갑거근, 상후거근, 능형근 부위에 나란히 濕附缸(2~3개)을 하면 통증이 정리되고 고유의 양상으로 나타나며, 그런 다음 이 근육군의 압통점(TP)와, 風池, 風府, 天柱, 啞門, 경추부의 夾脊穴 등에 자침한다(그림 46.9 참조). 留鍼은 15~20분 정도 한다.

침구 혈위

① **後谿** – 手 第5指 尺側 本節後 陷中. 1寸 정도 直刺한다(그림 46.10).

② **束骨** – 足 第5趾 外側 本節後 陷中. 1寸 정도 直刺한다(그림 46.11).

③ **側三里** – 足三里穴 外側으로 1.5寸에 取穴한다. 1寸 정도 直刺한다(그림 46.12).

側下三里 – 측삼리혈 아래로 2촌에 취혈한다. 1촌 정도 직자한다.

側三里와 側下三里는 평행되게 침을 놓으면 효과가 좋다(그림 46.12).

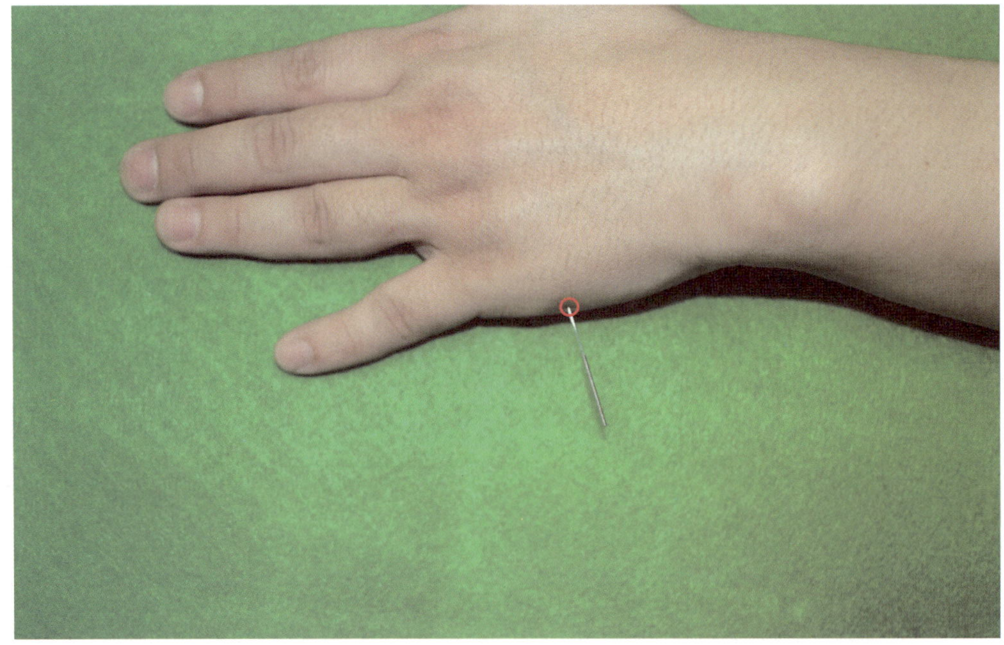

그림 46.10 후계

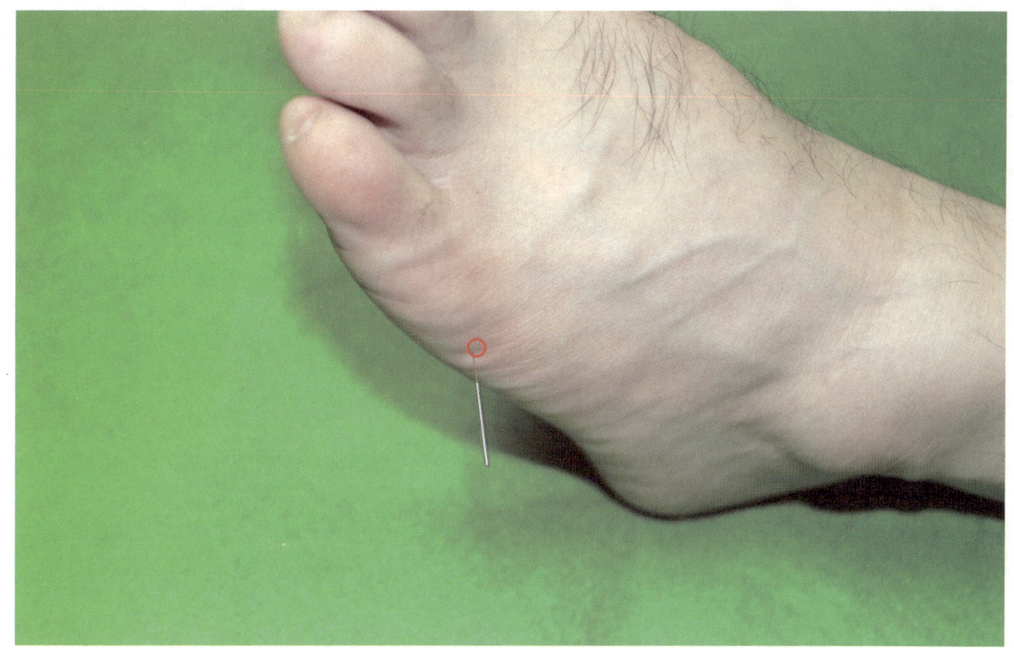

그림 46.11 속골

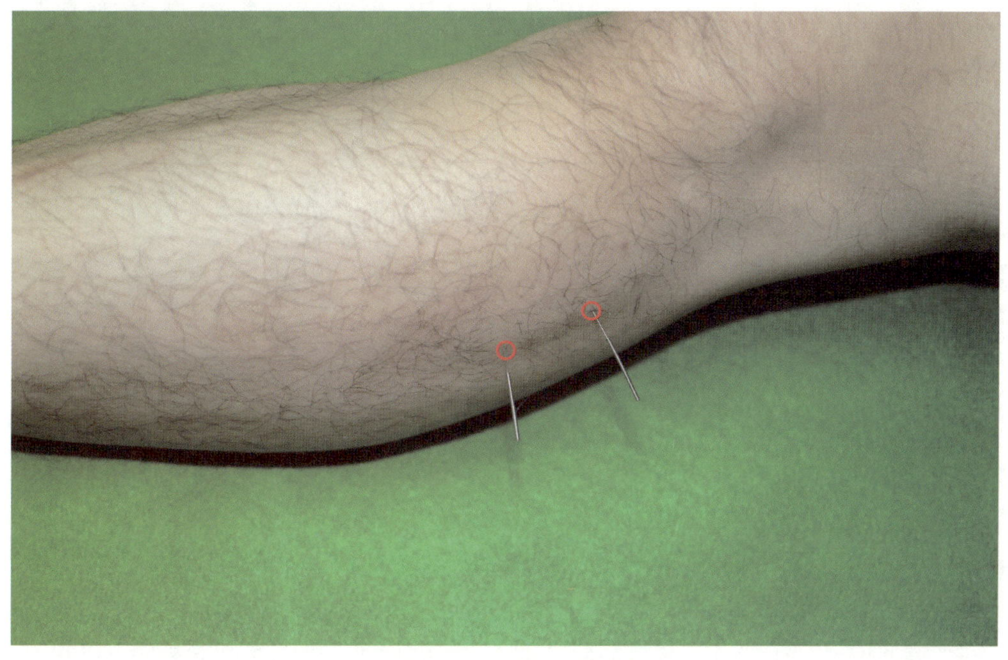

그림 46.12 측삼리 측하삼리

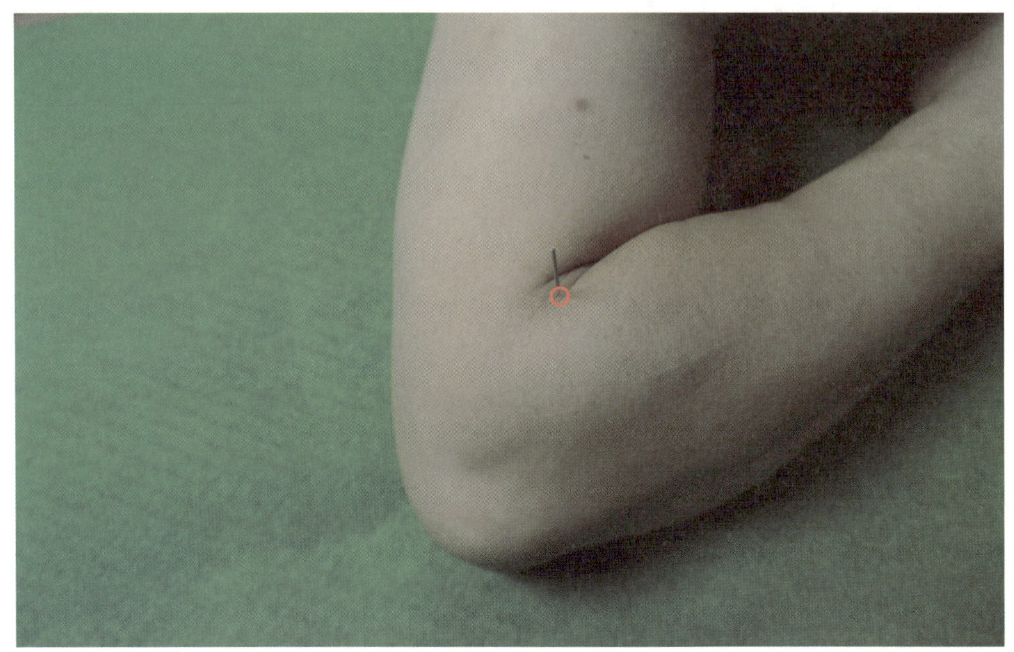

그림 46.13 곡지

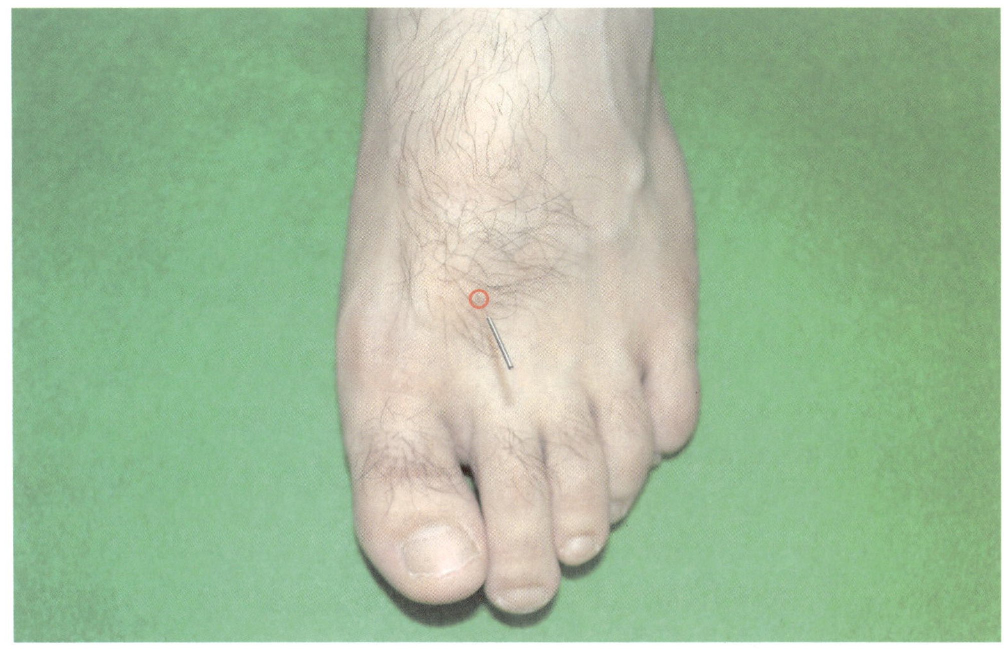

그림 46.14 태충

④ **曲池** – 肘關節을 굽혀 橈側 肘窩橫文頭의 陷中. 深刺하는 것이 좋다(그림 46.13).

⑤ **太衝** – 第1趾와 第2趾의 接合部에서 1.5~2寸 上方(그림 46.14).

⑥ **承漿** – 下顎의 正中線上에 있다. 下脣緣 下方의 陷凹處. 廉泉穴을 향하여 透刺하는 것이 효과가 좋다(그림 46.15).

⑦ **三焦正格** [臨泣, 中渚(補), 通谷, 液門(瀉)](그림 46.16~46.17)

臨泣 – 足背部에서 第4趾와 第5趾의 本節後間 陷中. 俠谿에서 1.5寸 거리에 위치.

中渚 – 手背部에서 第4指와 第5指 本節後 1寸 陷中에 위치.

通谷 – 第5趾 外側 本節前 陷凹處에 위치.

液門 – 手背部에서 第4指와 第5指 岐骨間 赤白肉祭의 陷中.

⑧ **膽正格** [通谷, 俠谿(補), 商陽, 竅陰(瀉)](그림 46.18~46.19)

通谷 – 第5趾 外側 本節前 陷凹處에 위치.

俠谿 – 足 第4,5趾 岐骨間 本節前 陷凹處.

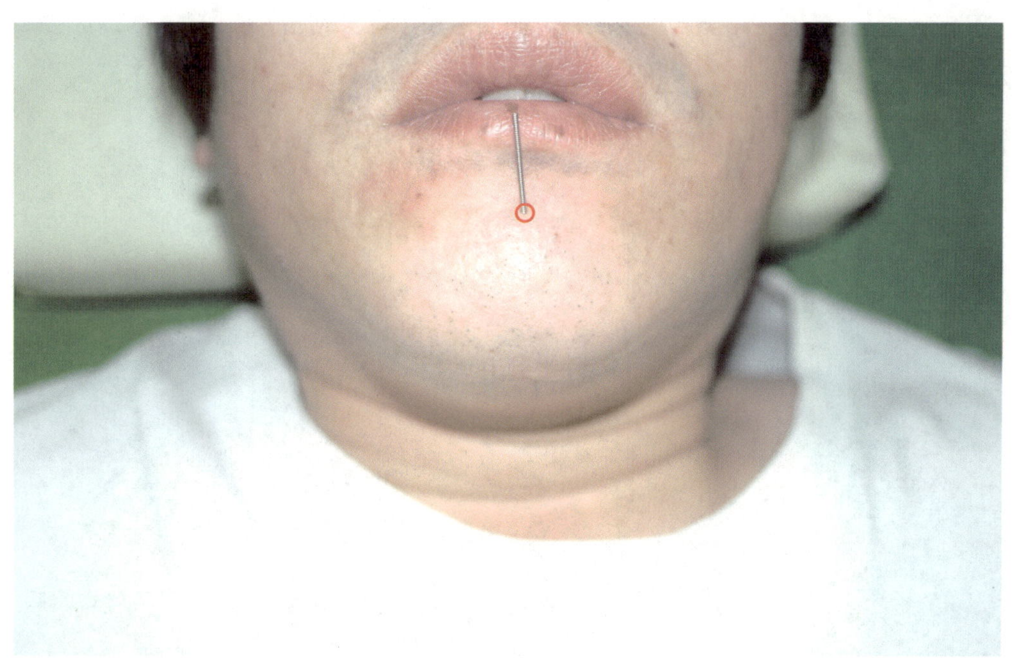

그림 46.15 승장(透刺)

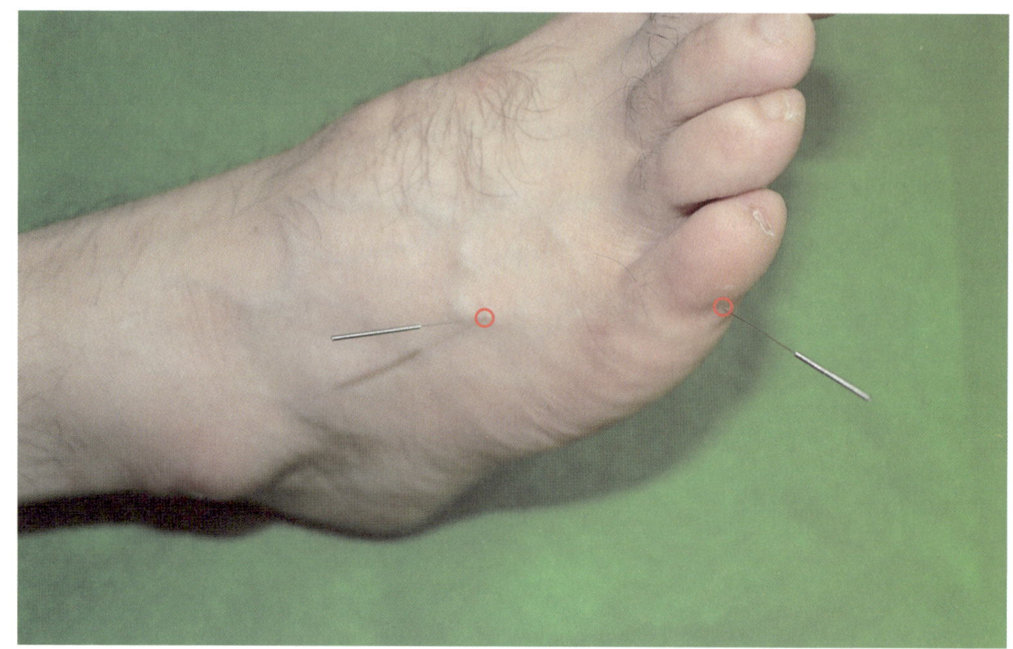

그림 46.16 임읍 통곡

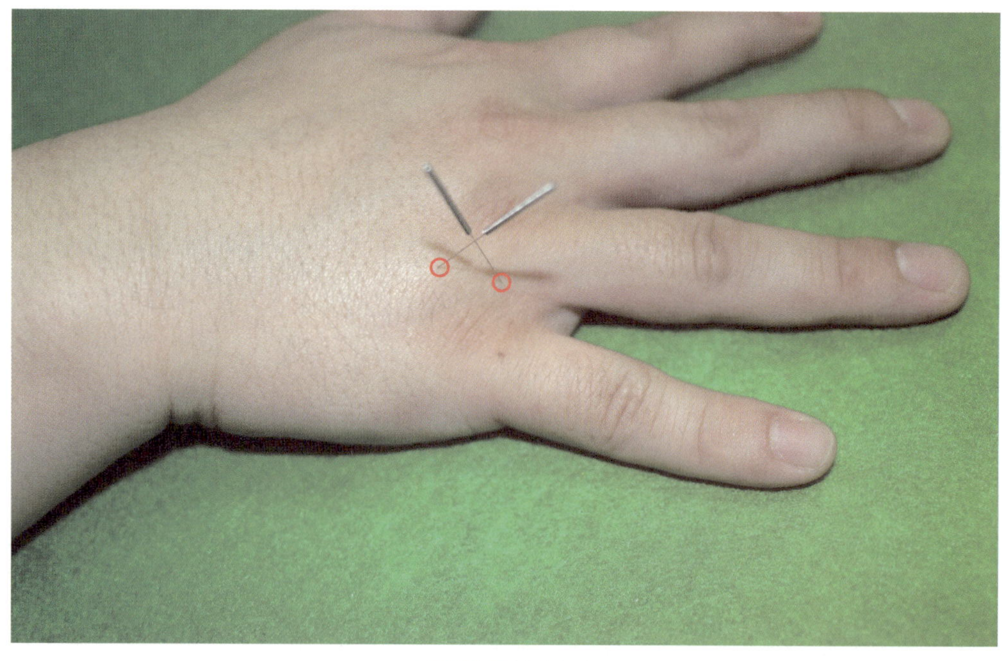

그림 46.17 액문 중저

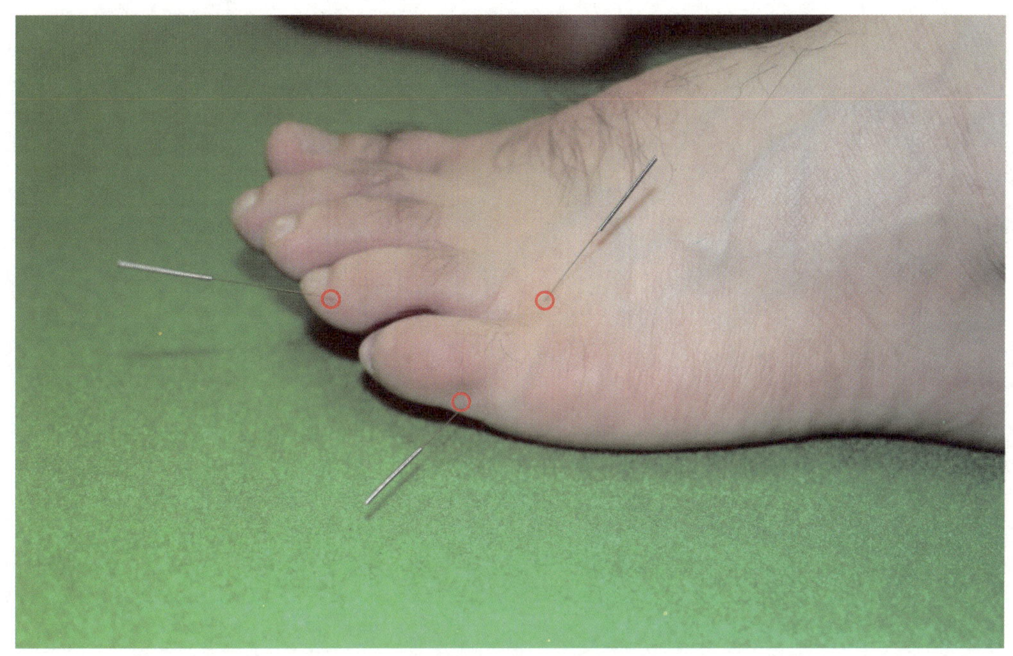

그림 46.18 규음 협계 통곡

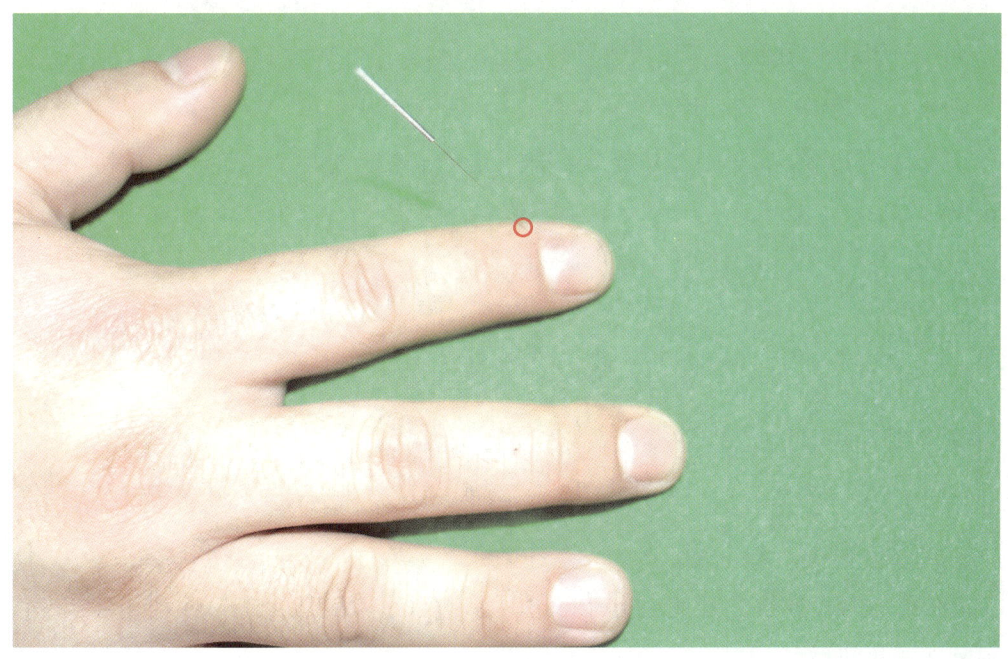

그림 46.19 상양

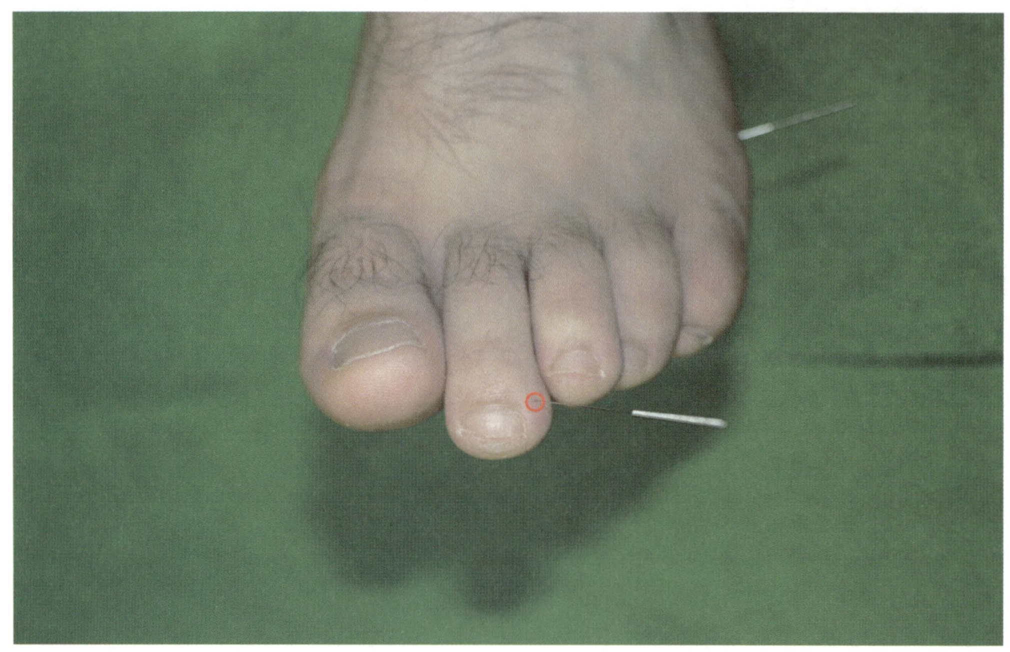

그림 46.20 여태

商陽 – 第2指內側(橈側) 爪甲角에서 1分處.

竅陰 – 足 第4趾 外側 爪甲角 1分 부위.

⑨ **厲兌** – 足 第2趾 外側 爪甲角 1分 부위. 九六補瀉로 강하게 補하는 것이 좋다(그림 46.20).

예후

1~2주 이내에 발병하여 항강통, 견배통, 간헐적인 상지저림을 호소하는 경우는 2주 이내 치료 가능하다.

4주 이상 경과되었고 상지저림이 심하나, 처음 치료에서 저림증상이 호전이 되면 4주 정도의 치료를 하는 것이 좋다.

오래되고 상지저림이 어떠한 침자극으로 그 자리에서 반응이 없거나 약하다면 8주 이상 치료해야 한다.

생활에서 주의사항

무거운 물건을 드는 것은 삼가는 것이 좋다. 의자나 바닥에 오래 앉아 있는 것도 삼가는 것이 좋다. 목에 충격을 주는 것도 조심해야 한다. 목디스크가 심한 경우 경추 교정술을 했을 때 증상이 더 심해지는 것을 간혹 본다. 급성기에는 침만 놓고 증상이 경감된 뒤에 추나치료를 하는 것이 좋다.

① 정확한 진단을 통한 침 치료가 병행되어야 한다.

② 목에 무리가 없도록 한다.

- 목디스크가 있다면 목을 갑자기 돌리거나 무리하게 꺾는 등의 동작이나 손을 뻗은 상태에서 무거운 물건을 드는 자세를 삼가야 한다.
- 컴퓨터의 모니터는 눈높이와 수평이 되도록 사용한다.
- 책을 볼 때는 독서대를 사용한다.
- 장시간 운전을 하거나 고개를 들고 위를 쳐다보는 자세를 피한다.
- 장바구니나 무거운 물건을 오래 들지 않는다.

③ 목디스크 치료기간 동안에는 소화가 잘되도록 한다.

- 소화가 잘되는 담백한 음식 위주로 섭취한다. 잘못된 음식섭취는 부종을 유발하고 이로 인해서 저림 증상이 심해진다.
- 한두 잔의 음주는 혈액순환에 도움이 되나 과음은 절대 금물이다.

④ 목디스크 치료 중에는 무리한 운동과 과로는 금물이다.

- 몸이 피곤하게 되면 자연치유력이 떨어지므로 치료 중에는 과로하지 않도록 해야 한다.
- 오래 앉아 있거나 힘든 일을 하거나 무거운 것을 절대 들지 않도록 한다.
- 축구나 족구 등 머리에 충격을 가할 수 있는 운동은 절대 금해야 한다.

⑤ 목디스크 치료 중에는 신경을 너무 쓰지 않는 것이 좋다.

- 지나친 스트레스는 목의 근육을 뭉치게 하여 경추에 무리를 주고 불면을 초래하게 된다. 스트레스 요인을 최대한 멀리하고 숙면을 취해 목의 긴장을 풀어주어야 한다.

⑥ 베개 높이가 잘 맞지 않을 때 목의 근육이 긴장하거나 당기는 증상이 나타난다.

• 편안한 잠자리와 목 건강을 위한 베개의 높이는 일반적으로 약 6~8cm가 적당한데, 이것이 의학적으로 목이 가장 편안한 자세이다. 베개의 탄력은 쌀자루를 베는 느낌의 감도가 가장 적합하다. 너무 푹신하거나 딱딱한 것, 베개를 베지 않는 것은 좋지 않다. 딱딱한 바닥보다는 침대생활을 하는 것이 좋다.

⑦ 병의 재발을 막고 빠른 쾌유를 위해서는 침 치료와 함께 한약치료를 병행하는 것이 좋다.

47. 오십견의 치료법

개요

오십견은 동결견이라고도 하며, 유착성 관절낭염, 석회화 건염이라고도 한다. 양방에서는 정식 병명으로 인정하지 않으니 유의해야 한다.

어깨가 뒤로 안돌아가기 시작하여 옆으로도 안 올라가고 나중에는 앞으로도 올리기 힘들다. 손을 앞으로 뻗어서 물건을 들거나 힘을 쓰면 통증이 심하게 오고 힘이 빠진다. 야간에 통증이 심한 것이 일반적인데, 오십견이라도 야간통증이 없는 경우도 간혹 있다.

회전근개 손상(특히 견갑하근)을 겸하여 있기 때문에 겨드랑이 부위를 눌러보면 압통이 심하다. 이곳으로 회전근개에 손상이 생긴 것을 확인할 수 있다.

치료법

1단계 치료법

첫째 단계에서는 겨드랑이 부위의 견갑하근의 압통을 확인하고 이곳의 염증을 없애는데 중점을 두는 것이 좋다. 이곳의 염증이 소실되면 우선 팔에 힘이 생긴다. 그래서 조금만 들어 올려도 팔에 힘이 빠져버리고 의사가 환부의 팔을 누르면서 올려 보라고 하면 팔을 들어 올리지 못한다. 그리고 이 부위의 염증 때문에 환부 쪽으로 눕지 못한

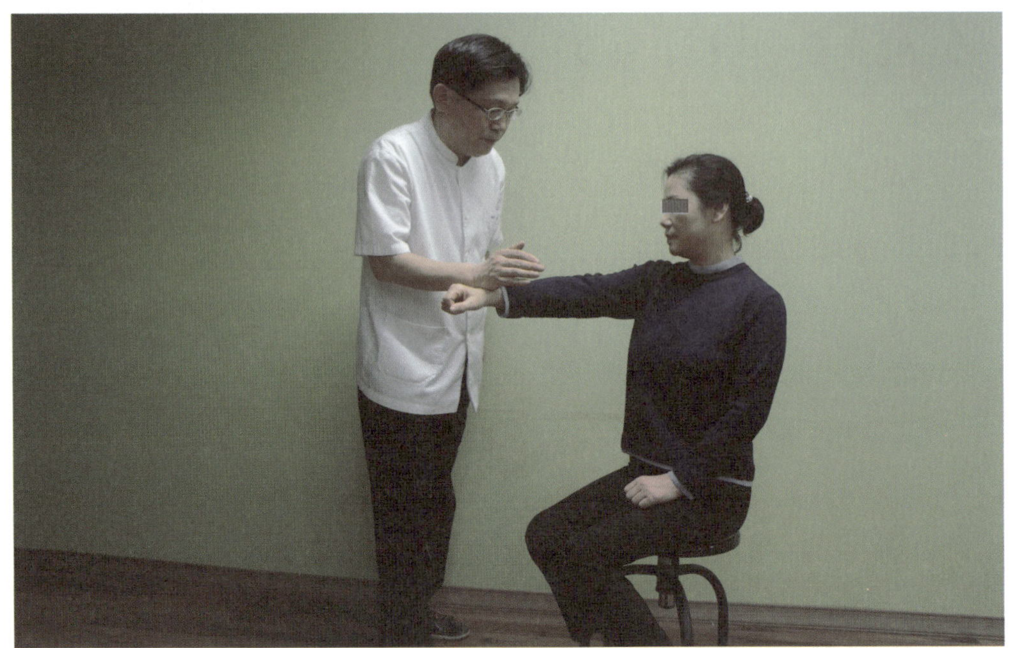

그림 47.1 오십견의 테스트 방법

다. 그래서 야간통증이 엄청 심하게 온다.

1단계 치료에서는 이러한 상지무력 증상과 야간 통증을 제거하는데 중점을 두고 치료하는 것이 좋다.

먼저 患側의 전, 중, 후부의 인대부위에 습부항을 한 다음, 健側의 腎關, 側三里, 側下三里, 上巨墟, 下巨墟, 淸溪, 尺松, 通谷, 後谿 등에 자침한다. 특히 腎關이나 通谷에는 강자극을 하는 것이 효과적이다. 자침 후 動氣針法으로 환자의 患部를 움직이게 한다. 이것이 회전근개 처치법이다. 건측에 회전근개 처치법을 자침 후 환부의 아시혈이나, 극상근, 극하근, 소원근, 삼각근의 부위에 해당하는 환부 경혈, 즉 肩髃, 肩臑, 天井, 肩髎, 臑俞, 秉風, 天宗, 肩貞, 巨骨 등에 자침하기도 한다. 아픈 부위에 습식 부항을 먼저 하는 이유는 주변부의 작은 통증들을 먼저 제거하기 위해서이다.

회전근개의 염증을 감소시키고 어깨에 힘이 붙게 하는 치료이다. 이 치료 후 야간통증이 많이 감소하여 환자 분들이 통증 때문에 잠을 못 이루는 것이 호전된다.

심하지 않은 오십견은, 1주 정도 치료하면, 올릴 때 통증은 있지만 야간에는 편하게 잘 수 있을 것이다. 심한 경우도, 2주 정도 치료하면, 어깨에 힘이 생기면서 야간에 통증 때문에 깨는 횟수가 1/3이하로 줄어들 것이다.

자침 후 침 효과가 나타났는지 즉시 확인해 보는 것이 좋다. 환자에게 환측 팔을 앞으로 뻗게 하고 의사가 팔을 눌렀을 때 이것을 버티게 해보면, 침이 효과가 났을 때는 팔에 힘이 생긴다.

2단계 치료법

회전근개 처치법을 계속 자침하면서 환자의 통증 양상을 확인한다. 야간 통증이나 어깨에 근력저하는 호전이 되지만, 그 이후 앞쪽 또는 뒤쪽에서 통증이 나타난다. 견갑골 위쪽이나 내측에서도 통증이 나타나는데 이것을 치료한다.

어깨 관절은 90°까지 움직일 때는 견관절만으로 움직일 수 있다. 그래서 심하지 않은 오십견은 위의 회전근개 처치법으로도 통증의 치료가 가능하다. 하지만 90°~180°로 움직일 때는 견갑관절이 움직여야 어깨가 올라갈 수 있다. 이때의 움직임은 견관절과 견갑관절이 2:1의 비율로 움직이다. 따라서 심한 오십견은 견관절이 석회화되어 굳어졌을 뿐만 아니라, 견갑관절도 같이 굳어져서 문제가 생긴 경우이다.

그러므로 치료에 있어서도 견관절을 풀어 주면서 반드시 견갑관절도 같이 풀어 주어야 치료가 잘될 것이다. 임상에서 보면 여기에 뒷목의 문제까지 겸해서 온 경우도 많다. 이 3가지 문제(견관절, 견갑관절, 경추)를 같이 해결해야 심한 오십견을 치료할 수 있다.

따라서 치료에서도 견관절만의 문제에서 좀 더 확대하여 치료하는 것이 좋다.

회전근개 처치법(健側의 臂臑, 側三里, 側下三里, 上巨墟, 下巨墟, 淸溪, 尺松, 通谷, 後谿)에 小腸正格[臨泣, 後谿(補), 通谷,前谷(瀉)], 三焦正格[臨泣, 中渚(補), 通谷,前谷(瀉)] 등을 겸하여 자침한다.

심한 경우 사각근 처치법을 병용하여도 효과가 좋다.

견갑골 통증부위나 견갑골 내측부위 즉 견갑거근과 능형근에 습부항을 하여도 좋다.

患部의 經穴도 사용할 수 있는데, 3가지로 나누워서 생각해 볼 수 있다. 견관절 주변 경혈(肩髃, 肩臑, 天井, 肩髎, 臑俞, 肩貞, 巨骨 등), 견갑관절 주변 경혈(秉風, 天宗, 曲垣 등), 경추 주변 경혈(風府, 風池, 天柱, 啞門 등)이다.

1단계로 어깨 주위의 심한 통증은 제거한 상태에서, 2차성 또는 주변부의 통증들을 제거하는 단계이다.

침구 혈위

① **腎關** – (董氏鍼) 일명 天皇副穴. 陰陵泉에서 直下로 2.5寸에 위치(그림 47.2).

② **側三里** – (董氏鍼) 足三里穴 外側으로 1.5寸에 取穴(그림 47.3).

③ **側下三里** – (董氏鍼) 側三里穴 아래로 2寸에 취혈. 側三里와 側下三里는 평행되게 침을 놓으면 효과가 좋다(그림 47.4).

④ **上巨墟** – (12經穴) 足三里에서 直下로 3寸에 위치. 膝下에서 6寸(그림 47.4).

⑤ **下巨墟** – (12經穴)上巨墟에서 直下로 3촌에 위치. 足三里에서 6寸(그림 47.4).

⑥ **清溪** – (經外奇穴) 上巨虛와 下巨虛의 사이 중간 지점(그림 47.4).

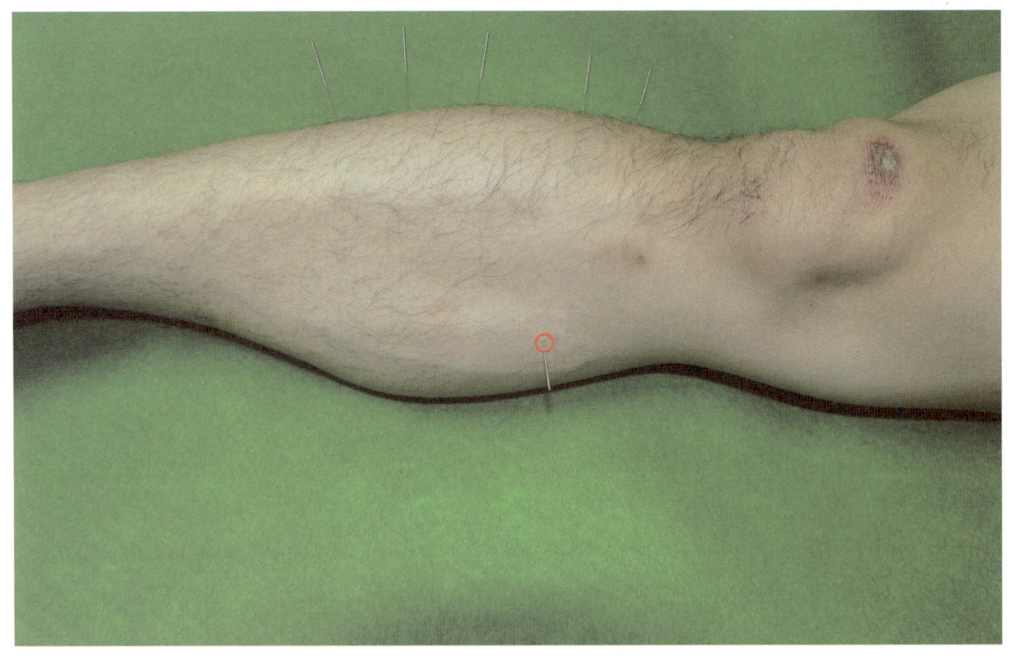

그림 47.2 신관

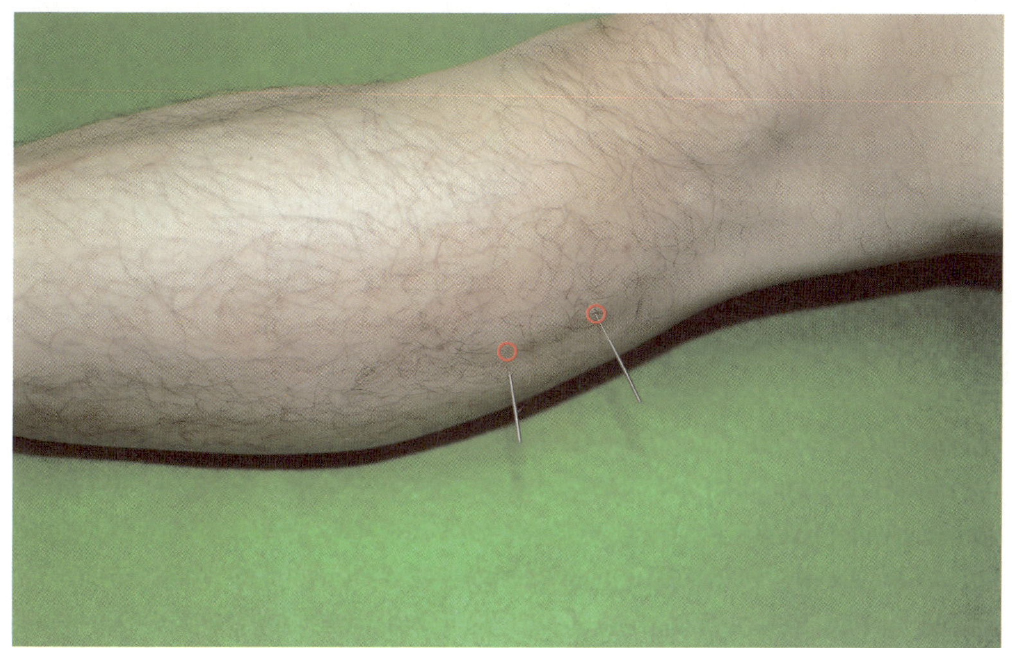

그림 47.3 측삼리 측하삼리

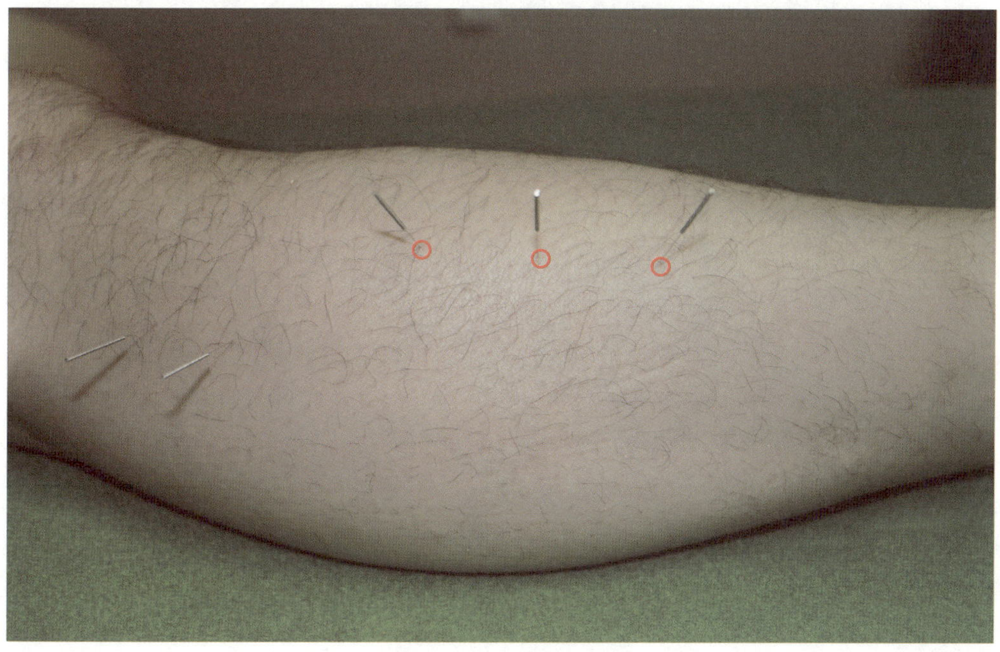

그림 47.4 상거허 청계 하거허

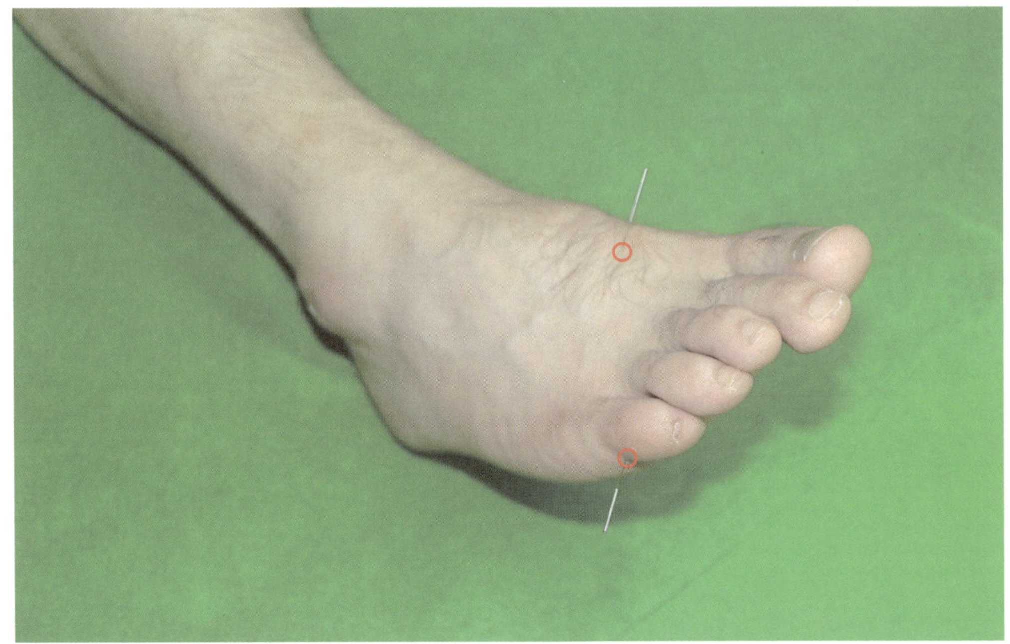

그림 47.5 척송 통곡

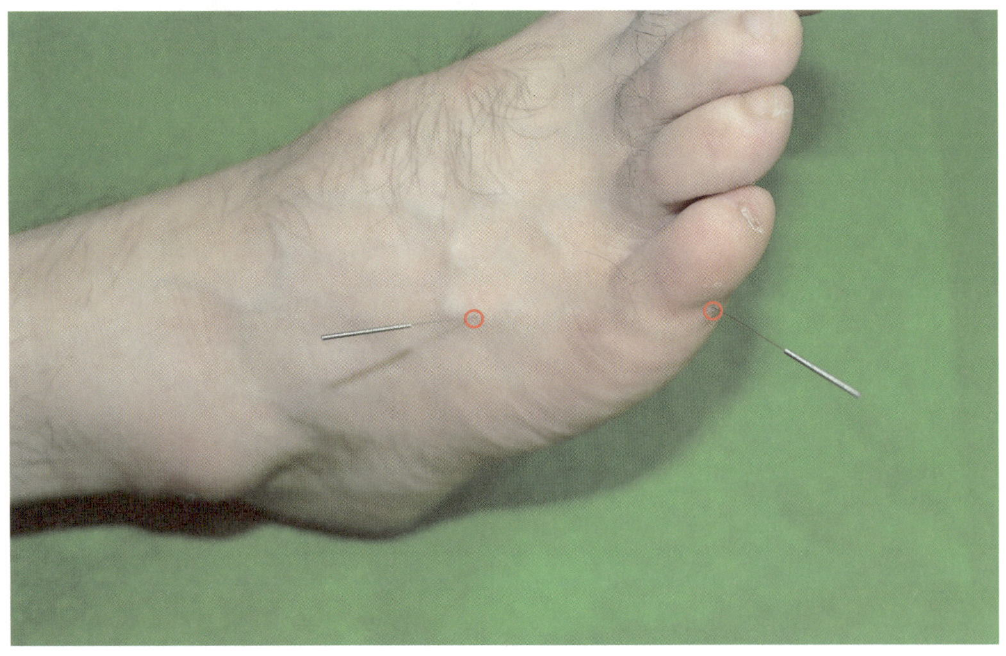

그림 47.6 임읍 통곡

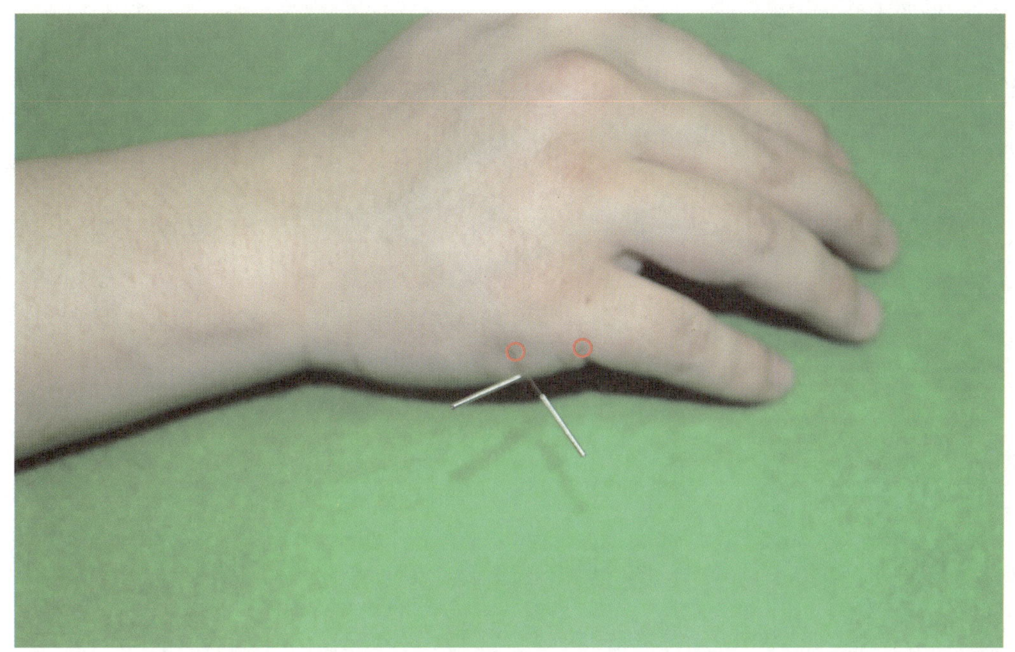

그림 47.7 후계 전곡

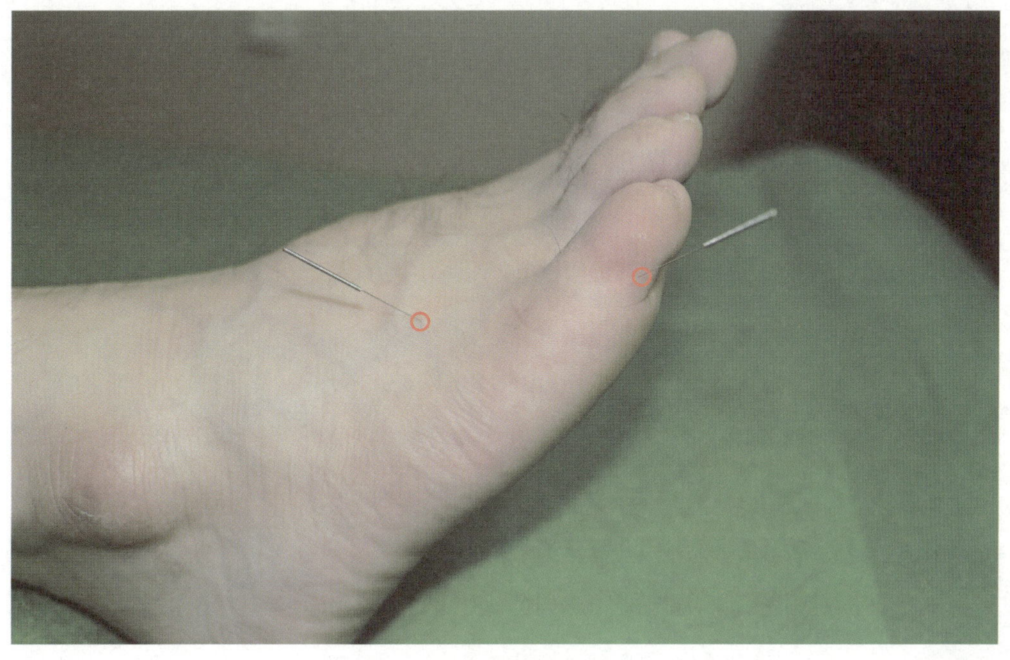

그림 47.8 임읍 통곡

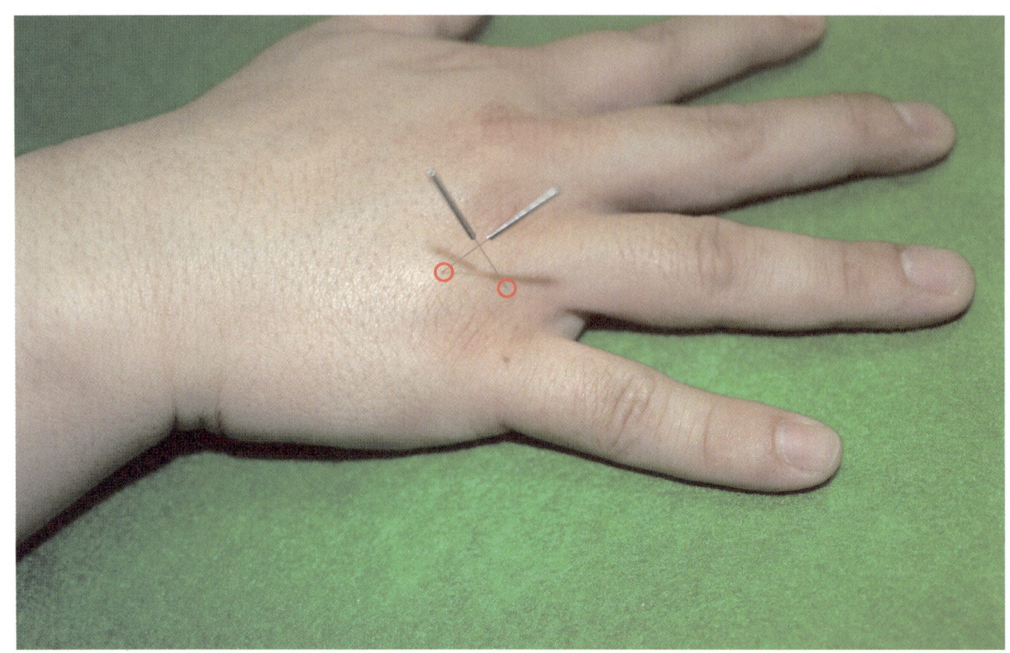

그림 47.9 액문 중저

⑦ **尺松** – (經外奇穴) 太衝에서 위로 5分 지점(그림 47.5).

⑧ **小腸正格** [臨泣, 後谿(補), 通谷,前谷(瀉)](그림 47.6~47.7)

通谷 – 第5趾 外側 本節前 陷凹處에 위치.

後谿 – 手 第5指 尺側 本節後 陷中. 1寸 정도 刺鍼한다.

臨泣 – 足背部에서 第4趾와 第5趾의 本節後間 陷中. 俠谿에서 1.5寸 거리에 위치.

前谷 – 手 第5指 尺側 本節前 赤白肉祭 陷中

⑨ **三焦正格** [臨泣, 中渚(補), 通谷, 液門(瀉)](그림 47.8~47.9)

臨泣 – 足背部에서 第4趾와 第5趾의 本節後間 陷中. 俠谿에서 1.5寸 거리에 위치.

中渚 – 手背部에서 第4指와 第5指 本節後 1寸 陷中에 위치.

通谷 – 第5趾 外側 本節前 陷凹處에 위치.

液門 – 手背部에서 第4指와 第5指 歧骨間 赤白肉祭의 陷中.

예후

오십견이 한 달 이내에 발병하였고, 팔이 등 뒤쪽으로 갈 때만 아픈 경우는 치료가 비교적 용이하다. 3주~4주 이내로 치료가 가능하다.

오십견이 3달 이상 되었고, 팔이 등 뒤쪽, 옆쪽, 앞쪽으로 모두 가지 못 할 때는 치료가 기본이 한 달이며, 2달 이상 잡고 치료를 해야 한다. 오십견이 온 상태에서 무리하게 일을 하거나 운동을 하다가 다시 다쳐서 오는 경우가 흔하다. 이런 경우 치료 경과가 배 이상 더 소요될 수 있다. 환자에게 미리 얘기를 해 주고 주의를 당부해야 한다.

생활의 주의사항

① 아픈 부위를 따뜻하게 한다. 예를 들어 목욕탕에 가시든 핫팩을 자주 하시든 아픈 부위를 차지 않도록 한다.

② 아침, 점심, 저녁으로 10~20분씩 팔 돌리기를 한다. 겸하여 팔꿈치를 굽힌 상태에서 주먹을 바깥쪽으로 뻗는 동작도 좋다.

③ 무거운 물건을 들지 않고, 칼질은 절대로 하지 않는다. 손을 뻗은 상태에서 물건을 들면 다시 다칠 수 있다. 오십견이 온 상태에서, 다시 어깨를 다치면 병의 치료가 아주 힘들다.

④ 철봉, 평행봉 등 매달리기를 하는 것과 아령을 드는 근력운동은 절대로 하면 안 된다.

⑤ 오십견은 어깨가 굳어지는 병이다. 치료가 다른 어깨질환에 비해서 빠르지 않다. 천천히 여유를 두고 치료를 한다.

⑥ 술을 마시면 통증이 더욱 심해진다. 한두 잔 이상의 술은 마시지 않는다.

⑦ 병의 재발을 막고, 빠른 쾌유를 위해서는 침과 함께 오십견 치료 한약을 병행하는 것이 좋다.

48▸▸ 팔다리가 저린 경우

팔다리가 저려오면 무조건 혈액순환이 안 되어서 그렇다고 얘기를 한다. 과연 그럴까? 물론 그런 경우도 없지 않겠지만, 임상에서 많은 환자들이 혈액순환의 문제가 아닌 다른 문제로 손발이 저려오는 경우를 많이 본다. 혈액순환제를 복용해도 소용없는 경우가 너무도 많다. 다음에서 그 경우들을 생각해 보자.

팔저림이 목디스크나 흉곽출구증후군[3]에서 문제가 되는 경우

확연히 들어나는 목디스크는 다양한 테스트를 해보면 알 수 있지만 테스트에 들어나지 않는 팔저림도 많이 있다.

팔저림에 대한 좀 더 세밀한 테스트 방법을 소개하겠다.

① 머리를 뒤로 제쳐본다. 대부분의 목디스크는 숙일 때 보다 뒤로 머리를 제칠 때 통증이 심해진다(그림 48.1).

3) 흉곽출구증후군은, 흉곽 위쪽 구조물에 의하여 쇄골 아래의 혈관 및 신경들이 통과하는 출구에서 압박이 일어나서 눌린 신경과 혈관이 지나가는 부위의 팔이 아프고 감각이 떨어지며 저리고, 팔과 손이 붓고 피부색에 변화가 나타나는 질환이다. 목이나 어깨에 검사를 해보아도 특별한 이상이 발견되지 않는 경우 이 질환을 의심해 보아야 한다.

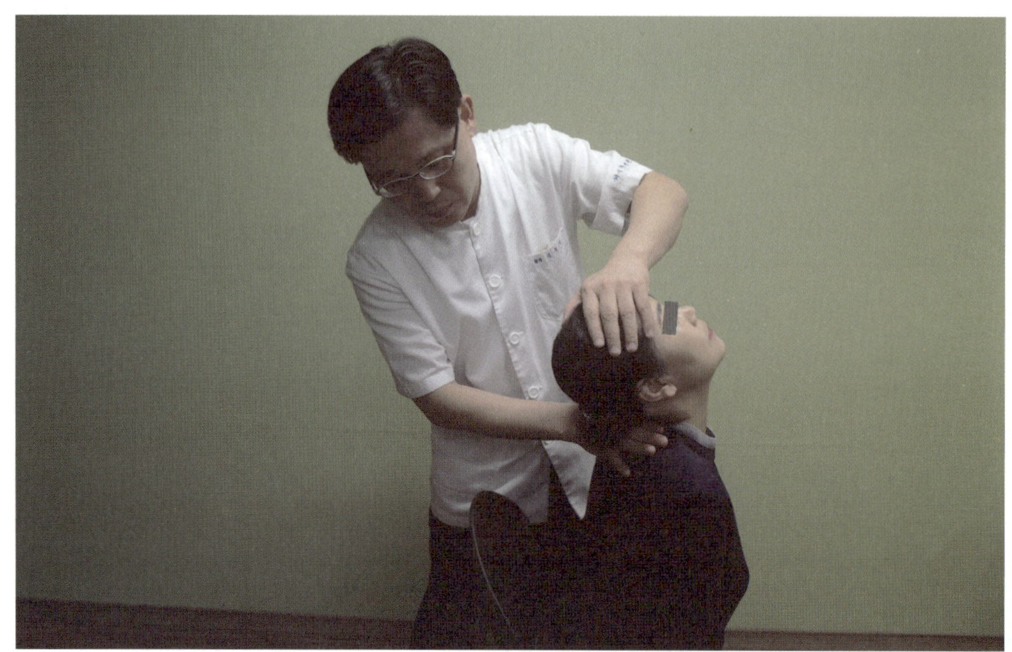

그림 48.1 경추를 과신전시켜서 테스트하는 방법

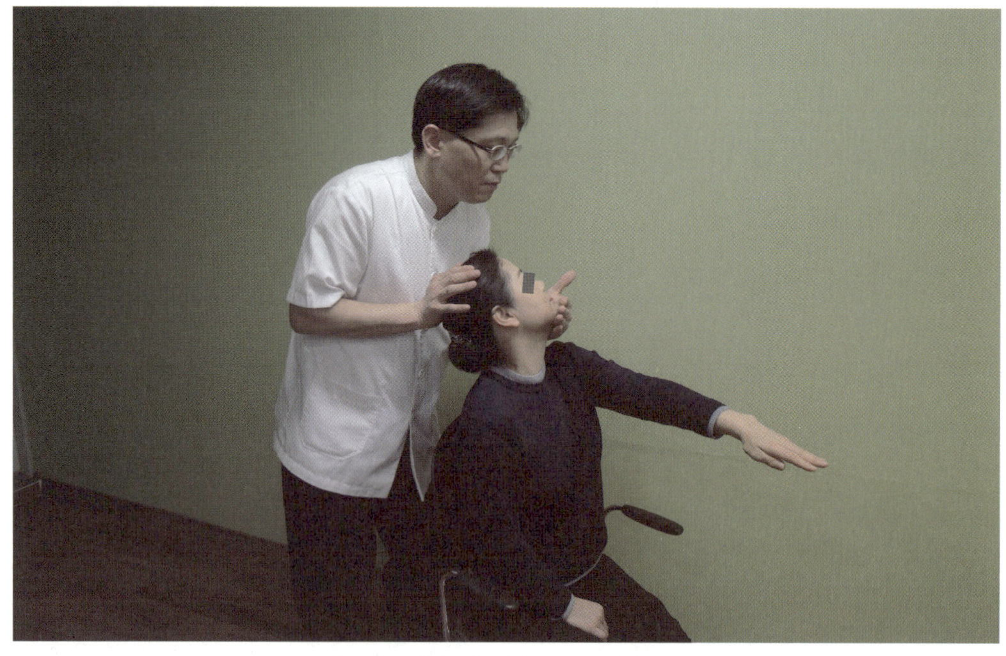

그림 48.2 경추를 과회전시켜서 테스트하는 방법

② 환자의 저린 손을 앞으로 뻗게 한다. 그런 다음 머리를 뒤로 제치게 하고 팔이 저린 쪽으로 회전시킨다. 환자가 목의 통증을 호소할 때까지 회전시키며, 그런 상태에서 환자에게 턱을 위쪽으로 더 들게 한다. 그런 다음 앞으로 뻗은 손을 쥐었다 폈다 반복하게 하여 손이 저려오는지 유무를 확인한다(그림 48.2).

③ 환자의 양손을 반대편 삼각근 부위에 잡게 하고, 머리를 숙이고, 등 전체를 앞으로 숙이게 한다. 이것으로 견갑골이 옆으로 빠지게 된다. 그런 다음 견갑거근과 능형근의 압통을 확인한다. 반대편과 비교해 확인하면 더 좋다. 목디스크 출발점은 견갑거근과 능형근이다. 두 근육이 목뼈를 뒤로 잡아당기는 역할을 하기 때문이다. 그래서 모든 낙침(落枕)환자는 견갑거근과 능형근부터 문제가 생긴다(그림 48.3).

④ 양측 측면에서 사각근의 압통을 확인해 본다. 환자를 의자에 앉힌 상태에서 환자의 뒤로 가서 양측 사각근을 만져 보면 팔이 저려오는 쪽의 사각근 압통이 심해진다(그림 48.4).

⑤ 양측 소흉근의 압통을 확인해 본다. 환자를 바로 앉힌 상태에서 양측 운문(雲門)혈 부위를 지긋이 눌러 보면 팔이 저린 경우는 한쪽의 압통이 반대쪽 보다 심하게 나타날 것이다(그림 48.5).

⑥ 환자를 바로 앉힌 상태에서 환자에게 주먹을 쥐고 팔을 곧게 펴게 하고 손등 부위를 눌러 본다. 환자의 팔을 누르면서 내려가지 않게 버티게 해야 한다. 이때 문제가 있는 경우는 팔에 힘이 빠지고 어깨에서 통증을 호소할 것이다. 이것은 회전근개의 손상 유무를 판단하는 방법인데, 팔저림 환자 중에서 이 테스트에서 양성으로 나타나는 경우가 있다(그림 48.6).

위의 방법들을 이용하여 세밀하게 확인해 보면 많은 환자들의 팔저림이 혈액순환 장애가 아닌 신경근의 捕着(Entrapment)에 의해 나타나는 볼 수 있다.

치료는 〈46. 목디스크 치료법〉을 참조하여 침구 치료한다.

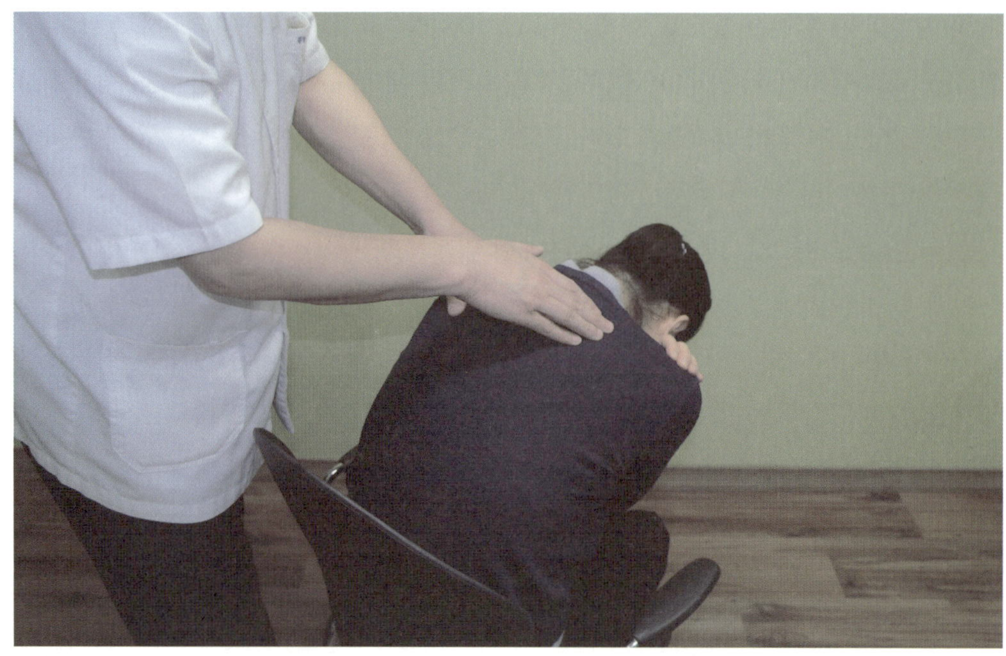

그림 48.3 견갑골 내측 근육군의 압통을 확인하는 방법

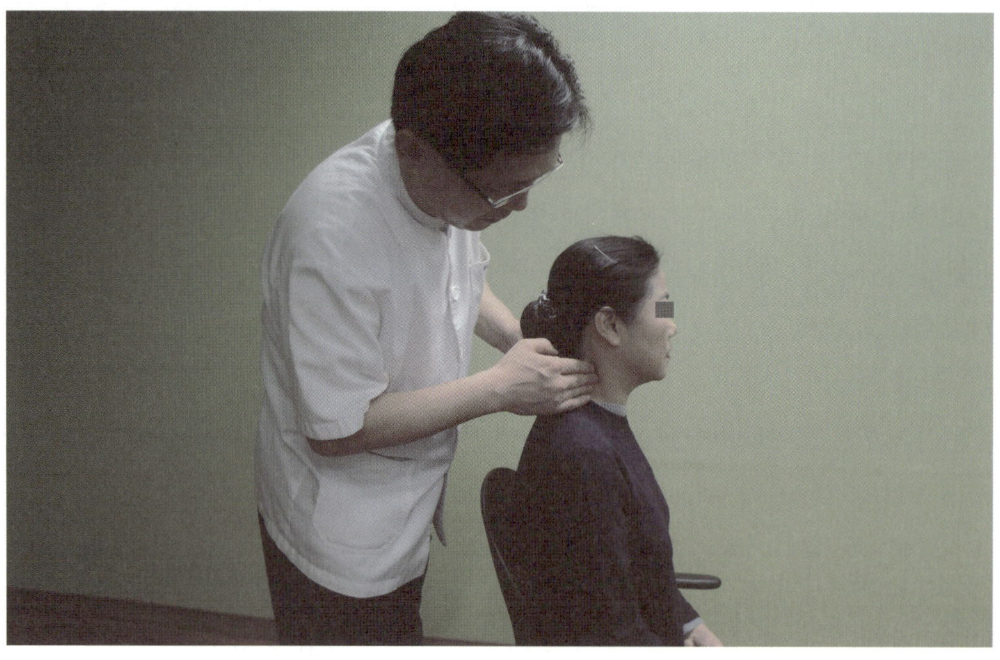

그림 48.4 사각근의 압통을 확인하는 방법

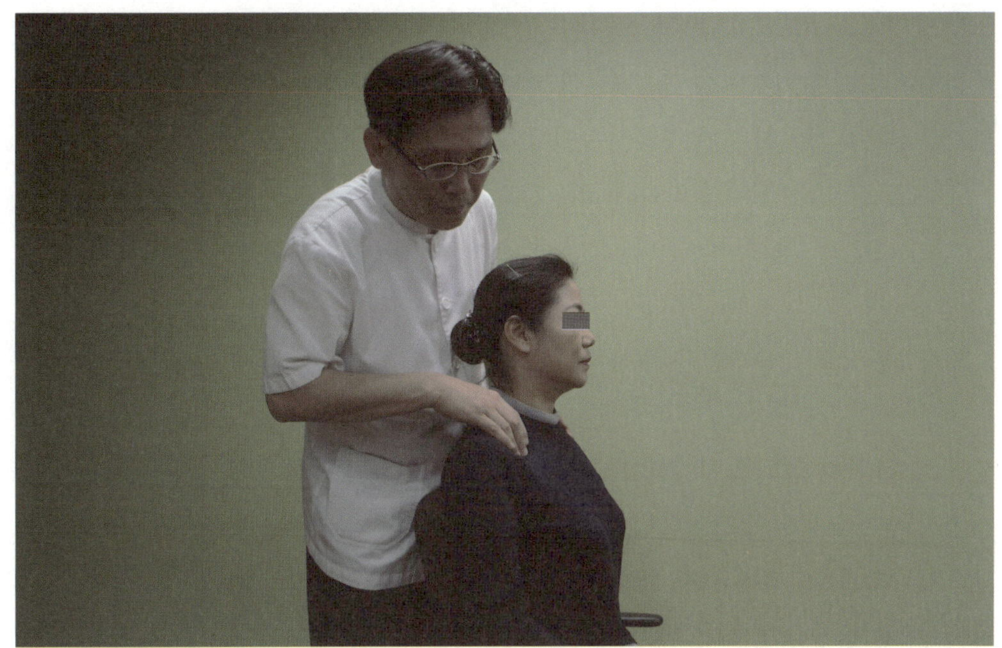

그림 48.5 소흉근의 압통을 확인하는 방법

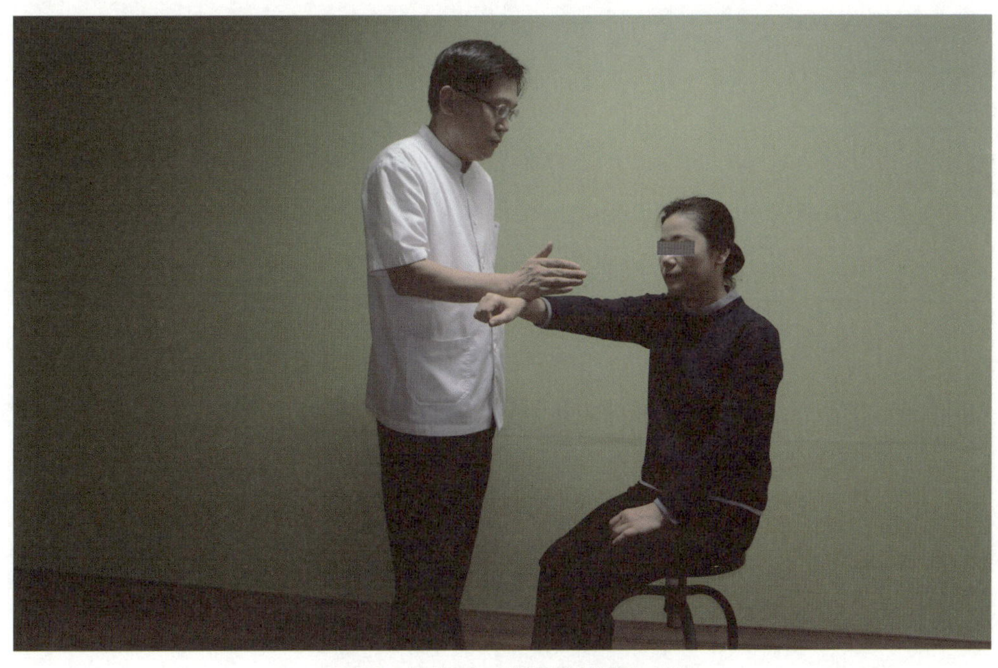

그림 48.6 회전근개 손상유무를 확인하는 방법

다리저림이 허리디스크나 좌골신경통에서 문제가 되는 경우

환자가 허리가 아프면서 하지저림이 오면 당연히 디스크나 좌골신경통을 의심한다. 하지만 실제 임상에서 보면 허리통증 없이 다리가 저려오는 경우도 많다.

SLR 테스트, 엄지발가락 악력테스트, 장요근 테스크, 경추교정 테스트 등, 허리의 테스트들을 반드시 해 보아야 한다(그림 48.7 참조). 하지저림을 치료하면 허리통증이 다시 나타나는 경우가 많기 때문이다.

치료법은 장요근, 요방형근, 협척혈, 이상근, 소둔근 처치법을 이용하여 침구 치료한다.

몸이 부어서 팔다리가 저려오는 경우

평소 어깨나 목의 통증이나 경결을 가지고 계신 환자의 경우, 평소에는 아무렇지도 않다가, 몸이 붓게 되면 상지(上肢)의 신경을 압박하여 팔저림이 오는 경우가 많다. 주로 양측성으로 팔저림이 온다.

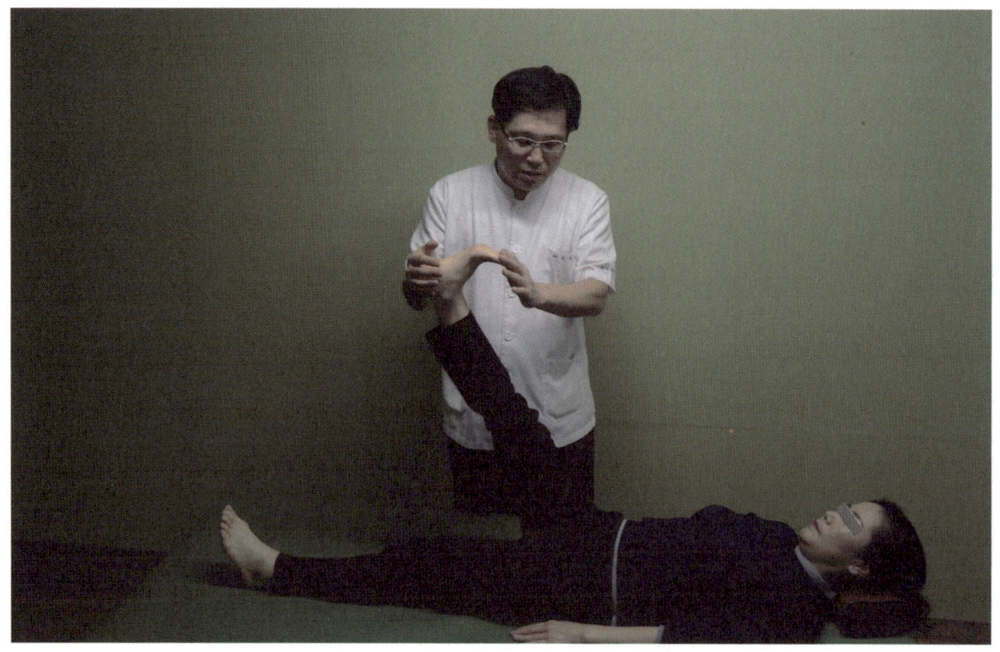

그림 48.7 하지거상테스트

몸이 붓는 원인은 주로 소화 장애와 신장 기능 장애이다.

환자 분들이 체한 다든지, 명치가 답답하다, 가스가 많이 찬다, 등등 평소보다 소화 장애가 심해지면, 아침에 일어날 때 얼굴이나 손발이 붓게 되는데 이것 때문에 손발이 저려오는 경우가 많다.

증상의 특징이, 양측성으로 저려오며, 아침에 증상이 심하고, 손발이나 얼굴이 붓고, 체중이 느는 경우가 많다.

평소 먹지 않던 음식이나, 감기약, 진통소염제 등을 먹고 나서 그런 경우가 대단히 많다.

이런 경우, 약국의 혈액순환제나 한약으로도 活血祛瘀藥을 써봐야 효과가 없거나 떨어지고, 오히려 증상이 심해지는 경우가 많다. 이런 경우는 胃苓湯 같이 浮腫을 치료하는 약이 효과적이다. 치료혈로는 背部의 身柱, 神道, 靈臺, 至陽 부위(T3~T7)에서 압통을 찾아 습부항을 한 다음, 少府(透刺), 內關, 合曲, 太衝, 公孫, 足三里, 上脘, 中脘, 上星 등이 좋다. 치료에서도 붓는 증상만 없어지면 저리는 증상이 소실된다.

49. 수전증의 경우

손떨림으로 내원하는 환자 분들이 많지는 않지만, 처음에는 가볍게 식사할 때 정도만 떨다가 심해지면 일상생활이 불편할 정도로 떠는 경우도 있다.

한쪽만 떠는 경우가 대부분이지만, 심한 분들은 양측성으로 오는 경우도 간혹 있다. 심하면 발도 같이 떠는 경우도 있다. 수개월 혹은 수년이 경과되어도 낫지 않고 계속 심해지는 경우가 많다.

일반적인 분류 및 치료방법이 아닌 필자가 생각하는 분류방법과 치료방법을 소개해 본다.

心虛症을 끼고 있는 경우

대개 출발은 신경을 과도하게 쓴 후에 출발하는 경우가 많다. 不眠, 多夢, 心悸, 胸悶, 怔冲, 口乾, 口苦, 頭痛, 眩暈 등의 증상을 끼고 있다가 점점 수전증으로 발전한다.

치료방법은 心虛症 치료에 효과적인 少府(透刺), 內官, 郄門, 宅郄門, 神門, 人堂, 百會, 承漿(透刺)에 膽正格[通谷, 俠谿(補), 商陽, 竅陰(瀉)] 또는 三焦正格[臨泣 中猪(補), 通谷 液門(瀉)] 등에 자침하며, 약은 加味溫膽湯 등의 鎭靜安神시키는 처방을 사용한다.

1~2달 이내에 발병한 경우는 3~4주 이내로 비교적 치료가 쉽다. 6개월 이상 된 경우는 기본 1달을 치료하여, 2달~3달까지 갈 수 있다.

上肢無力症을 끼고 있는 경우

팔이 떨리기만 한 것이 아니라, 팔의 힘이 빠지는 경우가 많다.

뇌병변을 끼고 있든지 없든지 간에 이런 경우 회전근개 손상을 끼고 있다. 회전근개 손상은 겨드랑이 압통을 확인하고, 팔의 근력을 확인 한다(그림 49.1). 회전근개 손상을 같이 치료해 보면 손떨림이 덜해진다.

치료방법은 건측의 腎關, 側三里, 側下三里, 通谷, 太衝, 上巨墟, 下巨墟, 淸溪, 尺松 등의 회전근개 처치법을 자침하면서, 心虛症이 끼여 있는 경우의 穴들을 같이 倂用한다. 회전근개 손상이 치료되면 팔떨림의 상당부분이 완화가 된다.

파킨슨병의 경우

제일 어려운 경우이다. 파킨슨병은 머리, 팔, 다리를 모두 떤다.

위의 첫째, 둘째 경우의 치료방법을 사용해 보면 어느 정도의 호전을 볼 수 있다.

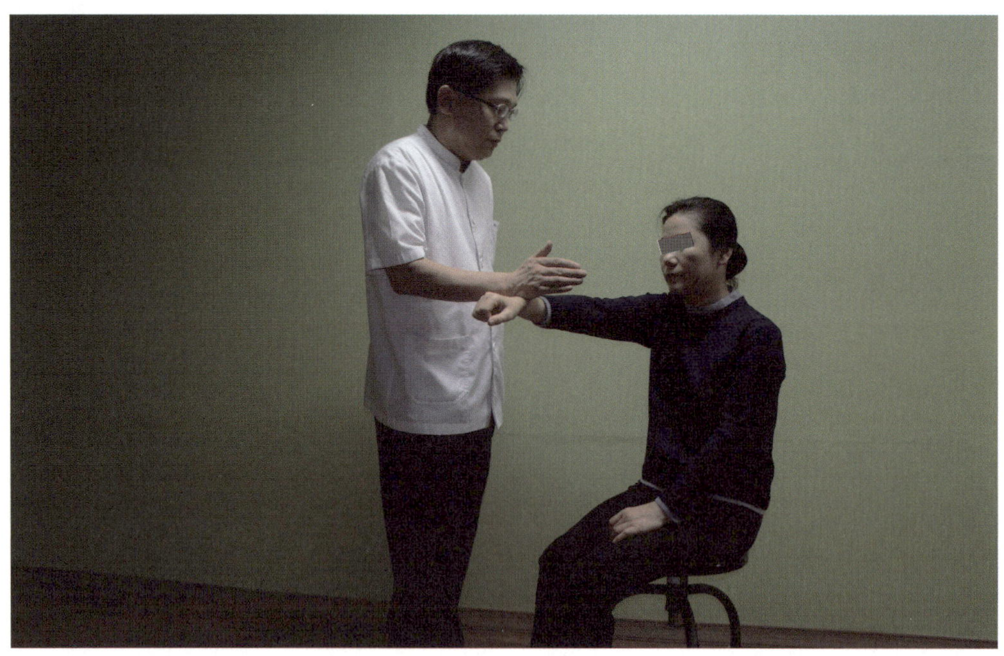

그림 49.1 상지의 근력테스트

① 心虛症 치료에 효과적인 少府(투자), 內官, 郄門, 宅郄門, 神門, 人堂, 百會, 承漿(透刺)에 膽正格[通谷, 俠谿(補), 商陽, 竅陰(瀉)] 또는 三焦正格[臨泣 中渚(補), 通谷 液門(瀉)] 등에 자침.

② 건측의 腎關, 側三里, 側下三里, 通谷, 太衝, 上巨墟, 下巨墟, 淸溪, 尺松 등의 회전근개 처치법을 자침.

예후를 함부로 말할 수는 없지만, 양약을 먹고 있더라도 어느 정도의 호전은 가능하다. 2달을 기본으로 장기적으로 꾸준히 치료하게 해야 한다.

치료 예

50대 후반의 여자 분으로 한의원 직원의 어머니였다. 주증상은 우측 다리만 심하게 떠는데 야간에 특히 심하다고 했다. 겸하여 허리통증과 하지저림도 있었다.

不眠이 심하고, 心悸, 胸悶, 不安 증상이 있었고, 口乾, 口苦 증상도 있었다. 남편의 병수발 때문에 火病이 생겼다고 했다. 소화불량, 부종 증상도 보였다.

다른 한의원이나 병원에서도 치료를 받아보았지만 병명도 잘 모르고 별 효과가 없었다고 하셨다.

SLR 검사에서 양성으로 나타나고, 장요근의 압통도 심했다. 엄지발가락의 근력을 확인해보니 좌측에 비해 우측이 20%이상 차이가 났다. 허리는 일자(一字)에 가깝게 후만되어 있었다.

환자에게 디스크와 心火症이 겸해서 왔다고 하고 두 달 정도 치료를 권해서 한 달 정도 치료했다.

치료는 心虛症 치료에 효과적인 少府(透刺), 內官, 宅郄門, 人堂 등을 患側에 자침하고, 健側에는 장요근 처치법(靈骨, 大白, 曲池, 百會, 叉二, 叉三, 中白, 下白, 承漿)과 膽正格[通谷 俠谿(補), 商陽 竅陰(瀉)], 少澤 등을 자침한 후, 엎드려서 이상근, 소둔근, L4,5의 협척혈, 요방형근에 자침했다. 매번 같은 혈에 자침했다.

처음 침을 맞고 나가는데 인사를 하면서 다리 떨림이 확 줄었다고 했다. 엄지발가락 근력을 확인해보니 약간 차이가 나게 떨어졌음을 확인할 수 있었고 SLR도 많이 완화되었다. 대체로 20~30% 정도 호전 반응이 보였다. 일주일에 3회 정도 치료를 받았다.

2주일 치료하고 SLR이 50%이상 완화되었고, 장요근의 압통과 엄지발가락 근력도 반 정도 줄었다. 떨림이 있기는 하지만 반 정도 완화되었다고 하고, 밤에 다리 떨림 때문에 잠을 설쳤는데 잘 잔다고 했다.

현재 치료 중인데 50~70% 정도 다리 떨림과 허리통증이 호전되었다.

50. 진통소염제 과다 복용에 대한 경우

허리가 만성화되어 통증이 심하여 진통소염제, 근이완제, 스테로이드를 너무 많이 복용한 분들은 몇 가지 특징적인 양상을 나타내는 경우가 많다.

양방에서 소화제를 많이 겸용하지만 별 효과가 없이 또 다른 문제를 일으키는 경우를 많이 본다.

위장장애가 심해지고, 부종 증상이 심하게 온다.

진통소염제를 많이 복용하신 분들은 명치가 항상 답답하고, 잘 체하고, 메슥거리고, 속이 쓰리고, 신물이 올라오며, 배에 가스가 잘 차고, 아침에 일어나 보면 얼굴과 손발이 잘 붓는다. 가벼운 감기약 정도만 먹어도 속이 안 좋다.

몸이 부을 때는 아픈 부위는 더 아프고, 저린 부위는 더 저려온다. 특히 저린 증상은 진통소염제를 먹어도 증상이 없어지지 않고 오히려 심해진다. 또한 부종으로 인해 혈압과 당뇨 수치에 문제가 있는 경우도 많다.

뼈 자체가 약해져서 골다공증과 기존 질환이 심해질 수 있다.

스테로이드 제재보다는 덜하기는 하지만 뼈가 약해져서 골다공증이 심해진다. 골다공증 약을 드시는 분들의 경우 가급적 진통소염제의 복용을 줄이거나 끊으라고 해야 한다.

다리에 힘이 없어져서 무릎이나 발목을 잘 다치는 경우가 많다. 이것이 무릎관절염, 만성 발목통증으로 이어지는 경우도 많다.

◎ 전신 무력증과 상하지의 저림, 무력 증상이 심해진다.

진통소염제를 많이 먹은 분들의 공통 특징으로 만성피로, 전신무력증, 양측성으로 팔다리가 저리고 무력한 증상을 호소한다.

이것을 끊어 보면 알 수 있다. 원래 허리디스크, 좌골신경통은 특정 양상을 띠면서 저려온다. 즉 한쪽 허벅지 뒤쪽으로 저리면서 종아리 바깥쪽 내지는 뒤쪽으로 저리다.

그러나 이런 분들은 양측으로 다리 전체(앞, 뒤, 옆)가 저리고 무력한 양상을 나타내는 경우가 많다. 약을 끊어 보면, 일주일 내로 원래의 디스크, 좌골신경통 양상이 나타나는 경우를 볼 수 있을 것이다. 원래의 증상만 나타나고, 몸 전체가 무겁고 저리고 아픈 것이 덜해져서, 몸이 굉장히 가벼워진다. 이런 약을 끊으면 치료를 하는데 훨씬 도움이 된다.

◎ 원래 통증 양상이 없어지지 않고, 묵직하게 퍼져서 더 아프게 만든다.

진통소염제를 처음에 먹을 때는 통증이 감소되는 것을 느낄 수 있지만, 계속 복용하다보면 몸 전체로 통증이 점점 퍼지면서 짓누르는 것처럼 묵직하게 아파온다. 약을 먹을 때만 몇 시간 호전되고 나머지 시간에는 오히려 통증이 증가한다.

양약을 수 개월간 계속 복용해온 환자들에게 위의 설명을 하고, 약을 끊어 보게 하면 처음 며칠은 아파서 힘들어 하지만 그 이후부터는 몸이 훨씬 가벼워지고, 통증 양상도 원래 아픈 양상만 나타나서 오히려 치료하기 좋은 상태로 바뀐다. 본인 표현으로도 몸이 많이 가벼워졌다고 말하는 경우가 대부분이다.

따라서 진통소염제를 오랫동안 복용한 환자들의 경우 침구치료를 하면서 양약을 끊어 보게 한다면 치료율을 훨씬 높일 수 있고, 환자에게도 양약으로 인한 더 큰 괴로움을 없애 줄 수 있을 것이다.

이런 경우는 五積散 같이 瘀血藥 보다는 胃苓湯, 香砂平胃散 같이 浮腫이나 소화불량을 치료하는 약이 효과적이다. 부종이나 소화불량에 효과적인 치료혈로는 少府(透刺), 內關, 合曲, 太衝, 公孫, 足三里, 上脘, 中脘, 上星 등이 좋다.

양방병원에서 한약을 못 먹게 하는 경우를 한의사라면 많이 경험했을 것이다. 하지만 양약이 한약에 비해 훨씬 문제가 되는 것을 임상에서 많이 경험했다. 참 아이러니한 문제이다.

51 ▸▸ 중풍 반신불수의 치료법

중풍 후유증을 치료한다는 것이 쉽지 않다. 한의사라면 누구나 그렇게 생각을 하실 것이다. 아래에 제시하는 방법이 완벽한 치료법은 아니지만, 어느 정도 호전반응을 보이며, 특히 침을 놓은 즉시 반응을 보이기 때문에 치료에 도움이 될 것이다.

일반적인 중풍치료법과는 사뭇 다른 방법으로 중풍을 바라보는 새로운 시각을 가지게 할 것이다.

증상

◉ 상반신 마비의 경우

상반신 마비가 된 환자들 중에서 많은 경우가 회전근개에 염증소견이 있다는 것을 아시는 분은 많지 않을 것이다. 물론, 중풍이 뇌병변이긴 하지만 중풍이 오면 사각근과 회전근개 이상 소견이 반드시 동반되게 된다. 회전근개와 사각근 처치법을 이용하여 치료하는데, 치료율이 100%는 아니지만, 최소 20%에서 최대 50% 정도의 호전을 경험을 할 수 있을 것이다.

회전근개 처치법은 건측의 臂臑, 側三里, 側下三里, 上巨虛, 下巨虛, 淸溪, 尺松, 通谷, 後谿에 자침한다.

사각근 처치법은 側三里, 側下三里, 束骨, 後谿, 承漿(透刺), 厲兌 등에 자침한다.

유침은 20분 정도하고, 앉은 자세에서 마비된 부위를 동기침법으로 움직이게 하면 효과가 더 좋다.

침을 놓기 전에 먼저 테스트를 하는데, 환부의 주먹을 쥐고 손을 앞으로 뻗어서 팔을 눌러 근력을 확인하고, 침을 놓고 나서 팔을 눌러 근력을 확인하여 근력이 얼마나 좋아졌는지 확인하면 된다.

하반신 마비의 경우

하반신 마비의 환자는 SLR 테스트와 장요근 테스트를 해보면 대부분의 환자 분들이 양성을 나타낸다. 이것을 기초로 중풍 침구혈에 장요근 처치법을 겸하여 자침해 보면 치료율이 20%~50% 정도의 호전을 경험했다.

장요근 처치법은 건측의 百會, 曲池, 건측의 水金, 水通, 中白, 下白, 叉二, 叉三, 膽正格[通谷 俠谿(補), 商陽 竅陰(瀉)], 少擇, 關衝, 太衝(환측) 등에 자침한다. 유침은 20분 이상 하면 좋다. 동기침법을 쓸 수 있는 상황이면 환자의 환부를 움직이게 하고, 곤란한 상황이면 침만 놓아도 된다.

중풍 후유증에 침을 놓아서 그 자리에서 호전의 유무가 확인이 되고, 치료율이 높아진다는 것은 믿기지 않을 것이다.

처음에는 저도 중풍 환자에게 회전근개, 사각근 처치법, 장요근 처치법을 사용하여 효과가 있을까 반신반의 했지만, 많은 분들이 치료 반응이 오는 것을 보고 많이 놀랐다.

열심히 이 치료법을 연마하면 더 좋은 결과를 얻을 수 있을 것이다.

회전근개, 사각근 관련 침구 혈위

① **腎關** – (董氏鍼) 일명 天皇副穴. 陰陵泉에서 直下로 2.5寸에 위치.

② **側三里** – (董氏鍼) 足三里穴 外側으로 1.5寸에 取穴.

③ **側下三里** – (董氏鍼) 側三里穴 아래로 2寸에 취혈. 側三里와 側下三里는 평행되게 침을 놓으면 효과가 좋다.

④ **上巨墟** – (12經穴) 足三里에서 直下로 3寸에 위치. 膝下에서 6寸.

⑤ **下巨墟** – (12經穴)上巨墟에서 直下로 3촌에 위치. 足三里에서 6寸.

⑥ **淸溪** – (經外奇穴) 上巨虛와 下巨虛의 사이 중간 지점.

⑦ **尺松** – (經外奇穴) 太衝에서 위로 5分 지점.

⑧ **通谷** – 第5趾 外側 本節前 陷凹處에 위치.

⑨ **後谿** – 手 第5指 尺側 本節後 陷中. 1寸 정도 直刺한다.

⑩ **臨泣** – 足背部에서 第4趾와 第5趾의 本節後間 陷中. 俠谿에서 1.5寸 거리에 위치.

⑪ **前谷** – 手 第5指 尺側 本節前 赤白肉祭 陷中

⑫ **中渚** – 手背部에서 第4指와 第5指 本節後 1寸 陷中에 위치.

⑬ **束骨** – 足 第5趾 外側 本節後 陷中. 1寸 정도 直刺한다.

⑭ **承漿** – 下顎의 正中線上에 있다. 下脣緣 下方의 陷凹處. 廉泉穴을 향하여 透刺하는 것이 효과가 좋다.

⑮ **厲兌** – 足 第2趾 外側 爪甲角 1分 부위. 九六補瀉로 강하게 補하는 것이 좋다.

허리 관련 침구 혈위

① **曲池** – 팔꿈치를 굽혀 手掌을 가슴에 대고 肘關節의 橫紋頭에 取穴. 자침은 直刺하며 深刺하되 근육에 물리지 않고 사이로 刺針한다.

② **百會** – 頭頂正中線과 兩耳尖을 이은 선의 교차점.

③ **靈骨** – 手背側에서 第1指와 第2指 사이의 교차하는 骨間으로, 第1掌骨과 第2掌骨이 接合하는 곳으로 重仙穴과 上通한다.

④ **大白** – 第1掌骨과 第2掌骨의 사이, 合谷穴에서 1寸外로 骨邊下 陷中에 위치한다. 手2指 本節後 內側(橈側) 陷中. 靈骨穴과 1寸. 重子穴과 透刺할 수 있다.

⑤ **叉二** – 中指와 無名指의 叉口(體鍼의 八邪穴에 해당됨)의 正中央點에 위치한다. 三叉二穴이라고도 부른다.

⑥ **叉三** – 無名指와 小指의 叉口(體鍼의 八邪穴에 해당됨)의 正中央點에 위치한다. 三叉三穴이라고도 부른다.

⑦ **中白** – 手背部에서 第4手掌骨과 第5手掌骨 사이의 骨間으로, 指骨과 掌骨의 連接處에서 上(손목 쪽) 5分 되는 곳에 위치한다. 일명 鬼門穴이라고도 하며, 體鍼의 中渚穴에 해당한다.

⑧ **下白** – 手背部에서 第4手掌骨과 第5手掌骨의 사이 손등면의 指骨과 掌骨의 連接處에서 上(손목 쪽) 1.5寸 되는 곳에 위치한다. 經外奇穴의 腰腿點에 해당한다.

⑨ **水通** – 口角下 5分에 위치한다.

⑩ **水金** – 水通穴에서 內側 5分에 위치한다.

⑪ **承漿** – 下顎의 正中線上에 있다. 下脣緣 下方의 陷凹處.

⑫ **肺心** – 手中指 手背面 第2節 中央線上의 나란히 2穴이다.

⑬ **膽正格** – 通谷 俠谿(補), 商陽 竅陰(瀉)

通谷 – 足 第5趾 外側 本節前 陷凹處. 補할 때는 발가락 끝 방향으로 斜刺한다.

俠谿 – 足 第4,5趾 岐骨間 本節前 陷凹處. 補할 때는 발가락 끝 방향으로 斜刺한다.

商陽 – 手 第2指內側(橈側) 爪甲角에서 1分處. 瀉할 때는 손가락 끝 방향으로 斜刺한다.

竅陰 – 足 第4趾 外側 爪甲角 1分處. 瀉할 때는 발등 방향으로 斜刺한다.

⑭ **少澤** – 手 第5指의 尺側端 爪甲角에서 1分處. 주로 膀胱經上의 하지저림에 응용한다.

⑮ **關衝** – 手 第4指 尺側端 爪甲角에서 1分處. 주로 膽經上의 하지저림에 응용한다.

⑯ **太衝** – 足背部 第1趾와 第2趾의 接合部에서 1.5~2寸 上方. 어깨질환은 약간 위쪽으로 取穴하는 것이 좋고, 허리나 내상질환은 약간 아래쪽으로 取穴하는 것이 좋다.

52. 장요근 처치법의 부작용

얼굴 부위 경혈 자침 시 멍이 잘 들 수 있다.

水金, 水通, 承漿을 자침할 때는 천천히 뼈에 걸리지 않도록 橫刺하는 것이 좋다. 억지로 강하게 자침하면 피가 나면서 얼굴에 멍이 들 수 있다. 얼굴 부위이기 때문에 멍이 들면 환자가 심하게 complain 할 수 있다.

자침 전에 미리 멍들 수 있다고 얘기해 주는 것이 좋고, 비록 침을 맞고 멍이 들어도 일주일 정도면 깨끗이 없어진다고 말해 주면 환자가 크게 문제 삼지 않는다.

손등 부위 경혈 자침 시 뻐근하게 아플 수 있다.

靈骨 大白, 中白 下白, 叉二 叉三에 자침할 때 침이 잘 물리는 경우가 많다. 자침이 숙련되지 않은 경우, 자침 후에 침이 물려 있는지 꼭 확인하고, 유침 중에는 가급적 손을 움직이지 않도록 해야 침이 물리지 않는다. 침이 물려서 통증이 오면 1~2시간 이상 뻐근하게 아프고 심하면 하루 정도 손을 쓰기 힘든 경우도 있다.

손가락과 발가락 부위 자침 시 통증이 심할 수 있다.

손가락의 商陽, 少澤, 關衝과 발가락의 竅陰, 俠谿, 通谷 등의 부위는 손발의 끝 부위로 자침 자체가 대단히 아플 수 있다. 요령이 붙지 않은 상태에서 자침하면 통증이 엄청

나서 환자 분들이 고통스러워하거나 고함을 지르는 경우도 많다. 특히 捻轉補瀉를 할 때는 주의해서 해야 한다.

엉덩이 부위 자침 시 침이 물리면 아플 수 있다.

엉덩이 부위(이상근 소둔근 등)에는 장침을 사용하므로 환자들이 겁낼 수 있고, 또 깊숙한 부위로 자침하므로 침이 근육에 물리면 뻐근한 통증이 상당한 시간 갈 수 있기 때문에, 자침 후 침이 물려 있는 지를 확인하는 것이 중요하다. 또 유침 시에도 엉덩이에 힘을 주지 않고 심호흡을 하게 하는 것이 좋다.

통증이 없던 부위에 새로운 통증이 올 수 있다.

허리통증을 가진 분들 중에서 많은 환자 분들이 어깨통증, 목통증, 무릎통증 반대편 허리통증 등 신체의 다른 부위 통증을 동시에 가진 분들이 많다. 심한 허리통증을 치료한 후에 허리통증은 덜 해졌는데 다른 부위의 통증이 드러나는 경우이다. 초진 진료 시에 환자에게 미리 이러한 양상이 나타날 수 있다고 얘기해 주는 것이 좋고, 비록 얘기하지 않았다고 하더라도 허리통증이 많이 덜 해져서 숨어 있던 다른 통증이 나타난 것이라고 설명해 주면 환자는 안심한다.

하지저림 증상이 없어지면 허리가 더 아파 올 수 있다.

신경근의 압박에 의한 하지저림, 하지무력, 하지통증 등이 없어지면 골반이 제자리를 찾고 허리의 비틀림이 원상으로 돌아오는 과정에서 허리가 심하게 아파오는 경우가 있다. 환자에게 치료 전에 이러한 증상이 나타날 것이라고 미리 말해 주는 것이 제일 좋다. 그러면 이런 증상이 왔을 때 환자는 오히려 좋아하고 이 증상 후에 허리가 확 풀려버린다. 비록 미리 얘기하지 못했다고 하더라도 엉덩이와 다리 쪽으로 내려갔던 통증이 다시 허리로 올라오면서 나타나는 증상으로 하루 이틀 후에는 허리가 확 풀릴 것이라고 설명해 주시고 실제로 풀리는지 두고 보자고 설명하면 된다.

침 맞고 난 후 침몸살을 할 수 있다.

장요근 처치법에서 손등이나 손가락의 자침하는 것은 침감이 일반적으로 허리에만 자침하는 것에 비해 상당히 강하다. 또 엉덩이에 맞는 침도 마찬가지로 長鍼을 몇 개씩 놓기 때문에 상당히 침감이 강하다. 몸이 많이 마른 사람, 나이가 많은 사람, 임산부, 몸이 많이 쇠약한 사람들은 가급적이면 약하게 자침하는 것이 좋다. 침몸살을 하루 정도는 심하게 할 수 있다. 다만, 침몸살 후에는 원래 아프던 요통이 확연히 풀리는 경우가 많으므로, 요통이 심하신 분들이 미리 침몸살이 올 수 있다고 얘기한 후에 자침하면 좋을 것이다.

침몸살을 너무 겁내할 필요는 없다. 왜냐하면 침몸살 후에는 요통이 훨씬 가벼워지는 양상을 띠는 경우가 많기 때문이다.

부록1 ▸▸ 요통환자의 장요근의 진단과 치료에 관한 연구

1. 서론

요통은 요부에 나타나는 모든 통증과 하지의 방사통과 함께 신경 증상을 포함하는 광범위한 통증의 집합체로, 한의원에 내원하는 환자들 중에서 많은 비중을 차지하는 증상이다.

이러한 요통은 인류에게 고통을 주는 통증질환 중 가장 많은 부분을 차지하는 질환의 하나로 전 인구의 80%가 경험하게 되며 인간의 활동에 있어서 큰 장애의 요인이 되어 경제적 손실은 물론 정신적인 문제까지 야기할 수 있다.

요통의 여러 가지 원인 중에서 요통의 가장 큰 원인으로 신체활동의 부족과 나쁜 자세로 인한 생체 역학적인 요인을 들었다(Magora, 1975). 생체 역학적인 요인 중 척추와 골반의 관계는 서로 다른 기능을 하고 있지만 사실 붙어 있는 하나의 모체와 같이 일치된 작용을 하고 있고, 상체와 하체를 연결하여 신체의 좌우 중심에 대한 역학적 균형을 유지해 주는 중요한 기능을 가지고 있기 때문에 골반의 기울기와 척추의 정렬, 균형은 서로 유기적인 영향을 미친다고 하였다(Frymoyer, 1988).

골반의 기울기는 요천추각의 기울기를 결정하는 중요한 요인으로 정적인 자세에서 요통의 75%가 요추전만의 증가에 기인하며(Cailliet, 1984), 요천추각의 증가는 요추의 전단력을 증가하여 후종인대 및 척추 간 관절에 압력을 주어 요통을 유발하는 원인이 되며 요통의 발생을 자세문제와 관련하여 분석해 보면 환자가 어떤 활동을 하였는가 보다는 활동 시 어떤 자세를 장시간 지속하였는가에 더 큰 영향을 받는다고 했다(Cailliet, 1988).

요통환자들은 척추 기립근, 요천추 근막, 인대 및 관절낭 등의 긴장으로 인해 요천추부의 유연성이 감소되며, 긴장된 장요근은 골반의 운동성을 제한하게 되며, 요천추부는 axial stress에 대해 탄력성을 상실하게 된다. 이와 같은 유연성의 감소는 쉽게 근육의 염좌를 일으킬 수 있으며 요통의 주요 원인이 된다.

특별한 치료를 하지 않더라도 급성요통에서는 약 80%에서 6주 이내 증상이 호전된다고 하였으나(강세윤, 1992), 일시적인 통증완화는 요통의 완치로 볼 수 없으며, 이들 중 상당수가 반복적인 재발을 경험하면서 고통을 받게 된다(Frymoyer, 1998). 이것은 직접적인 원인 치료가 되지 않았음을 의미한다고 볼 수 있을 것이다. 그럼에도 불구하고, 지금까지는 요추의 후부 근육조직이 요통치료에 있어서 연부조직 치료의 중요한 초점이 되어 왔다. 그 이유는 직접적인 통증을 느끼는 부위 위주로 치료가 행해졌고 실제로 근육긴장이 있는 부위이기도 하였다. 또한 접근성이 용이하다는 점에서 그런 이유를 들 수 있을 것이며, 이런 치료로 어느 정도 성공은 할 수 있었다.

하지만 현대인들은 대부분의 생활을 앉은 자세에서 보낸다. 장요근이 장시간에 걸쳐 영향을 받으면 적응적 단축이 일어난다. 이렇게 짧아진 장요근에 간헐적인 힘의 발휘나 외상의 경우에 갑작스럽거나 과도한 고관절 신전의 영향은 종종 낮아진 고유 수용성 역치와 근의 수축된 상태 때문에 확대된다(D' Ambrogio, 1999).

Kendall 등(1993)은 긴장된 장요근이 선 자세에서 골반의 전방경사를 유발한다고 주장했다. 직립자세로 섬으로써 하요부는 요추전만으로 되려고 한다. 전방경사와 요추전만을 가진 대부분의 환자들이 이런 형태이다. 고관절 유연성의 소실은 고관절에서 정상적으로 일어나야 하는 움직임의 보상을 척추분절에서 하게 된다. 과전만은 비대칭적 척추부하, 척추후면에 압박부하의 증가를 가져온다. 이런 잘못된 부하는 아마도 조기 퇴행성 변화를 유도할 것이다. 이 퇴행성 변화는 면관절 비대, 디스크 퇴행 그리고 황인대 비대를 포함한다. 이 퇴행의 여파는 아마도 척추관협소, 척추사이관협소 그리고 척추증을 유발할 것이다. 게다가 척추 전방 경사는 요추 각 분절의 전방전단력을 증가시키고,

척추분리증 또는 척추전방전위증의 가능성을 증가시킨다. 이론적으로, 척추분절요소에 작은 부하들이 수년간 계속되는 퇴행성 변화는 신경관 면적을 감소시킬 것이며 신경조직에 침해를 유발할 것이다.

그리고 장요근은 요추간의 압력을 증가시키는 근육으로 요추의 굴곡, 신전, 측만 등에 관여하며 특히, 비뇨 생식기 질환 및 하복부, 서혜부의 문제가 발생되는 경우 반드시 평가해야 하며, 요추의 굴곡이 과도하게 발생하여 허리를 펴지 못하는 환자들에게 장요근은 반드시 이완이 필요한 근육이다. 또한 요추부위의 디스크 발생 시 치료되어야만 되는 중요한 근육이기도 하다고 하였다(마상열, 2002).

그러나 지금까지 요부 후부조직과 고관절 신전근인 슬괵근에 대한 연구는 활발하였으나, 고관절 굴곡근인 장요근 접근 자체에 어려움을 겪고 있었고, 장요근에 대한 연구는 거의 없는 실정이다. 이에 요통환자들의 장요근 긴장을 알아보고 장요근의 긴장과 요통과의 관계를 규명하고자 한다.

본 연구의 목표는 2006년 6월1일부터 2006년 7월 31일까지 2개월간 포항시 혜성한의원에 내원한 급성요통을 호소하는 환자 중, 6개월 이상 만성적으로 허리통증을 호소해 온 환자들을 대상으로, 장요근 처치법을 시술하여 호전도가 어떠한가를 검증하여 유의한 효과를 얻었기에 보고하는 바이다.

2. 연구 방법 및 대상

2.1 대상

2006년 6월 1일부터 2006년 7월 31일까지 2개월간 포항시 혜성한의원에 내원한 환자 중, 6개월 이상 요통이 있는 만성요통 환자 중 급성으로 내원한 환자 33명을 대상으로 하였다(요통, 둔부통, 하지방사통이 있는 경우). 60세 이상 환자, 대사성 질환이나 감염, 신생물, 류마티스 관절염, 골절 등의 특이적 병변을 보이는 환자는 제외시켰다.

2.2 치료법

침은 동방침구제작소의 0.25×40mm 1회용 스테인레스 스틸 호침을 사용하여 1일 1회를 원칙으로 시행하고, 20분간 유침하였으며, 자침의 심도는 경혈에 따라 5~10mm로 하였다

치료 혈은 曲池(兩側), 百會의 기본 혈에 對側의 靈骨, 大白, 中白, 下白, 叉二, 叉三, 水金, 水通을 위주로 시행하였다.

曲池, 百會는 9×3회의 捻轉補瀉를 시행하였고, 나머지 穴들은 直刺를 원칙으로 捻轉은 시행하지 않았다.

刺針중 환자에게 바로 누운 자세에서 무릎을 굽히게 하고 무릎을 좌우로 천천히 움직이게 하였다. 즉 動氣針法을 시행하였다.

시술횟수는 일주일에 3회 치료를 원칙으로 하였다.

2.3 부가적 처치

물리치료는 모든 환자에게 HOT PACK 등을 시행하였다.

환자에게 요통 시 평소 생활의 주의사항을 가르쳐 주고 지키게 하였다(부록 참조).

2.4 치료효과의 평가

치료효과의 평가는 2가지 척도로 평가하였다.

요통환자들은 통증, 기능장애, 척추가동성의 제한 등의 공통된 특징을 나타내므로, 통증의 강도를 묻는 VAS(visual analogue scale: 시각적 상시척도)와 환자의 일상생활에서의 장애 정도를 평가하는 설문지인 ODI(Oswesty disability index)를 측정하였다.

(1) VAS(visual analogue scale)

0~100까지 눈금이 그려진 10cm 자를 사용하였다. 0은 통증이 전혀 없는 상태, 100은 통증이 참기 힘든 상태를 나타내며, 환자의 주관적인 통증의 강도를 나타낸다. 0에 가까울수록 아프지 않은 상태, 100에 가까울수록 통증이 심한 상태이다. 환자 스스로가 자신

의 통증 정도를 치료 전과 매회 내원 시, 그리고 2주 후 최종 시에 평가하게끔 하였다.

(2) ODI(Oswesty disability index)

요통환자의 기능적 상태를 나타내는데 유용한 설문지로 평가 받고 있는 Oswesty disability index를 사용하였다.

통증강도, 씻기, 옷 입기 등의 개인적 관리, 들기, 걷기, 앉아 있기, 서 있기, 잠자기, 사회생활, 여행, 직장이나 집에서의 작업 등 10개 항목으로 구성되어 있다. 환자의 치료 전과 2주 치료 후를 평가하였다.

2.5 통계처리

이상의 평가를 토대로 얻은 결과를 기초자료로 하여 independent T-test, One-way ANOVA를 시행하여 분석하였으며, 각 결과는 평균±표준편차(Mean±SD)로 표시하였고, SPSS 12.0프로그램을 이용하여 검정하였으며, 각각의 통계적 유의수준은 0.05 미만으로 하였다.

3. 결과

3.1 성별 및 연령 분포

본 연구의 대상 중 남자가 14명, 여자가 19명이었고, 평균 연령은 39.9세였다.

표 1. 성별 및 연령별 분포

성별 \ 연령	20대 이하	30대	40대	50대	계
M	2	5	5	2	14
F	3	6	7	3	19
계	5	11	12	5	33

3.2 시상적 상사척도(VAS)와 Oswestry disability index(ODI)

표 2. 시상적 사상척도(VAS)와 Oswestry disability index(ODI)

	VAS			ODI		
	치료전	치료후	차이값	치료전	치료후	개선지수
1	80	30	50	32	11	1.909
2	90	10	80	41	13	2.154
3	70	30	40	20	14	0.429
4	60	20	40	22	11	1.000
5	80	40	40	28	24	0.167
6	90	30	60	28	13	1.154
7	70	20	50	24	16	0.500
8	70	20	50	20	13	0.538
9	80	20	60	19	11	0.727
10	50	10	40	14	9	0.556
11	80	20	60	24	13	0.846
12	60	10	50	19	12	0.583
13	80	20	60	25	12	1.083
14	70	40	30	28	21	0.333
15	70	10	60	21	12	0.750
16	90	10	80	22	12	0.833
17	75	30	45	23	14	0.643
18	70	10	60	27	12	1.250
19	90	20	70	28	13	1.154
20	90	20	70	25	15	0.667
21	70	10	60	19	12	0.583
22	80	20	60	28	13	1.154
23	40	10	30	19	13	0.462
24	80	20	60	22	15	0.467
25	90	30	60	36	18	1.000
26	70	20	50	24	13	0.846
27	70	10	60	18	11	0.636
28	70	50	20	27	19	0.421
29	80	40	40	28	19	0.474
30	60	10	50	15	10	0.005
31	30	10	20	18	9	1.000
32	30	10	20	19	10	0.900
33	50	10	40	22	11	1.000

표 3. 성별에 따른 VAS 차이값

	성별	N	평균	표준편차	t	p
차이값	남자	14	52.5	11.56088	.639	.064
	여자	19	48.94737	18.22536		

p<.05

표 4. 연령에 따른 VAS 차이값

	연령	N	평균	표준편차	F	p
차이값	20대	5	44	11.40175	2.659	.067
	30대	11	60	13.41641		
	40대	12	44.16667	16.76486		
	50대	5	51	13.41641		

p<.05

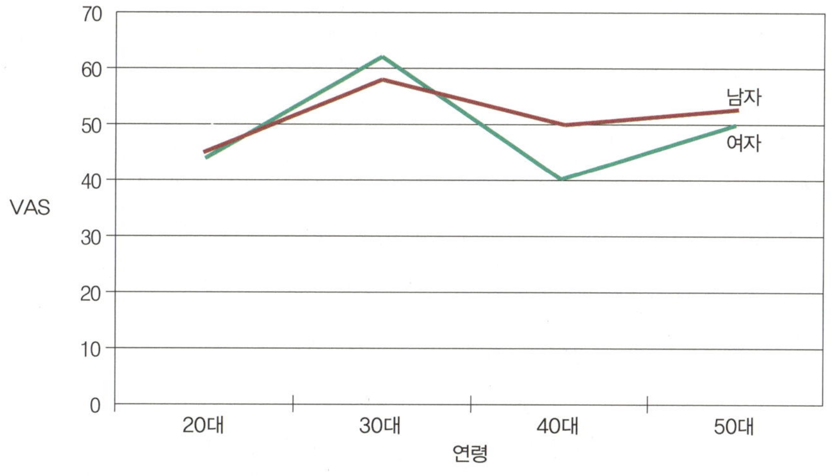

그림 1. 성별 및 연령에 따른 VAS 차이값 평균

표 5. 성별에 따른 ODI 개선지수 평균

	성별	N	평균	표준편차	t	p
개선지수	남자	14	0.88186	0.570607	.847	.020
	여자	19	0.75646	0.263092		

p<.05

표 6. 연령에 따른 ODI 개선지수 평균

	연령	N	평균	표준편차	F	p
개선지수	20대	5	0.85746	0.665534	.399	.755
	30대	11	0.90773	0.477678		
	40대	12	0.74058	0.294128		
	50대	5	0.7119	0.307388		

p<.05

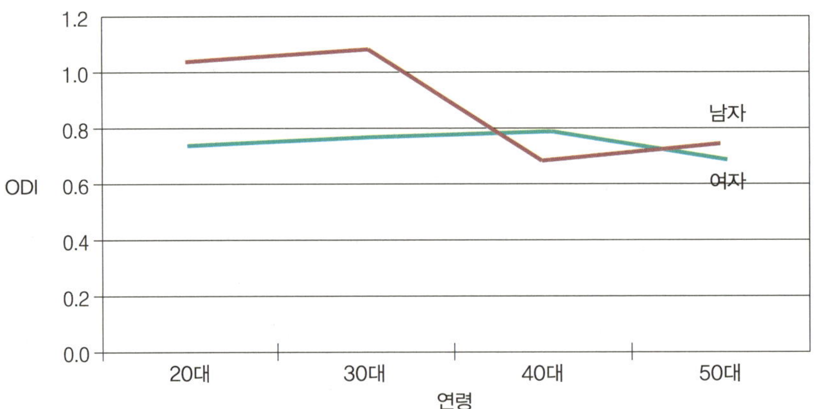

그림 2. 성별 및 연령에 따른 ODI 개선지수 평균

표 7. VAS 차이값 분포

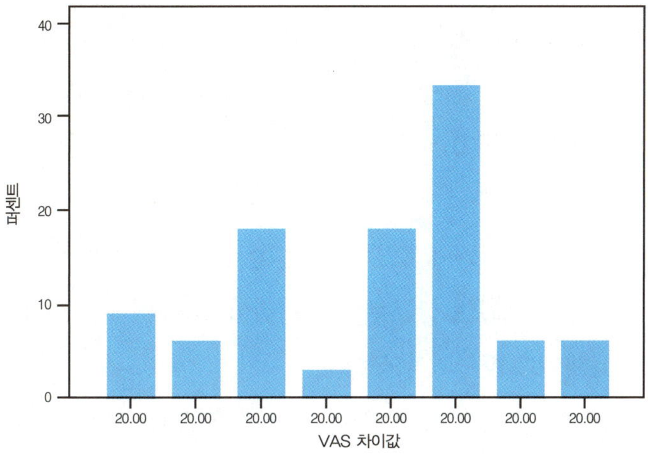

VAS 차이값 최대값과 최소값

최소값	최대값
20.00	80.00

표 8. ODI 개선지수 분포

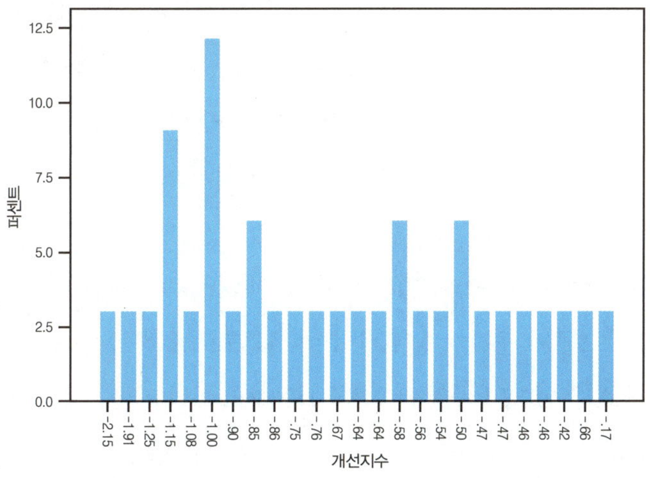

개선지수 최대값과 최소값

최소값	최대값
.170	2.15

4. 고찰

장요근은 많은 매우 중요한 기능을 수행하고, 자주 통증을 야기하며, 비교적 접근도 어려운 부위에 있다는 점에서 "숨어 있는 개구쟁이(hidden prankster)"라고 불린다. 확인하지 못한 장요근과 요방형근 TrPs는 치료에 실패한 요부수술후증후군에 대한 원인이 되는 빈도가 높다.

대요근에 있는 myofacial TrPs에서 방사 되는 방사통은 동측의 척추를 따라 흉부에서 선장골 부위까지 퍼지며, 때로는 상둔부에도 퍼진다. 통증이 유사하게 장골근으로부터 종종 대퇴 전면과 서혜부로 방사되기도 한다.

대요근의 해부학적 부착부는 위로는 요추 측면을 따라와서 추간판에 부착하고, 밑으로는 대요근의 건이 대퇴골의 소전자에 단단히 부착하고 있다.

장골근은 위로 장골와 상부의 2/3에 부착하고 있고, 밑으로는 일부는 대요근의 건과 결합하고 일부는 소전자 근처의 대퇴골에 직접 부착하고 있다.

장요근의 일차적인 기능은 대퇴를 굴곡시키는 것이다. 요근은 사람이 정상 요추전만인 상태로 서 있을 때 요추의 신전을 보조할 수 있고, 직립된 자세를 유지하는데 유의성 있는 역할을 한다. 장골근과 요근은 모두 대퇴의 와전에 협조를 하기도 하며 외회전에 약간 관여한다. 요근과 장골근은 계속 서 있거나 앉아 있는 동안에 주로 활동하며, 보행 시에도 활동 상태에 있다. 조깅이나 달리기를 하는 동안에 장골근은 대퇴가 고관절에서 굴곡 되어 있을 때 활동한다. 윗몸 일으키기의 마지막 60도에서 이 근육은 격렬하게 활동한다(Travell과 Simons, 1983).

요통의 원인과 기능부전이 어디 있든지 간에 만성요통의 원인은 장요근의 구축이라고 하였고, 또한 장요근의 근막 기능부전이 이차적으로 요통을 일으킬 수 있는 여러 가지 문제들을 가져올 수 있다고 주장했다(Syper와 Michele, 1960).

또한 Schmid(1984)은, 스위스와 리히텐슈타인 남자 올림픽 스키선수들 8명을 대상으로 한 자세유지근 연구에서, 8명중 6명이 오른쪽 장요근에 단축이 있었고, 8명중 5명은 왼쪽 장요근에 단축이 있었다고 했다. 하지만 요통과의 관계는 언급되지 않았다. 앞에 이론적 배경에서도 말했듯이 어느 정도의 근육 단축과 약화가 하나의 사슬적 반응으로 나타나고, 불균형적인 상태를 일으키는 패턴을 하지교차증후군이라고 하였다(Vladimir Janda, 1988). 하지교차증후군에서는 기본적인 불균형 양상을 제시하고 있는데 고관절 굴곡근, 장요근, 대퇴직근, 체간의 척추 기립근군은 단축되고 복근과 둔근은 약화된다는 사실이다. 이 사슬반응에 대한 결과로 골반은 전방경사가 되고, 고관절은 굴곡 되며, 요추는 전만을 일으키고, L5와 S1 사이에 통증과 민감성이 일어난다.

韓醫學에서 腰는 〈素問,脈要精微論〉에서 "腰者 腎之府 轉搖不能 腎將憊矣 兩腎任於腰內 故腰爲腎之外腑"라 하였고, 李延은 〈醫學入門〉에서 "風牽脚膝强難 風傷腰腎痛 左右無常 牽連脚膝 强急不可 俛仰以顧"라 하였다.

한의학에서는 요통의 원인에 대하여 〈素問,病能論〉에서 "少陰脈貫腎絡肺 今得肺脈腎爲之病 故腎爲腰痛之病也"라고 하였으며, 〈素問, 刺腰痛論〉에서 "足太陽之脈 今人腰痛 人强脊尻背如重狀…"라고 하여 經絡에 따라 분류를 시작한 이후, 巢元方은"少陰傷腎 風寒着腰 役用傷腎 腎腰墜墮 寢臥濕地"으로, 龔廷賢은 腎虛, 瘀血, 濕痰등으로, 李挻은 腎虛, 濕, 風, 內傷, 七情, 食積, 挒挫, 作勞 등으로, 許俊은 腎虛, 痰飮, 食積, 挒挫, 瘀血, 風, 寒, 濕, 濕熱, 氣 등 10種으로 분류하여 요통을 원인별로 분류하여 설명하였다

이중 許俊의 〈東醫寶鑑〉에서는 요통의 원인을 腎虛, 痰飮, 食積, 挒挫, 瘀血, 風, 寒, 濕, 濕熱, 氣 등 10가지로 구분하였는데, 이에 대하여 모든 經이 腎을 관통하여 腰脊에 연결되어 있으므로, 비록 外感과 內傷이 각양으로 상이하지만 반드시 腎虛한 틈을 타서 病邪가 침입하여 발병되며, 寒濕의 素因이 많고, 風熱의 素因이 적고, 房室勞傷으로 인한 腎虛腰痛이 가장 많다고 하였다.

장요근 처치법은 자생한방병원 신준식원장님이 추나학회에서 소개하신 전통 朝鮮針法의 내용 중 급성 허리 염좌 환자를 치료하는 방법에서, 양측 曲池와 百會를 刺針해서 요통을 치료하는 방법에서 착안을 하여 만들어 졌으며, 曲池와 百會의 기본 혈에 腎虛腰痛에 해당되는 穴자리, 즉 靈骨, 大白, 水金, 水通, 叉二, 叉三, 中白, 下白등 配屬한 것이다. 바로 누운 자세에서 움직이기 편하도록 하기 위하여(動氣針法), 다른 穴자리들이 많이 있으나, 위의 穴자리만을 사용하였다. 曲池와 百會는 9×3회 捻轉補瀉하고, 나머지 穴들은 자극이 강한 부위여서 直刺만 했다. 바로 누운 자세에서 刺針 후, 20분 정도

留針하면서, 무릎을 굽히게 하고 좌우로 움직이게 하였다.

장요근은 자침 후 바로 통증이 소실되는 경우도 있고, 하루 정도 경과 후에 통증이 나아지는 경우도 있었다. 장요근은 배꼽 양측의 天樞穴과 大橫穴 정도에서 장을 안으로 밀어내면서 척추 쪽을 향하여 심부를 누르면 압통을 알 수 있다.

급성요통으로 인한 장요근 통증은 배에 손만 대도 아프다고 호소하지만 만성인 경우는 복부 깊숙이에서만 느낄 수 있다.

이러한 장요근 처치법의 진통 효과에 중점을 두고, 腰痛 및 腰脚痛을 主訴로, 내원한 환자 33명을 대상으로 임상관찰을 하여 분석한 결과는 다음과 같다.

본 연구의 대상자를 성별 및 연령별로 관찰하였을 때, 남자가 14명, 여자가 19명이었고, 평균 연령은 39.9세였다.〈표 1〉

성별에 따른 VAS 차이 값은 남자가 14명으로 평균 52.5점 호전되었고 표준편차는 11.56이며, 여자가 19명으로 평균 48.9점 호전되었고 표준편차가 18.22로 나타났으나, p값(유의수준)이 0.64로 남녀의 차이가 없었다.〈표 3〉

연령에 따른 VAS 차이 값은 20대가 5명으로 평균 44점 호전되었고 표준편차 11.4이며, 30대가 11명으로 평균 60점 호전되었고 표준편차가 13.4이며, 40대가 12명으로 평균 44.1점 호전되었고 표준편차가 16.76이며, 50대가 5명으로 평균 51점 호전되었고 표준편차가 13.41로 나타났으나, p값(유의수준)이 0.67로 연령별 차이가 없었다.〈표 4〉

성별에 따른 ODI 개선지수는 남자가 14명으로 평균0.88점, 표준편차가 0.57이며 여자가 19명으로 평균 0.75점, 표준편차가 0.26으로, p값이 0.20으로 남자가 여자보다 개선지수가 높았다.〈표 5〉

연령에 따른 ODI 개선지수는 20대가 5명으로 평균 0.85점, 표준편차가 0.66이며, 30대가 11명으로 평균 0.90점, 표준편차가 0.47이며, 40대가 12명으로 평균 0.74점, 표준편차가 0.29이며, 50대가 5명으로 평균 0.71점, 표준편차가 0.30으로, p값이 0.755로 연령대별 개선지수 차이가 없었다.〈표 6〉

VAS 차이 값의 최대 80점 호전되었으며 최소 20점 호전되었다. ODI 개선지수 최대값은 2.15이며 최소값은 0.170이다.〈표 7〉

이상에서 살펴본 바와 같이 요통의 치료에 있어서, 장요근 처치법이 증상의 호전 및 치료기간 단축에 도움이 되는 것으로 보이며, 임상시술시 요추부위 穴位 및 背部 經絡(膀胱經, 膽經 등)만 사용하는 것보다 효과적인 것으로 사료된다.

향후 보다 나은 장요근 처치법이 나오기를 기대하며 허리 치료에 있어서 다양한 방법들이 연구되어 발표되기를 기대한다.

5. 결론

2006년 6월 1일부터 2006년 7월 31일까지 2개월간 포항시 혜성한의원에 내원한 환자 중, 6개월 이상 요통이 있는 만성요통 환자 중 급성으로 내원한 환자 33명을 대상으로 하여 임상적 관찰을 한 바 다음과 같은 결론을 얻었다.

① 성별에 따른 VAS 차이 값은 남자가 평균 52.5점이 호전되었고 여자가 평균 48.9점이 호전되었다.

② 연령에 따른 VAS 차이 값은 20대가 44점이 호전되었고, 30대가 60점이 호전되었고, 40대가 44.1점이 호전되었고, 50대가 51점이 호전되었다.

③ 성별에 따른 ODI 개선지수는 남자가 평균 0.88점이 호전되었고 여자가 평균 0.75점이 호전되었다.

④ 연령에 따른 ODI 개선지수는 20대가 평균 0.85점이 호전되었고, 30대가 평균 0.90점이 호전되었고, 40대가 평균 0.29점이 호전되었고, 50대가 평균 0.71점이 호전되었다.

⑤ VAS 호전도 차이값은 최소 20점에서 최대 80점 분포한다.

⑥ ODI 개선지수는 최소 0.170에서 최대 2.15로 분포한다.

6. 논문의 참고문헌

許俊: 『東醫寶鑑』, 서울, 대성문화사, 1993.

王氷: 『新編 黃帝內經素問』, 서울, 대성문화사, 1994.

Travell JG, Simons DG: 『Myofascial pain and dysfunction』, Baltimore, Wiliams & Wilkins, 1984.

전국한의과대학 침구학교실: 『침구학』, 서울, 집문당, 1994.

楊維傑: 『黃帝內徑釋解』, 서울, 성보사, 1980.

楊維傑: 『董氏氣穴鍼灸學』, 북경, 중국고적출판사, 1995.

황우준 외: 『두면척추 사지병의 진단과 치료』, 서울, 대성문화사, 1995.

巢元方: 『巢氏諸病源候論.5』, 대만, 소인출판사, 1976.

龔廷賢: 『萬病回春』 하권, 서울, 행림서원, 1974.

李梴: 『醫學入門』, 서울, 의학사, 1978.

이준용: 「장요근의 긴장이 요통에 미치는 영향, 2004.

염승철: 「동의보감의 십종요통에 의거한 요통환자의 임상적 연구」, 2004.

육태륜: 「약침치료를 통한 요통환자의 호전도에 관한 임상적 관찰」, 1995.

김남현, 이환모: 「요통치료의 평가지수」, 1990.

부록2 ▸▸ 만성요통 주의사항

① 골반을 벌리는 동작을 하면 통증이 심해진다.

② 양반자세(책상다리)를 오래하지 않는다.

③ 쪼그려서 오래 앉지 않는다.

④ 운전을 오래 하지 않는다.

운전 후 내릴 때, 허리를 좌우로 운동 후 내린다. 바로 내려오면 허리가 아프고 다치기도 쉽다.

⑤ 심한 운동(심한 등산, 수영-평형과 접형, 축구 등)을 하지 않는다.

⑥ 딱딱한 의자에 오래 앉지 않는다.

부득이 의자에 오래 앉아 있어야 할 경우, 좌우로 번갈아 다리를 꼬고 앉는다.

⑦ 술을 드시면 통증이 심해진다.

⑧ 주무실 때 바로 누워 자지 말고 옆으로 누워 잔다.

다리가 저린 분은 무릎 사이에 베개를 끼우고 잔다.

⑨ 무거운 물건을 들지 않는다. 꼭 들어야 한다면 내 몸에 붙여서 든다.

팔을 앞으로 뻗은 상태에서 물건을 들지 않는다.

⑩ 부부생활을 과도하게 해도 통증이 심해진다.

⑪ 몸을 붓게하는 음식은 통증과 저림을 악화시킬 수 있다.

또한, 심한 변비나 설사가 있을 때 허리통증이 심해질 수 있다.

⑫ 의자에 앉아서 바닥에 떨어진 볼펜을 줍는 동작이 허리를 가장 잘 다친다. 즉 허리를 옆으로 비튼 상태에서 아래로 굽히는 동작은 하면 안 된다.

⑬ 여자의 경우, 생리할 때도 허리통증이 심할 수 있다.

생리할 때는 무리하게 일하지 말고 쉰다.

⑭ 머리 감을 때 많이 숙이면 허리통증이 심해질 수 있다.

많이 불편하신 사람들은 샤워로 머리를 감는다.

⑮ 윗몸 일으키기는 절대로 하지 않는다.

바로 누운 상태에서 다리를 번갈아 오르내리기를 한다.

⑯ 바로 누운 상태에서 무릎을 굽히고 좌우로 비트는 동작도 허리에 도움이 된다.

⑰ 가볍게 평지를 빠르게 걷거나 조깅하는 것은 허리에 도움이 된다. 다만, 등산이나 무리한 운동은 좋지 않다.

부록3 ▸▸ 요통환자 설문지

성 명: 성 별: 남, 여 연 령: 만 ____세

신 장: 체 중: ________kg 연락처:

당신이 현재 느끼고 있는 통증은 어느 정도입니까?

아래의 눈금자 위의 숫자는 통증의 정도를 나타내면 수가 커질수록 통증이 심해지는 것을 뜻합니다. 0은 통증이 없는 상태를 말하며, 100은 극심한 통증으로 참을 수 없는 상태를 말합니다.

현재의 통증과 일치한다고 생각되는 숫자에 ○표 하십시오.

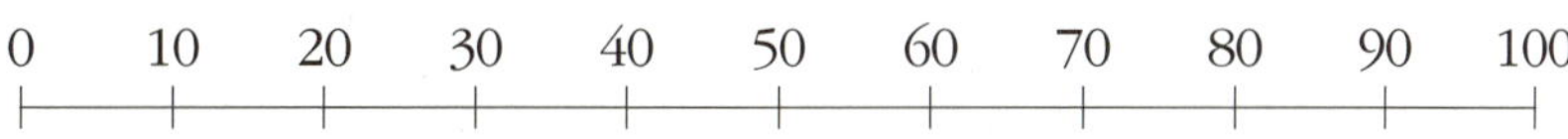

1. 통증 강도

① 통증이 없음
② 통증이 매우 약함
③ 통증이 보통임
④ 통증이 확실하게 심함
⑤ 통증이 최악의 상태

2. 개인적 관리(씻기, 옷 입기 등)

① 큰 통증 없이 정상적으로 자신을 돌볼 수 있다.

② 자신을 정상적으로 돌볼 수 있으나 매우 통증이 있다.

③ 통증으로 자신을 돌보는데 느리고 조심스럽다.

④ 약간의 도움이 필요하나 대부분 도움이 필요하다.

⑤ 매일 자신을 돌보는데 대부분 도움이 필요하다.

⑥ 옷을 입거나 씻을 수 없고 침대에서 지내기가 힘들다.

3. 들기

① 통증 없이 무거운 물건을 들 수 있다.

② 무거운 물건을 들 수 있으나 통증이 있다.

③ 바닥에서 무거운 물건을 들어 올릴 때는 통증이 있으나, 책상에서 물건을 들어 올릴 때는 편하다.

④ 매우 가벼운 물건만 들 수 있다.

⑤ 전혀 물건을 운반할 수 없다.

4. 걷기

① 걷는데 지장이 없다.

② 1.6km이상 걸을 수 없다.

③ 400m이상 걸을 수 없다.

④ 100m이상 걸을 수 없다.

⑤ 지팡이나 목발을 사용해서만 걸을 수 있다.

⑥ 대부분의 시간을 침대에서 보내고 화장실을 기어서 간다.

5. 앉아 있기

① 어떤 의자에도 앉아 있고 싶은 만큼 앉아 있을 수 있다.

② 편안한 의자에 앉아 있고 싶은 만큼 앉아 있을 수 있다.

③ 1시간 이상은 통증으로 앉아 있을 수 없다.

④ 30분 이상은 통증으로 앉아 있을 수 없다.

⑤ 10분 이상은 통증으로 앉아 있을 수 없다.

⑥ 전혀 앉아 있을 수 없다.

6. 서 있기

① 통증 없이 원하는 만큼 서 있을 수 있다.

② 원하는 만큼 서 있을 수 있으나 통증이 있다.

③ 통증으로 1시간 이상 서 있을 수 없다.

④ 통증으로 30분~1시간 이상 서 있을 수 없다.

⑤ 통증으로 10분 이상 서 있을 수 없다.

⑥ 통증으로 전혀 서 있을 수 없다.

7. 잠자기

① 통증으로 잠을 깨는 일이 없다.

② 통증으로 때로 잠을 깬다.

③ 통증으로 6시간 이상 잘 수가 없다.

④ 통증으로 4시간 이상 잘 수가 없다.

⑤ 통증으로 2시간 이상 잘 수가 없다.

⑥ 통증으로 전혀 잘 수가 없다.

8. 성생활(적용된다면)

① 통증 없이 정상 성생활을 한다.

② 정상 성생활을 하나 간혹 통증이 있다.

③ 거의 정상적 성생활을 하나 매우 통증이 있다.

④ 통증으로 성생활에 상당한 장애가 있다.

⑤ 통증으로 성생활을 거의 할 수 없다.

⑥ 통증으로 성생활을 전혀 할 수 없다.

9. 사회생활

① 사회생활이 정상이고 통증도 없다.

② 정상적 사회생활을 하나 약간의 통증이 있다.

③ 통증이 사회생활에는 별 문제가 없으나 스포츠 같은 좀 더 활동적인 것은 제한된다.

④ 통증이 사회생활을 제한하고, 자주 외출을 못한다.

⑤ 통증이 집안의 활동도 제한한다.

⑥ 통증으로 사회생활을 전혀 하지 못한다.

10. 여행

① 통증 없이 어느 곳이든지 여행할 수 있다.

② 어느 곳이든지 여행할 수 있으나 통증이 있다.

③ 통증으로 2시간 이상의 여행은 힘들다.

④ 통증으로 1시간 이상의 여행은 힘들다.

⑤ 통증으로 30분 이상의 여행은 힘들다.

⑥ 통증으로 치료 받으러 가는 것을 제외하고는 여행이 힘들다.

참고문헌

전국 한의과 대학 침구 · 경혈학 교실: 『침구학』, 집문당.

채우석: 『동씨 침구 기혈 집성』, 일중사.

최문범 외: 『실용 동씨 침법』, 대성의학사.

김광호 강의: 『김씨 일침 요법』(상 · 하), 대성의학사.

김정재: 『최신 침구학』, 성보사.

최호영: 『그림으로 풀어쓴 임상 근육학』, 대성의학사.

주정화 외: 『근골격계의 통증 치료』, 군자출판사.

안영기: 『경혈학 총서』, 성보사.

許俊: 『東醫寶鑑』, 서울, 대성문화사, 1993.

王氷: 『新編 黃帝內徑素問』, 서울, 대성문화사, 1994.

Travell JG, Simons DG: 『Myofascial pain and dysfunction』, Baltimore, Wiliams&Wilkins, 1984.

楊維傑: 『黃帝內徑釋解』, 서울, 성보사, 1980.

楊維傑: 『董氏氣穴鍼灸學』, 북경, 중국고적출판사, 1995.

황우준 외: 『두면척추 사지병의 진단과 치료』, 서울, 대성문화사, 1995.

巢元方: 『巢氏諸病源候論.5』, 대만, 소인출판사, 1976.

龔廷賢: 『萬病回春』 하권, 서울, 행림서원, 1974.

李梴: 『醫學入門』, 서울, 의학사, 1978.

이영준: 『악관절을 이용한 전신 치료의학』, 고려의학. 2007

박용진 강의: 『임상침법강좌』, 대성의학사. 2001

이준용: 「장요근의 긴장이 요통에 미치는 영향」, 2004.

염승철: 「동의보감의 십종요통에 의거한 요통환자의 임상적 연구」, 2004.

육태륜: 「약침치료를 통한 요통환자의 호전도에 관한 임상적 관찰」, 1995.

김남현, 이환모: 「요통치료의 평가지수」, 1990.

〈ㅅ〉

〈ㅇ〉

지은이 김 종 인

대구한의대 한의학과 졸업
동국대 한의과대학 한의학 석사
척추신경추나의학회 회원
턱관절균형의학회 회원
한의외치학회 회원
전국 한의대 연합동아리 '품(FOOM)' 초대회장 역임
현) 포항 혜성한의원 원장

임상 한의사를 위한 요통치료
– 장요근 처치법을 중심으로

2012년 2월 5일 초판 1쇄 발행

지은이 | 김종인
펴낸이 | 권영두
펴낸곳 | 대성의학사
주소 | 경기도 고양시 일산동구 정발산동 1210 일산빌딩 501호
전화 | 031) 918–3444
팩스 | 031) 918–0108
출판등록 | 2009년 06월 22일(제396–2009–000082호)
홈페이지 | www.medibook.co.kr

값 65,000원
ISBN 978-89-97436-00-2 93510